Diagnosis and Management of Femoroacetabular Impingement

股髋撞击综合征的诊断与治疗

（加拿大）奥卢费米·锐·艾尼（Olufemi R. Ayeni）
（瑞典）乔恩·卡尔森（Jón Karlsson）
（美国）马克·捷·菲利蓬（Marc J. Philippon）　　主编
（美国）马克·锐·萨夫兰（Marc R. Safran）

闫景龙　　吕松岑　　**主审**

潘海乐　　贾学文　　李春龙　　解云川　　史　博　　**主译**

辽宁科学技术出版社

·沈阳·

Translation from the English language edition:
Diagnosis and Management of Femoroacetabular Impingement
An Evidence–Based Approach
edited by Olufemi R. Ayeni, Jón Karlsson, Marc J. Philippon and Marc R. Safran
Copyright © Springer International Publishing Switzerland 2017
This Springer imprint is published by Springer Nature
The registered company is Springer International Publishing AG
All Rights Reserved

©2019，辽宁科学技术出版社
著作权合同登记号：第06–2018–19号。

图书在版编目（ＣＩＰ）数据

股髋撞击综合征的诊断与治疗 /（加）奥卢费米·锐·艾尼
等主编；潘海乐等主译. — 沈阳：辽宁科学技术出版社，2020.1
ISBN 978–7–5591–1303–0

Ⅰ. ①股… Ⅱ. ①奥… ②潘… Ⅲ. ①股骨–骨疾病–诊
疗 ②髋骨–骨疾病–诊疗 Ⅳ.①R681.8 ②R681.6

中国版本图书馆CIP数据核字（2019）第206644号

出版发行：辽宁科学技术出版社
　　　　　（地址：沈阳市和平区十一纬路25号　邮编：110003）
印　刷　者：辽宁新华印务有限公司
经　销　者：各地新华书店
幅面尺寸：210mm×285mm
印　　张：14.25
插　　页：4
字　　数：400千字
出版时间：2020年1月第1版
印刷时间：2020年1月第1次印刷
责任编辑：寿亚荷
封面设计：刘冰宇
版式设计：袁　舒
责任校对：尹　昭　王春茹

书　　号：ISBN 978–7–5591–1303–0
定　　价：160.00元

编辑电话：024–23284370
邮购热线：024–23284502
E-mail：1114102913@qq.com

译者名单

主　审　闫景龙　吕松岑
主　译　潘海乐　哈尔滨医科大学附属第二医院
　　　　贾学文　宁波市骨科研究所 宁波市第一医院
　　　　李春龙　哈尔滨医科大学附属第五医院
　　　　解云川　佳木斯大学附属第一医院
　　　　史　博　绥化市第一医院
副主译　李　磊　哈尔滨医科大学附属第五医院
　　　　房玉利　哈尔滨市第五医院
　　　　张俊宝　绥化市第一医院
译　者　（按姓氏汉语拼音排序）
　　　　程　实　哈尔滨医科大学附属第二医院
　　　　高　峰　哈尔滨医科大学附属第二医院
　　　　李　超　哈尔滨医科大学附属第二医院
　　　　李　非　清华大学第一附属医院
　　　　李　锋　哈尔滨医科大学附属第二医院
　　　　马欣楠　哈尔滨医科大学附属第二医院
　　　　宓云峰　宁波市骨科研究所 宁波市第一医院
　　　　齐宝昶　哈尔滨医科大学附属第二医院
　　　　秦　勇　哈尔滨医科大学附属第二医院
　　　　任　聪　哈尔滨医科大学附属第二医院
　　　　王声雨　哈尔滨医科大学附属第二医院
　　　　徐　军　哈尔滨医科大学附属第二医院
　　　　杨冬军　伊春市第一医院
　　　　殷庆丰　山东大学第二医院
　　　　余　霄　中国科学院大学宁波华美医院
　　　　郑伟卓　哈尔滨医科大学附属第二医院
　　　　朱迎春　宁波市骨科研究所 宁波市第一医院

序一

随着中国运动医学事业的快速发展，膝、肩关节等关节镜技术在中国得到快速普及和发展，在临床实践中已经取得了巨大成功，也涌现出一批朝气蓬勃、勇于拼搏的年轻学者。

髋关节镜技术近十年来在国外兴起，作为一门最新发展的关节镜技术，进展显著。在过去的十几年中，通过髋关节镜对髋关节疾病的认识不断加深，尤其对股骨髋臼撞击征这一常见疾病的病理学有了更深的了解，与这个主题有关的国外出版物也逐步增加。近年来，越来越多的中国运动医学医生开始涉足髋关节镜这一崭新的领域，然而，面对股骨髋臼撞击征这个全球髋关节专家最感兴趣的专题，他们同样感到困惑。

股骨髋臼撞击征的生理病理和生物力学改变规律、临床诊断和手术技巧、疗效评估和术后康复等，绝非凭借兴趣和热情就可以容易获得。虽然可以通过学术期刊来学习他人的临床经验，并作为临床工作借鉴，但是手头有一本汇集世界上最好的髋关节镜大师学术精粹的工具书，就更显得迫切和重要。

《股髋撞击综合征的诊断与治疗》的翻译出版，紧紧把握了关节镜技术在中国的发展热点，作为这一领域的第一本专著，传递了全球同步的髋关节镜知识，一定会对有志于髋关节镜事业的运动医学医生，提供有益的知识和帮助。

感谢潘海乐教授领衔翻译本书，感谢各位译者在繁忙的临床实践之余不辞辛劳所做的翻译工作。祝愿大家，阅读愉快，开卷有益。

陈世益

序二

以前对骨关节损伤和疾病的治疗，多数采用保守或开放手术治疗为主。目前，关节镜微创技术能够应用于肩、肘、腕、髋、膝、踝及关节外的疾病和损伤的手术治疗。由于关节镜微创治疗技术的发展，避免了开放手术从入路到病变对解剖结构的破坏，对早期活动，恢复运动功能，取得了良好的疗效。关节镜及运动医学的发展促进了微创事业的进步，展示了良好的前景。目前，关节镜及运动医学已经发展成为一门相对独立的学科。

2005年，那时正是关节镜技术发展的年代，潘海乐教授于中国人民解放军总医院骨科进修学习关节镜技术，我发现他对关节镜运动医学很感兴趣，能够认真学习、刻苦钻研。后来海乐教授在肩关节、髋关节、膝关节、踝关节等方面造诣很深，一直致力于关节镜技术及运动医学的临床工作和技术推广工作。为了推动关节镜技术的发展，潘海乐教授于2012年还出版了专著《膝关节镜基础》一书，精神可嘉。

近十几年来，髋关节镜技术在国外逐渐发展起来。在国内发展异常迅速。通过髋关节镜对髋关节软骨损伤、股髋撞击、盂唇损伤、股骨头韧带损伤等髋关节疾病能进行精准的诊断和治疗。越来越多的运动科医生投入到髋关节疾病的诊断和治疗中来。但是，目前国内髋关节运动医学的发展还是相对滞后，特别是有关系统性地介绍髋关节撞击综合征发病机制、临床表现、影像学表现及诊断方法及康复治疗和关节镜手术治疗方面的专著较少。

潘海乐教授翻译的《股髋撞击综合征的诊断与治疗》是一部系统介绍股髋撞击方面知识的专著，汇集了全球最新的相关文献和理论，旨在向有志于髋关节镜技术的骨科医师提供快速入门的书籍，希望对提高专家们的相关知识有所帮助。

本书内容翔实，语言流畅，内容丰富，图文并茂。本书具有很高的学术造诣，无论创新性、科学性和实用性方面都具有很强的参考价值。该书的出版会对髋关节镜微创事业的发展具有推动作用。

刘玉杰 教授、主任医师
中国人民解放军总医院第一医学中心
2019年9月25日

序三

    近年来，髋关节疾病的诊断和微创治疗技术取得了很大的进步，其中诊断和治疗最多见的是股骨髋臼撞击综合征，然而对于该疾病的诊断和治疗又存在很多争议，成为国际上研究的热点。随着对髋关节解剖形态异常的研究、对髋关节运动异常的研究、对股骨髋臼撞击综合征疾病转归的研究、对髋关节镜手术技术的研究的不断深入，许多概念不断地被厘清。但是国内对于这方面的研究还比较少，还缺少介绍这方面研究的书籍，国内许多医生还不能准确诊断和治疗股骨髋臼撞击综合征。潘海乐教授领衔主译的《股髋撞击综合征的诊断与治疗》一书，汇集了国际上最新的研究成果，对股骨髋臼撞击综合征的诊断和治疗，均有详尽的阐述，案头有这样一本工具书，对许多国内开始从事髋关节疾病研究的医生一定有很大的帮助，也一定会帮助更多的年轻新锐快速成长，成就中国髋关节疾病事业的繁荣。很感谢译者能够把这样一本好书介绍给我们，对他们的不辞辛劳和孜孜以求表示钦佩。

王健全

译 者 前 言

运动医学是目前发展非常迅速的一个医学专科。当前，运动医学所涵盖的范围越来越广，运动医学已经从单纯的治疗医学发展成为涵盖运动损伤理学检查、影像、诊断、治疗、康复等方方面面的庞大体系。其中关节镜技术作为运动医学领域治疗的主流手段，除了对各种关节疾病进行有效微创化治疗的同时，更在对关节各种疾病的病理实质深入阐明和对关节疾病的各种具有偏差、甚至错误认识的厘清方面，发挥了不可替代的作用。

髋关节镜相比较其他关节的关节镜技术，发展及成熟都曾经相对滞后多年。但近年来，随着阻碍髋关节镜技术开展的各种瓶颈不断被突破，髋关节镜已经成为运动医学领域继膝关节镜、肩关节镜之后的新热点。

股髋撞击综合征（Femoroacetabular Impingement, FAI）已经被公认为是导致"不明原因"髋痛的首要潜在原因。这一疾病的确认，使得众多曾经被误诊为髋关节滑膜炎的患者获得了能够被准确治疗、治愈的希望。FAI的有效治疗，是髋关节镜下治疗的重点。

由于髋关节本身解剖结构的复杂性和特殊性，使得对FAI的迅速确诊存在很多困难，关节镜下治疗也需要更长的学习曲线才能得心应手。目前，国内还没有一本专门针对FAI进行系统阐述的专著，这也给国内众多有志于学习髋关节镜技术的医生带来困扰。

笔者从2012年开始学习髋关节镜技术，对实际临床工作中，由于缺少专业的学习指导书所带来的诸多不便，深有体会。在翻译本书的过程中，也深深感觉到自己在对FAI的认识上有了一个全方位的提升。本书的原作者将他们深厚的髋关节镜/FAI相关理论基础和宝贵的实际操作经验有规律地进行了介绍，理论实践并重，条分缕析，娓娓道来，使笔者在翻译本书过程中能够不断地学习，开阔眼界，获益匪浅。

作为国内第一本针对FAI的翻译专著，尽管各位译者都付出了极大的努力，尤其是贾学文教授，和我一起分担了对本书的最后的全面校对和整理工作。但我们的"竭尽所能"，距离本书的"完美"境界还相差甚远。毫无疑问，首先是我们的专业水准有限，再加上翻译所面临的外文水平的限制，使得本书还存在着很多的不足、疏漏甚至错误，在此恳请有缘阅读本书的各位专家同道，不吝赐教，批评指正。

本书在翻译过程中，得到了陈世益教授、刘玉杰教授和王健全教授三位中国运动医学开拓者和领导者的深切关心和支持，并在百忙之中给本书作序，这是我们整个翻译团队的莫大荣幸。这必将鞭策我们在以后的工作中更加努力，不断向前。在此向三位运动医学大家致以深深的谢意。

最后，如果本书的中文版面世，能够对各位从事髋关节镜工作的中国运动医学医生提供一点儿帮助的话，则是我们的最大满足和荣幸。

潘海乐

2019年9月12日

原著前言

使用证据来助力手术决定：正逢其时！

1990年，在McMaster大学，有一组学生申请学院内部的住院医师培训项目，在申请过程中，第一次出现了循证医学这个术语。而循证骨科学（EBO）则是循证医学扩展过程中的体现。对于其在诊断、治疗和判断预后方面的应用，McMaster大学的临床医生们把循证医学称为"一种有启发意义的怀疑主义态度"。骨科医生慢慢适应了这个新方法，在最近5年中，EBO无论是作为语言交流还是实践都被更多的人所采用。

EBO认为，传统的显著症状诊断学不足以准确处理临床问题，尤其在医生获得了大量的有效信息，而这些信息又可以帮助医生做出医疗诊断的时刻，显著症状诊断学就更显得不足。现在，人们很少强调医生自己的职业权威。新的EBO方式主张，仅凭医生的经验、信仰和观察本身不足以对患者的诊断做出令人满意的决定，循证骨科学提升了对从业人员已发表的外科学文献中获得的证据进行评估并整合到临床实践的要求。换言之，实施EBO需要对相关外科问题给予一个清晰的解读，要彻底研究与有关问题相关的医学文献，要批判性地评估可获得的证据，基于EBO的前提下，要对手术情况的可行性和对手边问题得出的结论进行平衡应用。

平衡应用证据（即手术决定制订的）是实施循证骨科学的中心点。依照EBO的原则，要把手术专业知识、对患者价值观或意愿的判断以及最佳的可获得的研究证据这三者整合成一个整体。

在创新的循环中，EBO的实施对于手术方式的理解异常重要。对于通常由外科先驱者和早期实践者所主导的创新来说，骨科通常是这一活动的基础。然而，在手术中广泛采用新技术所面临的挑战就是要有足够保证患者安全的证据，还要有治疗有效性的强有力的数据。近期的一项旨在评估对可获得的关于髋关节镜相关文献的来源和质量的系统回顾文章表明，在2005—2010年间，虽然有关髋关节镜手术的文献增长了5倍，但是低质量的研究（也就是Level Ⅳ和Level Ⅴ的研究）超过了其中的半数，即这些文献都是在没有随机控制对照下进行的。

在一个好的证据总是胜过外科医生的"杰出性"的时代，外科医生该如何去评价那些声称可以改善股髋撞击综合征治疗效果的新技术？实施EBO并不容易。外科医生要知道如何归纳一个在临床上出现的问题，以便更好地找到解决相关问题的文献。典型的是，每个问题都应该包括人群、治疗方式和相关的疗效措施。循证医学的实践者必须要知道如何有效地查找文献，确保获得和问题相关的最佳资料，同时评估该种研究方法的力度，提炼临床信息，并把它应用于患者，保存好资料，以备将来遇到类似患者时及时复习查看。因为要成为一个循证医学的常规实践者需要付出时间、精力和其他的"爱好"作为代价，所以外科医生也可以从明确运用循证医学的方法而建立的信息库中查找信息。鉴于临床试验的不足，旨在理解临床证据的医生必须求助于耗时的医学文献查询工作，以便于对最近的和最佳的观察性研究进行整理比较。

Ayeni, Karlsson, Philippon和Safran运用循证方法，给外科界提供了一种非常有效的治疗股髋撞击综合征的解决途径。在EBO的原则之下，他们聚集了一大批非常优秀的学者和研究者，对股髋撞击综合征这一在骨科领域迅速变化的特殊疾病的文献，在世界范围内进行收集、整理和校对。对于忙碌的外科医生而言，这是一部必备的教科书。虽然当代使用EBO的方法，有时被认为是对随机试验的盲目依附，但它还是更准确地涵盖了对治疗患者有关的所有类型证据的公示和有效使用。教材中的方法和证据，虽然有的缺乏随机试验的证据支持，但依然代表了这一领域的现状。我们从这部重要的教材中所能学到的，是一种从传统的基于想法的教科书到包括问题提出、可获得的研究有效性的评估和对个体病患正确地实施研究成果的教科书的转变，而且这一转变是我们永远所需要的。

Mohit Bhandari, MD, PHD, FRCSC

EBO McMaster大学

汉密尔顿，奥恩，加拿大

目 录

第20章　FAI外科医生培训的未来方向

Justin W. Arner, Raymond Pahk, Vonda Wright, Craig Mauro, and Volker Musahl

第1章　股髋撞击综合征治疗的历史背景

Edwin R. Cadet

历史背景

早期髋关节退行性病变往往在那些继发于髋关节发育不良（DDH）、髋臼形态学上存在着异常的患者中被发现。有一种假说认为，这是由于偏心的股骨头引起髋臼前上方软骨的异常应力负荷所导致的。但是，股骨的形态在髋关节退行性疾病发展中的影响还不是很明确。1936年，Smith-Petersen提出了撞击这一经典概念。这个概念从理论上推断，髋关节的疼痛是由于股骨颈与髋臼前缘的撞击引起的[1]。在他的一些病例中，通过手术方式纠正撞击获得了成功。几十年后，Murray等描述了一种股骨近端的倾斜畸形，并认为它与髋关节骨性关节炎的发生存在着联系[2]。1986年，在非发育不良的髋关节中，关于股骨解剖形态的发育紊乱是怎样导致原发性或"特发性骨性关节炎"的，Harris阐述了他的理论[3]。Harris的理论基于大量的影像学观察，这种股骨头颈交接部位"前凸的""手枪柄样"的畸形可能来源于已检出或尚未检出的SCFE病和Legg-Calve-Perthes病的后遗症，也可能是由于先天性骨骺发育不良导致所谓的"特发性"退行性髋关节疾病的常见途径。虽然Harris阐述了异常的股骨头颈畸形和骨性关节炎的联系，但他未能详细阐述这种畸形会导致原发性骨性关节病继续发展的内在机制。

在早期的报告中，Harris还推测了髋臼盂唇在原发性骨关节炎的发展中可能发挥重要作用，描述它为"髋臼内"盂唇。他将盂唇视为关节外的结构，任何盂唇在关节内的出现都被认为是异常的，这一异常代表着髋关节的"内紊乱"，这一点类似于肩关节的盂唇损伤或膝关节的半月板撕裂[3, 4]。这些观察结果是早期的观点，也就是髋臼盂唇的病理变化可能在原发性退行性髋关节疾病发展中起到一定的作用。

在Harris的断言之后，McCarthy报道在436例髋关节镜手术中，73%的人被检查出有软骨损伤，并在损伤处发现有盂唇的磨损或撕裂，从而提示了盂唇病变在退行性髋关节疾病发展中的作用。在同一个报告中，他从52例髋关节尸体检查中进一步证实了这些发现[5, 6]。随后，基础科学研究进一步表明，盂唇是髋关节维持正常功能的关键结构，它可以维持一个"流体密封"来防止滑液从中央室流失，因此维持了关节内静态压力，从而降低了股骨头与髋臼软骨之间的接触应力[7-9]。

股骨头髋臼解剖、盂唇和软骨损伤之间的相互作用，以及在非异常形态髋关节中退行性疾病的发展，这些在Ganz等和Lavigne等的文章中都得到了很好的阐述[10-12]。在2003年，Ganz和他的同事介绍了一种被他们称为"髋臼撞击综合征"的疾病以及这种疾病是如何导致非发育性髋臼发育不良患者盂唇和髋臼软骨退变的生物力学原理[11]。他们提出了在这些患者中髋关节软骨和盂唇损伤退变的机制，是由于髋关节异常的活动、而不是发生在被推测为髋臼发育不良所导致的。他们根据所观察到的结果证实了他们的假设，即通过在对600名无髋关节发育异常但伴有关节疼痛的患者所进行的外科脱位手术中，观察到了患者的盂唇损伤和髋关节软骨磨损。他们提出了股髋撞击的3种机制：①撞击凸轮（CAM）型撞击。②钳夹（Pincer）型撞击。③混合型撞击。CAM型撞击是由于前凸、股骨头颈交界部与髋臼之间的空隙减小所导致的，这一现象尤其在屈髋时发生。正如作者描述的那样，消失的股骨头颈偏心距和髋臼之间的"接触"会造成相邻软骨和盂唇软骨结合部的剪切损伤，而其他大部分盂唇则未被涉及。Pincer型撞击被认为起源于髋臼侧，在这一区域普遍的髋臼过深或区域性的髋臼后倾会引起盂唇的直接挤压性损伤，而在这一情况中头颈交界表面是正常的。持续的盂唇损伤可能会导致盂唇实质内退变或盂唇骨化。而且，对股骨头-颈交界处过早的撞击将导致髋臼后下部的软骨损伤，这继发于过度、过早的杠杆作用所引发的异常剪切应力，作者称之为"对冲病变"。最后关于混合型，则是我们在临床中最常见的。作者发现"Pincer型撞击"在中年女性中更为常见，而"CAM型撞击"更多见于年轻的、男性运动群体。

此外，作者概括了保证股髋撞击手术治疗成功的原则：①建立一个可以有效保护股骨头血运和活力的安全的、重复性强的手术路径。②通过股骨头和（或）髋臼成形术，重建正常的股骨颈和髋臼解剖形态，来改善股骨头的活动空间。③通过修复和清理来解决盂唇和软骨的损伤。为了实践这些原则，Ganz等在以前的报告中描述了一种髋关节前向脱位的手术技术，这要通过后侧入路的转子间截骨来实现，这样可以有效保护旋股内侧动脉[13]。

在过去的10年中，股髋撞击综合征的外科治疗，从开放的外科脱位手术演变到微创技术，例如小切口显露技术和关节镜技术。盂唇的保留和修复的重要性一直在被强调，并将这作为成功治疗股髋撞击综合征的关键因素[10, 14-18]。虽然开放外科脱位手术取得了很好的治疗效果[19]，但是，被设计用来很好地适应髋关节复杂解剖结构的、先进的关节镜器械的出现，使得其治疗的临床效果等同于甚至在某些病例中超过了开放手术的结果[20-22]，并且由于微创手术具有更少的并发症，而使其逐渐成为骨髋撞击综合征治疗的"金标准"。这个历史性的描述为疾病的诊断和治疗奠定了基础。下一章节我们将介绍目前治疗FAI的方法。对FAI和相关疾病进行综合处理的循证医学方法，将侧重于强调当前实践的最佳策略、机遇和挑战。

关键数据来源

[1] Smith-PetersenMN.Treatment of malum coxaesenilis, old slipped upper capital femoral epiphysis, intrapelvic protrusion of the acetabulum, and coxae plana by means of acetabuloplasty[J]. J Bone Joint Surg Am, 1936;18:869–880.

[2] Murray RO.The aetiology of primary osteoarthritis of the hip[J]. Br J Radiol, 1965;38(455):810–812.

[3] Harris WH. Etiology of osteoarthritis of the hip[J]. Clin

Orthop Relat Res, 1986;213:20–33.

[4] Ferguson SJ, etal. The acetabular labrum seal: a poroelastic finite element model[J]. Clin Biomech (Bristol, Avon), 2000;15(6):463–468.

[5] Ganz R, etal.Femoroacetabular impingement: a cause for osteoarthritis of the hip[J]. Clin Orthop Relat Res, 2003;417:112–120.

参考文献

[1] Smith-Petersen MN. Treatment of malum coxaesenilis, old slipped upper capital femoral epiphysis, intrapelvic protrusion of the acetabulum, and coxae plana by means of acetabuloplasty[J]. J Bone Joint Surg Am,1936;18:869–880.

[2] Murray RO. The aetiology of primary osteoarthritis of the hip[J]. Br J Radiol, 1965;38(455):810–812.

[3] Harris WH. Etiology of osteoarthritis of the hip[J]. ClinOrthop Relat Res, 1986;213:20–33.

[4] Harris WH, Bourne RB, Oh I. Intra-articular acetabular labrum: a possible etiological factor in certain cases of osteoarthritis of the hip[J]. J Bone Joint Surg Am,1979;61(4):510–514.

[5] McCarthy JC, Noble PC, Schuck MR, Wright J, Lee J. The Otto E. Aufranc Award: the role of labral lesions to development of early degenerative hip disease[J]. Clin Orthop Relat Res, 2001;393:25–37.

[6] McCarthy JC, Noble PC, Schuck MR, Wright J, Lee J. The watershed labral lesion: its relationship to early arthritis of the hip[J]. J Arthroplasty, 2001;16(8 Suppl1):81–87.

[7] Ferguson SJ, Bryant JT, Ganz R, Ito K. The influence of the acetabular labrum on hip joint cartilage consolidation: a poroelastic finite element model[J]. J Biomech, 2000;33(8):953–960.

[8] Ferguson SJ, Bryant JT, Ganz R, Ito K. The acetabular labrum seal: a poroelastic finite element model[J]. ClinBiomech (Bristol, Avon), 2000;15(6):463–468.

[9] Ferguson SJ, Bryant JT, Ganz R, Ito K. An in vitro investigation of the acetabular labral seal in hip joint mechanics[J]. J Biomech, 2003;36(2):171–178.

[10] Cadet ER, Chan AK, Vorys GC, Gardner T, Yin B.Investigation of the preservation of the fluid seal effect in the repaired, partially resected, and reconstructed acetabular labrum in a cadaveric hip model[J].Am J Sports Med, 2012;40(10):2218–2223.

[11] Ganz R, Parvizi J, Beck M, Leunig M, Nötzli H, Siebenrock KA. Femoroacetabular impingement: a cause for osteoarthritis of the hip[J]. Clin Orthop Relat Res, 2003;417:112–120.

[12] Lavigne M, Parvizi J, Beck M, Siebenrock KA, Ganz R, Leunig M. Anterior femoroacetabular impinge-ment: part

I. Techniques of joint preserving surgery[J]. Clin Orthop Relat Res, 2004;418:61–66.

[13] Ganz R, Gill TJ, Gautier E, Ganz K, Krügel N, Berlemann U. Surgical dislocation of the adult hip a technique with full access to the femoral head and acetabulum without the risk of avascular necrosis[J]. J Bone Joint Surg Br, 2001;83(8):1119–1124.

[14] Larson CM, Giveans MR. Arthroscopic debridement versus refixation of the acetabular labrum associated with femoroacetabular impingement[J]. Arthroscopy, 2009;25(4):369–376.

[15] Philippon MJ, Briggs KK, Hay CJ, Kuppersmith DA, Dewing CB, Huang MJ. Arthroscopic labral recon-struction in the hip using iliotibial band autograft: technique and early outcomes[J]. Arthroscopy, 2010; 26(6):750–756.

[16] Murphy KP, Ross AE, Javernick MA, Lehman RA Jr.Repair of the adult acetabular labrum[J]. Arthroscopy, 2006;22(5):567.e1–3.

[17] Philippon MJ, Weiss DR, Kuppersmith DA, Briggs KK, Hay CJ. Arthroscopic labral repair and treatment of femoroacetabular impingement in professional hockey players[J]. Am J Sports Med, 2010;38(1): 99–104.

[18] Sierra RJ, Trousdale RT. Labral reconstruction using the ligamentum teres capitis: report of a new tech-nique[J]. Clin Orthop Relat Res, 2009;467(3):753–759.

[19] Beck M, Leunig M, Parvizi J, Boutier V, Wyss D, Ganz R. Anterior femoroacetabular impingement: part II. Midterm results of surgical treatment[J]. Clin Orthop Relat Res, 2004;418:67–73.

[20] Bedi A, Chen N, Robertson W, Kelly BT. The manage-ment of labral tears and femoroacetabular impingement of the hip in the young, active patient[J]. Arthroscopy, 2008;24(10):1135–1145.

[21] Philippon MJ, Briggs KK, Yen YM, Kuppersmith DA. Outcomes following hip arthroscopy for femoro-acetabular impingement with associated chondro-labral dysfunction: minimum two-year follow-up[J]. J Bone Joint Surg Br, 2009;91(1):16–23.

[22] Philippon MJ, Stubbs AJ, Schenker ML, Maxwell RB, Ganz R, Leunig M. Arthroscopic management of femoroacetabular impingement: osteoplasty tech-nique and literature review[J]. Am J Sports Med, 2007; 35(9):1571–1580.

第2章　髋关节疼痛的鉴别诊断

Filippo Randelli, Fabrizio Pace, Daniela Maglione, Paolo Capitani, Marco Sampietro, and Sara Favilla

2.1　概述

自从股骨髋臼撞击综合征（FAI）的概念[1-3]和新的诊断工具如关节内注射和更先进的磁共振成像（MRI）[4-6]被广泛介绍和推荐之后，许多以前无法解释的髋关节疼痛的原因已经被揭示。然而，由于种种原因，髋关节疼痛的综合诊断并不总是容易获得的。首先，FAI的影像学征象在无症状人群中也有很高的出现比例[7, 8]，因此，FAI的影像学改变不应被视为髋关节疼痛的唯一原因。其次，髋关节疼痛患者可能存在各种其他可能的相关病理原因。有时这些相关的病理原因是髋关节疼痛的真正原因，而FAI反而是次要的或与髋部疼痛无关。这就是为什么在诊断髋关节疼痛的时候，应该详细地询问病史，进行彻底的临床评估，同时还要具有其他相关临床疾病的知识。本章将介绍一些可能潜在的引起髋部疼痛的疾病的概况（表2.1），它们可能与FAI相混淆，也可能与FAI相关。

通常这些疾病根据病理学被分为三大类：髋关节内病变、髋关节外病变和髋部牵扯痛疾病。

2.2　髋关节内病变

不同的关节内病变可能与FAI相关或被误诊为FAI，最常见的是圆韧带撕裂和炎性滑膜炎以及滑膜软骨瘤病和色素沉着绒毛结节性滑膜炎（PVNS）。

2.2.1　圆韧带撕裂

2.2.1.1　概述

人们越来越认识到圆韧带损伤是疼痛的根源。Byrd报道说，圆韧带撕裂是运动员进行髋关节镜检查发生率排位第三的疾病[9]。圆韧带完全撕裂通常与创伤性髋关节脱位相关，但也可能在从事高撞击性运动的运动员中出现[10, 11]。

2.2.1.2　诊断

圆韧带撕裂的临床诊断可能很困难。在临床评估过程中，症状无特异性，其特征是由于疼痛导致的髋关节活动范围减小，以及直腿抬高试验出现疼痛和髋关节绞锁症状[12]。O'Donnell等[13]已经提出了一种诊断圆韧带撕裂的检查方法，它们的敏感性和特异性分别为90%和85%。临床医生充

表 2.1　髋关节疼痛的鉴别诊断

髋关节内病变	髋关节外病变	髋部牵扯痛疾病
股骨髋臼撞击综合征	大转子疼痛综合征	内收肌 – 腹直肌撕裂
孤立性盂唇撕裂	外侧弹响髋	耻骨骨炎
游离体	内侧弹响髋	运动性疝
软骨损伤	滑囊炎	闭孔神经病变
圆韧带撕裂	骨样骨瘤	梨状肌综合征
关节囊松弛	骨髓水肿综合征	感觉异常性骨痛（Roth）
髋关节发育不良	股骨头缺血性坏死	脊柱源性神经痛
股骨头骨骺滑脱	应力骨折	骶髂关节病变
股骨头坏死	骨和软组织肿瘤	臀缘性跛行
化脓性关节炎	坐骨股骨撞击综合征	
炎症性关节炎及滑膜炎		

分屈曲患者的髋关节，然后向后延伸30°，使髋部保持屈曲约70°（膝关节屈曲90°）；使髋关节充分外展，然后内收30°，通常保持在外展30°；然后医生内旋和外旋患者的腿部，使之到达最大运动范围；当内旋或外旋出现可重复的疼痛时，测试结果为阳性[14]。

影像学很少能够识别出圆韧带撕裂，它的术前诊断率为1%~5%[15]。MRI和磁共振造影（MRA）似乎是准确的诊断工具[16, 17]，但是目前为止，关节镜检查仍然是鉴别圆韧带撕裂的金标准。

2.2.1.3　治疗

对于由于圆韧带部分撕裂所导致的疼痛，当通过诸如理疗等保守治疗无效时，可以考虑行关节镜下清理术。而对于圆韧带的完全撕裂导致的关节不稳，或通过清理术不能有效减轻症状的情况，将考虑进行自体、异体或合成韧带进行重建[11]。

2.2.2　色素沉着绒毛结节性滑膜炎

2.2.2.1　概述

色素沉着绒毛结节性滑膜炎（PVNS）是一种罕见的滑膜增殖失常性疾病。尽管PVNS是一种良性疾病，但在某些情况下它可能具有侵袭性。PVNS可以是局灶性的，也可能以弥漫的形式出现。

2.2.2.2　诊断

患者的典型症状通常表现为轻度至重度的疼痛、关节功能受损和反复性关节积血。如果患者同时患有FAI，这可能会导致诊断为继发性反应性滑膜炎，从而漏诊PVNS。通过MRI可发现疑似的PVNS，并通过病理学进一步证实[18, 19]。

2.2.2.3　治疗

PVNS的治疗通常是手术治疗，包括开放手术或关节镜下的滑膜切除术，以及在更严重的情况下，由于出现明显的退行性病变，而实施的全髋关节置换术（THA）。放射治疗和关节内注射放射性同位素应用于非滑膜全切除术或复发的患者。髋关节PVNS的治疗表现出很高的失败率。髋关节镜已经被证明是有效的，但是有12%的复发率，最终患者转为行THA的比例为8%~46%。据报道，PVNS患者行THA术后发生无菌性松动的概率是很高的（达到31%）。近来有报道，经转子间入路切开清理滑膜的方法在一些病例中取得了成功[20-24]。

2.3　髋关节外病变

关节外病变会影响关节周围或髋关节骨质本身的结构。这些疾病与FAI同时被发现的情况并不罕见。

2.3.1　骨髓水肿综合征

2.3.1.1　概述

骨髓水肿综合征（BMES）通常涉及几种不同的临床症状。它们通常是自限性的（可能需要长达24个月），它们可以在MRI上被很好地看到[25]。已报道的不同的临床病例中，如一过性髋关节骨质疏松（TOH）、一过性骨髓水肿、区域性迁移性骨质疏松症（RMO）和反射性交感神经营养不良（RSD），这些病症也被称为复杂区域疼痛综合征（CRPS）[25, 26]。

目前主要的鉴别诊断是股骨头缺血性坏死（AVN），BMES是否表现出明显的自限性疾病或仅反映了AVN的亚型[25]，对此目前仍存在争议。

大多数患者的病因仍不清楚，但似乎是多因素的，这与增加的骨内压力、增加的骨转换、血灌注减少以及随后的低氧产生的疼痛有关[27]。

2.3.1.2　诊断

TOH主要影响30~50岁的男性患者和怀孕后前3个月、无创伤史的女性。主要症状是伴随负重和功能障碍而产生的严重髋关节疼痛。髋关节疼痛发作几周后，X线片可能会显示髋部弥漫性骨质疏松。另外，MRI会显示出股骨头骨髓水肿，有时涉及股骨颈。MRI也可用于区分BME、FAI和大转子疼痛综合征[28]，此疼痛综合征可能表现为局限性骨髓水肿，并具有不同的水肿模式。

骨扫描可以在出现"热中含冷"图像的初始阶段区分BME和AVN。示踪剂摄取减少（坏死区）的"冷"区域被摄取增加的半月形区域（新月形）所包绕[29]。

区域性迁移性骨质疏松症呈现类似的临床过程，但以多关节受累为特征。

RSD也称为痛性肌萎缩，复合区域疼痛综合征（CRPS）或Sudeck营养不良，具有创伤史，并呈现3个阶段：急性阶段、营养不良阶段和萎缩阶段。症状表现为快速发作的钝痛和烧灼痛，随后出现皮肤萎缩、感觉运动改变和关节挛缩。在骨质疏松的早期即可通过影像学发现[29]。

2.3.1.3 治疗

推荐的治疗方法通常是非手术治疗，伴随保护性负重和镇痛药。此病一旦确诊，为缩短症状持续时间，高压氧治疗、双膦酸盐以及最近的前列腺素抑制剂已被使用，并获得令人鼓舞的效果。在一项随机对照研究中，高压氧治疗结果显示，55%患者的骨髓水肿症状显著缓解，而对照组为28%[30, 31]。使用前列腺素抑制剂治疗的186名患者中，MRI检查发现骨髓水肿明显减少，最近随访的Harris髋关节评分平均值从52分增至79分[32]。

2.3.2 股骨头坏死

2.3.2.1 概述

股骨头的缺血性坏死或骨坏死（AVN或ON）是由于股骨头的血供不足造成的[33, 34]，其病症的原因可能是特发或继发于不同的易感因素，如创伤、酒精中毒、类固醇激素的使用、气压伤、血液或凝血疾病[35, 36]。AVN目前有很多不同的分型标准，这些标准都是为了给治疗提供指导。Ficat和Arlet基于放射学的变化发表了第一个分型系统[37]。随后引入ARCO分型系统[38]。Steinberg等介绍了MRI分型，该分型被进一步细分为6个阶段[39]。

2.3.2.2 诊断

如果患有深部腹股沟疼痛并有创伤史（股骨颈骨折或骨折脱位）或其他易感因素，医生应该首先怀疑股骨头缺血性坏死的可能性。标准化放射线检查是评估具有病变特征性的"新月征"（由于坏死性软骨下骨引起的早期股骨头塌陷的迹象）存在的第一步。此时，发现FAI征象的可能性并不少见，这可能会分散医生对疼痛真正原因的关注。MRI由于具有高敏感性和特异性，被认为是确定诊断的金标准[40]。骨扫描的使用是有争议的，主要用于帮助明确诊断[41]。

2.3.2.3 治疗

AVN的治疗仍然存在争议，并依赖于不同分型系统的病理阶段以及病理部位。

非手术治疗也有一些选择方式，比如冲击波治疗（仍有争议[42]）、静脉注射伊洛前列素、双膦酸盐、脉冲电磁场、高压氧[41, 43, 44]、依诺肝素

等[45]。近来，行干细胞注射和富血小板血浆注射[46]的治疗也见之于报道。其中静脉使用伊洛前列素，这是一种具有血管活性作用的前列环素衍生物，这种药物似乎在一些研究中有很好的疗效，无论是单独使用还是联合髓芯减压术一同使用，其效果都令人满意[43, 44]。

在AVN早期，通过手术进行挽救的手段包括髓芯减压术[45, 46]、旋转截骨术和带血管蒂骨移植[47, 48]。髓芯减压术后的干细胞疗法在临床中的使用例数正在增加；在Houdek等的综述中，MRI显示经过髓芯减压术和干细胞治疗的患者，其骨髓水肿区域减少，为32%~75%[49]。

在AVN的更晚期阶段，全髋关节置换术是达到缓解疼痛和改善功能的唯一替代疗法[50]。

2.3.3 大转子疼痛综合征/转子滑囊炎

2.3.3.1 概述

大转子疼痛综合征（GTPS）是一个术语，用于描述局限于髋关节外侧的慢性疼痛[511]。这种疼痛综合征曾被称为"大转子滑囊炎"（TB），也被称为"大模仿家"，因为其临床特征与其他几种疾病相重叠，如肌筋膜疼痛、退行性关节病和某些脊髓病变[52]。其典型的表现是大转子区疼痛和压痛。GTPS非常普遍，据报道，它影响了普通人口的10%~25%。受影响最大的人群为中年人（40~60岁），其中女性占多数（女比男为4：1）[53]。

2.3.3.2 发病机制

GTPS发病机制尚不清楚。它可能与髋骨盆等解剖因素、髂胫束的压力摩擦、激素对大转子滑囊刺激的影响或体力活动量的改变有关[54, 55]。臀小肌和臀中肌的肌腱炎等病变也是导致大转子疼痛的主要原因之一[56, 57]。

2.3.3.3 临床表现

髋关节外侧疼痛和髋关节外侧触压疼是GTPS最常见的临床表现。其他症状包括负重时疼痛和夜间患侧卧位时的疼痛[58]。检查时，患者在大转子区受压时表现疼痛，通常用FABER试验（屈曲、外展和外旋）可重复引发疼痛。Ober试验对评估髂胫束（ITB）的紧张度是有帮助的[58-61]。Kaltenborn等[62]指出，髋关节迟滞试验对于辨认臀肌-肌腱病变是有用的。

2.3.3.4　诊断

放射线检查可用于排除其他并发病变（骨关节炎、FAI、髋臼过深、撕脱骨折）。多达40%的GTPS患者患有大转子附近的钙化。这种钙化通常表现为嵌入性肌腱病理性钙化而非大转子滑囊钙化[54]。一些研究已经证实了股骨颈干角小或髋臼前倾角增加与GTPS之间具有相关性[63, 64]。低磁场强度MRI对评估肌腱嵌入和周围软组织非常有帮助[54]。

2.3.3.5　治疗

最初应该通过休息、拉伸、物理治疗和减轻体重（如需要）来对大转子滑囊炎进行治疗。其他治疗选择是体外冲击波疗法和类固醇激素注射[54, 60, 65-68]。

大约1/3的患者患有慢性疼痛。在这些患者中可能有手术干预的指征[69-72]。目前，有不同的内镜技术用于局部减压（ITB松解）、滑囊切除术和撕裂臀肌腱的缝合。不幸的是，这类的研究极少，并缺乏长期随访。在一项包括15例患者并对其中超过90%的病例至少进行了2年的随访研究中发现，内镜下的臀中肌修复术取得了良好的效果。有趣的是，这些患者100%伴随有关节内病变（盂唇撕裂和软骨损伤）。最近一项关于23例患者的内镜治疗GTPS的研究[72]显示，在为期12个月的随访中，有关疼痛和功能的评分有显著的改善[43, 59, 61, 73-76]。

2.3.4　弹响髋综合征

2.3.4.1　概述

弹响髋（Snapping hip， or coxa saltans），又被称为髋弹动，是指在髋关节活动中出现可听或可感知的弹响，这个过程伴有或不伴随疼痛。此病最早是在20世纪初被描述的[77, 78]，当时髂胫束通常被认为是唯一的原因，直到Nunziata和Blumenfeld提出，髂腰肌腱滑过髂耻隆起可作为其发生的另一个来源[79]。Allen和Cope[80]在以下方面做出了重要贡献，即描述了3种不同病因的弹响髋：关节内型、内侧型或外侧型[79, 80]。他们也介绍了髋弹动（coxa saltans）作为更通俗的术语。在普通人群中，无症状弹响髋的发生率为5%~10%，女性占多数。在大多数情况下，这种状况与体育活动，例如足球、橄榄球、举重、跳舞（达到90%和双侧的80%）和跑步有关[77, 78]。

2.3.4.2　诊断

X线片通常显示是阴性的，X线片仅用于排除其他疾病或识别其他易感因素，例如髋内翻、大转子突出以及外侧型弹响时的骨盆宽度减少或者内侧型弹响出现的髋关节发育不良。MRI通常可能会显示关节内弹响的原因。动态超声可以识别弹响的肌腱，并可能提供其他信息，如炎症、肌腱病或滑囊炎[77, 79]。

2.3.4.3　治疗

最初的治疗包括休息、冰敷、抗炎药物的服用、改变活动习惯以避免触发弹响。物理疗法、所涉及结构的拉伸以及减少训练量通常可得到良好的治疗效果。许多有症状的弹响髋，介于36%~67%之间，无须手术即可缓解症状[77, 79, 81]。

2.3.4.4　外侧弹响髋

外侧弹响髋是由于髂胫束（ITB）后方或接近止点处的臀大肌前方肌腱增厚所导致的。大转子滑囊可能会因为反复的弹动摩擦而出现炎症并导致疼痛[77]。外侧弹响髋的患者通常会伴随有半脱位或髋关节脱位的感觉（假性脱位）。

必要时，手术的目标是松解或延长ITB[77]。ITB的Z字横断成形、转位和重建ITB，可以解决大多数患者的症状。据报道，外侧弹响髋常见的并发症是Trendelenburg步态，这对于运动员或舞蹈家的影响就更大[82]。通常在大转子水平上内镜下ITB菱形松解是成功的[83]。作为一项令人感兴趣的技术，内镜下的臀大肌肌腱松解，已经作为一种新技术被予以介绍[84]。

2.3.4.5　内侧弹响髋

在内侧弹响髋患者中，髂腰肌肌腱在越过骨突时，通常是髂耻隆起或股骨头前部产生症状。在伸展屈曲的髋关节，或髋部由外旋位变为内旋位，或髋关节从外展位移到内收位时发生弹响。患有这种疾病的患者，跑步以及由坐姿状态起立时都会发生困难[77, 79]。

手术的目的是松解髂腰肌肌腱。目前更为大家所接受的方法是内镜下小转子水平的肌腱切断术，或者是关节水平的关节镜手术。相关的盂唇撕裂的高发生率已经被报道[81, 85-89]。应特别注意那种双束或三束的腰肌肌腱，它可能会导致手术的失败[90, 91]。据报道，关节镜手术比开放手术效果好，并发症少，疼痛少。开放手术下的部分延长，与开放手术下、小转子水平的横行切断相比，虽然会导致术后的疼痛增加，但效果更加明显。考虑到高质量的文献报道证据不足，并且也缺乏直接的比较，因此这些结果必须被考虑[81]。

2.3.4.6 关节内型弹响髋

关节内型弹响髋有多种病因，包括滑膜软骨瘤病、游离体、盂唇撕裂（骨软骨）、骨折碎片以及复发性半脱位[77, 79, 80]。关节内病变可能会产生弹响、咔嗒声或砰砰声，但通常来说患者就诊的首要原因是髋关节内嵌夹、交锁或锐利的刺痛感[77, 79, 92]。将麻醉药注入髂腰肌腱滑囊（内侧弹响髋）或髋关节（关节内型弹响髋）有助于诊断和确定所涉及的结构[77, 79]。

2.3.5 坐骨股骨撞击综合征

2.3.5.1 概述

坐骨股骨撞击综合征（IFI）是髋部疼痛的一种罕见原因，疼痛是由于坐骨和小转子间的异常接触并伴随对股方肌的压迫所导致的[93]。这一疾病首先于1977年由Johnson[94]在一组患者中进行了描述，这一组患者先前均接受过髋关节置换或股骨截骨术的治疗。直到最近它才被诊断并被描述为一种独立的病理学改变[95-97]。这种疾病在女性中较为常见，约1/3的病例为双侧发病。与股骨髋臼撞击综合征（平均年龄介于51~53岁）相比，坐骨股骨撞击综合征多发生于老年患者[95, 98]。

2.3.5.2 临床表现

坐骨股骨撞击综合征典型的症状是疼痛局限于髋关节、腹股沟或臀部水平，有时可能会刺激邻近坐骨神经，从而引起下肢放射痛[95, 98]。当髋关节处于后伸内旋位、直接触摸坐骨股骨区域时会引发疼痛。临床检查试验为长跨步行走试验，当进行该试验时，患者会在伸髋过程中感到疼痛（通过缩短步幅或在行走过程当中外展髋关节，可缓解疼痛）。而坐骨股骨撞击试验为患者取对侧卧位，于内收或中立位，被动伸展患侧髋关节，如果感到疼痛，则病变为阳性[99]。

2.3.5.3 诊断

影像学研究包括站立的骨盆前后位和蛙位片[96, 99]，其中可以看到缩短的坐骨股骨间距离（正常为23mm±8mm，病理学改变后为13mm±5mm）[95]。此外，还有各种可能的相关畸形，如挛缩髋、髋

外翻或其他能导致股骨头在髋臼内内移的疾病[99]。MRI可以用来检测出股方肌的弥漫性水肿[95, 98]。

2.3.5.4 治疗

治疗包括引导下的类固醇激素注射。在一些患者中，可以行股方肌减压手术。这一手术可以通过内镜或开放手术来进行，同时要给予小结节的切除。但是对于这一手术的成功率，目前的证据质量较低[93, 99, 100]。

2.4 类似髋部疼痛

这些疾病使患者存在髋关节区域的疼痛，也会影响远离关节的结构（无论是解剖结构还是功能性结构），同时还会导致髋部疼痛。

2.4.1 耻骨骨炎

2.4.1.1 概述

耻骨骨炎是一种痛苦的非感染性炎症疾病，涉及耻骨、耻骨联合和周围结构，如软骨、肌肉、腱和韧带[101, 102]。耻骨骨炎的真实发病率和患病率不详。1924年，该病最早被描述为耻骨弓上手术的并发症[103]，随后于1932年，在击剑运动员的病例里也留下了该病的记录[104]。通常，耻骨骨炎是继发于创伤、盆腔手术、分娩、骨盆功能不稳定或过度使用（特别是运动员）的自限性炎症。它也有可能变成盆腔区域的慢性疼痛[105-107]。

2.4.1.2 发病机制

FAI似乎是这种情况的主要诱发因素。与FAI相关的髋关节旋转减少可能会导致骨盆其余部位的应力增加，因为负载施加于与其相邻的关节，从而产生耻骨骨炎[108]。在一项对125名美式足球大学生运动员（239髋）的研究中，发现有髋关节FAI症状的人中耻骨骨炎患病率很高[109]。这些运动员髋关节或腹股沟疼痛的唯一独立因素是关节α角角度的增加[108]。

2.4.1.3 临床表现

耻骨骨炎主要症状是耻骨区逐渐出现疼痛。触诊耻骨联合或耻骨上支可能会疼痛，疼痛通常会辐射到大腿内侧（内收肌组织）、腹股沟或向上到腹部，会阴区和阴囊也可能受累。跑步、髋关节屈曲或抗阻内收和腹部偏心运动通常会加重疼痛。在该疾病的后期，会出现髋关节内旋和外旋的减少、肌无力以及骶髂关节功能的障碍。在严重的情况

下，疼痛会限制步行能力，需要更多的镇痛剂或者造成步态的摆动，患者从坐姿起身时也可能引发疼痛[110-112]。

2.4.1.4 诊断

标准的前后位骨盆X线片通常显示，在耻骨联合的软骨下骨部分会出现耻骨联合增宽和硬化、稀疏、囊性变或边缘侵蚀。在急性病例或轻度病例中，X线片可能正常。不稳定性病变可以通过"flamingo view"X线片进行评估。然而，耻骨骨炎的诊断应该与临床症状具有相关性，因为在无症状人群中也可以看到类似的放射检查结果[111]。骨扫描可能会显示出在耻骨联合处的摄取增加，但这是一个晚期迹象，可能需要病变发生几个月才会出现。CT扫描可能显示耻骨联合周围的耻骨出现邮票样的边缘侵蚀、插入式的骨赘生长或关节周围的微钙化。MRI在显示软组织异常变化（如内收肌腱的微小撕裂）和骨髓内的变化（如骨水肿）方面具有优越的作用，可用于鉴别诊断耻骨骨炎、滑囊炎和应力性骨折[111, 112]。

2.4.1.5 治疗

因为耻骨骨炎通常是自限性的，所以初始可以考虑非手术治疗。在从事高强度竞技的运动员中，建议调整运动方式。许多不同的治疗模式和康复治疗方案已被成功使用[113]。皮质类固醇激素注射可能是有益的。

手术治疗包括耻骨联合开放性病灶刮除、伴随或不伴随关节融合、耻骨联合楔形切除，后壁的加强修补以及用各种方式来加强或修复腹部和盆底肌肉组织，同时可伴有或不伴有内收肌肌腱松解。术后平均6个月有望重返运动场[111, 112]。

最近描述的一种关节镜技术用于清理耻骨联合，最终剥离和重新连接内收肌腱的退化的止点。通过这种技术，耻骨联合的稳定性得以保持，恢复运动的时间应该更短。最近的报道文献表明，5名有竞争力的非专业足球运动员接受了关节镜手术，在术后平均14.4周内，5人都恢复到全能运动量，手术取得了令人满意的结果[114-116]。

2.4.2 运动性疝

2.4.2.1 概述

运动性疝（也称为"运动性耻骨痛"）是以下腹部或腹股沟部位任何软组织（肌肉、肌腱和韧带）的拉伤或撕裂为特征的病症。与传统疝不同，运动疝不会在腹壁造成缺陷。因此，皮肤下没有可见的隆起，并且通常难以确定诊断。它通常发生在腹部肌肉（肌腱）和内收肌共同附着在耻骨上的相同位置。

运动性疝引起的腹股沟疼痛可导致残疾，并且最常发生在需要突然改变方向、剧烈扭转运动或剪刀样踢腿/或踢腿的运动过程中[117, 118]。运动性疝通常影响积极参与运动的年轻男性。女性也会受到影响，但比男性少得多，仅占3%~15%[119]。运动性疝是运动员急性和慢性腹股沟疼痛的常见原因[120]，并且在患有FAI[121]的职业运动员中，运动疝为高发病症。

2.4.2.2 发病机制

运动性疝的确切原因还不完全清楚，并且仍然备受争议。最常受影响的软组织是下腹部的腹斜肌（尤其在腹内斜肌和腹外斜肌肌腱处更为薄弱），当腹斜肌和内收肌同时收缩时，附着于耻骨上的腹肌所产生的斜向上的牵拉力，与附着于耻骨下支的内收肌所产生的向下外侧拉力之间存在着不平衡。这种不平衡的力量可能导致下腹部中央肌肉受伤以及内收肌上部常见的嵌入[122]。

Muschaweck和Berger将运动性疝描述为腹股沟管后壁横纹肌筋膜部分的薄弱[123]，盆底的这种薄弱可能导致局部的隆起，并对生殖股神经的生殖支产生压迫。这种神经的压迫似乎是这些患者疼痛的主要原因[124]。

2.4.2.3 临床检查

虽然有的患者在体格检查时未被发现患有腹股沟疝，但腹股沟管后壁疼痛、扩张的浅表腹股沟环和触压痛常常被发现。患者通常会出现与活动有关的单侧深部腹股沟疼痛，并随着休息而消退，但在体育活动，尤其是进行扭转运动时[125]会重新出现。随着髋关节抗阻内收，疼痛可能会更加严重，但更为特异的发现是抗阻仰卧起坐时，出现腹股沟底的疼痛。"蛙式位"也可引发疼痛[126]。对耻骨联合进行轻微地叩击可以评估耻骨骨炎是否同时存在。接下来，患者被要求抗阻内收大腿，或者运动员可以在外旋抗阻位进行直腿抬高，然后收缩腹部以测试内侧腹股沟底部是否有压痛。

2.4.2.4　诊断

有经验的临床医生会仅从病史和体格检查中发现这种情况[127]。即使影像学研究的作用尚不清楚[125]，但为了排除相关的疾病[127]，放射线、骨扫描、超声、计算机断层扫描，尤其是磁共振成像（MRI）也许是必要的。Shortt等已经为350多名患者进行了影像学检查。根据他们的经验，患有临床运动疝的患者几乎总是表现出MRI上的异常。两种主要的损伤模式包括紧邻腹股沟环外侧的腹外直肌/内收肌腱膜损伤和腹内直肌/内收肌腱膜平面中线的伤害[127, 128]。

2.4.2.5　治疗

现有文献倾向于早期手术治疗[129, 130]，这些运动员通常在非手术治疗6~8周后仍无法恢复到平时的运动水平[118, 131-136]。

非手术治疗主要包括休息和冷冻治疗。在受伤2周后，理疗练习可以提高腹部和大腿内侧肌肉的力量和柔韧性。非甾体抗炎疗法可用于减轻肿胀和疼痛[118]。

手术是指传统的开放手术或关节镜手术，一些外科医生还进行腹股沟神经切断术以减轻疼痛或内收肌腱切断术以缓解张力并增加运动范围[124, 135]。

手术后持续的腹股沟疼痛可能由潜在的并发FAI引起; Economopoulos等已经证明，在运动性耻骨痛的患者中，具有影像学FAI征象的发生率很高，应该始终密切评估[137]。

大多数研究报道90%~100%的患者在6个月内完全恢复活动[122]。

2.4.3　梨状肌综合征

2.4.3.1　概述

梨状肌综合征（piperformis muscle syndrome, PMS）是由于坐骨神经在梨状肌下管道内被压迫所引起的嵌压性神经病变[138, 139]。一些研究人员发现，在所有记录腰背部、臀部和腿部疼痛的病例中，PMS的发生率可达5%[140]。据报道，其他解剖异常也可能是发病的原因[141]。类似于坐骨神经卡压的病理变化也被用来解释闭孔内肌的卡压，引起闭孔内肌综合征（OIS）[142]。

1928年，Yeoman首先报道了坐骨神经痛可能是由骶髂关节周围炎和梨状肌卡压引起的[143]。

Freiberg和Vinke在1934年指出，骶髂关节炎症可能主要引起梨状肌和其筋膜的反应，并继发性地刺激了位于其上的腰骶神经丛[144]。根据尸体解剖的发现，Beaton和Anson在1938年推测梨状肌痉挛可能是造成坐骨神经刺激的原因[145]。Robinson于1947年引进了"梨状肌综合征"一词[146]。

2.4.3.2　临床表现

梨状肌综合征的典型特征包括"类坐骨神经痛性疼痛"，这种疼痛可能由于坐位、臀部疼痛、坐骨大切迹外部触压痛而加重，并由于手法治疗时增加了梨状肌的张力而被进一步放大[147]。其他临床特征可能包括直腿抬高试验阳性、Pace试验阳性（坐位时抗阻外展髋关节时出现疼痛）[148]和Freiberg试验阳性（后伸髋关节时强力内旋时出现疼痛）[144]。

2.4.3.3　诊断

梨状肌卡压通常通过排除其他疾病来诊断，诊断通常难以确定。没有专门用于诊断梨状肌综合征的实验室或放射线方法。MRI在某些情况下可能表现出解剖结构变异、肌肉肥大以及坐骨神经信号的异常变化[149]。EMG可以发现梨状肌水平坐骨神经卡压[142]。梨状肌综合征可通过对局部麻醉注射的阳性反应加以确认[150]。

2.4.3.4　治疗

传统治疗是指非手术治疗，包括物理治疗、拉伸、体外冲击波治疗（ESWT）和类固醇或镇痛药注射[151, 152]。开放性腱切除已被报道[153]，近来，肉毒杆菌毒素[154, 155]和关节镜下肌腱松解术已在经过筛选的病例中取得了很好的效果[156, 157]。

2.4.4　感觉异常性疼痛

2.4.4.1　病因和流行病学

该病是以股外侧皮神经（LFCN）受压迫导致的[158]大腿前外侧感觉异常和烧灼痛为主要特点的一种临床疾病。它在1878年首次由Martin Bernhardt所描述，但是"感觉异常性疼痛（MP）"这一术语，则是由俄罗斯神经学家Vladimir Roth于1895年所提出，他在系着紧腰带的骑马者中发现了这一情况[159]。它通常发生在30~40岁的男性群体中，每10 000名患者发病率为1%~4.3%[160, 161]。除特发性外，感觉异常性疼痛的原因是机械性因素，如肥胖、妊娠和其他导致增加腹部压力的因素，如高强度练习、运动和扎紧的腰带。下肢长度的差异以及不同的代谢因素如糖尿病、酗酒、铅中毒和甲状腺功能减退也与这种神经病变有关[160, 162]。医源性因素则归因于手术的影响，如髂腹股沟入路治疗髋臼骨折固定术、髂嵴骨移植术、经全路进行的全髋关节置换术、胆囊切除术或腹股沟疝腹腔镜手术、冠状动脉搭桥术、主动脉瓣手术和胃减容术[160]。

2.4.4.2 病理生理学

股外侧皮神经起源于腰神经的不同组合（$L_1 \sim L_3$），其走行极其多变。从骨盆至大腿，神经穿过髂耻管和腹股沟韧带之间的隧道，在那里股外侧皮神经的直径增粗，在某些情况下，出现感觉异常性疼痛[160, 163, 164]。

2.4.4.3 临床表现

患者通常在外侧或前外侧大腿上出现感觉异常，如感觉迟钝、麻木、疼痛、灼热、蚁爬感、肌肉酸痛和寒冷。长时间站立或长时间走路会加剧症状，坐位休息时疼痛通常可缓解[160]。临床检查以骨盆受压试验的方式进行（由Nouraei等[165]描述），患者健侧卧位，用手下压骨盆45s以松弛腹股沟韧带。如果症状缓解，则该试验为阳性。Butler描述的另一项神经动力学试验：患者健侧卧位，膝关节屈曲；一只手稳定骨盆，另一只手托住患肢，此时屈曲膝关节并进行内收，由此获得腹股沟韧带的张力，如果诱发了神经症状，则试验结果为阳性[158]。

2.4.4.4 诊断

鉴别诊断包括腰椎管狭窄症、腰椎间盘突出症、神经根变性、髂嵴转移瘤和髂前上棘撕脱骨折。Ahmed曾推测，感觉异常性疼痛与FAI之间可能存在关联：LFCN的解剖变异性可能是由于FAI典型的异常髋关节结构压迫所致[160, 166]。

神经生理学研究可以帮助确诊，特别是躯体感觉诱发电位和感觉神经传导，即使它们有一定的局限性，它们的作用也不容忽视，其灵敏性和特异性分别为81.3%和65.2%。近来，磁共振神经成像术（MRN）已经被引入，似乎产生了更好的效果，其准确率>90%[158, 167]。用局麻药进行神经阻滞是一种很好的诊断性试验[162]。

2.4.4.5 治疗

非手术治疗包括首先尝试非甾体类抗炎药物、去除该局域的压迫和物理治疗。在持续疼痛的情况

下，超声引导下联合使用皮质类固醇和利多卡因的神经阻滞似乎可以在一些患者中获得良好的结果[168, 169]。通常这种情况的过程是良性的，在大多数情况下，症状缓解出现在非手术治疗的4~6个月内。脉冲射频消融神经很少使用[158]。只有在难治的病例中才使用手术治疗。最常见的手术是神经松解和股外侧皮神经切除术。神经切除术可获得最佳结果，但患者必须接受大腿皮肤感觉的永久性改变。神经松解的病例中已有部分复发的病例记录[158, 160, 165]。

2.4.5 闭孔神经病变

2.4.5.1 概述

闭孔神经病变是一种罕见的单神经病，通常在明确的事件（手术或创伤）后急性发生。与闭孔神经病变有关的疼痛很难与最近手术或创伤引起的疼痛区分[170, 171]。

2.4.5.2 发病机制

对于闭孔神经的损伤事例很少见，因为神经位于深部，并且受到骨盆和大腿内侧肌群保护[172]。损伤可能是由于卡压、切割、拉伸或辗压神经引起的。其他常见的损伤机制是电凝、结扎或神经瘤形成[172]。有报道描述过全髋关节置换术（髋臼螺钉植入不良或水泥内突）以及腹部手术或主要骨盆手术后的闭孔神经损伤情况[171, 173-181]。

2.4.5.3 临床表现

闭孔神经病变最突出的症状是从腹股沟到大腿内侧上部的放射痛。在某些情况下，可能会发生由闭孔神经导致的感觉迟钝（发生频率较少）和肌无力[170, 171, 173]。

2.4.5.4 诊断

超声检查、MRI和普通X线片可用于完整诊断和正确的鉴别诊断。针对闭孔神经病变的最准确的诊断研究是针状肌电图（EMG）[170, 171]。

2.4.5.5 治疗

非手术治疗后，急性闭孔神经病往往会有良好的预后效果[171]，所以治疗应尽早开始，以预防运动障碍或出现由该神经支配的肌肉的永久性萎缩[174]。休息、非甾体抗炎药和运动调整可能也会提供帮助[170, 171]。对于那些非手术治疗和神经阻滞无效、肌电图出现改变、一直存在疼痛和力弱的患者[170, 172, 182]，应予以考虑手术治疗，这包括神经减压、移植修复

和神经端—端吻合。

2.4.6 骨样骨瘤

2.4.6.1 概述

1935年Jaffe[183]在文献中首次将骨样骨瘤描述为良性骨肿瘤，这是一种以疼痛为特征的较小、非进展性成骨细胞性病变。它是第三常见的良性骨肿瘤（11%~14%）[184, 185]。这种肿瘤可以影响任何年龄和性别的人群，估计大约50%的患者年龄在10~20岁之间[5, 186]。最典型的表现位于股骨颈或转子间区域的水平，髋部是受影响最严重的部位之一[186, 187]。在CT引导下的接受热消融或髋关节镜治疗的系列患者中，常常发现FAI和髋部骨样骨瘤同时存在的这样一个有趣的现象[188]。

2.4.6.2 临床表现

骨样骨瘤患者可能在休息和体力活动期间有关节疼痛[189]。最常见的临床特征是随着时间的推移而逐步加重的钝痛，疼痛常在夜间加重，并在服用阿司匹林或NSAIDs之后得到缓解。这些特征在病变位于关节内时表现得更加明显，并表现为类似于炎性单侧关节炎的症状[187, 190]。

2.4.6.3 诊断

诊断通常会被延误。尽管对于诊断位于关节内的骨瘤，由于其缺乏骨膜反应，X线平片的诊断很难做出，但其仍被作为首先考虑的诊断方法[191, 192]。骨扫描典型地显示动脉期核素的强烈摄取，这是因为瘤糟的血管化造成的，这一现象发生在延迟阶段，则是由于反应骨的存在。这种模式对于骨样骨瘤（双密度征）是特异性的[193]。当骨扫描不能提供诊断时，可以使用单光子发射计算机断层扫描（SPECT）[194]。

骨扫描后，CT是选择的诊断方法，因为它可以精确定位瘤巢及其周围的硬化边缘[187]。通常在MRI中，瘤巢早期具有低T_1和高T_2信号[195-197]。然而，对于关节内病变，MRI并不容易发现瘤巢，这是因为瘤巢常常被周围水肿或非典型表现所掩盖[192]。

2.4.6.4 治疗

现在，CT引导下的经皮手术，如射频、冷冻消融或热凝固，似乎是关节外骨样骨瘤诊断的可以选择的方法[198]。在关节内和位于软骨下的病变，经皮手术可能会损伤病灶周围的健康软骨。在这种关节内病变中，推荐手术治疗，无论是关节镜手术[188, 199, 200]还

是开放性切除[201, 202]。Shoji等[203]提出了T_2-mapping MRI作为评估经关节镜治疗过的髋臼壁骨样骨瘤的方法。

2.4.7 股神经痛/下肢痛

2.4.7.1 概述

腿部疼痛被定义为股神经支配区域中的相关疼痛，其中包括大腿和小腿的前内侧部分。下肢痛的最常见原因是腰椎间盘突出症（L_2~L_3，L_3~L_4或L_4~L_5）。由于分布相似，对于区分下肢痛和来源于髋部的疼痛存在困难[204, 205]。腰背痛和与之相关的放射痛是一个常见问题，据估计，每年有15%~20%的成年人患有背痛，50%~80%的人一生中至少会发生一次背痛。下腰痛是所有年龄段的病症，并且这是造成成年工作人群残疾的主要原因[206]。

2.4.7.2 临床表现

1918年Wasserman[207, 208]描述了评估下肢痛的主要临床症状，也称为股神经牵拉试验（FNST）。患者处于俯卧位，检查者被动屈曲患者的膝关节，使其脚后跟靠近臀部。如果患者描述的症状，也就是通常的腹股沟和大腿前部的疼痛再现，则该测试为阳性。这种测试的敏感性可以通过同侧髋关节的后伸而增加[208]。其他临床试验是CFNST（交叉股神经牵拉试验）、髋关节屈曲试验，患者被要求抗阻屈髋（当患者无法克服阻力时试验为阳性）、"坐—站"试验，患者无法使用单侧患肢由坐位站起。下肢痛的其他临床表现可包括股神经支配的区域感觉迟钝或减弱，以及髌腱反射减弱[209-211]。休息时疼痛持续存在、髋关节旋转活动时的痛觉缺失、感觉和运动障碍，以及激发试验呈现阳性，这些都可能有助于医生做出明确的诊断。

2.4.7.3 诊断

首选的放射学检查是标准投照的腰骶椎平片，其后可进行动力位片检查（侧位时的屈曲—伸展）以排除不稳定和其他主要病理。最重要的测试是MRI。CT扫描在腰椎间盘突出症和腰椎管狭窄症的诊断中也具有很高的灵敏度和特异性。

2.4.7.4 治疗

治疗方法因股神经痛所表现出的症状的不同而不同。在急性表现中，第一种方法是保守治疗，包括休息、NSAIDs、神经调节剂和神经营养性维生素

补充剂。在亚急性期，建议使用手法按摩或物理治疗[212]。当出现严重神经功能损害时，应考虑手术治疗，或在保守治疗无效、对疼痛控制不佳的慢性病例中进行[213]。

2.4.8　臀缘性跛行

2.4.8.1　概述

臀缘性跛行定义为间歇性和功能障碍的臀部或大腿疼痛，通常与步行有关，这是由于受累侧髂内动脉（IIA）的狭窄面积超过50%所致[214]。臀缘性跛行通常很少被诊断，因为臀部或大腿疼痛通常作为骨科或神经疾病而不是血管疾病进行研究。只有少数病例报道[215-218]和小病例报道[214, 219]。

2.4.8.2　诊断

病理学检查可排除大多数髋关节病变，但较少涉及脊柱。最典型的症状是步行不到200m之后，臀部或大腿疼痛和跛行，休息时疼痛消失。下肢疲劳常常存在，阳痿[215, 219]是另一种可能的症状。在仅有髂内动脉狭窄的情况下，远端脉搏是正常的，这可能是漏诊的原因。医生可以通过髂骨轴血管造影和臀部动脉超声检查（IIA分支）来确诊此类病症。

2.4.8.3　治疗

治疗方法是经皮腔内血管成形术手术，大多数患者的病例呈现了良好的结果，患者的疼痛和跛行得到了缓解[214, 219]。

要点小结

1. 髋关节周围的疼痛可能意味着很多不同的病理因素。

2. 影像学上的FAI表现非常常见，由此可能掩盖了疼痛和病损的真正原因。

3. 不同的疾病可能同时存在并同时表现。

4. 一些疾病可能超越了骨科范畴，因此需要多学科协作。

5. 仔细的病史询问、详细的临床评估以及掌握的其他可能相关的临床疾病的丰富知识是做出准确诊断的关键。

关键数据来源

[1] Hack K, Di Primio G, Rakhra K, BeauléPE. Prevalence of cam-type femoroacetabularimpingement morphology in asymptomatic volunteers[J]. J Bone Joint Surg Am, 2010;92:2436–2444.

[2] de Sa D, Phillips M, Philippon MJ, Letkemann S, Simunovic N, Ayeni OR. Ligamentum teres injuries of the hip: a systematic review examining surgical indications, treatment options, and outcomes[J]. Arthroscopy, 2014;30(12):1634–1641.

[3] Byrd JW, Jones KS, Maiers 2nd GP. Two to 10 Years' follow-up of arthroscopic management of pigmented villonodular synovitis in the hip: a case series[J]. Arthroscopy, 2013; 29(11):1783–1787.

[4] Hofmann S, Engel A, Neuhold A, Leder K, Kramer J, Plenk Jr H. Bonemarrow oedema syndrome and transient osteoporosis of the hip. An MRI-controlled study of treatment by core decompression[J]. J Bone Joint Surg Br, 1993;75:210–216.

[5] Ficat RP. Idiopathic bone necrosis of the femoral head. Early diagnosis and treatment[J]. J Bone Joint Surg Br, 1985;67:3–9.

[6] Strauss EJ, Nho SJ, Kelly BT. Greater trochanteric pain syndrome[J]. Sports Med Arthrosc, 2010;18(2):113–119.

[7] Khan M, Adamich J, Simunovic N, Philippon MJ, Bhandari M, Ayeni OR. Surgical management of internal snapping hip syndrome: a systematic review evaluating open and arthroscopic approaches[J]. Arthroscopy, 2013;29(5):942–948.

[8] De Sa D, Alradwan H, Cargnelli S, Thawer Z, Simunovic N, Cadet E, Bonin N, Larson C, Ayeni OR. Extraarticular hip impingement: a systematic review examining operative treatment of psoas, subspine, ischiofemoral, and greater trochanteric/pelvic impingement[J]. Arthroscopy, 2014;30(8):1026–1041. doi: 10.1016/j.arthro.2014.02.042 .

[9] öHölmich P. Long-standing groin pain in sportspeople falls into three primary patterns, a "clinical entity" approach: a prospective study of 207 patients[J]. Br J Sports Med, 2007;41(4):247–252.

[10] Hammoud S, Bedi A, Magennis E, Meyers WC, Kelly BT. High incidence of athletic pubalgia symptoms in professional athletes with symptomatic femoroacetabular impingement[J]. Arthroscopy, 2012;28(10):1388–1395 [Epub 2012 May 19].

[11] Michel F, Decavel P, Toussirot E, Tatu L, Aleton E, Monnier G, Garbuio P, Parratte B, Piriformis muscle syndrome: diagnostic criteria and treatment of a monocentric series of 250 patients[J]. J Rehab, 2013.

[12] Cheatham SW, Kolber MJ, Salamh PA. Meralgia paraesthetica: a review of the literature[J]. Int J Sports Phys Ther, 2013;8(6):883–893.

[13] Sorenson EJ, Chen JJ, Daube JR. Obturator neuropathy: causes and outcome. Wiley Periodicals, Inc[J]. Muscle

Nerve, 2002;25:605–607.

[14] Cassar-Pullicino VN, McCall IW, Wan S. Intra- articular osteoid osteoma[J]. Clin Radiol, 1992;45:153–160.

[15] Suri P, Hunter DJ, Katz JN, Li L, Rainville J. Bias in the physical examination of patients with lumbar radiculopathy[J]. BMC Musculoskelet Disord, 2010;11:275.

[16] Smith G, Train J, Mitty H, Jacobson J. Hip pain caused by buttock claudication. Relief of symptoms by transluminal angioplasty[J]. Clin Orthop Relat Res, 1992;284:176–180. PubMed: 1395290.

参考文献

[1] Reynolds D, Lucas J, Klaue K. Retroversion of the acetabulum. A cause of hip pain[J]. J Bone Joint Surg Br, 1999;81(2):281–288.

[2] Myers SR, Eijer H, Ganz R. Anterior femoroacetabular impingement after periacetabular osteotomy[J]. Clin Orthop Relat Res, 1999;363:93–99.

[3] Ito K, Minka 2nd MA, Leunig M, Werlen S, Ganz R. Femoroacetabular impingement and the cam-effect. A MRI-based quantitative anatomical study of the femoral head-neck offset[J]. J Bone Joint Surg Br, 2001;83(2):171–176.

[4] Byrd JW, Jones KS. Diagnostic accuracy of clinical assessment, magnetic resonance imaging, magnetic resonance arthrography, and intra-articular injection in hip arthroscopy patients[J]. Am J Sports Med, 2004;32(7):1668–1674.

[5] Schmaranzer F, Klauser A, Kogler M, Henninger B, Forstner T, Reichkendler M, Schmaranzer E. Diagnostic performance of direct traction MR arthrography of the hip: detection of chondral and labral lesions with arthroscopic comparison[J]. Eur Radiol, 2014; [Epub ahead of print].

[6] Reurink G, Jansen SP, Bisselink JM, Vincken PW, Weir A, Moen MH. Reliability and validity of diagnosing acetabular labral lesions with magnetic resonance arthrography[J]. J Bone Joint Surg Am, 2012; 94(18):1643–1648.

[7] Laborie LB, Lehmann TG, Engesæter IØ, Eastwood DM, Engesæter LB, Rosendahl K. Prevalence of radiographic fi ndings thought to be associated with femoroacetabular impingement in a populationbased cohort of 2081 healthy young adults[J]. Radiology, 2011;260:494–502.

[8] Hack K, Di Primio G, Rakhra K, Beaulé PE. Prevalence of cam-type femoroacetabular impingement morphology in asymptomatic volunteers[J]. J Bone Joint Surg Am, 2010;92:2436–2444.

[9] Byrd JW, Jones KS. Hip arthroscopy in athletes[J]. Clin Sports Med, 2001;20(4):749–761.

[10] Philippon MJ, Kuppersmith DA, Wolff AB, Briggs KK. Arthroscopic fi ndings following traumatic hip dislocation in 14 professional athletes[J]. Arthroscopy, 2009;25(2):169–174.

[11] de Sa D, Phillips M, Philippon MJ, Letkemann S, Simunovic N, Ayeni OR. Ligamentum teres injuries of the hip: a systematic review examining surgical indications, treatment options, and outcomes[J]. Arthroscopy, 2014;30(12):1634–1641.

[12] Cerezal L, Kassarjian A, Canga A, Dobado MC, Montero JA, Llopis E, Rolón A, Pérez-Carro L. Anatomy, biomechanics, imaging, and management of ligamentum teres injuries[J]. Radiographics, 2010;30(6):1637–1651.

[13] O'Donnell J, Economopoulos K, Singh P, Bates D, Pritchard M. The ligamentum teres test: a novel and effective test in diagnosing tears of the ligamentum teres[J]. Am J Sports Med, 2014;42(1):138–143.

[14] Reiman MP, Thorborg K. Clinical examination and physical assessment of hip joint-related pain in athletes[J]. Int J Sports Phys Ther, 2014;9(6): 737–755.

[15] Byrd JW, Jones KS. Traumatic rupture of the ligamentum teres as a source of hip pain[J]. Arthroscopy, 2004;20(4):385–391.

[16] Chang CY, Gill CM, Huang AJ, Simeone FJ, Torriani M, McCarthy JC, Bredella MA. Use of MR arthrography in detecting tears of the ligamentum teres with arthroscopic correlation[J]. Skeletal Radiol, 2014. [Epub ahead of print].

[17] Datir A, Xing M, Kang J, Harkey P, Kakarala A, Carpenter WA, Terk MR. Diagnostic utility of MRI and MR arthrography for detection of ligamentum teres tears: a retrospective analysis of 187 patients with hip pain[J]. AJR Am J Roentgenol, 2014; 203(2):418–423.

[18] Haviv B, O'Donnell J. Knee arthroscopic debridement of the isolated ligamentum teres rupture[J]. Surg Sports Traumatol Arthrosc, 2011;19(9): 1510–1513. doi: 10.1007/s00167-010-1318-7 . Epub 2010 Nov 13.

[19] Amenabar T, O'Donnell J. Arthroscopic ligamentum teres reconstruction using semitendinosus tendon: surgical technique and an unusual outcome[J]. Arthrosc Tech, 2012;1(2):e169–174.

[20] Byrd JW, Jones KS, Maiers 2nd GP. Two to 10 Years' follow-up of arthroscopic management of pigmented villonodular synovitis in the hip: a case series[J]. Arthroscopy, 2013;29(11):1783–1787.

[21] Mankin H, Trahan C, Hornicek F. Pigmented villonodular synovitis of joints[J]. J Surg Oncol, 2011;103(5):386–389.

[22] Jaffe HL, Lichtenstein L, Sutro CJ. Pigmented villonodular synovitis, bursitis and tenosynovitis[J]. Arch Pathol, 1941;31:731–765.

[23] Ma X, Shi G, Xia C, Liu H, He J, Jin W. Pigmented villonodular synovitis: a retrospective study of seventy fi ve cases (eighty one joints)[J]. Int Orthop, 2013;37(6):1165–1170.

[24] Shoji T, Yasunaga Y, Yamasaki T, Nakamae A, Mori R, Hamanishi M, Ochi M. Transtrochanteric rotational osteotomy combined with intra-articular procedures for pigmented villonodular synovitis of the hip[J]. J Orthop Sci, 2014.

[25] Hofmann S. The painful bone marrow edema syndrome of the hip joint[J]. Wien Klin Wochenschr, 2005;117(4):111–120.

[26] Hofmann S, Engel A, Neuhold A, Leder K, Kramer J, Plenk Jr H. Bone-marrow oedema syndrome and transient osteoporosis of the hip. An MRI-controlled study of treatment by core decompression[J]. J Bone Joint Surg Br, 1993;75:210–216.

[27] Plenk Jr H, Hofmann S, Eschberger J, Gstettner M, Kramer J, Schneider W, et al. Histo- morphology and bone morphometry of the bone marrow edema syndrome of the hip[J]. Clin Orthop Relat Res, 1997;334:73–84.

[28] Karantanas AH. Acute bone marrow edema of the hip, role of MR imaging[J]. Eur Radiol, 2007;17(9): 2225–2236.

[29] Korompilias AV, Karantanas AH, Lykissas MG, Beris AE. Bone marrow edema syndrome[J]. Skeletal Radiol, 2009;38:425–436.

[30] Patel S. Primary bone marrow oedema syndromes[J]. Rheumatology, 2014;53:785–792.

[31] Capone A, Podda D, Ennas F, Iesu C, Casciu L, Civinini R. Hyperbaric oxygen therapy for transient bone marrow oedema syndrome of the hip[J]. Hip Int, 2011;21(2):211–216.

[32] Jager M, Zilkens C, Bittersohl B, Matheney T, Kozina C, Blondin D, Krauspe R. Effi ciency of iloprost treatment for osseus malperfusion[J]. Int Orthop, 2011;35:761–765.

[33] Yamamoto T, Bullough PG. Spontaneous osteonecrosis of the knee: the result of subchondral insuffi ciency fracture[J]. J Bone Joint Surg A, 2000;82:858–866.

[34] Gil HC, Levine SM, Zoga AC. MRI fi ndings in the subchondral bone marrow: a discussion of conditions including transient osteoporosis, transient bone marrow edema syndrome, SONK, and shifting bone marrow edema of the knee[J]. Semin Musculoskelet Radiol, 2006;10:177–186.

[35] Fernández-Cantón G. From bone marrow edema to osteonecrosis. New concepts[J]. Reumatol Clin, 2009;5(5):223–227.

[36] Jones Jr JP. Risk factors potentially activating intravascular coagulation and causing nontraumatic osteonecrosis. In: Urbaniak JR, Jones Jr JP, editors[M]. Osteonecrosis, etiology, diagnosis and treatment. Rosemont: American Academy of Orthopaedic Surgeons; 1997.

[37] Ficat RP. Idiopathic bone necrosis of the femoral head. Early diagnosis and treatment[J]. J Bone Joint Surg Br, 1985;67:3–9.

[38] ARCO (Association Research Circulation Osseous).

Committee on terminology and classifi cation[J]. ARCO News, 1992;4:41–46.

[39] Steinberg ME, Hayken GD, Steinberg DR. A quantitative system for staging avascular necrosis[J]. J Bone Joint Surg Br, 1995;77:34–41.

[40] Liebermann J, Berry D, Mont M, Aaron R, Callaghan J, Rayadhyaksha A, Urbaniak J. Osteonecrosis of the hip: management in the twenty-fi rst century[J]. J Bone Joint Surg, 2002;84-A:833–853.

[41] Malizos K, Karantanas A, Varitimidis S, Dailiana Z, Bargiotas K, Maris T. Osteonecrosis of the femoral head: etiology, imaging and treatment[J]. Eur J Radiol, 2007;63:16–28.

[42] Alves EM, Angrisani AT, Santiago MB. The use of extracorporeal shock waves in the treatment of osteonecrosis of the femoral head: a systematic review[J]. Clin Rheumatol, 2009;28:1247–1251.

[43] Beckmann J, Schmidt T, Shaumburger J, Rath B, Luring C, Tingart M, Grifka J. Infusion, core decompression, or infusion following core decompression in the treatment of bone edema syndrome and early avascular osteonecrosis of the femoral head[J]. Rheumatol Int, 2013;33:1561–1565.

[44] Disch AC, Matziolis G, Perka C. The management of necrosis- associated and idiopathic bone-marrow oedema of the proximal femur by intravenous iloprost[J]. J Bone Joint Surg Br, 2005;87:560–564.

[45] Glueck CJ, Freiberg RA, Sieve L, Wang P. Enoxaparin prevents progression of stages I and II osteonecrosis of the hip[J]. Clin Orthop Relat Res, 2005;435:164–170.

[46] Rackwitz L, Eden L, Reppenhagen S, Reichert JC, Jakob F, Walles H, Pullig O, Tuan RS, Rudert M, Nöth U. Stem cell and growth factor-based regenerative therapies for avascular necrosis of the femoral head[J]. Stem Cell Res Ther, 2012;3(1):7.

[47] Sugioka Y, Yamamoto T. Transtrochanteric posterior rotational osteotomy for osteonecrosis[J]. Clin Orthop, 2008;466:1104–1109.

[48] Castro FP, Barrack RL. Core decompression and conservative treatment for avascular necrosis of the femoral head: a meta-analysis[J]. Am J Orthop, 2000;29:187–194.

[49] Houdek MT, Wyles CC, Martin JR, Sierra RJ. Stem cell treatment for avascular necrosis of the femoral head: current perspectives[J]. Stem Cells Cloning, 2014;7:65–70.

[50] Solarino G, Piazzolla A, Notarnicola A, Moretti L, Tafuri S, De Giorgi S, Moretti B. Long-term results of 32-mm alumina-on-alumina THA for avascular necrosis of the femoral head[J]. J Orthop Traumatol, 2012;13(1):21–27.

[51] Karpinski MR, Piggott H. Greater trochanteric pain syndrome. A report of 15 cases[J]. J Bone Joint Surg Br, 1985;67(5):762–763.

[52] Tortolani PJ, Carbone JJ, Quartararo LG. Greater trochanteric pain syndrome in patients referred to orthopedic spine specialists[J]. Spine J, 2002; 2(4):251–254.

[53] Strauss EJ, Nho SJ, Kelly BT. Greater trochanteric pain syndrome[J]. Sports Med Arthrosc, 2010;18(2): 113–119.

[54] Chowdhury R, et al. Imaging and management of greater trochanteric pain syndrome[J]. Postgrad Med J, 2014;90:576–581.

[55] Segal NA, Felson DT, Torner JC, Zhu Y, Curtis JR, Niu J, Nevitt MC, Multicenter Osteoarthritis Study Group. Greater trochanteric pain syndrome: epidemiology and associated factors[J]. Arch Phys Med Rehabil, 2007;88(8):988–992.

[56] Klauser AS, Martinoli C, Tagliafi co A, Bellmann-Weiler R, Feuchtner GM, Wick M, Jaschke WR. Greater trochanteric pain syndrome[J]. Semin Musculoskelet Radiol, 2013;17(1):43–48.

[57] Tibor LM, Sekiya JK. Differential diagnosis of pain around the hip joint[J]. Arthroscopy, 2008;24(12): 1407–1421.

[58] Fearon AM, et al. Greater trochanteric pain syndrome: defi ning the clinical syndrome[J]. Br J Sports Med, 2013;47:649–653.

[59] Baker CL, Massie V, Hurt WG, Savory CG. Arthroscopic bursectomy for recalcitrant trochanteric bursitis[J]. Arthroscopy, 2007;23:827–832.

[60] Walker P, Kannangara S, Bruce WJM, Michael D, Van der Wall H. Lateral hip pain: does imaging predict response to local injection?[J] Clin Orthop Relat Res, 2006;457:144–149.

[61] Farr D, Selesnick H, Janecki C, Cordas D. Arthroscopic bursectomy with concomitant iliotibial band release for the treatment of recalcitrant trochanteric bursitis[J]. Arthroscopy, 2007;23:905.e1–5.

[62] Kaltenborn A, Bourg CM, Gutzeit A, Kalberer F. The hip lag sign – prospective blinded trial of a new clinical sign to predict hip abductor damage[J]. PLoS One, 2014;9(3), e91560.

[63] Fearon A, Stephens S, Cook J, Smith P, Neeman T, Cormick W, Scarvell J. The relationship of femoral neck shaft angle and adiposity to greater trochanteric pain syndrome in women. A case control morphology and anthropometric study[J]. Br J Sports Med, 2012;46(12):888–892.

[64] Moulton KM, Aly AR, Rajasekaran S, Shepel M, Obaid H. Acetabular anteversion is associated with gluteal tendinopathy at MRI[J]. Skeletal Radiol, 2015;44(1):47–54. doi: 10.1007/s00256-014-1991- 6 . Epub 2014 Aug 27.

[65] Ho GW, Howard TM. Greater trochanteric pain syndrome: more than bursitis and iliotibial tract friction[J]. Curr Sports Med Rep, 2012;11(5):232–238.

[66] McEvoy JR, Lee KS, Blankenbaker DG, del RioAM, Keene JS. Ultrasound-guided corticosteroid injections for treatment of greater trochanteric pain syndrome: greater trochanter bursa versus subgluteus medius bursa[J]. AJR Am J Roentgenol, 2013;201(2):W313–317.

[67] Mani-Babu S, Morrissey D, Waugh C, Screen H, Barton C. The effectiveness of extracorporeal shock wave therapy in lower limb tendinopathy: a systematic review[J]. Am J Sports Med, 2014. [Epub ahead of print].

[68] Rompe JD, Segal NA, Cacchio A, Furia JP, Morral A, Maffulli N. Home training, local corticosteroid injection, or radial shock wave therapy for greater trochanter pain syndrome[J]. Am J Sports Med, 2009;37(10):1981–1990. doi: 10.1177/0363546509334374 . Epub 2009 May 13.

[69] Reich MS, Shannon C, Tsai E, Salata MJ. Hip arthroscopy for extra-articular hip disease[J]. Curr Rev Musculoskelet Med, 2013;6(3):250–257.

[70] Barnthouse NC, et al. Greater trochanteric pain syndrome: endoscopic treatment options[J]. Oper TechSports Med, 2012;20(4):320–324.

[71] Ebert JR, Bucher TA, Ball SV, Janes GC. A review of surgical repair methods and patient outcomes for gluteal tendon tears[J]. Hip Int, 2014.

[72] Domínguez A, Seijas R, Ares O, Sallent A, Cuscó X, Cugat R. Clinical outcomes of trochanteric syndrome endoscopically treated[J]. Arch Orthop Trauma Surg, 2015;135(1):89‑94.

[73] Govaert LH, van Dijk CN, Zeegers AV, Albers GH. Endoscopic bursectomy and iliotibial tract release as a treatment for refractory greater trochanteric pain syndrome: a new endoscopic approach with early results[J]. Arthrosc Tech, 2012;1(2):e161–164.

[74] Voos JE, Rudzki JR, Shindle MK, Martin H, Kelly BT. Arthroscopic anatomy and surgical techniques for peritrochanteric space disorders in the hip[J]. Arthroscopy, 2007;23(11):1246.

[75] Ilizaliturri Jr VM, Martinez-Escalante FA, Chaidez PA, Camacho-Galindo J. Endoscopic iliotibial band release for external snapping hip syndrome[J]. Arthroscopy, 2006;22(5):505–510.

[76] Domb BG, Botser I, Giordano BD. Outcomes of endoscopic gluteus medius repair with minimum 2-year follow-up[J]. Am J Sports Med, 2013;41(5):988–997.

[77] Lewis CL. Extra-articular snapping hip: a literature review[J]. Sports Health, 2010;2(3):186–190.

[78] Winston P, Awan R, Cassidy JD, Bleakney RK. Clinical examination and ultrasound of selfreported snapping hip syndrome in elite ballet dancers[J]. Am J Sports Med, 2007;35(1):118–126.

[79] Byrd JW. Snapping hip[J]. Oper Tech Sports Med, 2005;13:46–54.

[80] Allen WC, Cope R. Coxa saltans: the snapping hip revisited[J]. J Am Acad Orthop Surg, 1995;3: 303–308.

[81] Khan M, Adamich J, Simunovic N, Philippon MJ,

Bhandari M, Ayeni OR. Surgical management of internal snapping hip syndrome: a systematic review evaluating open and arthroscopic approaches[J]. Arthroscopy, 2013;29(5):942–948.

[82] Provencher MT, Hofmeister EP, Muldoon MP. The surgical treatment of external coxa saltans (the snapping hip) by Z-plasty of the iliotibial band[J]. Am J Sports Med, 2004;32(2):470–476.

[83] Ilizaliturri Jr VM, Martinez-Escalante FA, Chaidez PA, Camacho-Galindo J. Endoscopic iliotibial band release for external snapping hip syndrome[J]. Arthroscopy, 2006;22(5):505–510.

[84] Polesello GC, Queiroz MC, Domb BG, Ono NK, Honda EK. Surgical technique: endoscopic gluteus maximus tendon release for external snapping hip syndrome[J]. Clin Orthop Relat Res, 2013; 471(8):2471–2476.

[85] Anderson SA, Keene JS. Results of arthroscopic iliopsoas tendon release in competitive and recreational athletes[J]. Am J Sports Med, 2008;36(12): 2363–2371.

[86] Flanum ME, Keene JS, Blankenbaker DG, Desmet AA. Arthroscopic treatment of the painful "internal" snapping hip: results of a new endoscopic technique and imaging protocol[J]. Am J Sports Med, 2007;35(5):770–779.

[87] Ilizaliturri Jr VM, Buganza-Tepole M, Olivos-Meza A, Acuna M, Acosta-Rodriguez E. Central compartment release versus lesser trochanter release of the iliopsoas tendon for the treatment of internal snapping hip: a comparative study[J]. Arthroscopy, 2014;30(7):790–795.

[88] Nelson IR, Keene JS. Results of labral-level arthroscopic iliopsoas tenotomies for the treatment of labral impingement[J]. Arthroscopy, 2014; 30(6):688–694.

[89] El Bitar YF, Stake CE, Dunne KF, Botser IB, Domb BG. Arthroscopic iliopsoas fractional lengthening for internal snapping of the hip: clinical outcomes with a minimum 2-year follow-up[J]. Am J Sports Med, 2014;42(7):1696–1703.

[90] Shu B, Safran MR. Case report: Bifi d iliopsoas tendon causing refractory internal snapping hip[J]. Clin Orthop Relat Res, 2011;469(1):289–293.

[91] Philippon MJ, Devitt BM, Campbell KJ, Michalski MP, Espinoza C, Wijdicks CA, Laprade RF. Anatomic variance of the iliopsoas tendon[J]. Am J Sports Med, 2014;42:807–811.

[92] Byrd JW. Hip arthroscopy: patient assessment and indications[J]. Instr Course Lect, 2003;52:711–719.

[93] Safran M, Ryu J. Ischiofemoral impingement of the hip: a novel approach to treatment[J]. Knee Surg Sports Traumatol Arthrosc, 2014;22(4):781–785. doi: 10.1007/s00167-013-2801-8 . Epub 2013 Dec 18.

[94] Johnson KA. Impingement of the lesser trochanter on the ischial ramus after total hip arthroplasty: report of three cases[J]. J Bone Joint Surg Am, 1977;59:268–269.

[95] Torriani M, Souto SC, Thomas BJ, Ouellette H, Bredella MA. Ischiofemoral impingement syndrome: an entity with hip pain and abnormalities of the quadratus femoris muscle[J]. AJR Am J Roentgenol, 2009;193:186–190.

[96] Patti JW, Ouellette H, Bredella MA, Torriani M. Impingement of lesser trochanter on ischium as a potential cause for hip pain[J]. Skeletal Radiol, 2008;37:939–941.

[97] Stafford GH, Villar RN. Ischiofemoral impingement[J]. J Bone Joint Surg Br, 2011;93-B:1300–1302.

[98] Tosun O, Algin O, Yalcin N, Cay N, Ocakoglu G, Karaoglanoglu M. Ischiofemoral impingement: evaluation with new MRI parameters and assessment of their reliability[J]. Skeletal Radiol, 2012;41:575–587.

[99] De Sa D, Alradwan H, Cargnelli S, Thawer Z, Simunovic N, Cadet E, Bonin N, Larson C, Ayeni OR. Extra-articular hip impingement: a systematic review examining operative treatment of psoas, subspine, ischiofemoral, and greater trochanteric/pelvic impingement[J]. Arthroscopy, 2014;30(8):1026–1041. doi: 10.1016/j.arthro.2014.02.042 .

[100] Hatem MA, Palmer IJ, Martin HD. Diagnosis and 2-year outcomes of endoscopic treatment for ischiofemoral impingement[J]. Arthroscopy, 2014. pii: S0749-8063(14)00704-X. doi: 10.1016/j.arthro. 2014.07.031 . [Epub ahead of print].

[101] Choi H, McCartney M, Best TM. Treatment of osteitis pubis and osteomyelitis of the pubic symphysis in athletes: a systematic review[J]. Br J Sports Med, 2011;45:57–64.

[102] Lentz SS. Osteitis pubis: a review[J]. Obstet Gynecol Surv, 1995;50(4):310–315.

[103] Beer E. Periostitis of symphysis and descending rami of pubes following suprapubic operations[J]. Int J Med Surg, 1928;37:224–225.

[104] Spinelli A. Nuova malattia sportive: la pubalgia degli schernitori[J]. Ortop Traumatol Appar Mot, 1932;4:111–127.

[105] Andrews SK, Carek PJ. Osteitis pubis: a diagnosis for the family physician[J]. J Am Board Fam Pract, 1998;11(4):291–295.

[106] Radic R, Annear P. Use of pubic symphysis curettage for treatment-resistant osteitis pubis in athletes[J]. Am J Sports Med, 2008;36(1):122–128.

[107] Hölmich P. Long-standing groin pain in sportspeople falls into three primary patterns, a "clinical entity" approach: a prospective study of 207 patients[J]. Br J Sports Med, 2007;41(4):247–252.

[108] Hammoud S, Bedi A, Voos JE, Mauro CS, Kelly BT. The recognition and evaluation of patterns of compensatory injury in patients with mechanical hip pain[J]. Sports Health, 2014;6(2):108–118.

[109] Larson CM, Sikka RS, Sardelli MC, Byrd JW, Kelly

BT, Jain RK, Giveans MR. Increasing alpha angle is predictive of athletic-related "hip" and "groin" pain in collegiate National Football League prospects[J]. Arthroscopy, 2013;29(3):405–410.

[110] Holt MA, Keene JS, Graf BK, Helwig DC. Treatment of osteitis pubis in athletes. Results of corticosteroid injections[J]. Am J Sports Med, 1995;23(5):601–606.

[111] Hiti CJ, Stevens KJ, Jamati MK, Garza D, Matheson GO. Athletic osteitis pubis[J]. Sports Med, 2011;41(5): 361–376.

[112] Tibor LM, Sekiya JK. Differential diagnosis of pain around the hip joint[J]. Arthroscopy, 2008;24(12): 1407–1421.

[113] Rodriguez C, Miguel A, Lima H, Heinrichs K. Osteitis pubis syndrome in the professional soccer athlete: a case report[J]. J Athl Train, 2001;36: 437–440.

[114] Hopp S, Tumin M, Wilhelm P, Pohlemann T, Kelm J. Arthroscopic pubic symphysis debridement and adductor enthesis repair in athletes with athletic pubalgia: technical note and video illustration[J]. Arch Orthop Trauma Surg, 2014;134(11):1595–1599.

[115] Hopp S, Culemann U, Ojodu I, Pohlemann T, Kelm J. Arthroscopic debridement of the pubic symphysis: an experimental study[J]. Knee Surg Sports Traumatol Arthrosc, 2015;23:2568–2575.

[116] Hopp SJ, Culemann U, Kelm J, Pohlemann T, Pizanis A. Osteitis pubis and adductor tendinopathy in athletes: a novel arthroscopic pubic symphysis curettage and adductor reattachment[J]. Arch Orthop Trauma Surg, 2013;133(7):1003–1009.

[117] Meyers WC, McKechnie A, Philippon MJ, Horner MA, Zoga AC, Devon ON. Experience with "sports hernia" spanning two decades[J]. Ann Surg, 2008;248(4):656–665 [PubMed].

[118] Kachingwe A, Grech S. Proposed algorithm for the management of athletes with athletic pubalgia: a case series[J]. J Orthop Sport Phys Ther, 2008; 38(12):768–781 [PubMed].

[119] Brown A, Abrahams S, Remedios D, Chadwick SJ. Sports hernia, a clinical update[J]. Br J Gen Pract, 2013;63(608):e235–237.

[120] Anderson K, Strickland S, Warren R. Hip and groin injuries in athletes[J]. Am J Sports Med, 2001;29(4):521–533 [PubMed].

[121] Hammoud S, Bedi A, Magennis E, Meyers WC, Kelly BT. High incidence of athletic pubalgia symptoms in professional athletes with symptomatic femoroacetabular impingement[J]. Arthroscopy, 2012; 28(10):1388–1395 [Epub 2012 May 19].

[122] Holmich P, Uhrskou P, Ulnits L, et al. Effectiveness of active physical training as treatment for longstanding adductor related groin pain in athletes: a randomised trial[J]. Lancet, 1999;353:439–443 [PubMed].

[123] Muschaweck U, Berger L. Minimal repair technique of sportsmen's groin: an innovative open-suture repair to treat chronic inguinal pain[J]. Hernia, 2010;14:27–33 [PubMed].

[124] Minnich JM, Hanks JB, Muschaweck U, Brunt LM, Diduch DR. Sports hernia: diagnosis and treatment highlighting a minimal repair surgical technique[J]. Am J Sports Med, 2011;39:1341–1349 [PubMed].

[125] Farber AJ, Wilckens JH. Sports hernia: diagnosis and therapeutic approach[J]. J Am Acad Orthop Surg, 2007;15:507–514 [PubMed].

[126] Le Blanc E, LeBlanc KA. Groin pain in athletes[J]. Hernia, 2003;7(2):68–71.

[127] Preskitt JT. Sports hernia: the experience of Baylor University Medical Center at Dallas[J]. Proc (Bayl Univ Med Cent), 2011;24(2):89–91.

[128] Shortt CP, Zoga AC, Kavanagh EC, Meyers WC. Anatomy, pathology, and MRI fi ndings in the sports hernia[J]. Semin Musculoskelet Radiol, 2008;12(1):54–61 [PubMed].

[129] Woodward JS, Parker A, MacDonald RM. Non-surgical treatment of a professional hockey player with the signs and symptoms of sports hernia: a case report[J]. Int J Sports Phys Ther, 2012;7(1):85–100 [PubMed].

[130] Ekstrand J, Ringborg S. Surgery versus conservative treatment in soccer players with chronic groin pain: a prospective randomised study in soccer players[J]. Euro J Sport Trauma Relat Res, 2001;23(4):141–145.

[131] Susmallian S, Ezri T, Ellis M, et al. Laparoscopic repair of "sportsman's hernia" in soccer players as treatment of chronic inguinal pain[J]. Med Sci Monit, 2004;10:CR52–4 [PubMed].

[132] Swan Jr K, Wolcott M. The athletic hernia: a systematic review[J]. Clin Ortho Relat Res, 2007;455:78–87 [PubMed]. 2 Differential Diagnosis of Hip Pain

[133] Lynch S, Renström P. Groin injuries in sport[J]. Sports Med, 1999;28(2):137–144 [PubMed].

[134] Diaco JF, Diaco DS, Lockhart L. Sports hernia[J]. J Oper Tech Sports Med, 2005;13(1):68–70.

[135] Joesting DR. Diagnosis and treatment of sportsman's hernia[J]. Curr Sports Med Rep, 2002;1(2):121–124.

[136] Meyers W, Foley D, Garrett W, et al. Management of severe lower abdominal or inguinal pain in high performance athletes[J]. Am J Sports Med, 2000;28(1):2–8 [PubMed].

[137] Economopoulos KJ, Milewski MD, Hanks JB, Hart JM, Diduch DR. Radiographic evidence of femoroacetabular impingement in athletes with athletic pubalgia[J]. Sports Health, 2014;6(2):171–177 [PubMed].

[138] Michel F, Decavel P, Toussirot E, Tatu L, Aleton E, Monnier G, Garbuio P, Parratte B, Piriformis muscle syndrome: diagnostic criteria and treatment of a

monocentric series of 250 patients[M]. J Rehab, 2013.

[139] Michel F, Decavel P, Toussirot E, Tatu L, Aleton E, Monnier G, Garbuio P, Parratte B. The piriformis muscle syndrome: an exploration of anatomical context, pathophysiological hypotheses and diagnostic criteria[J]. Ann Phys Rehabil Med, 2013;56(4): 300–311.

[140] Papadopoulos EC, Khan SN. Piriformis syndrome and low back pain: a new classifi cation and review of the literature[J]. Orthop Clin North Am, 2004;35(1):65– 71 [PubMed].

[141] Jawish RM, Assoum HA, Khamis CF. Anatomical clinical and electrical observations in piriformis syndrome[J]. J Orthop Surg Res, 2010;5:3.

[142] Meknas K, Johansen O. Jüri Kartus Retro-trochanteric sciatica-like pain: current concept[J]. Knee Surg Sports Traumatol Arthrosc, 2011;19(11):1971–1985.

[143] Yeoman W. The relation of arthritis of the sacro-iliac joint to sciatica, with an analysis of 100 cases[J]. Lancet, 1928;2:1119–1122.

[144] Freiburg AH, Vinke TA. Sciatica and the sacroiliac joint[J]. J Bone Joint Surg, 1934;16:126–136.

[145] Beaton LE, Anson BJ. The sciatic nerve and the piriformis muscle. Their interrelation and possible cause of coccygodynia[J]. J Bone Joint Surg Am, 1938;20:686–688.

[146] Robinson D. Piriformis syndrome in relation to sciatic pain[J]. Am J Surg, 1947;73:356–358.

[147] Hopayian K, Song F, Riera R, Sambandan S. The clinical features of the piriformis syndrome: a systematic review[J]. Eur Spine J, 2010;19(12): 2095–2109.

[148] Pace JB, Nagle D. Piriform syndrome[J]. West J Med, 1976;124(6):435–439 [PubMed].

[149] Pecina HI, Boric I, Smoljanovic T, Duvancic D, Pecina M. Surgical evaluation of magnetic resonance imaging fi ndings in piriformis muscle syndrome[J]. Skeletal Radiol, 2008;37(11):1019–1023.

[150] Niu CC, Lai PL, Fu TS, Chen LH, Chen WJ. Ruling out piriformis syndrome before diagnosing lumbar radiculopathy[J]. Chang Gung Med J, 2009;32(2): 182–187.

[151] Naja Z, Al-Tannir M, El-Rajab M, et al. The effectiveness of clonidine-bupivacaine repeated nerve stimulator-guided injection in piriformis syndrome[J]. Clin J Pain, 2009;25(3):199–205 [PubMed].

[152] Ozisik PA, Toru M, Denk CC, Taskiran OO, Gundogmus B. CT-guided piriformis muscle injection for the treatment of piriformis syndrome[J]. Turk Neurosurg, 2014;24(4):471–477.

[153] Indrekvam K, Sudmann E. Piriformis muscle syndrome in 19 patients treated by tenotomy – a 1 to 16 year follow-up study[J]. Int Orthop, 2002;26(2): 101–103.

[154] Jeynes LC, Gauci CA. Evidence for the use of botulinum toxin in the chronic pain setting: a review of the literature[J]. Pain Pract, 2008;8(4):269–276 [PubMed].

[155] Kirschner JS, Foye PM, Cole JL. Piriformis syndrome, diagnosis and treatment[J]. Muscle Nerve, 2009;40(1):10–18 [PubMed].

[156] Dezawa A, Kusano S, Miki H. Arthroscopic release of the piriformis muscle under local anesthesia for piriformis syndrome[J]. Arthroscopy, 2003;19:554–557.

[157] Martin HD, Shears SA, Johnson JC, Smathers AM, Palmer IJ. The endoscopic treatment of sciatic nerve entrapment/deep gluteal syndrome[J]. Arthroscopy, 2011;27:172–181.

[158] Cheatham SW, Kolber MJ, Salamh PA. Meralgia paraesthetica: a review of the literature[J]. Int J Sports Phys Ther, 2013;8(6):883–893.

[159] Pearce JM. Meralgia paraesthetica (Bernhardt- Roth syndrome)[J]. J Neurol Neurosurg Psych, 2006;77(1):84.

[160] Harney D, Patijn J. Meralgia paresthetica: diagnosis and management strategies[J]. Pain Med, 2007;8(8): 669–677.

[161] van Slobbe AM, Bohnen AM, Bernsen RM, et al. Incidence rates and determinants in meralgia paresthetica in general practice[J]. J Neurol, 2004;251(3): 294–297.

[162] Grossman MG, Ducey SA, Nadler SS, et al. Meralgia paresthetica: diagnosis and treatment[J]. J Am Acad Orthop Surg, 2001;9(5):336–344.

[163] Aszmann OC, Dellon ES, Dellon AL. Anatomical course of the lateral femoral cutaneous nerve and its susceptibility to compression and injury[J]. Plast Reconstr Surg, 1997;100(3):600–604.

[164] De Ridder VA, de Lange S, Popta JV. Anatomical variations of the lateral femoral cutaneous nerve and F. Randelli et al. 25 the consequences for surgery[J]. J Orthop Trauma, 1999;13:207–211.

[165] Nouraei SA, Anand B, Spink G, et al. A novel approach to the diagnosis and management of meralgia paresthetica[J]. Neurosurgery, 2007;60(4): 696–700.

[166] Ahmed A. Meralgia paresthetica and femoral acetabular impingement: a possible association[J]. J Clin Med Res, 2010;2(6):274–276.

[167] Chhabra A, Del Grande F, Soldatos T, et al. Meralgia paresthetica: 3-Tesla magnetic resonance neurography[J]. Skeletal Radiol, 2013;42(6):803–808.

[168] Tagliafi co A, Serafi ni G, Lacelli F, et al. Ultrasound-guided treatment of meralgia paresthetica (lateral femoral cutaneous neuropathy): technical description and results of treatment in 20 consecutive patients[J]. J Ultrasound Med, 2011;30(10):1341–1346.

[169] Hurdle MF, Weingarten TN, Crisostomo RA, et al. Ultrasound-guided blockade of the lateral femoral cutaneous nerve: technical description and review of 10 cases[J]. Arch Phys Med Rehabil, 2007;88(10): 1362–1364.

[170] Tipton JS. Obturator neuropathy[J]. Curr Rev

Musculoskelet Med, 2008;1:234–237.

[171] Sorenson EJ, Chen JJ, Daube JR. Obturator neuropathy: causes and outcome[J]. Wiley Periodicals, Inc. Muscle Nerve, 2002;25:605–607.

[172] Kitagawa R, Kim D, Reid N, Kline D. Surgical management of obturator nerve lesions[J]. Neurosurgery, 2009;65:A24–28.

[173] Yukata K, Arai K, Yoshizumi Y, Tamano K, Imada K, Nakaima N. Obturator neuropathy caused by an acetabular labral cyst: MRI fi ndings[J]. AJR Am J Roentgenol, 2005;184(3 Suppl):S112–124.

[174] Cardosi RJ, Cox CS, Hoffman MS. Postoperative neuropathies after major pelvic surgery[J]. Obstet Gynccol, 2002;100:240–244.

[175] Kim S-H, Hyun S, Seung YL, Sung WP. Acetabular paralabral cyst as a rare cause of obturator neuropathy: a case report[J]. Ann Rehabil Med, 2014;38(3):427–432.

[176] Aydogmus S, Kelekci S, Aydogmus H, Ekmekci E, Secil Y, Ture S. Obturator nerve injury: an infrequent complication of TOT procedure[J]. Case Rep Obstet Gynecol, 2014;2014:290382. doi: 10.1155/2014/290382 . Epub 2014 Sep 29.

[177] Barrick EF. Entrapment of the obturator nerve in association with a fracture of the pelvic ring. A case report[J]. J Bone Joint Surg Am, 1998;80(2):258–261.

[178] Fricker RM, Troeger H, Pfeiffer KM. Obturator nerve palsy due to fi xation of an acetabular reinforcement ring with transacetabular screws. A case report[J]. J Bone Joint Surg Am, 1997;79(3):444–446.

[179] Lavernia CJ, Cook CC, Hernandez RA, Sierra RJ, Rossi MD. Neurovascular injuries in acetabular reconstruction cage surgery: an anatomical study[J]. J Arthroplasty, 2007;22(1):124–132.

[180] Weale AE, Newman P, Ferguson IT, Bannister GC. Nerve injury after posterior and direct lateral approaches for hip replacement. A clinical and electrophysiological study[J]. J Bone Joint Surg Br, 1996;78(6):899–902.

[181] Yang KH, Han DY, Park HW, Park SJ. Intraarticular entrapment of the obturator nerve in acetabular fracture[J]. J Orthop Trauma, 2001;15(5):361–363.

[182] Harma M, Sel G, Açıkgöz B, Harma Mİ. Successful obturator nerve repairing: intraoperative sural nerve graft harvesting in endometrium cancer patient[J]. Int J Surg Case Rep, 2014;5(6):345–346.

[183] Jaffe H. "Osteoid osteoma": a benign osteoblastic tumor composed of osteoid and atypical bone[J]. Arch Surg, 1935;31:709–728.

[184] Unni KK. Osteoid osteoma. In: Unni KK, editor. Dahlin's bone tumors: general aspects and data on 11,087 cases. 5th ed. Philadelphia: Lippincott Raven Publishers; 1996:121–130.

[185] Campanacci M. Osteoid osteoma. In: Campanacci M,

editor. Bone and soft tissue tumours[J]. Padova: Piccin Nuova Libraria S.p.A; 1999:391–414.

[186] Frassica FJ, Waltrip RL, Sponseller PD, Ma LD, McCarthy Jr EF. Clinicopathologic features and treatment of osteoid osteoma and osteoblastoma in children and adolescents[J]. Orthop Clin North Am, 1996;27(3):559–574.

[187] Szendroi M, Köllo K, Antal I, Lakatos J, Szoke G. Intraarticular osteoid osteoma: clinical features, imaging results, and comparison with extraarticular localization[J]. J Rheumatol, 2004;31(5):957–964.

[188] Randelli F, Favilla S, Banci L, D'ambrosi R, Pace F. Femoro acetabular impingement and osteoid osteoma: a strange and misleading association[J]. ISHA 2013 meeting, Munich.

[189] Banga K, Racano A, Ayeni OR, Deheshi B. Atypical hip pain: coexistence of femoroacetabular impingement (FAI) and osteoid osteoma[J]. Knee Surg Sports Traumatol Arthrosc, 2014. [Epub ahead of print].

[190] Gitelis S, Schajowicz F. Osteoid osteoma and osteoblastoma[J]. Orthop Clin North Am, 1989;20(3):313–325.

[191] Klein MH, Shankman S. Osteoid osteoma: radiologic and pathologic correlation[J]. Skeletal Radiol, 1992;21(1):23–31.

[192] Cassar-Pullicino VN, McCall IW, Wan S. Intraarticular osteoid osteoma[J]. Clin Radiol, 1992; 45:153–160.

[193] Helms CA, Hattner RS, Vogler III JB. Osteoid osteoma: radionuclide diagnosis[J]. Radiology, 1984; 151(3):779–784.

[194] Ryan PJ, Fogelman I. Bone SPECT in osteoid osteoma of the vertebral lamina[J]. Clin Nucl Med, 1994;19(2):144–145.

[195] Nogues P, Marti-Bonmati L, Aparisi F, Saborido MC, Garci J, Dosdá R. MR imaging assessment of juxta cortical edema in osteoid osteoma in 28 patients[J]. Eur Radiol, 1998;8(2):236–238.

[196] Gaeta M, Minutoli F, Pandolfo I, Vinci S, D'Andrea L, Blandino A. Magnetic resonance imaging fi ndings of osteoid osteoma of the proximal femur[J]. Eur Radiol, 2004;14(9):1582–1589.

[197] Scalici J, Jacquel A, Mukish P, Trouilloud P, Baulot E. Intra-articular osteoid osteoma of the hip misdiagnosed by MRI: an unusual cause of unexplained hip pain[J]. Orthop Traumatol Surg Res, 2011;97(8):881–885. doi: 10.1016/j.otsr.2011.05.015 . Epub 2011 Nov 8.

[198] Schnapauff D, Streitparth F, Jöhrens K, Wieners G, Collettini F, Hamm B, Gebauer B. CT-guided radiofrequency ablation of osteoid osteoma using a novel battery- powered drill[J]. Skeletal Radiol, 2014.

[199] Said HG, Abdulla Babaqi A, Abdelsalam E-AM. Hip arthroscopy for excision of osteoid osteoma of femoral

neck[J]. Arthrosc Tech, 2014;3(1):e145–148.

[200] Ricci D, Grappiolo G, Franco M, Della RF. Case report: osteoid osteoma of the acetabulum treated with arthroscopy-assisted radiofrequency ablation[J]. Clin Orthop Relat Res, 2013;471(5):1727–1732. doi: 10.1007/s11999-012-2772-y . Epub 2013 Jan 12.

[201] de Los SO, Filomeno P, Rey R, Cúneo A. Acetabular osteoid osteoma excision by controlled hip dislocation: a case report[J]. J Pediatr Orthop B, 2013;22(3):195–199. doi: 10.1097/BPB.0b013e32835f57fc .

[202] Tokis A, Tsakotos G, Demesticha T. Arthroscopic treatment of recurrent acetabulum osteoid osteoma[J]. Knee Surg Sports Traumatol Arthrosc, 2014;22(4):871–873. doi: 10.1007/s00167-013-2805- 4. Epub 2013 Dec 18.

[203] Shoji T, Yasunaga Y, Yamasaki T, Mori R, Hamanishi M, Shimose S, Ochi M. T2 mapping magnetic resonance imaging encourages an arthroscopic approach for osteoid osteoma in the acetabulum[J]. Arthrosc Tech, 2014;3(2):e251–254. doi: 10.1016/j. eats.2013.11.006 . eCollection 2014.

[204] Nadler SF, Campagnolo DI, Tomaio AC, Stitik TP. High lumbar disc: diagnostic and treatment dilemma[J]. Am J Phys Med Rehabil, 1998;77(6): 538–544.

[205] Kortelainen P, Puranen J, Koivisto E, Lähde S. Symptoms and signs of sciatica and their relation to the localization of the lumbar disc herniation[J]. Spine (Phila Pa 1976), 1985;10(1):88–92.

[206] Rubin DI. Epidemiology and risk factors for spine pain[J]. Neurol Clin, 2007;25(2):353–371.

[207] Wasserman S. Ueber ein neues Schenkelnervsymptom nebst Bemerkungn zur Diagnostik der Schenkelnerverkrankungen[J]. Dtsch Z Nervenheilk, 1918;43: 140–143.

[208] Geraci MC, Alleva JT. Physical examination of the spine and its functional kinetic chain. In: Cole AJ, Herring SA, editors[M]. The low back pain handbook. Philadelphia: Hanley & Belfus, 1996;60.

[209] Suri P, Hunter DJ, Katz JN, Li L, Rainville J. Bias in the physical examination of patients with lumbar radiculopathy[J]. BMC Musculoskelet Disord, 2010; 11:275.

[210] Iversen T, Solberg TK, Romner B, Wilsgaard T, Nygaard Ø, Waterloo K, Brox JI, Ingebrigtsen T. Accuracy of physical examination for chronic lumbar radiculopathy[J]. BMC Musculoskelet Disord, 2013;14:206.

[211] Rainville J, Jouve C, Finno M, Limke J. Comparison of four tests of quadriceps strength in L3 or L4 radiculopathies[J]. Spine (Phila Pa 1976), 2003;28(21): 2466–2471.

[212] Hahne AJ, Ford JJ, McMeeken JM. Conservative management of lumbar disc herniation with associated radiculopathy: a systematic review[J]. Spine (Phila Pa 1976), 2010;35(11):E488–504. doi: 10.1097/BRS.0b013e3181cc3f56 .

[213] Postacchini F. Management of herniation of the lumbar disc[J]. J Bone Joint Surg Br, 1999;81(4):567–576.

[214] Prince J, Smits M, Van Herwaarden J, Arntz J, Vonken E, et al. Endovascular treatment of internal iliac artery stenosis in patients with buttock claudication[J]. PLoS One, 2013, doi: 10.1371/journal. pone.0073331 .

[215] Chaer R, Faries S, Lin S, Dayal R, McKinsey JF, Kent K. Successful percutaneous treatment of gluteal claudication secondary to isolated bilateral hypogastric stenoses[J]. J Vasc Surg, 2006;43:165–168.

[216] Hodgson KJ, Sumner DS. Buttock claudication from isolated bilateral internal iliac arterial stenoses[J]. J Vasc Surg, 1988;7:446–448.

[217] Smith G, Train J, Mitty H, Jacobson J. Hip pain caused by buttock claudication. Relief of symptoms by transluminal angioplasty[J]. Clin Orthop Relat Res, 1992;284:176–180. PubMed: 1395290.

[218] Senechal Q, Auguste MC, Louail B, Lagneau P, Pernes JM. Relief of buttock claudication by percutaneous recanalization of an occluded superior gluteal artery[J]. Cardiovasc Intervent Radiol, 2000;23:226–227.

[219] Batt M, Baque J, Bouillanne PJ, Hassen-Khodja R, Haudebourg P. Percutaneous angioplasty of the superior gluteal artery for buttock claudication: a report of seven cases and literature review[J]. J Vasc Surg, 2006;43:987–991.

第3章　FAI的临床诊断：髋关节病史和体格检查的循证方法

Aparna Viswanath and Vikas Khanduja

对年轻成人的髋关节进行检查可能是具有挑战性的，这并不是简单的"方枘圆凿[1]"。患者表现为一系列的紊乱症状，首要的问题就是区分这些症状，也就是首先明确症状的来源，主要集中在两个方面：一是髋关节内主要结构的异常，二是髋关节外软组织的问题。由于许多髋关节疼痛患者通常有积极的生活方式，他们可能会有偶然发现的或代偿后随之而来的病状。我们的最终目标是明确病因或结构异常，并选择适当的治疗方案。

3.1　股髋撞击综合征的诊断

20多年前，瑞士的Ganz及其同事[2-4]第一次描述了股髋撞击综合征（FAI）可能是"特发性"髋关节骨关节炎的一个原因。就本质讲，髋关节撞击是股骨头、颈连接的交界处与髋臼缘在髋关节生理活动范围内发生的碰撞。这种机械撞击过程导致软骨-盂唇接合部的不断损坏，并最终可能导致骨关节炎的发生。这个过程可能是由于股骨头-颈交界处（CAM型）、髋臼（Pincer型）的形态异常或两者同时存在所导致。

然而，有质疑者认为我们没有足够的证据来证明这种因果关系[5]。当然，目前肯定缺乏Ⅰ级或Ⅱ级证据从理论上来支持FAI导致骨关节炎。其延伸的结果就是缺乏特异性指征作为证据来支持诊断。与骨科的普遍情况不同，与FAI相关的影像学特征也见于无症状人群[6-8]。因此，FAI的诊断依赖于完整的病史、详细的临床体格检查、具有影像学征象的X线平片以及理想的评估良好的关节软骨及盂唇的磁共振成像（MRI）。本章中，有助于初步评价年轻成人髋关节疼痛的相关证据将被特殊列出。

3.2　流行病学特征

FAI与年轻成人相关联。有文献报道，年龄小

于55岁的患者经过仔细筛选可能将受益于保髋手术[9]，因此，最重要的就是能够确定这部分人群，并希望在将来借此使患者避免进行关节置换手术。另一方面，患者骨骼应发育成熟以保证诊断的正确性。Carsen等研究了凸轮型病变（CAM型）畸形的影像学特征，表明骨骺未闭合组患者并没有股骨头-颈交界处的结构异常[10]。然而，在某些志愿者中，当骨骺闭合后CAM型病变就很快出现。Agricola等[11]的一项纵向研究进一步支持此观点，Agricola等的研究显示股骨头-颈交界处在骨骺闭合的两年间明显变扁平（$P=0.002$）。

对于FAI在不同种族群体中的流行情况的研究很少，这些研究表明，在日本的人群中，尽管影像学检查证实存在股骨头和髋臼缘的机械碰撞，但关于FAI的情况仍然罕见报道[12, 13]。从地域分析，FAI这类疾病往往更容易在西方骨骼成熟的人群中发生。

活动程度与FAI密切相关。在最近的一项研究中，人们将半职业球员和业余选手进行比较，从临床检查和MRI研究中发现同样的结果[14]。该研究数据明确显示出在半职业球员组中，存在更明确的髋关节撞击阳性表现（$P=0.048$），同时α角也增大（$P=0.008$）。对高水平运动员和业余运动员的一项回顾性调查研究还显示，前者更容易在年轻时接受双侧髋关节手术[15]。

3.3　病史

与其他学科一样，在获取病史或进行临床检查时，系统性是很重要的。如前所述，病史采集的主要目的之一是能够区分关节内起因的疼痛和关节外的关节软组织问题。如果我们对此的关注更进一步，髋关节疼痛可在如下层面具有特点[15]：

（1）附着于髋臼、股骨头和骨盆的骨软骨层。

（2）结构性软组织，如关节囊、圆韧带、盂

唇、韧带复合体。

（3）稳定髋关节和半侧骨盆的核心肌肉。

（4）经过髋关节的下肢结构或由其引起的相关疼痛，如腰骶丛、股外侧皮神经和坐骨神经。

把这些牢记在心，问题的提出会帮助我们分辨出疾病所在的责任层面。

3.3.1　疼痛

疼痛是一个很好的切入点，应遵循一个综合的形式来记录疼痛史。疼痛不作为主要特征时，诊断FAI应谨慎。

FAI的疼痛部位通常是腹股沟的深部。在Clohisy等的一项研究中，对51名受试者的疼痛进行了详细的询问[16]。其中88%受试者描述腹股沟疼痛，67%受试者有髋外侧疼痛。此两处是患有FAI的患者描述疼痛的最常见部位。值得注意的是，很少有患者仅仅指出单个区域的疼痛，即使在臀部疼痛的患者中，大多数（87%）都有相应的腹股沟疼痛。在另一项研究中，对301名接受保髋手术患者的术前数据进行了研究，其中81%的患者报告有腹股沟深部疼痛[17]。此外，分别在61%、52%和23%的患者中，存在有转子区、臀部和骶髂关节的疼痛区重叠[18]。疼痛也可能向下发生在大腿前方。对疼痛部位进行问诊时，"C"字征是一个需要注意的体征[19, 20]。患者的手形成一个"C"形，拇指在后，与其余手指紧紧地夹住前方腹股沟。此时出现的疼痛不应该被误解为髋外侧疼痛，因为它代表腹股沟深部疼痛。

在Clohisy的研究中[16]，65%的患者起病隐匿，21%的患者疼痛归因于创伤事件。正如Byrd指出的那样，在对那些有突发性伤害记忆的人进行深入询问时，"运动员经常会回忆起之前的非特异性腹股沟拉伤症状"[21]。他进一步强调，许多表现出髋关节疼痛的运动员可能会讲述，他们即使在更小的年龄时，也不能像他们的队友那样灵活。

虽然报道显示33%的患者表现为关节僵硬，但疼痛的性质通常是锐痛和刺痛[17]。通常情况下，初始陈述中描述的是"活动期间或活动后的深度间歇性不适"[22]。如嵌夹、交锁、弹响等机械特征常常会在扭转、转身、旋转运动后加重。这些相关的症状往往意味着关节内的原因，值得注意的是，虽然

在不同的位置，但关节外的肌腱弹响也可能导致类似的体征。Byrd之前也曾指出，髋关节周围源于髂胫束或髂腰肌肌腱的弹响，可在无症状人群中偶然发现，其发现率为10%[23]。一般说来，这些症状可以归因于上面描述的第1层或第2层。过屈本身就导致不适[21]，同时，应注意患者可能存在的病史，如长时间处于坐姿后的下车困难和（或）疼痛。Byrd同时指出，随着退行性改变的进展，疼痛的出现由间歇性逐渐变为持续性[21]。

除了疼痛的部位、诱因、性质、放散和程度之外，还应该询问运动或活动导致的加重情况。在Clohisy的研究中[16]，疼痛与髋关节活动相关的数值达71%，跑步（69%），旋转（63%），而最棘手的是步行（58%）也会导致疼痛。减轻疼痛最有效的方法是休息（67%）和频繁变换姿势（52%）。他发现，即使在他选择的一组年轻志愿者患者中（平均年龄35岁），许多人也在功能和活动水平上存在实质性的限制。特别是女性还抱怨在性交中有后髋部疼痛[22]，Yen和Kocher指出，对于男性和女性来说性交困难都将成为一个问题[24]。

无须赘言，如果病史中的症状提示到了腰椎的病变，那么必然要在进行髋关节手术之前，对这一症状进行充分的查证。并不是说这两种病症不能并存，而是确认主要症状是首要的问题之所在，事实上这本身就是困难的，例如，转子滑囊炎的疼痛是最明显的，但是确保源自于髋关节内的病变不漏诊才是至关重要的。Byrd指出，在发现症状根源之前，髋关节紊乱可以在几个月内不被发现。在他的研究中，他发现60%的运动员在因为另一种疾病接受治疗7个月后，才意识到髋关节可能存在问题[25]。在2013年有一项研究显示，有一些运动员因为长期的腹股沟区疼痛，而接受了肌腱切断术（内收肌或腹直肌）[26]。即便是在对治疗效果满意的75%患者中，仍有1/3患者存在有阳性临床表现的髋关节撞击。在余下的25%对治疗效果不满意的患者中，所有患者都有髋关节撞击的迹象，其中近半数的人在参加这项研究之前需要进行关节镜手术。这项研究清楚地表明，在相当多的情况下，运动性耻骨痛可与髋关节内疼痛并存或有类似髋关节内病变的表现。

引起髋关节疼痛症状的其他类似原因也见于报

道。今年发表的一项研究显示，一例髂前下棘骨折畸形愈合的病例可以出现类似FAI的症状[27]。Villar等的另一项研究结果显示，如果位于髋关节头颈处前方的脂肪垫受到嵌夹、卡压，则其可能成为导致髋关节出现类似FAI症状的原因[28]。

3.3.2 髋关节问题回顾

髋关节疼痛的病史采集应该尽量详细，应包括婴儿或儿童期间的髋关节问题。在成年人群中，髋关节发育不良并不罕见；虽然髋关节发育不良和髋关节撞击两者常常并存，但两者的治疗存在明显差异。儿童髋关节病史应包括既往髋关节手术、髋关节损伤和骨坏死等危险因素[9]。以往Legg-Calve-Perthes病也是公认的FAI的危险因素[29]。另一个针对遗传学在髋关节撞击中的作用的研究得出结论：兄弟姐妹患有CAM型病变或Pincer型病变的，其发展为有症状FAI的风险为正常人的2.8倍或2.0倍[30]。

股骨上端骨骺滑移（SUFE）是观察到的另一类与FAI相关的疾病[31]。在最近的一项病例对照研究中，对股骨头颈指数（LVHNI）的测量值进行了横向比较，以寻找类SUFE样畸形。96例经治疗的FAI的患者LVHNI显著高于对照组（$P<0.001$）[32]。他们得出的结论是CAM型病变可能是由于SUFE引起的，即便仅仅是青春期的一个亚临床型。最近针对类似髋滑脱形态的MRI研究得出的结论是SUFE可能是CAM型FAI的一个危险因素[33]。但是，并非所有的研究都支持该观点，在最近的另一项前瞻性研究中，对比预备役足球运动员骨骺闭合前、骨骺闭合后表明亚临床的SUFE并不像导致髋关节撞击的原因[11]。相反，认为骨骺闭合后头颈部快速变平是由于生长过程中高冲击载荷的活动造成的。无论之前的SUFE是否得到诊断或治疗，还是患者曾有与漏诊的SUFE相一致的某阶段的髋关节疼痛或跛行，不管实际的病因如何，都应采集一个完整的病史以便于评估。

最后，应对患者的职业及其现有症状对日常生活、娱乐活动及其职业的影响提出问题。如果患者热衷于体育活动，那么必须明确患者参与哪项运动和运动水平以及每周在体育活动中所花费的时间。之后用详细的既往医疗史、社会和个人史总结病史。在既往医疗史中，尤其是当患者为女性时，具体的重点应放在任何能表明炎性关节病或过度活动的证据上。

当完成一个完整的病史后，检查者应该对患者的发病症状、疼痛概况、生活方式、加重因素和既往髋关节的异常有一个很好的了解。据此应该有可能尝试了解到主要的异常层面所在。进一步的临床检查也可以对此进行验证。

3.4 体格检查

临床体格检查是确定诊断的一个重要组成部分。在横断面研究中显示，一个有异常临床表现的体格检查与MRI上看到软骨-盂唇病变的增加相关[34]。此外，如果临床中不是高度怀疑髋关节撞击，正如多篇文章报道的那样，影像学结果则并不那么重要[5,35,36]。Byrd还表示，临床体格检查用于定位髋关节内的问题具有较高（98%）的敏感性[37]。

骨科检查的一般规则是"望、触、动、特殊查体"。检查年轻成人的髋关节没有什么不同，但每一个动作都应该在5个体位进行：立位、坐位、仰卧位、侧卧位、俯卧位。每一个体位的体格检查给予检查者不同的信息，当综合考虑时将引导检查者发现病变位置。

3.4.1 立位

检查最好从立位时开始，并充分暴露腰部以下。望诊可观察到一般身体状况、既往疤痕、力线异常或不对称、骨盆倾斜、肢体不等长。

患者的步态也可以进行评估，再次观察双下肢对称性、快速步态相（提示疼痛侧）、最大范围的摆动（显示髋关节活动度）、足前进角（提供下肢骨骼的发育扭转信息）和单足站立试验（Trendelenburg征，检查外展肌功能）。如果患者先前有提到过交锁或弹响，那么要求他们现在重现该症状也是合适的。如果弹响是在大转子周围，那么它最有可能是由于阔筋膜滑过大转子表面引起的弹响[38]；如果弹响在腹股沟，则通常是由于盂唇撕裂或髂腰肌腱在髋关节前方的弹响。通过单足站立也可引出Trendelenburg征，并借此观察患者的骨盆情况（图3.1）。

到目前为止，髋关节撞击检查与标准的髋关节检查相似。在要求患者坐下之前，有必要测试患者深蹲的能力。一项对76名患者的试验研究表明，髂腰肌力量进行评估。

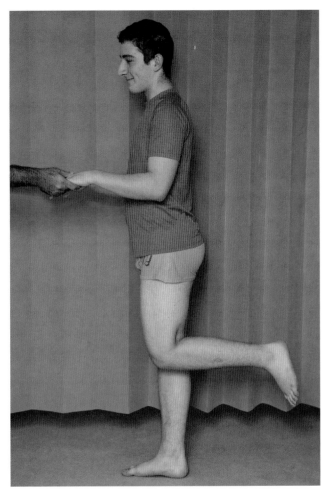

图3.1　Trendelenburg征检查

3.4.3　仰卧位

大多数临床检查都是在这个位置上进行的。该体位的检查从视诊开始，要注意患者静息旋转和肢体长度。过度外旋的肢体提示可能为前关节囊松弛[43]。肌肉和皮肤节段可通过一个简单的直腿抬高试验进行检查。

在检查年轻成人髋关节时有3项研究特别关注了临床检查的诊断准确性[43-45]。

骨和软组织触诊可在移动髋关节之前的这个阶段进行，以寻找压痛和（或）肿胀。触诊顺序包括触诊髂前上棘、腹股沟，检查咳嗽冲击时的疝孔、耻骨联合、大转子、坐骨结节。随后触诊内收肌、外展肌、髂腰肌和腹直肌以确定是否存在压痛。必须要牢记：柔软组织或肌腱止点的疼痛可以是伴随的或孤立的表现。

滚木实验包括对静息伸展的髋关节进行内旋（IR）和外旋（ER）。虽然敏感性不高，但这是一个股骨头在髋臼内转动的活动，并用以确定是髋关节损伤还是周围软组织问题的特定检查[21]。这也是骨科医生常用的一项检查，并有良好的使用者可信度[46]。虽然被认为具有特异性，但一项研究发现它很少有阳性结果；因此它在确定关节内病变方面的有用性受到质疑[46]。在另一项研究中，它的阳性预测价值被认为是很低的，并且没有关于其特异性的数据[43]。

直腿抬高抗阻试验（RSLR）：患者仰卧位下肢完全伸直，髋关节屈曲直腿抬高至30°或45°对抗检查者的阻力（图3.2）。在一项荟萃分析中，在21项研究中的8项中描述了这一检查[43]，并指出其特异性为0.9~1.0。另一项研究重点是4个针对髋关节疼痛的诱发试验，该试验为X线引导下进行的前和后髋关节内注射[47]。这表明，直腿抬高抗阻试验（RSLR，也名Stinchfield试验）是临床上诱发关节内源性疼痛定位最具特异性的测试，具有0.32的特异性。

托马斯试验是一种众所周知的试验，主要用于鉴别髋关节和腰椎疾病，并检查髋关节的固定性屈曲畸形。这个测试要求患者仰卧位，并将双膝贴近他们的胸部。之后，患者被要求充分伸展一条腿，而检查者把一只手放在患者的腰椎下，以确定腰椎

如果患者下蹲到最大程度出现腹股沟区疼痛或由于疼痛而无法进行试验，则为深蹲试验阳性[39]。Byrd还特别提及将痛苦的深蹲动作作为相关的临床发现[21]。生物力学研究表明，在深蹲时CAM型FAI患者的骨盆向后旋转以代偿骨性撞击[40]。这项研究使用的是一种电磁追踪装置，但是单凭体格检查是否能评价骨盆的倾斜程度仍值得怀疑。

在这个阶段，均应用Beighton评分标准对有过度活动特点的患者进行评估[41]。

3.4.2　坐位

在坐位时，对姿势的检查可以提供关于核心肌肉功能的信息。向一侧倾斜提示神经肌肉状态，骨盆倾斜也可以在这种姿势下进行评估。之后，让患者在躺下前站起来，将显示他们抵抗髋关节伸展时的舒适程度。当患者于坐位髋关节屈曲到90°时，可对患者双髋进行被动内旋或外旋检查[42]。坐位时，要求患者将下肢抬离诊察床对抗阻力，以此对

图3.2　直腿抬高抗阻试验

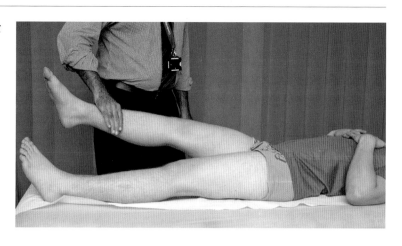

前凸程度。该试验可用于评估FAI，以确保骨盆倾斜不影响运动范围（ROM），但也可能如近期一项关于诊断检测的荟萃分析中所提示的一样，本身是一个前撞击的迹象[43]。

患侧髋关节的运动范围（ROM）与对侧进行比较是最常用的检查方法[46]。研究通过9名独立测评者采用盲法评价髋关节的运动范围（ROM）以控制评分员的可信度。为了辅助测评，量角器被用来明确：每位测评者测量屈曲角度时，相互差别小于5°，测量旋转角度时，互相差别小于7°[46]。在前方撞击的FAI患者当中，屈曲受限和屈曲内旋受限已经得到了广泛的公认[2, 48, 49, 50]。经典研究发现，在髋关节屈曲90°时，无症状的青少年髋关节内旋小于10°[34]。他们采用年龄匹配对照，对两组进行影像学检查，发现前面提到的活动范围减小对前方FAI有很高的阳性预测价值。Clohisy等同时报告有症状的FAI患者的平均屈曲度仅为97°，而无症状髋关节的平均屈曲度为101°[16]。然而，一项针对40名无症状志愿者的研究表明，在达到骨性撞击时测量平均最大中央矢状面被动屈曲度为96°±6°[50]。另一项研究采用基于三维CT的运动学分析来比较FAI的髋关节和解剖正常的髋关节两者的关节活动范围[51]。他们发现，在FAI患者中可达到的屈曲角度为105°，与正常髋关节的122°相比有显著的降低（$P<0.001$），具有统计学意义。

屈曲内收内旋试验或前撞击试验是另一项特殊试验，在髋关节检查、诊断的荟萃分析中的21项研究中有20项应用了此试验[43]。进行该试验时患者取仰卧位。检查者将患者的髋关节被动地屈曲成90°，然后使其内收并内旋（图3.3a、b）。它典型地再现了由于股骨头颈结合处前方与髋臼缘撞击而

引起的疼痛。据报道，88%的FAI患者前撞击试验阳性。对检查屈曲、内收、内旋（FADDIR）试验稍作改变的检查方法已经被报道，即患者取侧卧位而不是仰卧位，在施加内收、内旋力量前尽量最大程度屈曲髋关节。总的来说，在最近已经进行的一项荟萃分析中[44]表明，FADDIR试验中仅2/11激发试验有符合研究标准的发现。这项技术操作已经被认为在FAI和前盂唇损伤的诊断中具有一定的临床价值[21, 43, 44, 51]。然而，应该注意到虽然该试验具有很高的灵敏度，但它的特异度比较低，因此，仅仅凭借该试验诊断髋关节撞击时应谨慎[5]。

保持髋关节屈曲和内旋，在这个位置上对髋关节施以轴向力可以诱发疼痛。该检查可以用于确定前盂唇撕裂，但在Tijssen等的荟萃分析中[43]，没有关于其特异性的数据，并且指出它的阳性预测值（PPV）很差。在对年轻成人髋关节进行评估的21项研究中，只有2项研究利用了这项测试。

Patrick试验是一个常用的检查，此时髋关节处于屈曲、充分外展、外旋位（FABER），所以下肢处于"4"字的位置（图3.3c）。它在确定骶髂关节功能障碍时是有用的。Maslowski等的研究表明，FABER被认为有0.82的敏感度、0.46的阳性预测值（PPV）[47]。在这项研究中，如果对外展、外旋的膝关节向下施压从而再现患者髋关节疼痛，则判定为该试验阳性。其他检查者认为运动范围（ROM）较对侧减小，则判定为该试验阳性，但这可能是由于改良Patrick试验中臀部没有离开诊察床造成的。使用该试验确认髋关节撞击或盂唇撕裂时各文献中阳性结果的判定差别巨大。

Tijssen等[43]描述的Fitzgerald试验，就是使髋关节快速屈曲、外旋、完全外展，然后内旋、内收同

图3.3　a、b. 屈曲、内收、内旋
（FADDIR）试验。c. 屈曲、充分
外展、外旋（FABER）试验

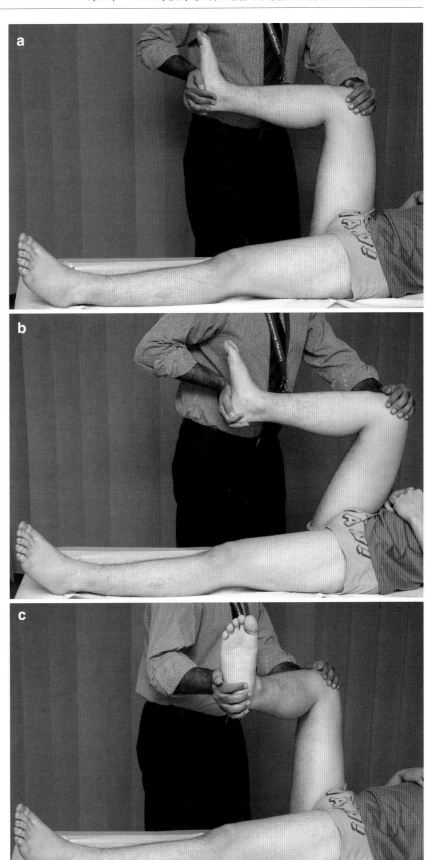

图3.4 侧卧位触诊髂胫束

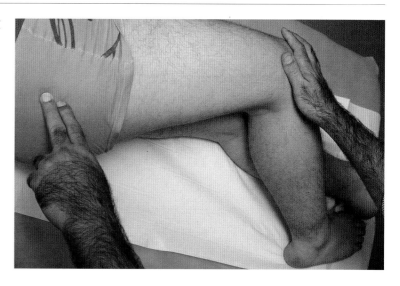

时伸直。患者取仰卧位，从完全屈曲、内收、内旋位伸展同时外展、外旋完成试验。疼痛或发出咔嗒声为阳性结果。由Tijssen等[143]进行的文献回顾中，仅有1篇利用了此试验，并认为该试验用于检查盂唇撕裂或FAI时具有高敏感性。然而在更近的荟萃分析中，没有任何文献使用该试验[144]。

诸多其他姿势也已见于报道，都试图再现髋关节疼痛，但很少有可重复性，并且没有任何一项尝试被充分地分析以判断它们的敏感性、特异性和阳性预测值。

3.4.4　侧卧位

患者取侧卧位能更全面评估股骨转子周围疾病。大转子周围的局部触痛提示大转子滑囊炎，也提示可能是外展肌撕裂或臀中肌肌腱病，同时可伴有FAI[52]。此外，使用Ober试验可能会引起髋关节弹响。该试验最初是在1935年提出的，用以检查髂胫束过紧[53]。在本试验中，患者取侧卧位，患肢上抬。检查者站在患者身后，被动屈曲处于最高位置的膝关节（患侧）。然后检查者用一只手外展并充分后伸髋关节，同时另一只手置于转子区。检查者随后使后伸的髋关节被动内收，以观察膝关节是否能越过中线，同时感受髂胫束越过大转子处的"弹跳"（图3.4）。本试验主要用于排除引起髋关节疼痛的其他软组织病因，本身并不用于FAI或盂唇损伤的检查。

在侧卧位，要求患者外展髋关节对抗阻力，还可以检查臀部的薄弱点。检查结果应与对侧进行比较。一些检查者发现做该检查时患者取仰卧位也许更容易。

3.4.5　俯卧位

俯卧位查体时应检查因近端腘绳肌综合征、坐骨滑囊炎或坐骨神经刺激引起的后髋关节疼痛。这个体位还允许使用Craig试验[154]对股骨倾斜进行临床评估。该试验要求患者取俯卧位，膝关节屈曲至90°，同时将检查者的手放在大转子上。内旋转量的测量需要做到使大转子最大限度突出，这同时也给评价股骨前倾或后倾提供了可能。后方撞击试验也可在此体位下完成。这包括患髋的后伸，检查者将髋关节充分外展和外旋。如果检查者需要，这个检查也可以在仰卧位进行。疼痛表示阳性结果[55]。本试验还没有被普遍使用，因此还不足以评估其敏感性或特异性。

3.5　结论

与大多数其他骨科检查一样，病史和临床表现需要与正侧位X线平片结合在一起。在所有的3个基本要素中均有阳性结果，才能支持髋臼、盂唇或股骨病变的诊断。如交叉征或α角增大这样的影像学特征，如果没有相关的临床表现，不应被视为有效信息，因为研究表明在无症状人群中该征象的发现率很高[35, 36]。此外，其他检查如MRI、MRA、X线引导下关节腔内注射也有必要进行，以便确定诊断，确认症状确实是关节内起源。

对于年轻成人的髋关节检查的特殊试验，前撞击试验和FABER试验已被证明对于确定FAI的诊断具有很高的灵敏度和重现性[43, 44, 57, 58]，撞击试验的观察者间信度达到96%。

怀疑FAI是骨关节炎始动因素的人很快指出，无论是在病因学方面，还是临床发现的特异性方面，都缺乏有利的证据。但事实上缺乏Ⅰ级证据可能是因为60%的关于FAI的出版物是在过去3年内出版的[56]。此外，尽管在许多亚专业的临床试验中已经发现，虽然它们自身只有较低的特异性和敏感性（如肩关节特殊的检查），但是当结果综合到一起，却可以得到明确的诊断。

目前对FAI研究所采取的方向与之前的其他骨科和运动医学疾病学的研究途径相似，但现在已经到了设法确定条件并通过精心设计的随机试验支持对其进行干预的时候[59]。

要点小结

1. FAI通常导致腹股沟深部刺痛或嵌夹痛，一般出现在骨骼发育成熟、生活方式积极的年轻成人。

2. 病史通常包括间歇性疼痛以及无法忍受长期低坐姿，深度屈曲旋转活动时的疼痛可能是其标志，弹响和交锁之类的机械性症状经常出现。

3. 临床检查可能是多样的，但髋关节的运动范围（ROM）减小，特别是髋关节屈曲内旋与屈曲内收内旋时的疼痛再现，或单独出现的髋关节屈曲范围减小，这些都是主要特征。

4. 在没有病史和临床检查支持时，孤立的放射学特征不可采信。MR和CT扫描确定形态和评估关节软骨及盂唇必不可少，以及局麻下的关节内注射常常被采用以进一步确认诊断。

5. 从近期的情况来看，每天都有海量的证据来支持FAI中的发现。随着患者的术后随访越来越多，目前良好的Ⅰ级和Ⅱ级证据缺乏的情况可能会得到改变。

关键数据来源

[1] Hack K, Di Primio G, Rakhra K, Beaule PE. Prevalence of cam-type femoroacetabular impingement morphology in asymptomatic volunteers[J]. J. Bone Joint Surg Am, 2010;92(14):2436–2444.

[2] Clohisy JC, Knaus ER, Hunt DM, Lesher JM, Harris-Hayes M, Prather H. Clinical presentation of patients with symptomatic anterior hip impingement[J]. Clin Orthop Relat Res, 2009;467:638–644.

[3] Bedi A, Dolan M, Leunig M, Kelly BT. Static and dynamic mechanical causes of hip pain[J]. Arthroscopy, 2011;27:235–251.

[4] Tijssen M, van Cingel R, Willemsen L, de Visser E. Diagnostics of femoroacetabular impingement and labral pathology of the hip: a systematic review of the accuracy and validity of physical tests[J]. Arthroscopy, 2012;28(6):860–871.

[5] Reiman MP, Goode AP, Hegedus EJ, Cook CE, Wright AA. Diagnostic accuracy of clinical tests of the hip:a systematic review with meta-analysis[J]. Br J Sports Med, 2013;47(14):893–902.

参考文献

[1] Reider B. Round hole, square peg[J]. Am J Sports Med, 2014;42(4):789-792.

[2] Ganz R, Parvizi J, Beck M, Leunig M, Notzli H, Siebenrock KA. Femoroacetabular impingement: a cause for osteoarthritis of the hip[J]. Clin Orthop Relat Res, 2003;417:112–120.

[3] Imam S, Khanduja V. Current concepts in the diagnosis and management of femoroacetabular impingement[J]. Int Orthop, 2011;35(10):1427–1435.

[4] Khanduja V, Villar RN. Arthroscopic surgery of the hip current concepts and recent advances[J]. J Bone Joint Surg Br, 2006;88(12):1557–1566.

[5] Rubin DA. Femoroacetabular impingement:fact, fiction, or fantasy? [Review][J]. AJR Am J Roentgenol, 2013;201(3):526–534.

[6] Gosvig KK, Jacobsen S, Sonne-Holm S, Gebuhr P. The prevalence of cam-type deformity of the hip joint:a survey of 4151 subjects of the Copenhagen Osteoarthritis Study[J]. Acta Radiol, 2008;49:436–441.

[7] Hack K, Di Primio G, Rakhra K, Beaule PE. Prevalence of cam-type femoroacetabular impingement morphology in asymptomatic volunteers[J]. J Bone Joint Surg Am, 2010;92(14):2436–2444.

[8] Kang AC, Gooding AJ, Coates MH, Goh TD, Armour P, Rietveld J. Computed tomography assessment of hip joints in asymptomatic individuals in relation to femoroacetabular impingement[J]. Am J Sports Med, 2010;38(6):1160–1165.

[9] Clohisy JC, Keeney JA, Schoenecker PL. Preliminary assessment and treatment guidelines for hip disorders in young adults[J]. Clin Orthop Relat Res, 2005;441:168–179.

[10] Carsen S, Moroz PJ, Rakhra K, Ward LM, Dunlap H, Hay JA, Willis RB, Beaule PE. The Otto Aufranc Award. On the etiology of the cam deformity: a cross-sectional pediatric MRI study[J]. Clin Orthop Relat Res, 2014;472(2):430–436.

[11] Agricola R, Heijboer MP, Ginai AZ, Roels P,

Zadpoor AA, Verhaar JA, Weinans H, Waarsing JH. A cam deformity is gradually acquired during skeletal maturation in adolescent and young male soccer players: a prospective study with minimum 2-year follow-up[J]. Am J Sports Med, 2014;42(4):798–806.

[12] Yamamura M, Miki H, Nakamura N, Murai M, Yoshikawa H, Sugano N. Open-configuration MRI study of femoro-acetabular impingement[J]. J Orthop Res, 2007;25:1582–1588.

[13] Takeyama A, Naito M, Shiramizu K, Kiyama T. Prevalence of femoroacetabular impingement in Asian patients with osteoarthritis of the hip[J]. Int Orthop, 2009;33:1229–1232.

[14] Lahner M, Jahnke NL, Zirke S, Teske W, Vetter G, von Schulze Pellengahr C, Daniilidis K, Hagen M, von Engelhardt LV. The deviation of the mechanical leg axis correlates with an increased hip alpha angle and could be a predictor of femoroacetabular impingement[J]. Int Orthop, 2014;38(1):19–25.

[15] Nawabi DH, Bedi A, Tibor LM, Magennis E, Kelly BT. The demographic characteristics of high-level and recreational athletes undergoing hip arthroscopy for femoroacetabular impingement: a sports-specific analysis. [Review][J]. Arthroscopy, 2014;30(3):398–405.

[16] Clohisy JC, Knaus ER, Hunt DM, Lesher JM, Harris-Hayes M, Prather H. Clinical presentation of patients with symptomatic anterior hip impingement[J]. Clin Orthop Relat Res, 2009;467:638–644.

[17] Philippon MJ, Maxwell RB, Johnston TL, Schenker M, Briggs KK. Clinical presentation of femoroacetabular impingement[J]. Knee Surg Sports Traumatol Arthrosc, 2007;15:1041–1047.

[18] Bedi A, Dolan M, Leunig M, Kelly BT. Static and dynamic mechanical causes of hip pain[J]. Arthroscopy, 2011;27:235–251.

[19] Byrd JWT. Physical examination. In: Byrd JWT, editor. Operative hip arthroscopy[M]. 2nd ed. New York: Springer, 2005:36–50.

[20] Byrd JWT. Evaluation of the hip: history and physical examination[J]. North Am J Sports Phys Ther, 2007;2:231–240.

[21] Byrd JWT. Femoroacetabular impingement in athletes: current concepts[J]. Am J Sports Med, 2014;42(3):737–751.

[22] Thomas GE, Palmer AJ, Andrade AJ, Pollard TC, Fary C, Singh PJ, O'Donnell J, Glyn-Jones S. Diagnosis and management of femoroacetabular impingement[J]. Br J Gen Pract, 2013;63(612):e513–515.

[23] Byrd JWT. Evaluation and management of the snapping iliopsoas tendon[J]. Instr Course Lect, 2006;55:347–355.

[24] Yen YM, Kocher MS. Clinical and radiographic diagnosis of femoroacetabular impingement[J]. J. Pediatr

Orthop, 2013;33 Suppl 1:S112–120.

[25] Byrd JWT, Jones KS. Hip arthroscopy in athletes[J]. Clin Sports Med, 2001;20(4):749–762.

[26] Sansone M, Ahlden M, Jonasson P, Thomee R, Falk A, Sward L, Karlsson J. Can hip impingement be mistaken for tendon pain in the groin? A long-term follow-up of tenotomy for groin pain in athletes[J]. Knee Surg Sports Traumatol Arthrosc, 2014;22(4):786–792.

[27] Alhaneedi GA, Abdullah AS, Ghouri SI, Abuodeh Y, Al Dosari MM. Avulsion fracture of anterior inferior iliac spine complicated by hypertrophic malunion causing femoroacetabular impingement: case report[J]. Int J Surg Case Rep, 2015;11:117–120.

[28] Jayasekera N, Aprato A, Villar RN. Fat pad entrapment at the hip: a new diagnosis[J]. PLOS One, 2014;9(2):e83503 [Electronic Resource].

[29] Snow SW, Keret D, Scarangella S, Bowen JR. Anterior impingement of the femoral head: a late phenomenon of Legg-Calvé-Perthes' disease[J]. J. Pediatr Orthop, 1993;13(3):286–289.

[30] Pollard TCB, Villar RN, Norton MR, Fern ED, Williams MR, Murray DW, Carr AJ. Genetic influences in the aetiology of femoroacetabular impingement: a sibling study[J]. J. Bone Joint Surg Br, 2010;92(2):209–216.

[31] Fraitzl CR, Kifer W, Nelitz M, Reichel H. Radiological evidence of femoroacetabular impingement in mild slipped capital femoral epiphysis: a mean follow-up of 14.4 years after pinning in situ[J]. Bone Joint Surg Br, 2007;89:1592–1596.

[32] Murgier J, Reina N, Cavaignac E, Espie A, Bayle-Iniguez X, Chiron P. The frequency of sequelae of slipped upper femoral epiphysis in cam-type femoroacetabular impingement[J]. Bone Joint J, 2014;96-B(6):724–729.

[33] Albers CE, Steppacher SD, Haefeli PC, Werlen S, Hanke MS, Siebenrock KA, Tannast M. Twelve percent of hips with a primary cam deformity exhibit a slip-like morphology resembling sequelae of slipped capital femoral epiphysis[J]. Clin Orthop Relat Res, 2015;473(4):1212–1223.

[34] Yuan BJ, Bartelt RB, Levy BA, Bond JR, Trousdale RT, Sierra RJ. Decreased range of motion is associated with structural hip deformity in asymptomatic adolescent athletes[J]. Am J Sports Med, 2013;41(7):1519–1525.

[35] ZaltzI, Kelly BT, Hetsroni I, Bedi A. The crossover sign overestimates acetabular retroversion[J]. Clin Orthop Relat Res, 2013;471(8):2463–2470.

[36] Fukushima K, Uchiyama K, Takahira N, Moriya M, Yamamoto T, Itoman M, Takaso M. Prevalence of radiographic findings of femoroacetabular impingement in the Japanese population[J]. J Orthop Surg, 2014;9:25.

[37] Byrd JWT, Jones KS. Diagnostic accuracy of clinical assessment, magnetic resonance imaging, magnetic

resonance arthrography, and intra-articular injection in hip arthroscopy patients[J]. Am J Sports Med, 2004;32:1668–1674.

[38] Ilizaliturri VM, et al. Endoscopic iliotibial band release for external snapping hip syndrome[J]. Arthroscopy, 2006;22(5):505–510.

[39] Ayeni O, Chu R, Hetaimish B, Nur L, Simunovic N, Farrokhyar F, Bedi A, Bhandari M. A painful squat test provides limited diagnostic utility in CAM-type femoroacetabular impingement[J]. Knee Surg Sports Traumatol Arthrosc, 2014;22(4):806–811.

[40] Van Houcke J, Pattyn C, Vanden Bossche L, Redant C, Maes JW, Audenaert EA. The pelvifemoral rhythm in cam-type femoroacetabular impingement[J]. Clin Biomech, 2014;29(1):63–67.

[41] Beighton P, Horan FT. Surgical aspects of the Ehlers - Danlos syndrome a survey of 100 cases[J]. Br J Surg, 1969;56(4):255–259.

[42] Martin HD, Kelly BT, Leunig M, Philippon MJ, Clohisy JC, Martin RL, Sekiya JK, Pietrobon R, Mohtadi NG, Sampson TG, Safran MR. The pattern and technique in the clinical evaluation of the adult hip: the common physical examination tests of hip specialists[J]. Arthroscopy, 2010;26(2):161–172.

[43] Tijssen M, van Cingel R, Willemsen L, de Visser E. Diagnostics of femoroacetabular impingement and labral pathology of the hip: a systematic review of the accuracy and validity of physical tests[J]. Arthroscopy, 2012;28(6):860–871.

[44] Reiman MP, Goode AP, Cook CE, Holmich P, Thorborg K. Diagnostic accuracy of clinical tests for the diagnosis of hip femoroacetabular impingement/labral tear: a systematic review with meta-analysis[J]. Br J Sports Med, 2015;49:811.

[45] Reiman MP, Goode AP, Hegedus EJ, Cook CE, Wright AA. Diagnostic accuracy of clinical tests of the hip: a systematic review with meta-analysis[J]. Br J Sports Med, 2013;47(14):893–902.

[46] Ratzlaff C, Simatovic J, Wong H, Li L, Ezzat A, Langford D, Esdaile JM, Kennedy C, Embley P, Caves D, Hopkins T, Cibere J. Reliability of hip examination tests for femoroacetabular impingement[J]. Arthritis Care Res, 2013;65(10):1690–1696.

[47] Maslowski E, et al. The diagnostic validity of hip provocation maneuvers to detect intra-articular hip

pathology[J]. PM R, 2010;2(3):174–181.

[48] Beck M, Leunig M, Parvizi J, et al. Anterior femoroacetabular impingement: Part Ⅱ. Midterm results of surgical treatment[J]. Clin Orthop Relat Res, 2004;418:67–73.

[49] Siebenrock KA, Schoeniger R, Ganz R. Anterior femoro-acetabular impingement due to acetabular retroversion[J]. J Bone Joint Surg Am, 2003;85A:278–286.

[50] Larkin B, van Holsbeeck M, Koueiter D, Zaltz I. What is the impingement-free range of motion of the asymptomatic hip in young adult males[J] Clin Orthop Relat Res, 2015;473(4):1284–1288.

[51] Kubiak-Langer M, Tannast M, Murphy SB, Siebenrock KA, Langlotz F. Range of motion in anterior femoroacetabular impingement[J]. Clin Orthop Relat Res, 2007;458:117–124.

[52] Khanduja V, Villar RN. Hip arthroscopy in the elite athlete[M]. ISAKOS, 2013; Abstract presentation.

[53] Ober FR. Back strain and sciatica[J]. JAMA, 1935;1(04):1580–1581.

[54] Skendzel JG, Weber AE, Ross JR, Larson CM, Leunig M, Kelly BT, Bedi A. The approach to the evaluation and surgical treatment of mechanical hip pain in the young patient: AAOS exhibit selection. [Review][J]. J Bone Joint Surg Am, 2013;95(18):e133.

[55] Philippon MJ, Stubbs AJ, Schenker ML, et al. Arthroscopic management of femoroacetabular impingement: osteoplasty technique and literature review[J]. Am J Sports Med, 2007;35(9):1571–1580.

[56] Haddad FS, Konan S. Femoroacetabular impingement: not just a square peg in a round hole[J]. Bone Joint J, 2013;95-B(10):1297–1298.

[57] Laborie LB, Lehmann TG, Engesaeter IO, Engesaeter LB, Rosendahl K. Is a positive femoroacetabular impingement test a common finding in healthy young adults? [J]. Clin Orthop Relat Res, 2013;471(7):2267–2277.

[58] Prather H, Harris-Hayes M, Hunt DM, Steger-May K, Mathew V, Clohisy JC. Reliability and agreement of hip range of motion and provocative physical examination tests in asymptomatic volunteers[J]. PM R, 2010;2:888–895.

[59] Reiman MP, Thorberg K. Femoroacetabular impingement surgery: are we moving too fast and too far beyond the evidence[J]. Br J Sports Med, 2015;49:782–784.

第4章 利用影像学诊断FAI的证据

Danny Arora and Daniel Burke Whelan

股髋撞击症（FAI）是一种被不断深入认识的导致髋关节盂唇病变的众多公认原因之一，尤其多发于年轻、运动量的成人患者[1-3]，这已日益成为一种共识。已经有研究报道了关于FAI与继发于骨性撞击和随后软骨损伤的髋关节骨关节炎发生的相关性[1, 4]。

FAI常伴有临床症状，如继发于盂唇病理改变的髋关节内刺激症状，患者常表现为腹股沟区疼痛。在查体时，医生可以进一步检查患者腹股沟的疼痛，并进行特殊的髋关节撞击试验，如屈曲、内收和内旋（flexion, adduction, and internal rotation，FADDIR）试验，这是对FAI最为敏感的病理学检查[5]。然而，将FAI诊断为关节内髋关节疼痛的病因的主要手段还是放射影像学，其他检查用于辅助确认诊断。有些学者认为，增加关节内注射有助于提高诊断的准确性[6, 7]。尽管如此，FAI的诊断主要依靠X线片。

尽管最近在诊断评估方面取得了进展，但是获得准确的诊断是具有挑战性的，因此，必须引入标准化的、一致的放射学视图以及参数，以作为疾病确诊、疾病分类、预后和手术决策的基础[8]。

4.1 应拍摄什么样的X线片？

多种X线片可以帮助可视化和量化诸如髋关节力线、形态和位置的不同参数。Clohisy等[8]概述了对髋关节功能障碍患者的影像学评估的系统方法。最常用的是骨盆正位片（anteroposterior，AP）[9, 10]、45°或90°的Dunn位片[12, 13]、蛙式片[11, 14]以及假斜位片[14, 15]。为了提高诊断准确性和疾病分类，必须使用相同的标准成像方式获得X线片。下面将概述每种影像的拍摄技术。

4.1.1 前后位骨盆影像

患者取仰卧位，下肢内旋15°（图4.1）。X线

管球与检查床垂直，至胶片的距离应为120cm。射线应该直接垂直于骨盆的中部，尤其应该对准耻骨联合上缘至双侧髂前上棘连线间的中点[10]。分析此位置的X线片时，应考虑骨盆的前倾、侧倾和旋转。如果骨盆倾斜度足够，尾骨应直接与耻骨联合位于一条线上。保持尾骨顶端与耻骨联合上缘之间的距离为1~2cm，以控制正确的倾斜度[54]。已经有研究显示，增加的骨盆前倾或旋转会在前倾的髋关节中产生明显的后倾[15]。Siebenrock等[15]发表了骨盆前倾的性别特异性值（参考耻骨联合上部与骶尾关节之间的距离），并指出男性的平均距离为32.3mm，而女性为47.3mm。

最近，Pullen等[16]对非关节炎性髋部疼痛的成年患者的研究显示了仰卧位与负重前后位摄片的变化。他们发现骨盆前倾和髋臼覆盖影像学测量方面存在显著的变化，其中从仰卧到承重的变化典型，但不均匀地导致更多的后部骨盆前倾并因此降低了髋臼覆盖度。在仰卧位的片子中，证明前侧骨盆前倾能导致髋臼覆盖率增加。这些数据使我们在获得

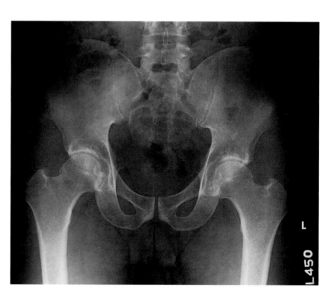

图4.1 前后位骨盆影像

骨盆前后位拍摄影像时，对最佳位置产生了疑问。

4.1.2　45°或90° Dunn影像

患者取仰卧位（图4.2、图4.3）。患肢屈曲45°或90°，中立旋转外展20°。射线指向耻骨联合和髂前上棘（ASISs）之间连线的中点。X线管球与检查床垂直，至胶片的距离约为100cm[8]。Dunn线片最适于观察股骨头球形，头-颈交界和偏心距[8]。

4.1.3　蛙式侧位影像

患者取仰卧位，患肢弯曲30°~40°，患髋关节外展45°（图4.4），患侧足跟应紧贴对侧膝关节。射线对准耻骨联合与髂前上棘（ASISs）连线之间的中点，管球与片盒之间的距离应为100cm[8]。蛙式侧位像也展示了股骨头球形状态，头-颈交界处和偏

心距，记住大转子可以遮蔽这个特定的区域。值得注意的是，在这个影像中，股骨近端的外侧是可见的，但它不是髋臼的侧面，因此要使用假斜位片来获得更好的髋臼评估。

4.1.4　假斜位影像

患者站立位，患侧贴近片盒，骨盆以患者站立时所依靠的墙为基准旋转65°（图4.5）。患侧足的角度与片盒平行，射线对准股骨头上方，管球与片盒的距离为100cm[8]。此位置拍摄的影像可以很好地显示股骨头前方的覆盖，以及髋臼前后壁磨损的情况[8]。

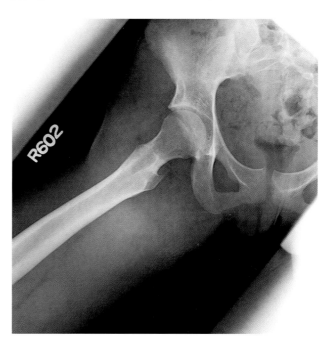

图4.4　蛙式位影像

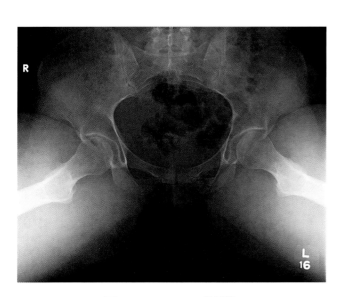

图4.2　45° Dunn 位影像

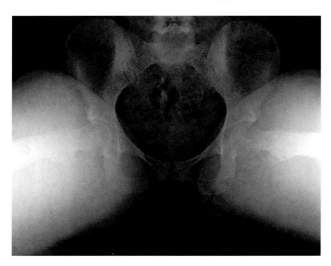

图4.3　90° Dunn 位影像

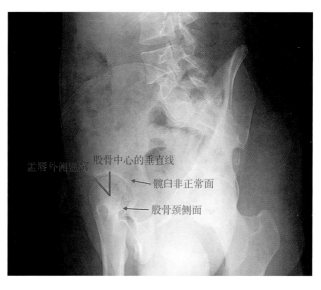

图4.5　假侧位影像

4.2 需要评估哪些影像学参数？

上述每种X线片都提供了特定的信息，从中可以测量许多影像学参数并用于建立FAI的诊断。用一个系统的方法解释每个放射线片有助于外科医生的决策。一般来说，骨盆正位片能提供关于髋臼骨性形态的大部分信息。Dunn和蛙式侧位片突出显示股骨近端的形态差异，而假斜位片提供重要的髋臼形态信息。

4.2.1 髋臼深度

骨盆正位片最有助于获得一般的髋臼骨性形态，也可以获得髋臼深度的评估。使用这种X线片，髋关节可以被划分为整体"过度覆盖"或"深髋臼"。可将其分为两个一般的范畴：①"髋臼过深"[4]，即髋臼窝底重叠或位于髂-坐线内侧（ICC = 0.02；范围-0.72~0.44）[17]。②"髋臼前突"，即股骨头位于髂-坐线内侧（ICC = 0.10；范围-0.57~0.49）[17]。在最近的一项研究中，Nepple等[18]发现，髋臼过深的存在可以是正常的，因此在诊断Pincer型FAI方面的作用有限。为了进一步评估股骨头过度覆盖，他们建议研究以下参数：交叉征、后壁征、外侧中心-臼缘角、前方中心-臼缘角和髋臼外向倾斜度。这些参数有助于进一步区分整体过度覆盖和局部过度覆盖，即髋臼边缘可能有局部的突出。

4.2.2 髋臼外倾

Tönnis角[19]用于计算髋臼外倾程度，其代表了在骨盆正位片上髋臼负重区的水平方向。计算髋臼缘硬化带的最内下点形成的平行线，此连线平行于泪滴之间连线，由此点引向髋臼缘硬化带外侧缘线之间所形成的夹角[19]。该角度测量的正常范围是0°~10°。目前普遍认为>10°和<0°为倾斜度增加和减少。一般来说，伴随Tönnis角增加的髂臼发育不良，可能会出现结构不稳定，而Tönnis角减小的患者有出现Pincer型FAI的风险[8]（ICC = 0.70；范围0.48~0.83）[17]。

4.2.3 髋臼覆盖率

Wiberg[20]的测量外侧中心臼缘角（lateral center-edge angle，LCEA）是髋臼覆盖最常见的测量方法。具体而言，它用于量化髋臼上外侧的覆盖范围，最好在正位骨盆X线片上进行测量。以股骨头中心点引一条垂直于骨盆横轴的垂线与由此中心点向髋臼缘最外侧点的连线之间所形成的夹角。LCEA<20°被认为是股骨头不完全覆盖或传统的髋臼发育不良[21-24]。LCEA> 40°被认为是异常的，并被定义为髋臼过度覆盖或髋臼过深，特异性的见于Pincer型FAI中[21,25-28]。Carlisle等在分析不同阅片者对成人髋关节常见影像学表现的解释信度时发现，LCEA是不同阅片者之间最稳定的评估值，具有极佳的阅片者内部信度（ICC = 0.88；范围0.85~0.91）和阅片者间信度（ICC = 0.64；范围0.52~0.75）[29]。

在假斜位片上，计算Lequesne[14]前中心臼缘角来评估股骨头前部覆盖。其是穿过股骨头中心的垂直线与延伸到髋臼眉弓最前部硬化点连线之间的夹角。角度小于20°意味着前方覆盖不足，见于发育不良等疾病中[8]（ICC = 0.38；范围0.26~0.53）[29]。

4.2.4 髋臼后倾

髋臼倾斜也可以在AP骨盆片上进行检查。如果前侧髋臼缘的前部位于后缘上方和内侧，在达到髋臼眉弓侧面之前，没有穿过臼缘后部，则被认为是髋臼前倾。如果髋臼边缘的前部在到达眉弓外缘之前越过臼缘的后部，则被称为髋臼后倾，这种情况很少见，被称之为"交叉征"[9]（ICC = 0.29；范围-0.25~0.59）[30]。真正的髋臼后倾的特点是前部的整体过度覆盖和相应的后方覆盖不足，并可能导致孤立的前部撞击或合并前部撞击与后部覆盖缺陷，导致后部的不稳定。这种形态不同于局部的头侧后倾，后者的特征是只有在髋臼的头侧部具有局部过度覆盖，且具有正常的后壁覆盖。后壁征（髋臼后壁位于股骨头中心内侧[10]）（ICC = 0.20；范围-0.40~0.54）[17]和坐骨棘征[31]［增大尺寸的坐骨棘突入骨盆入口的内侧（髂坐线）］（ICC = 0.55；范围0.20~0.74）[17]，是前后位骨盆正位片上的影像学发现，提示髋臼后倾[31]。

Zaltz等[32]证明髋臼后倾仍然难以识别，不能仅依据存在交叉征或坐骨棘征而确诊，即使在良好定位的骨盆X线片上，有可接受的前倾和侧斜，也不能确诊。此外，Larson等[33]在其基于CT的研究中证明，交叉征（53%；95%CI，46%~60%）和后壁征阳性（20%；95%CI，15%~26%）的存在频现于年轻的无症状群体，很可能是正常的变异而不是病理。

4.2.5 股骨头形态

在前后位和不同的侧位像上，应评估股骨头的球形度和偏心距。Mose模板[34]是一种以同心圆作为测量头部球形度参考的模板。作为基本的指导原则，如果股骨头骨骺超过参考圆边界>2mm，则股骨头被认为是非球面的。如果股骨头骨骺不超过2mm，那么股骨头被认为是球形的[34, 35]。头部球形的偏差不仅可以在FAI中观察到，而且可以在缺血性坏死（继发于节段性塌陷）及儿童残余髋部疾病的后遗症，如Legg-Calve-Perthes和股骨头骨骺滑脱（SCFE）中观察到。

4.2.6 头-颈交界处和偏心距

在所有的X线片中，我们可以看到股骨头-颈结合部，并分析前、后部曲率半径之间的关系。Clohisy等[8]认为，当前、后部的凹陷对称的时候，可认为头-颈交界处具有对称的凹面。如果头-颈交界处前部凹面的曲率半径大于后面的曲率半径，则认为髋部在头-颈部位偏心距有轻度减小。最后，如果头-颈交界处的前部具有凸面，而不是凹面，则认为头-颈交界处具有突出（即"CAM"损伤）。Peelle等[36]计算了头-颈偏心距比率，可在侧位X线片上测量。它是3条线的比值：第一条线穿过股骨颈长轴中心；第二条线平行于第一条，通过股骨颈的最前方；第三条线平行于第二条，穿过股骨头的最前方。然后将第二条线与第三条线之间的距离除以股骨头的直径，绝对值正常为≥9mm或头径比≥0.17[37]。比值<0.17表示可能存在CAM畸形[36]（ICC = 0.86；范围0.76~0.92）[17]。

Nötzli等[38]描述了α角度，这是一种股骨头-颈部发育异常即CAM型撞击的测量方法。其最初是在磁共振成像（magnetic resonance imaging，MRI）轴位像上测量的，但也可以在侧位X线片上计算。计算方法是测量股骨头中心点与股骨颈宽度中点的连线与股骨头中心点至头-颈交界处前外侧点之间的夹角，前外侧点的选择为，在这一点上其股骨头失去

球形轮廓，代之以凸起出现（即股骨头的半径开始增加，超出其在更为球形的髋臼中心处的半径）。最初报道的平均值在正常对照组中为42°（范围33°~48°）（ICC = 0.84；范围0.72~0.91）[17]，有症状的FAI患者组为74°（范围55°~95°）[38-40]。报道已经提出了几个阈值来描述何时α角可以表示病理性病变的患者能够从手术中获益[8, 41-43]。最广泛接受的阈值角度为55°，被认为是CAM撞击的标志[25]（ICC = 0.19；范围-0.43~0.54）[17]。不同观测者间和同一观测者对常规X线片FAI参数的测量信度在几项研究中均显示结果不佳[8, 29, 44]。Lohan等[45]在对MR关节造影研究的回顾性分析中发现，α角度测量对诊断CAM型FAI是否存在没有统计学价值，因为同一观测者对78名受试者（平均敏感度= 39.3%，平均特异性= 70.1%）分别进行了两次α角度测量，其观察者内差异的平均值高达30%。

4.2.7 骨关节炎（OA）程度

Tönnis OA等级可以用来量化在撞击髋关节中OA的程度，并可以在所有的X线片中看到。量表的范围从正常（无OA征象）即评分为0开始评估，0~1为轻度（硬化增加，关节间隙轻度变窄，头部球形度无或轻微丧失），2为中度（小囊变，中度关节间隙狭窄，头部球形度丧失），3为重度（大囊变，严重关节间隙狭窄，头部球形度丧失）[19]（表4.1）。

表4.1 Tönnis骨关节炎分级表

分级	特点
0：正常	缺乏 OA 征象
1：轻度	硬化增加 轻度关节间隙变窄 无或轻度的头部球形度丢失
2：中度	小囊变 中度关节间隙变窄 头部球形度丢失
3：严重	大囊变 严重关节间隙狭窄 头部球形度丢失

4.3 其他成像

4.3.1 荧光透视法

许多人主张在术中使用荧光透视法，这被证明是非常有价值的。该法是术中指导骨软骨成形术的必备方法，有助于量化切除前CAM病变的位置、轮廓和范围，并判断之后的切除是否充分。不幸的

是，本书的资深作者的经验是，相同的概念通常不适用于Pincer畸形，因为真正的前后位X线片可能难以在手术台上进行透视荧光复制。

Larson和Wull[46]描绘了一种可重复的、系统性的术中荧光评价方法，该方法应用在关节镜治疗CAM型和Pincer型FAI时。Ross等[47]发现他们的6张术中荧光照片，可以进一步确认骨切除的情况，从而避免切除不足和由此产生的撞击。他们认为，他们的术中荧光照片法是可重复的，并在术前缺乏3D扫描的情况下具有关键作用。

虽然近期的研究证实，荧光摄像辅助下的髋关节镜其射线量位于安全水平[48, 49]，但仍有人质疑这种术中的荧光摄像，是术前X线摄像和CT之外的额外操作，从而产生不可避免的线量积累。Budd等[48]证实，在50例系列性的髋关节镜手术中，平均总荧光射线时间为1.10min，平均剂量区域产生值为297.2cGy/cm^2，从而断定荧光射线维持了较低的最大辐射剂量水平，因此其使用是安全的。Gaymer等[49]对166例进行了髋关节镜手术的怀孕妇女进行了研究，计算射线对胎儿的最大理论风险，他们发现对胎儿的最大理论风险剂量是2.99mGy，因此把术中荧光射线操作置于一个低风险的范畴。

4.3.2 计算机断层扫描（CT）

CAM型FAI的诊断和治疗依赖于放射线对3D-CT上所显示的非球形态以及股骨头-颈交界处偏心距丢失等畸形的确认和矫正的判断。影像学的进步允许对畸形所需要的矫正进行3D层面的理解，但是在导航缺乏的情况下，对于增加术中定位的便捷性并非必需[38]，虽然必须考虑有暴露于电离辐射的风险，高分辨率的CT已被允许用来增加疾病判断的准确性，并更好地理解髋关节的骨性形态。

4.3.3 磁共振成像（MRI）

磁共振成像（MRI）是一个更好的查明髋关节内病变的方法，一些研究已经展示了无症状志愿者中MRI对髋臼盂唇探测的证据，在200例无症状髋关节病例中，Lecouvert等[51]发现有44%的患者盂唇呈现同质性的低强度信号，这一现象看起来随着年龄增加而降低得更为明显。相反，他们也发现在42%的病例中经常会出现随着年龄的增加，频繁出现间

杂信号的患者越来越多的情况。Cotton等[52]后来证实在52例无症状的髋关节患者中，57%的患者表现出盂唇内的中等或高强度信号。Abe等[53]也有类似的发现。在71例无症状的髋关节患者中56%的患者，其盂唇内呈现出了均质的低强度信号。

虽然MRI所显示的盂唇异常并非为诊断FAI所必需，但它确实可能预示着这种异常，可能是在那些表现为髋关节内疼痛并通过其他影像学方法发现有撞击表现的患者的后遗症。

Mintz等[54]通过1.5-T的MRI，发现其对盂唇撕裂的诊断敏感性为96%，特异性为33%，总体的准确率为94%。Sundberg等[55]比较了3.0-T非关节造影技术与1.5-T关节造影技术，发现它们在盂唇撕裂的诊查中结果类似。当前，非对比MRI对于评估软骨和盂唇并非最佳，但是，随着更强磁场的MRs的发展，这种评估正在得到改善。目前仍认为，对髋关节提供小磁场视窗的MRI扫描，看起来比对骨盆提供大磁场视窗的MRI扫描更为敏感。

磁共振关节造影术（MRA）作为评估盂唇和软骨的最佳策略已经浮现。与作为金标准的髋关节镜作为比较，直接MRA被报道，其敏感性为63%~100%，特异性为44%~100%，精确值为65%~96%[56, 59]。对于盂唇撕裂的判定，观察者间信度为中等[55, 59]。Byrd等[5]在MRI和直接MRA之间的比较发现，它们能够准确地判定髋关节内病理改变的存在，但是在判明病因方面表现欠佳。MRI在显示关节内病变时差异较大，表现出42%的假阴性率。MRA则更为敏感，但表现加倍的假阳性诊断率。两项研究均显示了在评估软骨损伤方面的可靠性欠佳，但是一旦明确诊断，则具有100%的特异性。Toomayan等[57]发现，在他们所进行的对51例髋关节盂唇撕裂进行评估的研究中，传统的具有大视窗的MRI判断盂唇撕裂的敏感性只有8%，而传统的小视窗MRI敏感性也只有25%。相反，小视窗MRA的敏感性则为92%。这项研究强调了小视窗和关节内造影剂在提高盂唇异常诊断准确性方面的重要性。

4.4 不同观察者和同一观察者的测量信度

文献中描述的不同观测者间和同一观测者X线髋关节测量的信度有很大不同。Clohisy等[60]报道了6名髋关节外科医生之间的意见不完全相同。

最近的研究则显示了更有希望的结果[9, 61]。Mast 等[61]发现在常规髋关节测量方面不同观测者间的信度介于0.45~0.97之间，同一观测者间的信度介于0.55~1.0之间。Ayeni等[17]的最近研究表明，放射科医生和骨科医生在使用标准的髋关节测量技术诊断X线片上FAI病变时存在较低的信度。 然而，在两个专业各自的领域内不同观测者间测量的信度更高，均介于一般到良好（ICC = 0.59~0.74和ICC = 0.70~0.72）之间。在识别手枪式柄样畸形或异常α角度时，骨科医生不同观测者间信度最高，均为ICC = 0.81。这些大范围的不同观测者间的测量结果的差异，推动了计算机断层扫描（CT）、3D-CT以及MRI等影像技术的应用。

4.5 FAI成像的成本效用

影像学对于FAI的手术治疗至关重要；然而，整个诊断检查的时间和成本还没有得到广泛的研究。Kahlenberg等[62]的研究中包括了78例患者，研究了患者在FAI得到诊断之前所看医生的平均数量，被要求进行影像学检查所拍摄的平均影像学资料数量，然后计算出每位患者的平均总花费。他们计算出的诊断所需要的最低费用（前后位骨盆平片和侧位髋关节X线片、MRI以及骨科医生出诊费）为690.62美元，而实际上每名患者花费的平均总金额为2 456.97美元，比计算的最低成本高出1 766.35美元。他们还发现，症状出现到诊断为盂唇撕裂的时间平均为32个月。对所有医疗保健专业人员来说，认识并妥善管理或转诊这些患者非常重要，不仅要降低成本，更要避免社会经济生产力的损失。

4.6 结论

股髋撞击综合征的影像学表现、畸形矫正和病情的诊断与治疗对关节的长期功能和预后的影响之间的关系仍不确定。需要进一步调查以更好地定义和量化干预的诊断标准和阈值。

要点小结

1. 对于有症状患者，FAI主要依靠影像学诊断，这证明需要进行影像学检查以正确评估FAI相关病变的严重程度和位置。

2. 用于Pincer型FAI诊断的必需X线片是可评估中

心-臼缘角和交叉征的前后位骨盆平片。这两个参数都显示出适度的同一观测者和不同观测者信度以及可接受的灵敏度和特异性。

3. 用于诊断CAM型FAI的X线片是Dunn侧位片，可以评估α角。该参数显示了良好的同一观测者和不同观测者信度以及良好的敏感性和特异性。

4. 计算机断层扫描（CT）（特别是3D重建）可以帮助进一步确定髋关节周围的骨性形态，并更好地表征和确定FAI亚型和手术指征。对使用CT增加射线暴露的担忧导致了该技术的改进。

5. 磁共振成像（MRI）（有或无关节造影术，MRA）是平片和CT的有用辅助手段，以评估FAI后遗症，特别是水肿模式、软骨和盂唇损伤。

关键数据来源

[1] Byrd JW, Jones KS. Diagnostic accuracy of clinical assessment, magnetic resonance imaging, magnetic resonance arthrography, and intra-articular injection in hip arthroscopy patients[J]. Am J Sports Med, 2004;32(7):1668–1674.

[2] Clohisy JC, Carlisle JC, Beaule PE, et al. A systematic approach to the plain radiographic evaluation of the young adult hip[J]. J Bone Joint Surg Am, 2008;90 Suppl 4:47–66.

[3] Ayeni RO, Chan K, Whelan DB, Gandhi R, Williams D, Harish S, Choudur H, Chiavaras MM, Karlsson J, Bhandari M. Diagnosing femoroacetabular impingement from plain radiographs: do radiologists and orthopaedic surgeons differ? [J]Orthop J Sports Med, 2014;2:7.

[4] Tannast M, Siebenrock KA, Anderson SE. Femoroacetabular impingement: radiographic diagnosis – what the radiologist should know[J]. AJR Am J Roentgenol, 2007;188(6):1540–1552.

[5] Zaltz I, Kelly BT, Hetsroni I, Bedi A. The crossover sign overestimates acetabular retroversion[J]. Clin Orthop Relat Res, 2013;471(8):2463–2470.

参考文献

[1] Ganz R, Parvizi J, Beck M, Leunig M, Notzli H, Siebenrock KA. Femoroacetabular impingement: a cause for osteoarthritis of the hip[J]. Clin Orthop Relat Res, 2003;417:112–120.

[2] McCarthy JC, Noble PC, Schuck MR, Wright J, Lee J. The Otto E. Aufranc Award: the role of labral lesions to development of early degenerative hip disease[J]. Clin Orthop Relat Res, 2001;393:25–37.

[3] Philippon MJ, Briggs KK, Yen YM, Kuppersmith

DA. Outcomes following hip arthroscopy for femoroacetabular impingement with associated chondrolabral dysfunction: minimum two-year follow-up[J]. J Bone Joint Surg Br, 2009;91(1):16–23.

[4] Beck M, Kalhor M, Leunig M, Ganz R. Hip morphology infl uences the pattern of damage to the acetabular cartilage: femoroacetabular impingement as a cause of early osteoarthritis of the hip[J]. J Bone Joint Surg Br, 2005;87(7):1012–1018.

[5] Byrd JW. Physical examination. In: Operative hip arthroscopy[M]. New York: Springer, 2005:36–50.

[6] Parvizi J, Leunig M, Ganz R. Femoroacetabular impingement[J]. J Am Acad Orthop Surg, 2007;15(9): 561–570.

[7] Byrd JW, Jones KS. Diagnostic accuracy of clinical assessment, magnetic resonance imaging, magnetic resonance arthrography, and intra-articular injection in hip arthroscopy patients[J]. Am J Sports Med, 2004;32(7):1668–1674.

[8] Clohisy JC, Carlisle JC, Beaule PE, et al. A systematic approach to the plain radiographic evaluation of the young adult hip[J]. J Bone Joint Surg Am, 2008;90 Suppl 4:47–66.

[9] Jamali AA, Mladenov K, Meyer DC, et al. Anteroposterior pelvic radiographs to assess acetabular retroversion: high validity of the "cross-oversign."[J]. J Orthop Res, 2007;25:758–765.

[10] Reynolds D, Lucas J, Klaue K. Retroversion of the acetabulum: a cause of hip pain[J]. J Bone Joint Surg Br, 1999;81(2):281–288.

[11] Dunn DM. Anteversion of the neck of the femur; a method of measurement[J]. J Bone Joint Surg Br, 1952;34:181–186.

[12] Meyer DC, Beck M, Ellis T, Ganz R, Leunig M. Comparison of six radiographic projections to assess femoral head/neck asphericity[J]. Clin Orthop Relat Res, 2006;445:181–185.

[13] Clohisy JC, Nunley RM, Otto RJ, Schoenecker PL. The frog-leg lateral radiograph accurately visualized hip cam impingement abnormalities[J]. Clin Orthop Relat Res, 2007;462:115–121.

[14] Lequesne M, de Seze. False profi le of the pelvis. A new radiographic incidence for the study of the hip. Its use in dysplasias and different coxopathies[J]. Rev Rhum Mal Osteoartic, 1961;28:643–652. French.

[15] Siebenrock KA, Kalbermatten DF, Ganz R. Effect of pelvic tilt on acetabular retroversion: a study of pelves from cadavers[J]. Clin Orthop Relat Res, 2003;407:241–248.

[16] Pullen W, Henebry A, Gaskill T. Variability of acetabular coverage between supine and weightbearing pelvic radiographs[J]. Am J Sports Med, 2014;42(11):2643.

[17] Ayeni RO, Chan K, Whelan DB, Gandhi R, Williams D, Harish S, Choudur H, Chiavaras MM, Karlsson J, Bhandari M. Diagnosing femoroacetabular impingement from plain radiographs: do radiologists and orthopaedic surgeons differ? [J]. Orthop J Sports Med, 2014;2:7.

[18] Nepple JJ, Lehmann CL, Ross JR, Schoenecker PL, Clohisy JC. Coxa profunda is not a radiographic parameter for diagnosing pincer-type femoroacetabular impingement[J]. J Bone Joint Surg Am, 2013;95(5):417–423.

[19] Tönnis D. Congenital dysplasia and dislocation of the Hip in children and adults[M]. Heidelberg/Germany: Springer, 1987.

[20] Wiberg G. Studies on dysplastic acetabula and congenital subluxation of the hip: with special reference to the complication of osteoarthritis[J]. Acta Chir Scand Suppl, 1939;58:7–38.

[21] Monazzam S, Bomar JD, Cidambi K, Kruk P, Hosalkar H. Lateral center-edge angle on conventional radiography and computed tomography[J]. Clin Orthop Relat Res, 2013;471(7):2233–2237.

[22] Murphy SB, Ganz R, Muller ME. The prognosis in untreated dysplasia of the hip: a study of radiographic factors that predict the outcome[J]. J Bone Joint Surg Am, 1995;77:985–989.

[23] Murphy SB, Kijewski PK, Millis MB, Harless A. Acetabular dysplasia in the adolescent and young adult[J]. Clin Orthop Relat Res, 1990;261:214–223.

[24] Werner CM, Ramseier LE, Ruckstuhl T, Stromberg J, Copeland CE, Turen CH, Rufi bach K, Bouaicha S. Normal values of Wiberg's lateral center-edge angle and Lequesne's acetabular index: a coxometric update[J]. Skeletal Radiol, 2012;41:1273–1278.

[25] Tannast M, Siebenrock KA, Anderson SE. Femoroacetabular impingement: radiographic diagnosis – what the radiologist should know[J]. AJR Am J Roentgenol, 2007;188(6):1540–1552.

[26] Colvin AC, Koehler SM, Bird J. Can the change in center-edge angle during pincer trimming be reliably predicted? [J]. Clin Orthop Relat Res, 2011;469:1071–1074.

[27] Kutty S, Schneider P, Faris P, Kiefer G, Frizzell B, Park R, Powell JN. Reliability and predictability of the centre-edge angle in the assessment of pincer femoroacetabular impingement[J]. Int Orthop, 2012;36:505–510.

[28] Philippon MJ, Wolff AB, Briggs KK, Zehms CT, Kuppersmith DA. Acetabular rim reduction for the treatment of Femoroacetabular impingement correlates with preoperative and postoperative center-edge angle[J]. Arthroscopy, 2010;26:757–761.

[29] Carlisle JC, Zebala LP, Shia DS, et al. Reliability of various observers in determining common radiographic

parameters of adult hip structural anatomy[J]. Iowa Orthop J, 2011;31:52–58.

[30] Anderson LA, Peters CL, Park BB, Stoddard GJ, Erickson JA, Crim JR. Acetabular cartilage delamination in femoroacetabular impingement: risk factors and magnetic resonance imaging diagnosis[J]. J Bone Joint Surg Am, 2009;91(2):305–313.

[31] Kalberer F, Sierra RJ, Madan SS, Ganz R, Leunig M. Ischial spine projection into the pelvis: a new sign for acetabular retroversion[J]. Clin Orthop Relat Res, 2008;466(3):677–683.

[32] Zaltz I, Kelly BT, Hetsroni I, Bedi A. The crossover sign overestimates acetabular retroversion[J]. Clin Orthop Relat Res, 2013;471(8):2463–2470.

[33] Larson CM, Moreau-Gaudry A, Kelly BT, Byrd JW, Tonetti J, Lavallee S, Chabanas L, Barrier G, Bedi A. Are normal hips being labeled as pathologic? A CT-based method for defi ning normal acetabular coverage[J]. Clin Orthop Relat Res, 2015;473(4): 1247–1254.

[34] Mose K. Methods of measuring in Legg-Calvé- Perthes disease with special regard to the prognosis[J]. Clin Orthop Relat Res, 1980;150:103–109.

[35] Weinstein SL. Legg-Calvé-Perthes disease. In: Morrissy RT, editor. Lovell and Winter's pediatric orthopaedics. 3rd ed[M]. Philadelphia: Lippincott; 1990:867–868.

[36] Peelle MW, Della Rocca GJ, Maloney WJ, Curry MC, Clohisy JC. Acetabular and femoral radiographic abnormalities associated with labral tears[J]. Clin Orthop Relat Res, 2005;441:327–333.

[37] Maheshwari AV, Malik A, Dorr LD. Impingement of the native hip joint[J]. J Bone Joint Surg Am, 2007;89:2508–2518.

[38] Notzli HP, Wyss TF, Stoecklin CH, Schmid MR, Treiber K, Hodler J. The contour of the femoral head-neck junction as a predictor for the risk of anterior impingement[J]. J Bone Joint Surg Br, 2002;84(4):556–560.

[39] Beaule PE, Zaragoza E, Motamedi K, Copelan N, Dorey FJ. Three-dimensional computed tomography of the hip in the assessment of femoroacetabular impingement[J]. J Orthop Res, 2005;23(6):1286–1292.

[40] Johnston TL, Schenker ML, Briggs KK, Philippon MJ. Relationship between offset angle alpha and hip chondral injury in femoroacetabular impingement[J]. Arthroscopy, 2008;24(6):669–675.

[41] Allen D, Beaule PE, Ramadan O, Doucette S. Prevalence of associated deformities and hip pain in patients with cam-type femoroacetabular impingement[J]. J Bone Joint Surg Br, 2009;91(5):589–594.

[42] Gosvig KK, Jacobsen S, Palm H, Sonne-Holm S, Magnusson E. A new radiological index for assessing asphericity of the femoral head in cam impingement[J]. J

Bone Joint Surg Br, 2007;89(10):1309–1316.

[43] Tannast M, Siebenrock KA. Conventional radiographs to assess femoroacetabular impingement[J]. Instr Course Lect, 2009;58:203–212.

[44] Nouh MR, Schweitzer ME, Rybak L, Cohen J. Femoroacetabular impingement: can the alpha angle be estimated? [J]. AJR Am J Roentgenol, 2008;190(5):1260–1262.

[45] Lohan DG, Seeger LL, Motamedi K, Hame S, Sayre J. Cam-type FAI: is the alpha angle the best MR arthrography has to offer?[J]. Skeletal Radiol, 2010;39(2):203–204.

[46] Larson CM, Wulf CA. Intraoperative fl uoroscopy for evaluation of bony resection during arthroscopic management of femoroacetabular impingement in the supine position[J]. Arthroscopy, 2009;25(10): 1183–1192.

[47] Ross JR, Bedi A, Stone RM, Sibilsky Enselman E, Leunig M, Kelly BT, Larson CM. Intraoperative fl uoroscopic imaging to treat cam deformities: correlation with 3-dimensional computed tomography[J]. Am J Sports Med, 2014;42(6):1370–1376.

[48] Budd H, Patchava A, Khanduja V. Establishing the radiation risk from fl uoroscopic-assisted arthroscopic surgery of the hip[J]. Int Orthop, 2012;36(9):1803–1806.

[49] Gaymer CE, Achten J, Auckett R, Cooper L, Griffi n D. Fluoroscopic radiation exposure during hip arthroscopy[J]. Arthroscopy, 2013;29(5):870–873.

[50] Beaule PE, Zaragoza E, Copelan N. Magnetic resonance imaging with gadolinium arthrography to assess acetabular cartilage delamination: a report of four cases[J]. J Bone Joint Surg Am, 2004;86-A:2294–2298.

[51] Lecouvet FE, VandeBerg BC, Melghem J, et al. MR imaging of the acetabular labrum: variations in 200 asymptomatic hips[J]. Am J Roentgenol, 1996;167:1025–1028.

[52] Cotten A, Boutry N, Demondion X, et al. Acetabular labrum: MRI in asymptomatic volunteers[J]. J Comput Assist Tomogr, 1998;22:1–7.

[53] Abe I, Harada Y, Oinuma K, Kamikawa K, Kitahara H, Morita F, Moriya H. Acetabular labrum: abnormal fi ndings at MR imaging in asymptomatic hips[J]. Radiology, 2000;216(2):576–581.

[54] Mintz DN, Hooper T, Connell D, et al. Magnetic resonance imaging of the hip: detection of labral and chondral abnormalities using noncontrast imaging[J]. Arthroscopy, 2005;21:385–393.

[55] Sundberg TP, Toomayan GA, Major NM. Evaluation of the acetabular labrum at 3.0-T MR imaging compared with 1.5-T MR arthrography: preliminary experience[J]. Radiology, 2006;238:706–711.

[56] Chan YS, Lien LC, Hsu HL, Wan YL, Lee MS, Hsu KY, Shih CH. Evaluating hip labral tears using magnetic

resonance arthrography: a prospective study comparing hip arthroscopy and magnetic resonance arthrography diagnosis[J]. Arthroscopy, 2005;21:1250.

[57] Toomayan GA, Holman WR, Major NM, Kozlowicz SM, Vail TP. Sensitivity of MR arthrography in the evaluation of acetabular labral tears[J]. AJR Am J Roentgenol, 2006;186:449–453.

[58] Freedman BA, Potter BK, Dinauer PA, Giuliani JR, Kuklo TR, Murphy KP. Prognostic value of magnetic resonance arthrography for Czerny stage II and III acetabular labral tears[J]. Arthroscopy, 2006;22:742–747.

[59] Keeney JA, Peelle MW, Jackson J, et al. Magnetic resonance arthrography versus arthroscopy in the evaluation of articular hip pathology[J]. Clin Orthop Relat Res, 2004;429:163–169.

[60] Clohisy JC, Carlisle JC, Trousdale R, et al. Radiographic evaluation of the hip has limited reliability[J]. Clin Orthop Relat Res, 2009;467(3): 666–675.

[61] Mast NH, Impellizzeri F, Keller S, Leunig M. Reliability and agreement of measures used in radiographic evaluation of the adult hip[J]. Clin Orthop Relat Res, 2011;469:188–199.

[62] Kahlenberg CA, Han B, Patel RM, Deshmane PP, Terry MA. Time and cost of diagnosis for symptomatic femoracetabular impingement[J]. Orthop J Sports Med, 2014;2(3):232.

第5章　股髋撞击综合征（FAI）的病理生理学

Gavin C. A. Wood, Hamad Alshahrani, and Michel Taylor

5.1　概述

FAI髋关节的功能异常及其病理学改变是与其他疾病过程紧密关联的。对病理因素的理解有助于防止进一步的病理改变并对损伤做出适当的干预和治疗，也为预防疾病的发生提供了可能。在本章，我们将围绕 FAI 的病理生理学研究以及仍需要进一步研究的问题进行阐述，只有在充分了解FAI病因的情况下，我们才有望更有效地治疗FAI及其后遗症。

5.2　背景

对于髋关节形态异常，Ganz正式提出了FAI的概念，并将其分为：CAM型、Pincer型和混合型[1-3]。Goodman、Murray、Solomon和Harris[4-8]报道，在Ganz和Stulberg[9]描述儿童Legg-Calve-Perthes（LCP）病会导致髋关节疼痛和继发关节炎之前就都认识到异常的股骨头形态可以导致骨关节炎发生。在LCP、先天性髋关节发育不良（DDH）以及股骨上端骨骺滑移（也被称作股骨头骨骺滑脱，SUFE或SCFE）中发现的髋关节形态异常已经被证实可以在青年时期引起髋部疾患，并在成年早期引起继发性骨性关节炎[7, 9-12]。通过多种截骨术矫正这些异常形态，已被证实可以改善临床症状和功能，并可以延迟髋关节骨性关节炎的发生。而关节应力增高、髋关节不协调和异常的生物力学会导致疼痛、活动受限并加速软骨损伤[4, 5, 13]。DDH的病理生理学目前已经被很好地阐明，因此预防或早期做出诊断，可以使治疗措施取得最好的效果[14]。

这里仍有一些问题：为什么有的患者没有明显的髋关节形态异常或外伤史，却在早期出现髋关节疼痛呢？

类似的，有些患者在成人早期即发展成骨性关节炎而不是在年龄更大的时候。

Ganz描述了FAI，他指出很多髋关节细微的形态异常即可导致撞击和特殊类型的软组织损伤[3]。各种各样的髋关节解剖形态可以被看作是一个系列，DDH位于系列的一个末端。CAM和Pincer撞击位于另一端，而由其他众多生物力学参数所影响的髋关节形态变化则位于中间的某处。尽管髋关节骨关节炎的病因学有多种因素[7, 11, 12]，FAI只是其中之一。但是通过理解FAI的病理生理学，我们可以早期监测高风险患者，并可能在早期的病变时就进行矫形手术，从而延迟退变的发生。

5.3　FAI的定义

FAI是一个临床诊断，具有明显的影像学特征。FAI的内在病理性机械畸形和诸如髋关节屈伸或旋转等重复性活动一起，引起髋关节疼痛和关节活动受限[14]。这源于反复的撞击或位于股骨近端和髋臼缘之间的软组织磨损[2, 13, 68]。FAI可以发生于具有较大的结构异常的髋关节进行正常活动时，或结构正常的髋关节生理活动过度时。这些患者没有形态学的异常改变。但是有些患者存在关节松弛，或者对髋关节屈曲和内旋位时的高撞击活动有特殊的需要则可能导致FAI的发生[15, 16]。一旦轻微的关节内损伤形成，就会发展成病理改变并继发疼痛。

通过对FAI进行描述和治疗，手术治疗已经证实可以减轻疼痛和改善髋关节功能[17]（124~130），进一步的分析也揭示了不同的软组织损伤类型。CAM型撞击是由于在股骨头颈交界处偏心距不足引起的。非球形股骨头可对正常髋臼前上方产生一种创伤模式，通常其中心位于1点钟方向的位置（图5.1），这会导致软骨盂唇结合部位的分离和继发的髋臼软骨分层。

这些病理变化是由于在屈曲过程中CAM滑入前上髋臼时对盂唇产生压缩和剪切应力造成的。盂唇

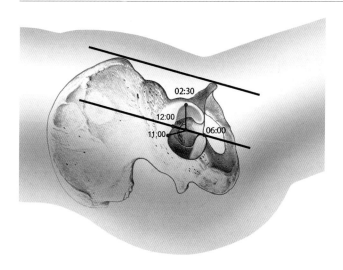

图5.1　髋臼的表盘示意图

和软骨分别被牵拉向外和推挤向内造成分离，同时造成分层的盂唇与软骨的分离以及表面下的撕裂，但通常盂唇的完整性尚存（13，72，21，79，80）。后下盂唇的损伤和骨化，一方面是由于对冲伤所导致的，另一方面则是源于撞击和杠杆作用所造成的后壁损伤所导致的（2，28，81）。Johnston等（15）通过影像学上的α角，定量研究了CAM型撞击范围与软骨损伤、盂唇损伤及活动度大小改变的关系（12）。更大的α角与髋臼缘软骨缺损、髋臼软骨的全层分离有关。另外，在盂唇基底部发生剥离的患者中，发现其α角均值>57°。

Pincer型撞击是由于髋臼过深以及髋臼缘对股骨头的过度覆盖所导致的。当髋关节屈曲时，股骨颈和髋臼缘之间的盂唇受到挤压。最常见的损伤位于髋臼缘的11点至1点方向的位置之间，常可看到盂唇损伤的一个狭窄条带（图5.1）。髋臼边缘的缺损或髋臼头侧后倾是造成FAI的显著的机械性机制，这在女性中更为常见（2，3，74），从而造成正常的股骨颈和髋臼局部过度覆盖的异常区域之间的反复性应力接触。

这些病理发现通常继发于髋臼前上部分的相对或绝对后倾和内下部分的正常前倾。局部的髋臼病损（图5.2）需要与髋臼整体过度覆盖和撞击相鉴别，这些可能源于髋臼过深、髋臼前倾以及真正的髋臼后倾（20，75，76），或是由于髋臼周围截骨造成的医源性矫正过度（77，78）。

与CAM所导致的损伤相比，典型的Pincer型撞击可导致盂唇原发的、实质内的损伤，这样的损伤通

常不可修复。盂唇基底部微小的损伤即可诱发骨生长，从而导致异位骨化。Pincer型软骨损伤的深度要比CAM型的小，而且后下髋臼软骨损伤常常被看作关节软骨纤维化。在后期形成的骨不能和正常骨区分，影像学上盂唇缺失。边缘骨折引起的过度增生可加剧Pincer型的撞击。总之，与CAM型撞击造成的软骨深部损伤和分层相比，Pincer型局部的边缘病损常造成相对有限的软骨损伤（2，13，21）。混合型撞击会有上述的多种模式[16]。

足够的证据业已表明，撞击可以以这些典型的和可预测的损伤模式发生。关节的畸形越严重，造成的关节损伤就越大[18]。不处理形态学的异常，仅仅治疗软组织的损伤不会获得理想的疗效[19-40]。这些发现证实了形态学的异常是引起FAI病理生理表现的重要因素。

5.4　FAI的易感因素

FAI是一个与髋关节形态异常相关的临床表现，更常常是一个潜在的疾病本质。没有这些形态学异常的患者很少会出现症状，除非外伤。大约90%的盂唇病变的患者有潜在的髋关节形态学结构异常[41-44]。这些骨形态异常发生的原因目前并不清楚。了解和理解其病理生理学是治疗成功不可或缺的一部分，然而原发性FAI的准确机制还在探讨和争论中。目前有一些已知的原发因素。

5.5　原发因素

5.5.1　种族

Hoaglund 和Steinbach（89）报道了髋关节骨关节炎发病率的种族差异。白人较东印第安人、黑人、中国香港人、美国土著居民（这些人种平均发病率<1%）有更高的发病率（3%~6%）。其他股骨近端的解剖研究也显示白人和亚洲人的髋关节存在结构差别（90，92），尤其在股骨前倾和头的球形程度上（90，91），即白人的髋关节常显示"桶形"的股骨头（90）。白人女性的股骨头直径稍微大一些，平均4.3cm，而汉族女性的直径平均为4.0cm（90）。Dudda（92）等通过影像分析对比了无关节炎的白种人和汉族女性的髋关节，发现在白种人女性中，股骨头非球形比例和髋臼过度覆盖率均

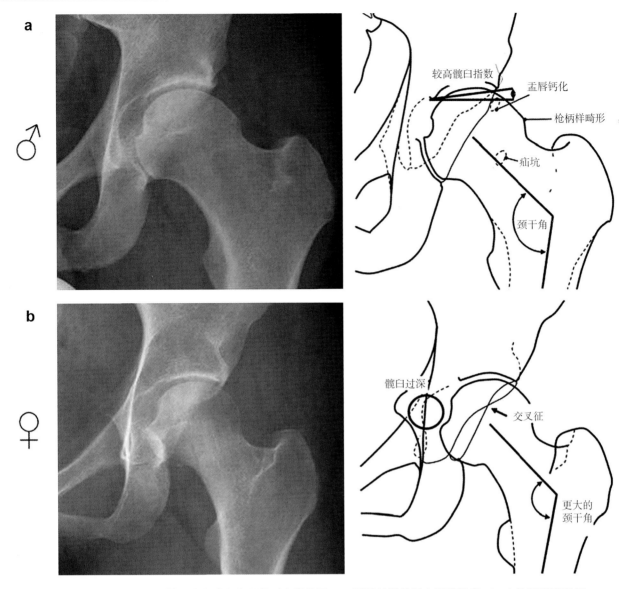

图5.2　对比男、女股骨近端和髋臼主要的形态学差异。a. 男性的股骨侧有显著发现。b. 女性则是髋臼侧

高。在日本人中进行的研究发现大多数的髋关节骨性关节炎与髋关节发育不良有关[45, 46]。同时又发现FAI的发病率低于0.6 %，而髋臼后倾则更可能是非发育不良髋关节FAI的原因[47, 48]。

在丹麦，Gosvig 得出的结论认为，高骨关节炎风险与深髋臼和股骨颈枪柄样畸形有关，这一结论与Hoaglund报道的结果类似[45, 49]。这一证据可以部分解释髋关节形态和骨性关节炎发展的种族差异。

5.5.2　性别

辨明性别特异性的疾病类型对于改善疾病的诊断和治疗策略是非常重要的。对FAI在男性和女性中发病类型的准确理解可以提高对不同性别病人的诊断标准。CAM型FAI之前被认为在青年男性的发病率较

高，而Pincer型FAI在中年女性中更为常见（3，2）。

CAM样畸形在无症状的志愿者中的发生率为14%~24%。男性比女性的发病率高，约为3.8∶1（93，94）。女性人群在髋臼过深、交叉征阳性以及Sharpe角增大方面有更高的发病率（95）（图5.2）。这些发现与女性髋臼过深、男性枪柄样畸形率高的研究发现相一致。研究证明，与有症状的男性FAI患者相比，女性患者α角更小而前倾更大（97，98）。34%的女性α角>60°，而男性为72%，女性有更大的屈曲位内旋，说明男性和女性的诊断标准应该是不一样的（96）。

5.5.3　遗传因素

Pollard等评估了正在对特发性FAI进行治疗的

患者的兄弟姐妹，并将他们及其配偶和患者的配偶进行比较。此项研究发现接受治疗的CAM型患者，其兄弟姐妹中也罹患CAM型畸形的相对风险是2.8（99）。男性患者的兄弟中风险最高（3.2；1.9~5.4），女性患者的姐妹中风险最低（1.9；0.8~4.9）（表5.1），最终可导致FAI的畸形，"在胚胎期就已决定，或在遗传上有导致异常发育的倾向，或在骨骼成熟之前有亚临床的髋关节疾病"（99）。另外，他们补充认为，"在没有临床表现和OA症状的兄弟姐妹中出现CAM畸形的高发比例，提示畸形是一种原发的而非继发的现象"（99）。他们的结论也许不能解释为何在女性患者的姐妹中以及在高运动水平家族中发病率较低，这说明性别因素只起到一定的作用。一些证据显示种族、性别、遗传可以部分解释FAI的发生和发展在出生之前就开始了。这一现象也可归因于文化差异，以及我们日常生活的行为可能影响了髋关节的发育。进一步对在同一文化背景下的不同种族生活状态的研究，有可能回答这个问题。

5.5.4　作用力

最初，随着FAI概念的建立，一些学者认为CAM型和Pincer型撞击只是一种简单的骨生长，其作为一种防止进一步损伤的保护性机制，是作为对骨性撞击的一种适应性结果。就像之前描述的，在生长板闭合之后，骨性改变的可能性比较低。当然，盂唇的钙化和髋臼缘骨生成可来源于Pincer型撞击，但它们的生长，不会越过盂唇的边界。不同于骨赘形成，CAM型的病损似乎不具有生长的潜能，在切除之后，也不再复发。与之相反的证据是，在对CAM型畸形进行切除后的最初2年中，出现了骨的再皮质化现象[37, 38]。在对覆盖在CAM型和Pincer型病损上的软骨进行组织学分析中，发现了正常的透明软

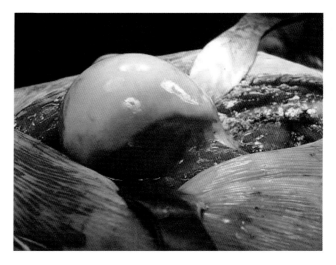

图5.3　CAM畸形中正常的透明软骨

骨，而通常在骨骼发育成熟后，透明软骨不会形成（图 5.3）。如果CAM型病变是撞击的结果，它们会随着时间继续增大，并且由纤维软骨组成，而不是由透明软骨组成。这与年龄、畸形程度、α角大小、前方偏心距的丢失，或者其他影像学参数关系不大[50]。与年龄和畸形相对应的变化是骨关节炎的改变，这一改变在随着查找FAI是否会导致OA的证据的过程中，得到进一步的研究。

相反，在儿童期作用在髋上的生理性应力和重塑潜力是很有可能的。儿童期的运动如跑步、攀爬类似此类活动都需要髋屈曲和内旋，均可能与FAI发生相关。一项研究显示，在骨骼成熟的青春期，如果从事高撞击的运动，则有更高的可能发生CAM畸形[51]（101）。已经有多项研究报道表明，从事剧烈运动的青年人有更大的概率出现股骨近端的CAM畸形（100，101）。有一种理论认为CAM畸形在运动员中的高发病率与其在股骨近端成形和生长的过程中运动量过大导致股骨头骨骺发育异常或受影响有关（102）。优秀篮球运动员的整个股骨头的骨骺，其朝向股骨颈的延伸，与同龄人相比，会增大

表5.1　兄弟姐妹中各个髋关节和对照组髋关节形态学分类汇总

分组	性别	数量	髋关节	正常（%）	单纯CAM型（%）	混合型（%）	单纯Pincer型（%）
对照组	男	39	78	53（67.9）	12（15.4）	2（2.6）	11（14.1）
	女	38	76	55（72.4）	5（6.6）	4（5.3）	12（15.8）
兄弟姐妹组	男	54	108	41（38.0）	33（30.6）	16（14.8）	18（16.7）
	女	42	84	42（50.0）	15（17.9）	5（6.0）	22（26.2）

12%~15%。尽管对照组在生长板闭合的过程中骨骺也会有延伸，但在篮球运动员中，其在生长板闭合之前的延伸明显增加（102）。如果运动中的压力确可引起形态学的改变，这可能发生在骨骼成熟以前，更可能发生在激素发生变化的过程中，因为在此阶段，骨骼更易通过生长板软化和再塑。Carter等发现，在骨骼未成熟的患者中，有FAI症状的CAM型畸形的部位，多发生在股骨近端骺板水平的近侧。在骨骼成熟后，CAM型病变的发生就会进一步远离骺板，对这一现象的可能解释是由于刺激所致的额外生长；这表明生长板，或更准确地说，生长板的反复微创伤可能在CAM型FAI的病理机制发挥了具有因果关系的作用[52]。Philippon等发现在骨骼未成熟的患者中，年龄和α角有关联。在运动量较高人群中发现α角随年龄而增加也佐证了CAM型FAI具有随年龄发展变化的特征[53]。在对抗性运动中当青少年未闭合的骨骺受到高应力作用后会易于发生CAM型畸形。

5.5.5 股骨头骨骺滑脱（SCFE）

股骨头骨骺滑脱也是造成CAM型FAI的主要原因之一。作为结果出现的股骨头向后滑移，导致了股骨头颈结合部前方偏心距的丢失。类似的，CAM畸形也是股骨头球形的丢失，这主要发生在前方或前外侧的头颈交接处，这是由于在这一区域的头颈交接处的偏心距丢失所导致的。

SCFE通常发生在骨骺未融合的青少年中，有症状的、可检测到滑脱的儿童通常需要手术治疗。严重的滑脱原位固定后可以成为撞击的病因，有报道称需要进行股骨截骨来矫正和消除撞击。男性发生SCFE的概率高于女性，患者的表现和临床症状的程度各有不同，轻微的滑脱有可能被漏诊。

Goodman先前描述了SCFE是一种头颈向后成角和倾斜并伴股骨头移位的病变，股骨头颈部前偏心距的丢失可以造成股骨头非球面化，这是因为股骨向后滑移所造成的[6]（图5.4）。

放射线可以测量头颈倾斜度、前偏心距比率（AOR）和α角（图5.4）。这类患者中异常的α角意味着头颈结合部的缺失和非球形的股骨头，AOR的缺失提示股骨头相对于股骨颈的移位，头颈倾斜描述了股骨头的角度与股骨颈的角度之间的关系。

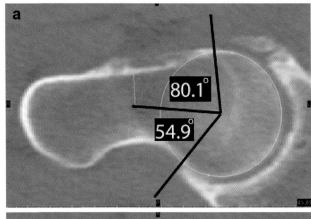
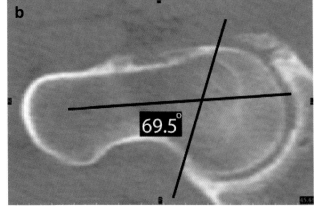
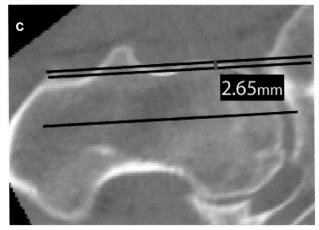

图5.4 测量α角和β角的方法
a. 第一条线从股骨颈的最窄点到股骨头的中心。第二条线是从股骨头中心至股骨头前方球形轮廓丢失点的连线（anterior loss of sphericity）。两条线之间的交角就是α角。从股骨头中心画线至后侧头-颈界处，第一条线与其交角称为β角。b. 头-颈倾斜度。沿着股骨颈长轴画第一条线，不一定通过股骨颈的中心。第二条线从头的前方球形轮廓丢失点至后方头-颈交界处的边缘。二者之间的交角即为头-颈倾斜度。c. 前方偏心距（AO）。第一条线为沿着头颈倾斜处画线，第二条线沿着前方股骨颈的皮质平行于第一条线，第三条线沿着前方股骨头的皮质。AO的距离就是第二条线与第三条线的垂直距离。

这3项测量数值均发生异常变化可以反映股骨头的位置，并与Goodman对SCFE的解释一致。相反，如果α角和AOR异常，但是头颈倾斜正常，可以描述为移位但没有股骨头的倾斜，即只是形状改变或异常，但并不是SCFE。由Goodman所描述的同样影像学变化，在CAM型畸形中也被发现，这一变化也在男性中高发。被定义为SCFE的异常影像学测量，其发生率高达70%[50, 54]。这些测量结果和他们的严重程度与年龄无关，这说明该畸形为一种静态畸形，不会随着时间进展加剧[50, 54]。

与SCFE类似，无临床症状时的FAI无法诊断，这也反映出这种疾病从发病到出现临床症状是一种细微的变化过程。由于病理进展不能被检测到，所以有人认为，正是由于这一原因，使得亚临床的SCFE没有严重到会引起临床关注的程度，这也是导致CAM型FAI发展的主要因素。对于一组年龄在10~12岁之前的无症状儿童开展的研究中，由于其他原因进行了X线和CT扫描，没有发现髋关节出现CAM畸形倾向的形态异常[55]。Beaule在一项通过MRI测量评价无症状的小儿患者的研究中发现，通过比较骨骺闭合前后的情况发现CAM型畸形可能发生于骨骺闭合过程中，并与活动量的增加有关[56]。在骨骺闭合前的这些变化与SCFE的时间相一致。这也许可以解释为什么大多数有FAI症状的患者都是在他们的青少年后期或20~30岁时前来就诊。也有不同的声音反对把SCFE认为是FAI原因的观点，他们认为，

CAM畸形的患者并没有出现方向性的生长板障碍，而这一现象经常在SCFE中被发现[57, 58]。而β角在α角增大的过程中并未改变，也是反驳SCFE作为CAM病变因素的一个证据[59]。也有主张认为SCFE是骨软骨损伤的原因，而延伸的生长板则是SCFE或者相似类型损伤的结果。

5.5.6　髋臼过度覆盖：髋臼前突和内陷

髋臼内陷会对居中良好的股骨头造成功能性的过度覆盖，此时就形成了Pincer型撞击。局灶性Pincer畸形，包含了前上髋臼的骨性突出，而这常常由于髋臼后倾。在骨盆正位片中，典型的影像学表现是交叉征、坐骨棘征和有时出现的后壁征（意味着后壁缺损）。相反，髋臼内陷造成相对的股骨头过度覆盖，可引起整体的Pincer型撞击。

作为被广泛接受的一种髋臼内移现象，许多影像学标准被用来定义髋臼的前突。Wiberg的中心-臼缘角（CE角）大于40°即可诊断为髋臼前突（图5.5）（103，105，106）。而髋臼内陷，伴随髋臼内壁位于髂坐线以内或与其重叠，被认为是整体Pincer型撞击的一种较轻形式（104）。此外，全面型撞击（无论前突或髋臼内陷），髋臼后壁会明显突出并位于股骨头中心外侧（104）。任何这些髋臼的异样形态可与髋臼后倾和（或）CAM畸形并存。在一些病例中，由于激素或代谢原因造成的骨软化可以导致这一畸形。这部分患者在骨骼成熟以后可

图5.5　骨盆前后位显示右侧髋臼前突，CE角为56°，股骨近端凸CAM畸形。左侧CE角为46°，并有CAM畸形。红色箭头指示双侧坐骨棘征，无交叉征。蓝色箭头显示CAM畸形的边缘并有FAI撞击造成的缺陷

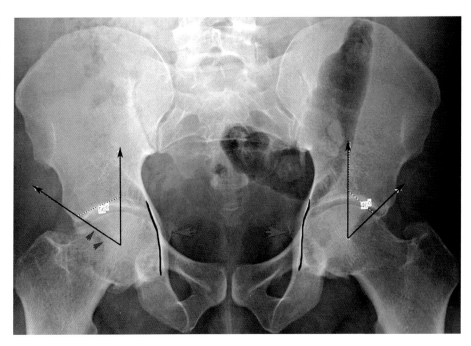

以发生Pincer型撞击。类似地，髋臼的过度覆盖可以是功能性的，这归因于腰底关节的过度前曲，而造成骨盆的前向倾斜[60, 61]。如果不是功能性的，最可能是遗传性的或者后壁不全。类似DDH，最可能的原因就是源于宫内的或者出生后的最初几年的发育问题。所有的影像学测量至少在两个平面上完成，因为影像学上的一些细微改变可能来源于多种畸形或者与患者的体位有关。这些复杂的畸形常常共存，因此很多医生使用三维CT重建来检查疼痛的髋关节。

5.6　FAI的继发原因

5.6.1　外科干预后的FAI

对于有症状的髋臼发育不良，髋臼周围截骨是一种临时性的外科治疗手段，并且使患者获得了良好的功能、临床及影像学评价结果（139，141），而且可以对髋关节在10~20年内提供很好的保护（136，143）。而在一些研究包括回顾性综述和病例报道中，描述了在髋臼周围截骨（PAO）后，出现了诸如疼痛和关节活动受限等撞击表现（136~143）。

在某些髋关节发育不良中，也会存在股骨头颈交界处偏心距的缺失，并同时伴有非球形的股骨畸形。这些畸形通常会由于髋臼前方覆盖的减少而得到代偿。但是，截骨矫形虽然能纠正畸形，但也会造成医源性的Pincer型撞击。同时由于股骨头为非球形，可能会形成混合型的前方撞击。据报道，术后这一情况的发生率高达30%~48%（136，139）。Myers等在1999年报道了5例髋臼周围截骨后的"继发性撞击综合征"的患者（137）。所有患者表现为腹股沟处的疼痛和前方撞击症状，出现了髋关节的屈曲、内收、内旋的活动受限。在受累髋关节的MRA检查中，证实了盂唇和软骨的损伤。

术前的非球形股骨头被髋臼的覆盖不足所保护，但由于手术进行了髋臼的倾斜重置，从而导致了术后相对的髋臼过度覆盖而出现了前方撞击的症状（144）。

Albers等提出了"髋臼最佳方向"的概念。其目的是最大程度地优化髋臼术后的最佳位置，最大可能地降低髋臼的过度矫正和后倾问题（144）。他们使用了6个影像学参数：股骨覆盖，前方覆盖，后方覆盖，外侧中心-边缘角，髋臼指数，突出指

数。并认为在术后，如果6个指标中至少有4个在可接受范围之内，则认为髋臼得到了最佳方向调整。他们还进行了一项回顾性研究，以期判定通过髋臼周围截骨得到正确方向重置的髋臼和一个球形的股骨头，是否会提高髋关节的10年使用率，或减缓骨性关节炎的发生。他们将接受了165例髋臼周围截骨术的147名患者分为2组，理想的髋臼矫形和球形股骨头组与髋臼重塑不理想和非球形股骨头组作比较，并进行了至少10年的随访。他们发现理想的髋臼矫形和球形股骨头组增加了股骨头的生存率，降低了骨关节炎的发生率。

5.6.2　股骨颈骨折和FAI

Ganz等首次描述了股骨近端骨折内固定术后由于骨折畸形愈合和过度生长造成的FAI（107）。他们推测，在手术复位和内固定后出现的复位不佳和畸形愈合，可以导致股骨头颈结合处的形态学异常，如内翻位畸形愈合、短缩、后倾，股骨头颈交界处偏心距减少，从而造成髋关节的力学异常和撞击（108~111）。他们的理论提出后，已经被几个报道和病例系列研究所支持（108，109，114）。

在多达85%的利用多根松质骨螺钉或动力髋螺钉手术固定股骨颈骨折的老年人（>85岁）中，术后发现了CAM型FAI的影像学证据（109），这一比例明显高于无症状人群的1%~17%（112，45）。他们也发现在Garden III和IV型的骨折中86%会出现CAM型FAI，而在Garden I和II型中为72%。影像学改变是否是手术固定和畸形愈合的结果，或者应该归咎于随着年龄增长而出现的股骨近端头—半颈交界处偏心距的改变，目前还不清楚（113）。之前曾有报道描述过，超过50岁的患者行关节表面置换术后CAM型撞击的发生率很高[50]（114）。

另一篇研究中，对一组50岁以下的髋部骨折患者进行了复位和内固定，把他们与基于人群的对照组进行了比较（135）。通过分析影像学撞击和退变性关节炎的表现，发现进行内固定的髋关节患者中，有75%的人至少显示了1项撞击的证据，而普通人群中存在这一现象的比例只有17%（112，45）。这些发现似乎与先前的报道所认为的，股骨头-颈畸形是年龄增长的结果，而不是骨折畸形愈合所造成的这一结论相矛盾。另外，在22例髋（31%）最后

一次随访中，通过Tönnis评分，发现了退变性骨关节炎的影像学证据，同时也发现了B3型的头下行骨折，最容易出现关节炎的表现。令人感兴趣的是，94%的在影像学上没有撞击表现的髋关节患者，在最后随访时也没有发生骨性关节炎的迹象（109）。

Eijer等报道了9例平均年龄为33岁的股骨颈骨折患者，他们骨折后出现患处的疼痛、步态异常，尤其在屈曲、内收和内旋时的活动受限，并在患髋侧表现出了撞击试验阳性（108）。所有患者的影像学和术中评估均显示骨折复位不良和骨畸形愈合。他们认为，股骨头后倾及内翻位力线不良会导致前方和前外侧的撞击。术中可见与FAI类似的前方盂唇损伤和髋臼软骨病损，这些在股骨头颈轮廓畸形的患者中均可观察到。

相反的，一些研究者认为股骨颈骨折患者术后的撞击和影像学改变是骨不连和畸形愈合的原因而不是结果（115）。不管怎样，股骨近端骨折、其后的复位不良和（或）畸形愈合似乎增加了影像上及临床上CAM型撞击发生的风险。而术后的影像学表现和其后的髋关节骨性关节炎的发生，其间的因果关系还不清楚。然而，这些发现也确实指出了在处理股骨近端骨折时，在前后位和轴位平面上初始解剖复位和坚强固定的重要性（111，116）。这些结果也强调了对类似骨折术后伴骨畸形生长患者术后密切随访和监测的重要性。在这个特殊的患者人群中，手术干预可能有助于保髋，防止可能的FAI症状及其后遗症的发生。

5.6.3 FAI和病理性的CAM型损伤

FAI综合征和影像学改变也可以由于病理性原因所引起。一些研究报道了股骨近端良性和恶性病变可以产生典型的FAI症状（117~122）。

这些患者都是典型的运动量大的年轻人，表现为髋部疼痛和活动度进行性下降（117）。股骨头颈部变宽和发育不良造成了机械阻挡，导致了股骨近端和髋臼边缘的异常接触，从而限制了髋关节活动度，并导致了典型的FAI的发生。表现为疼痛、撞击和FABER试验阳性，并伴有髋关节屈曲、内收和内旋活动度降低。这些股骨侧的改变通常与伴有进行性骨关节炎改变的髋臼盂唇撕裂、囊变相关。

Tripathy等报道了一例23岁足球运动员的病例。

患者的FAI症状继发于关节内的股骨头的软骨肉瘤（117）。患者表现为腹股沟疼痛、髋关节屈曲受限，而内收和内旋活动会重复导致髋关节疼痛出现。X线片和MRI显示股骨头前下方有溶骨性改变，但未发现髋臼软骨盂唇的病理变化。开放切除活检证实为中度恶性的软骨肉瘤，其边界没有发现肿瘤侵蚀。术后6个月，撞击症状缓解，患者髋关节活动度恢复正常，达到了完全的体力活动和运动水平。

有类似的文献报道，骨软骨瘤、骨样骨瘤、多发性遗传性外生骨疣和滑膜软骨瘤病也可以引起类似的FAI症状和软骨盂唇的改变（123，132~134，119，120，122）。

Hussain等报道了一个年轻人的病例，其表现出由大转子处的实性骨软骨瘤所导致的FAI症状（118）。X线片和MRI显示一个钙化的团块，该团块接近大转子，并在大转子受侵蚀侧与髓腔相通。影像学显示股骨颈前上部有一骨性突起，并在髋臼侧出现退变性改变，同时表现出交叉征阳性。通过后外侧入路进行病变组织切除，病理证实为骨软骨瘤。但是术后，患者一直抱怨腹股沟前方疼痛，这一疼痛与髋关节屈曲、内收和内旋有关。患者第一次手术后7个月，又进行了髋关节镜下的盂唇清理和修整以及骨软骨成形术。术后患者症状完全消失。这个病例提示我们典型的CAM畸形和髋臼的后倾可能是产生机械撞击症状的潜在因素，而不是骨软骨瘤本身。

股骨近端的良、恶性病变，通过产生和CAM损伤一致的解剖变异，从而导致典型的骨髋撞击的机械和疼痛症状。由于髋臼或骨盆的损伤，再次产生Pincer型畸形，目前还没有报道。这些"病理性的CAM型畸形"及其相关症状虽然并不常见，但通过切除畸形来改善症状，也进一步加强了这样的认识，即CAM型畸形，作为一种独特的疾病，可以导致FAI的症状。这些患者日后是否有髋关节骨性关节炎发生增加的风险，目前还未可知。

5.6.4 股骨头缺血性坏死（LCP）

LCP好发于4~10岁的儿童，是一种表现为可治愈的股骨头骨骺的缺血性坏死，但是会导致髋关节不同程度畸形的疾病。其形态学改变在股骨侧和髋臼侧均可发生。股骨侧典型表现包括短颈、转子过度生长和大而扁平的股骨头，而这样的股骨头又会导致股骨后倾、髋内翻、髋膨大和短髋畸形。髋臼侧通常会变平和出现后倾，并伴有骨头覆盖不全。上述改变会导致CAM型和Pincer型撞击的混合出现，在严重的病例，则还会出现转子撞击[62-66]。Stulberg分类可以作为患者日后髋关节病理改变的预测指标。其分类的Class Ⅰ较Class Ⅳ代表着更好的预后。而对于Class Ⅳ的患者，通常在20岁左右出现髋部临床症状并发展成早期的骨性关节炎[67-69]。

毫无疑问，LCP 可以导致髋关节生物力学异常，在一些严重的病例中可造成继发性骨关节炎，也是FAI的一种形式。但LCP不太可能引起之前描述的、在正常髋关节中发生的那些细微的异常。

5.6.5　FAI及其后遗症会引起骨关节炎（OA）吗?

髋关节骨关节炎可继发于许多病因因素，如LCP、DDH和SCFE。通常患者可以无任何明显的发病因素而发生骨性关节炎。而正是在这些患者中，

FAI 被认为是成人早期骨性关节炎的病因[3]。作为FAI结果出现的软骨和盂唇损伤，会进展成为退变性关节疾病。据此，Ganz认为90%的骨关节炎病变应该归因于此种病理过程[1-3]，随着时间的推移，会出现诸如软骨分层和盂唇撕裂等损害。

5.7　软骨反应

软骨对于过度负重和剪切力损伤的反应是渐进性的，并似乎遵循一种可预见的路径。在过度负重情况下，关节软骨表层的反应表现为基质退变。Hashimoto等报道了人类股髋撞击区域软骨的代谢活动水平（87）。在有股髋撞击的患者的撞击区（头颈交界处的前外侧）获得的关节软骨中，大部分趋化因子和降解酶类的表达明显增多，但是与正常关节软骨相比，致炎细胞因子IL-1b的表达无明显差异（图5.6）。而撞击区软骨与终末期骨性关节炎软骨相比，一些趋化因子和其他标志物（IL-8、CCL3L1，ADAMTS-4和ACAN）表达水平也显著升高。

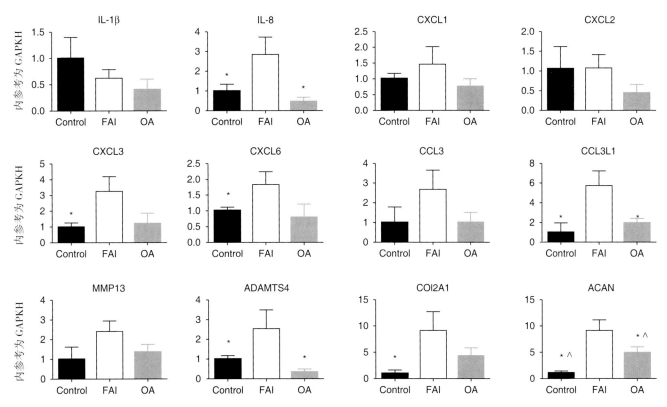

图5.6　对照组、FAI患者组和终末期骨关节炎组关节软骨中选择细胞因子、趋化因子、基质降解和结构基质中mRNA表达情况。除IL-1b 和 CXCL2外，所有基因在FAI组中均有高表达，较骨关节炎和对照组均有显著差异。IL-8, CXCL3, CXCL6,CCL3L1, ADAMTS-4, COL2A1和ACAN两两比较或全组比较均有显著差异。这表明FAI的关节软骨代谢活动明显比髋骨关节炎和对照组活跃。数据以均数和标准差表示，并与对照组均数相比较。*代表与FAI组比较P<0.05，对照组和骨关节炎组间P<0.05

在对不同退变阶段的软骨的比较中，撕裂/变薄阶段软骨的代谢最为活跃。更为重要的是，与股髋撞击患者的髋关节软骨相比，终末期OA的软骨中软骨基质蛋白基因（COL2A1和ACAN）的表达有下降趋势，虽然其中只有ACAN的下降有显著差异。这些组织的分析结果提示，FAI机械性撞击造成的局部软骨改变与早期骨关节炎的退变是一致的，尤其股髋撞击区域的关节软骨的合成和分解代谢活动均增高，这些变化均先于骨关节炎的影像学表现而发生。

髋关节骨性关节炎的早期病理生理学机制已然建立，但仍有诸多问题没有被理解。对于调节人髋关节骨性关节病的生物级联反映的信息仍然不多。尽管如此，之前有研究发现，在关节软骨遭受损伤后的早期变化包括肥大、胶原变性、蛋白多糖的损耗和轻度炎症（83~85）。这些变化是可逆的，因为软骨细胞可以降解损伤因子并增加基质产生（86）。因此在骨关节炎的早期，合成和分解代谢反应都活跃。但随着疾病的进展，平衡逐渐向分解代谢倾斜（88）。这些以前的结果与目前髋关节FAI和关节炎的研究结果是一致的（图5.6）。与终末期骨关节炎相比，取自股髋撞击区域的关节软骨样品，表现出了包括炎症趋化因子（IL 8 和 CCL3L1），基质降解因子（ADAMTS-4），细胞外基质（ACAN）在内的更活跃的代谢活动。在终末期髋关节骨关节炎，软骨基质蛋白基因表达降低预示着合成活动的缺失，以及分解代谢的失衡。

FAI术后临床随访结果证明疗效良好[70, 71]。令人感兴趣的是，这些研究也发现早期的骨性关节炎或进展性的软骨损伤常显示结果不良[70, 71]。许多Ⅲ级和Ⅳ级临床研究也显示了类似的手术结果[72, 73]。但对于一个伴有关节损伤的不同的疾病过程会导致不佳的结果的不同声音也已出现。当前，由于没有充分长时间的随访和与非手术组的随机对照研究，我们还无法确定FAI和OA之间的因果关系。鉴于此，许多研究现在开始寻找可供横向研究的人群，以期发现FAI和OA间的关系。有些研究在骨关节炎老年患者中探讨FAI的表现，但撞击可以继发于退变性改变，这很难区分是在患病前的撞击还是继发于骨性关节炎的改变[74]。

55岁以下确定为骨性关节炎并进行髋关节表面

置换的患者，表现出了更高的FAI发生率。但同样的，依然无法确定我们所看到的FAI的改变有多少是继发于骨性关节炎[50]。研究者检查了患者对侧无症状的髋关节，与退变的患侧髋关节进行了比较。观察其异常的形态学并将结果与对照组比较。通过校正性别、年龄和BMI因素后，对侧髋关节发生骨关节炎的概率为5.5%~8.3%，而对照组仅为3%[75]。先于疾病发生的纵向队列研究，在探究FAI和骨性关节炎之间因果关系方面最为合适。两项荷兰的研究包括了超过1500名年龄在45~85岁的患者，随访了5~6年的时间。这些患者在研究最初阶段没有或只有轻度的骨关节炎。但在这些患者中，那些表现出和FAI发生相一致的α角异常增加及偏心距减少的人群，其发生骨关节炎的风险概率介于25%~62%之间。而在股骨头形态更为正常的人群中，骨关节炎发病率只有2%[76]。那么到底什么是形态异常？α角被广泛用于评价股骨头形状的非球形化和偏心距减少。

Chingford 研究是一项非常有力的纵向研究，这项研究持续了19年，包括1003名健康女性，以X线片作为初始基准并在19年后重新拍片。对那些需要进行全髋关节置换（THA）的患者与无须进行THA的患者进行了形态学的比较，并且测量了其α角。THA的患者与非THA患者对比，α角的平均数分别为62.4 和45.8。他们也发现α角大于65°的患者，其发展为骨关节炎的概率为α角小于65°的2.7倍[77]。在一项其他研究中发现，尽管患者有FAI的证据，但是并没有发展成骨关节炎，或需要THA。到目前为止，流行病学的研究主要基于有限的影像学检查，比如骨盆正位X线片，这在描述前方CAM病变和准确评估Pincer病变时，有一定的局限性。

5.8 展望

在中短期的随访中发现，FAI术后临床症状显著改善。同时也发现如果矫正过度或不充分，则临床效果不佳[71]。

这导致我们提出如下问题：我们矫正的是什么，什么是异常的，什么又是正常的呢？

答案并非显而易见。Charnley基于全髋关节置换的理念，已经使我们相信髋关节是一个球窝关节，而现实是，实体的髋关节可能并不是这样。髋关节形状多种多样，但可以确定股骨头和髋臼都更接近椭圆而非球形[78]。两者的关系要比拥有同一个旋转中心的单一球窝关节更加复杂。当髋关节进行屈曲、后伸、旋转和平移时，围绕其周围的软组织，包括关节囊、圆韧带和肌肉产生的影响还没有被充分理解。Rylander通过动态行为捕捉分析的方法比较FAI患者术前术后的行走活动，发现髋关节在矢状面上的活动有所改善[79]。Kennedy 在对FAI患者的步态分析的研究中发现，与对照组相比，髋关节和骨盆的活动范围存在差别，同时在行走和深蹲时髋外展有改善[80]。这些研究在样本上太少，而步态分析作为一种潜在的测量工具仍需改进[81]。

未来对FAI的研究需要通过整合准确的术前术后数据进行更多的生物力学和步态研究。通过术者对手术矫正的角度、偏心距和形态学改变数据的收集，并与术后步态分析相结合，将对FAI的病理生理机制有更进一步的阐明。通过与正常髋关节比较并对比纵向数据，将会更有价值，并为FAI手术提供更多信息而不只是矫正α角。

要点小结

1. 出现临床症状的FAI 是机体活动和形态学异常综合作用的结果。

2. 导致FAI易发的因素包括：儿童髋关节疾病、性别、种族、遗传以及在髋关节发育过程中的活动。

3. FAI 的继发因素包括：髋关节骨折后的畸形愈合，医源性手术损害。

4. 有临床证据表明，FAI可以通过损伤关节内结构（软骨和盂唇）而触发关节退行性改变的过程。

关键数据来源

[1] Ganz R, Gill TJ, Gautier E, Ganz K, Krugel N, Berlemann U. Surgical dis- location of the adult hip a technique with full access to the femoral head and acetabulum without the risk of avas- cular necrosis[J]. J Bone Joint Surg Br, 2001;83(8):1119–1124.

[2] McCarthy JC, Noble PC, Schuck MR, Wright J, Lee J. The Otto E. Aufranc Award: The role of labral lesions to development of early degenerative hip disease[J]. Clin Orthop Relat Res, 2001;393:25–37.

[3] Kassarjian A, Yoon LS, Belzile E, Connolly SA, Millis MB, Palmer WE. Triad of MR arthrographic findings in patients with cam-type femo- roacetabular impingement[J]. Radiology, 2005;236(2):588–592.

[4] Wenger DE, Kendell KR, Miner MR, Trousdale RT. Acetabular labral tears rarely occur in the absence of bony abnormalities[J]. Clin Orthop Relat Res, 2004;426:145–150

[5] Ng VY, Arora N, Best TM, Pan X, Ellis TJ. Efficacy of surgery for femo- roacetabular impingement: a systematic review[J]. Am J Sports Med, 2010;38(11):2337–2345.

参考文献

[1] Ganz R, Gill TJ, Gautier E, Ganz K, Krugel N, Berlemann U. Surgical dislocation of the adult hip a technique with full access to the femoral head and acetabulum without the risk of avascular necrosis[J]. J Bone Joint Surg Br, 2001;83(8):1119–1124.

[2] Ganz R, Leunig M, Leunig-Ganz K, Harris WH. The etiology of osteoarthritis of the hip: an integrated mechanical concept[J]. Clin Orthop Relat Res, 2008;466(2):264–272.

[3] Ganz R, Parvizi J, Beck M, Leunig M, Notzli H, Siebenrock KA. Femoroacetabular impingement: a cause for osteoarthritis of the hip[J]. Clin Orthop Relat Res, 2003;417:112–120.

[4] Murray RO. The aetiology of primary osteoarthritis of the hip[J]. Br J Radiol, 1965;38:810–824.

[5] Solomon L. Patterns of osteoarthritis of the hip[J]. J Bone Joint Surg Br, 1976;58(2):176–183.

[6] Goodman DA, Feighan JE, Smith AD, Latimer B, Buly RL, Cooperman DR. Subclinical slipped capital femoral epiphysis. Relationship to osteo- arthrosis of the hip[J]. J Bone Joint Surg Am, 1997; 79(10):1489–1497.

[7] Harris WH. Etiology of osteoarthritis of the hip[J]. Clin Orthop Relat Res, 1986;213:20–33.

[8] Harris WH, Bourne RB, Oh I. Intra-articular acetabular labrum: a possible etiological factor in certain cases of osteoarthritis of the hip[J]. J Bone Joint Surg Am, 1979;61(4):510–514.

[9] Stulberg SD, Cordell LD, Harris WH, et al., editors. Unrecognized childhood hip disease: a major cause of idiopathic osteoarthriti of hip. Proceedings of the third meeting of the Hip Society[M]. Saint Louis: The CV Mosby Company, 1975.

[10] Bombelli R. Osteoarthritis of the hip: pathogenesis and consequent therapy[M]. Berlin: Springer, 1976.

[11] Elmslie RC. Aetiological factors in osteoarthritis of hip[J]. Br Med J, 1933;1:1–3.

[12] Reginster JY. The prevalence and burden of arthritis[J]. Rheumatology, 2002;41(Supp 1):3–6.

[13] Murphy SB, Kijewski PK, Millis MB, Harless Acetabular dysplasia in the adolescent and young adult[J]. Clin Orthop Relat Res, 1990;261:214–223.

[14] Price CT, Ramo BA. Prevention of hip dyspla- sia in children and adults[J]. Orthop Clin North Am, 2012;43(3):269–279.

[15] Anderson SE, Siebenrock KA, Tannast M. Femoroacetabular impingement: evidence of an established hip abnormality[J]. Radiology, 2010;257(1): 8–13.

[16] Beck M, Kalhor M, Leunig M, Ganz R. Hip morphol- ogy influences the pattern of damage to the acetabular cartilage: femoroacetabular impingement as a cause of early osteoarthritis of the hip[J]. J Bone Joint Surg Br, 2005;87(7):1012–1018.

[17] Naal FD, Miozzari IIII, Wyss TF, Notzli HP. Surgical hip dislocation for the treatment of femoroacetabular impingement in high-level athletes[J]. Am J Sports Med, 2011;39(3):544–550.

[18] Johnston TL, Schenker ML, Briggs KK, Philippon MJ. Relationship between offset angle alpha and hip chondral injury in femoroacetabular impingement[J]. Arthroscopy, 2008;24(6):669–675.

[19] McCarthy JC, Noble PC, Schuck MR, Wright J, Lee J. The Otto E. Aufranc Award: The role of labral lesions to development of early degenerative hip disease[J]. Clin Orthop Relat Res, 2001;393:25–37.

[20] Farjo LA, Glick JM, Sampson TG. Hip arthros- copy for acetabular labral tears[J]. Arthroscopy, 1999;15(2):132– 137.

[21] Eriksson E, Arvidsson I, Arvidsson H. Diagnostic and operative arthroscopy of the hip[J]. Orthopedics, 1986;9(2):169–176.

[22] O'Leary JA, Berend K, Vail TP. The relationship between diagnosis and outcome in arthroscopy of the hip[J]. Arthroscopy, 2001;17(2):181–188.

[23] Peters CL, Erickson JA, Anderson L, Anderson AA, Weiss J. Hip-preserving surgery: understanding complex pathomorphology[J]. J Bone Joint Surg Am, 2009;91 Suppl 6:42–58.

[24] Beck M, Leunig M, Parvizi J, Boutier V, Wyss D, Ganz R. Anterior femoroacetabular impingement: part II. Midterm results of surgical treatment[J]. Clin Orthop Relat Res, 2004;418:67–73.

[25] Bardakos NV, Vasconcelos JC, Villar RN. Early outcome of hip arthroscopy for femoroacetabular impingement: the role of femoral osteoplasty in symptomatic improvement[J]. J Bone Joint Surg Br, 2008;90(12):1570–1575.

[26] Bardakos NV, Villar RN. Predictors of progression of osteoarthritis in femoroacetabular impingement: a radiological study with a minimum of ten years fol- low- up[J]. J Bone Joint Surg Br, 2009;91(2):162–169.

[27] Beaule PE, Le Duff MJ, Zaragoza E. Quality of life following femoral head-neck osteochondroplasty for femoroacetabular impingement[J]. J Bone Joint Surg Am, 2007;89(4):773–779.

[28] Bizzini M, Notzli HP, Maffiuletti NA. Femoroacetabular impingement in professional ice hockey players: a case series of 5 athletes after open surgical decompression of the hip[J]. Am J Sports Med, 2007;35(11):1955–1959.

[29] Brunner A, Horisberger M, Herzog RF. Sports and recreation activity of patients with femoroacetabular impingement before and after arthroscopic osteo- plasty[J]. Am J Sports Med, 2009;37(5):917–922.

[30] Leunig M, Beaule PE, Ganz R. The concept of femoroacetabular impingement: current status and future perspectives[J]. Clin Orthop Relat Res, 2009;467(3):616–622.

[31] Lincoln M, Johnston K, Muldoon M, Santore R. Combined arthroscopic and modified open approach for cam femoroacetabular impingement: a prelimi- nary experience[J]. Arthroscopy, 2009;25(4):392–399.

[32] Peters CL, Schabel K, Anderson L, Erickson J. Open treatment of femoroacetabular impingement is associ- ated with clinical improvement and low complication rate at short-term followup[J]. Clin Orthop Relat Res, 2010;468(2):504–510.

[33] Philippon MJ, Briggs KK, Yen YM, Kuppersmith DA. Outcomes following hip arthroscopy for femo- roacetabular impingement with associated chondro- labral dysfunction: minimum two-year follow-up[J]. J Bone Joint Surg Br, 2009;91(1):16–23.

[34] Philippon MJ, Stubbs AJ, Schenker ML, Maxwell RB, Ganz R, Leunig M. Arthroscopic management of femoroacetabular impingement: osteoplasty technique and literature review[J]. Am J Sports Med, 2007;35(9):1571–1580.

[35] Ribas M, Ledesma R, Cardenas C, Marin-Pena O, Toro J, Caceres E. Clinical results after anterior mini- open approach for femoroacetabular impingement in early degenerative stage[J]. Hip Int, 2010;20 Suppl 7:S36–42.

[36] Ribas M, Marin-Pena OR, Regenbrecht B, De La Torre B, Vilarrubias JM. Hip osteoplasty by an ante- rior minimally invasive approach for active patients with femoroacetabular impingement[J]. Hip Int, 2007;17(2):91–98.

[37] Mardones R, Lara J, Donndorff A, Barnes S, Stuart MJ, Glick J, et al. Surgical correction of "cam-type" femoroacetabular impingement: a cadaveric com- parison of open versus arthroscopic debridement[J]. Arthroscopy, 2009;25(2):175–182.

[38] Mardones RM, Gonzalez C, Chen Q, Zobitz M, Kaufman KR, Trousdale RT. Surgical treatment of femoroacetabular impingement: evaluation of the effect of the size of the resection[J]. J Bone Joint Surg Am, 2005;87(2):273–279.

[39] Yun HH, Shon WY, Yun JY. Treatment of femoroacetabular impingement with surgical dislocation[J]. Clin Orthop Surg, 2009;1(3):146–154.

[40] Bedi A, Kelly BT. Femoroacetabular impingement[J]. J Bone Joint Surg Am, 2013;95(1):82–92.

[41] Byers PD, Contepomi CA, Farkas TA. A post mortem study of the hip joint. Including the prevalence of the features of the right side[J]. Ann Rheum Dis, 1970;29(1):15–31.

[42] Hase T, Ueo T. Acetabular labral tear: arthroscopic diagnosis and treatment[J]. Arthroscopy, 1999;15(2):138–141.

[43] Kassarjian A, Yoon LS, Belzile E, Connolly SA, Millis MB, Palmer WE. Triad of MR arthrographic findings in patients with cam-type femoroacetabular impingement[J]. Radiology, 2005;236(2):588–592.

[44] Wenger DE, Kendell KR, Miner MR, Trousdale RT. Acetabular labral tears rarely occur in the absence of bony abnormalities[J]. Clin Orthop Relat Res, 2004;426:145–150.

[45] Hoaglund FT, Shiba R, Newberg AH, Leung KY. Diseases of the hip. A comparative study of Japanese Oriental and American white patients[J]. J Bone Joint Surg Am, 1985;67(9):1376–1383.

[46] Nakamura S, Ninomiya S, Nakamura T. Primary osteoarthritis of the hip joint in Japan[J]. Clin Orthop Relat Res, 1989;241:190–196.

[47] Fukushima K, Uchiyama K, Takahira N, Moriya M, Yamamoto T, Itoman M, et al. Prevalence of radiographic findings of femoroacetabular impingement in the Japanese population[J]. J Orthop Surg Res, 2014;9:25.

[48] Takeyama A, Naito M, Shiramizu K, Kiyama T. Prevalence of femoroacetabular impingement in Asian patients with osteoarthritis of the hip[J]. Int Orthop, 2009;33(5):1229–1232.

[49] Gosvig KK, Jacobsen S, Sonne-Holm S, Palm H, Troelsen A. Prevalence of malformations of the hip joint and their relationship to sex, groin pain, and risk of osteoarthritis: a population-based survey[J]. J Bone Joint Surg Am, 2010;92(5):1162–1169.

[50] Giles AE, Corneman NA, Bhachu S, Rudan JF, Ellis RE, Grant H, et al. Shared morphology of slipped capital femoral epiphysis and femoroacetabular impingement in early-onset arthritis[J]. Orthopedics, 2013;36(11):e1365–1370.

[51] Kapron AL, Anderson AE, Aoki SK, Phillips LG, Petron DJ, Toth R, et al. Radiographic prevalence of femoroacetabular impingement in collegiate football players: AAOS exhibit selection[J]. J Bone Joint Surg Am, 2011;93(19):e111(1–10).

[52] Carter CW, Bixby S, Yen YM, Nasreddine AY, Kocher MS. The relationship between cam lesion and phy- sis

in skeletally immature patients[J]. J Pediatr Orthop, 2014;34(6):579–584.

[53] Philippon MJ, Ejnisman L, Ellis HB, Briggs KK. Outcomes 2 to 5 years following hip arthroscopy for femoroacetabular impingement in the patient aged 11 to 16 years[J]. Arthroscopy, 2012;28(9):1255–1261.

[54] Hack K, Di Primio G, Rakhra K, Beaule PE. Prevalence of cam-type femoroacetabular impingement morphology in asymptomatic volunteers[J]. J Bone Joint Surg Am, 2010;92(14):2436–2444.

[55] Monazzam S, Bomar JD, Dwek JR, Hosalkar HS, Pennock AT. Development and prevalence of femoroacetabular impingement-associated morphology in a paediatric and adolescent population: a CT study of 225 patients[J]. Bone Joint J, 2013;95-B(5):598–604.

[56] Carsen S, Moroz PJ, Rakhra K, Ward LM, Dunlap H, Hay JA, et al. The Otto Aufranc Award. On the etiology of the cam deformity: a cross-sectional pediatric MRI study[J]. Clin Orthop Relat Res, 2014;472(2):430–436.

[57] Leunig M, Beck M, Woo A, Dora C, Kerboull M, Ganz R. Acetabular rim degeneration: a constant finding in the aged hip[J]. Clin Orthop Relat Res, 2003;413:201–207.

[58] Siebenrock KA, Wahab KH, Werlen S, Kalhor M, Leunig M, Ganz R. Abnormal extension of the femo- ral head epiphysis as a cause of cam impingement[J]. Clin Orthop Relat Res, 2004;418:54–60.

[59] Beaule PE, Zaragoza E, Motamedi K, Copelan N, Dorey FJ. Three-dimensional computed tomogra- phy of the hip in the assessment of femoroacetabular impingement[J]. J Orthop Res Off Publ Orthop Res Soc, 2005;23(6):1286–1292.

[60] Gebhart JJ, Streit JJ, Bedi A, Bush-Joseph CA, Nho SJ, Salata MJ. Correlation of pelvic incidence with cam and pincer lesions[J]. Am J Sports Med, 2014;42(11):2649–2653.

[61] Lazennec JY, Riwan A, Gravez F, Rousseau MA, Mora N, Gorin M, et al. Hip spine relationships: application to total hip arthroplasty[J]. Hip Int, 2007;17 Suppl 5:S91–104.

[62] Eijer H, Podeszwa DA, Ganz R, Leunig M. Evaluation and treatment of young adults with femoro-acetabular impingement secondary to Perthes' disease[J]. Hip Int, 2006;16(4):273–280.

[63] Ganz R, Huff TW, Leunig M. Extended retinacular soft tissue flap for intra-articular hip surgery: Surgical technique, indications and results of application[J]. Instr Course Lect, 2009;58:241–255.

[64] Quain S, Catterall A. Hinge abduction of the hip. Diagnosis and treatment[J]. J Bone Joint Surg Br, 1986;68(1):61–64.

[65] Snow SW, Keret D, Scarangella S, Bowen JR. Anterior impingement of the femoral head: a late phenomenon

of Legg-Calve-Perthes' disease[J]. J Pediatr Orthop, 1993;13(3):286–289.

[66] Wenger DR, Kishan S, Pring ME. Impingement and childhood hip disease[J]. J Pediatr Orthop B, 2006;15(4):233–243.

[67] Stulberg SD, Cooperman DR, Wallensten R. The natural history of Legg-Calve-Perthes disease[J]. J Bone Joint Surg Am, 1981;63(7):1095–1108.

[68] Herring JA, Kim HT, Browne R. Legg-Calve-Perthes disease. Part II: prospective multicenter study of the effect of treatment on outcome[J]. J Bone Joint Surg Am, 2004;86-A(10):2121–2134.

[69] Larson AN, Sucato DJ, Herring JA, Adolfsen SE, Kelly DM, Martus JE, et al. A prospective multicenter study of Legg-Calve-Perthes disease: functional and radiographic outcomes of nonoperative treatment at a mean follow-up of twenty years[J]. J Bone Joint Surg Am, 2012;94(7):584–592.

[70] Bedi A, Chen N, Robertson W, Kelly BT. The management of labral tears and femoroacetabular impingement of the hip in the young, active patient[J]. Arthroscopy, 2008;24(10):1135–1145.

[71] Clohisy JC, St John LC, Schutz AL. Surgical treatment of femoroacetabular impingement: a systematic review of the literature[J]. Clin Orthop Relat Res, 2010;468(2):555–564.

[72] Ng VY, Arora N, Best TM, Pan X, Ellis TJ. Efficacy of surgery for femoroacetabular impingement: a system- atic review[J]. Am J Sports Med, 2010;38(11):2337–2345.

[73] Matsuda DK, Carlisle JC, Arthurs SC, Wierks CH, Philippon MJ. Comparative systematic review of the open dislocation, mini-open, and arthroscopic surgeries for femoroacetabular impingement[J]. Arthroscopy, 2011;27(2):252–269.

[74] Resnick D, Niwayama G. Degenerative disease of extraspinal locations. In: Resnick D, editor. Diagnosis of bone and joint disorders[M]. Philadelphia: WB Saunders, 1981; 1322–1335.

[75] Doherty M, Courtney P, Doherty S, Jenkins W, Maciewicz RA, Muir K, et al. Nonspherical femoral head shape (pistol grip deformity), neck shaft angle, and risk of hip osteoarthritis: a case-control study[M]. Arthritis Rheum, 2008;58(10):3172–3182.

[76] Sankar WN, Nevitt M, Parvizi J, Felson DT, Agricola R, Leunig M. Femoroacetabular impingement: defining the condition and its role in the pathophysiology of osteoarthritis[J]. J Am Acad Orthop Surg, 2013;21 Suppl 1:S7–15.

[77] Nicholls AS, Kiran A, Pollard TC, Hart DJ, Arden CP, Spector T, et al. The association between hip morphology parameters and nineteen-year risk of end-stage osteoarthritis of the hip: a nested case- control study[J]. Arthritis Rheum, 2011;63(11): 3392–3400.

[78] Rasquinha BJ, Sayani J, Rudan JF, Wood GC, Ellis RE. Articular surface remodeling of the hip after periacetabular osteotomy[J]. Int J Comput Assist Radiol Surg, 2012;7(2):241–248.

[79] Rylander JH, Shu B, Andriacchi TP, Safran MR. Preoperative and postoperative sagittal plane hip kinematics in patients with femoroacetabular impingement during level walking[J]. Am J Sports Med, 2011;39(Suppl):36–42.

[80] Kennedy MJ, Lamontagne M, Beaule PE. Femoroacetabular impingement alters hip and pelvic biomechanics during gait Walking biomechanics of FAI[J]. Gait Posture, 2009;30(1):41–44.

[81] Alradwan HK, Hamel-Smith M, Ayeni OM. Gait and lower extremity kinematic analysis as an outcome measure after femoroacetabular impingement surgery[J]. Arthroscopy, 2015;31(2):339–344.

第6章 循证医学的FAI非手术治疗

Nolan S. Horner, Austin E. MacDonald, Michael Catapano, Darren de SA, Olufemi R. Ayeni, and Ryan Williams

6.1 基本原理/概述

本章考察了股髋撞击综合征（FAI）的非手术治疗方法。由于缺乏高质量的文献来比较每一种治疗方法与具体的结果指标，因此开展基于循证医学的治疗方法比较困难。通常情况下，与FAI有关的畸形本质上是结构性/机械性的，阐明非手术治疗所带来的真正益处仍然是一个挑战[13]。非手术治疗的目标是减轻症状的严重程度，尽管不知道它们是否可以用作长期缓解症状的治疗方法。不仅很少有同行评议的研究来检验非手术治疗的疗效[6, 47]，而且很少有研究评估经过非手术治疗的患者重返运动或体力活动后的结果及其他一些对患者来说很重要的结果[6, 47]。

研究FAI的非手术治疗比研究手术治疗效果更加困难。因为术前和术后的结果可以用生物力学和对患者的问卷调查进行量化。相比之下，非手术治疗的量化只能通过患者的问卷来完成，由于目前还没有客观指标来评价非手术治疗的效果，因此，使用这些措施更难获得统计学上的差别。另外，通常不能以一种统一的方式来描述和量化患者接受的物理治疗的"量"[23]。因此，对这些研究进行对比，尤其是对这些研究中的患者进行对比非常困难。更复杂的情况是，年轻且活动量大的患者更倾向于选择手术治疗。这种可能的纳入标准上的偏差，使得对非手术治疗和手术治疗的研究结果会有所曲解[23]。

然而，许多研究FAI患者临床结果的研究建议试用非手术治疗[6, 23]。其理由是，许多患者的病情已经改善，可以避免手术[14, 23]。在资源有限的卫生保健系统中，这一点变得更加重要。

Emara[14]等认为非手术治疗的潜在好处之一就是延缓或者避免手术治疗，尽管缺乏大量的随机数据来支持这种说法。同时，人们普遍认为，非手术治疗与运动矫正相结合，可以获得良好的早期效果，

并有可能与关节镜或开放手术相媲美[14]。

Wall等对有关非手术治疗FAI的文献进行了系统综述，发现了5篇原始的研究资料对非手术治疗进行了概述或评估。在这5篇研究文章中，3篇报道了有利的结果。这篇综述中65%的研究表明，非手术治疗作为初始治疗是适当的，物理治疗和运动矫正是所提及的最常见的非手术治疗方式（分别为48%和81%）。他们也提醒谨慎看待和理解这一结果，因为他们综述的多为低水平的临床研究，并且患者数量有限[45]。

如前所述，FAI相关的形态学异常对通过保守手段进行治疗提出了挑战。由于大多数患者存在诱发疼痛的多种因素和复杂的病理，非手术治疗往往不能很好地解决患者的相关问题。尽管如此，仍有大部分患者尝试非手术治疗，希望能避免手术或术前减轻症状。本章我们将对当前发表的不同非手术治疗方法的众多证据进行讨论，重点强调循证医学方面的重要性。

6.2 物理疗法和活动矫正

物理疗法和活动矫正被推荐为FAI非手术治疗的两种方法。活动矫正包括指导患者将活动限制在无痛范围内，停止运动，以最小的损伤可能来完成日常活动，和（或）休息[14, 23, 42]。

FAI物理治疗的目的是增加髋关节无痛活动的范围，优化肌肉力量和长度之间的平衡，减少股骨前方的滑动[14, 23]。在讨论物理治疗的文献中，推荐的FAI物理治疗方法有所不同。许多研究强调加强肌肉（核心肌肉，髋关节屈肌，臀大肌）力量是物理治疗的关键[27, 28, 35, 42]。另一些文献则建议物理疗法应包括拉伸，以解决髋屈肌和其他广义髋部肌肉紧张的现象[22, 31]。但值得注意的是，很少有研究表明拉伸会增加被动ROM，从而加重症状[15, 32]。

使用物理治疗和活动矫正作为一种方式来增加无痛活动的范围，随后重返运动，由于其矛盾的结果，一直备受争议。在使用不同物理治疗和活动矫正方法的4项研究中，其发表的报告结果有两项是积极的，而另两项则截然相反。

使用逐级治疗方案，Hunt等[23]发现，18名患者中，11名最终需要接受手术干预。尽管他们接受了积极的保守治疗并减少了活动，但是疼痛并没有暂时缓解，功能也未增强。与这些发现一致，由Jager等研究的9位影像学已经确诊的FAI患者，接受了持续的物理治疗并同时使用NSAIDs，在平均随访16.2个月后，这9个患者依然感到明显的疼痛和髋关节功能障碍[25]。尽管这两项研究都指出，物理治疗和活动矫正并无效果，但 Feely和 Emara 的研究却表明，物理治疗和活动矫正对经过筛选的患者可以获得满意的症状改善。Feely 对国家足球联盟的8名患有FAI的参赛球员进行了治疗，这8个人都能够在没有手术干预的情况下重返赛场，然而，关于疼痛、ROM、功能的报告结果很有限[16]。类似地，Emara等的研究也显示出了积极的作用。在对37例轻度FAI（α角<60°）患者进行了为期25~28个月的物理治疗和活动矫正后，患者疼痛的VAS评分从6分降至2分，功能评分HHS从72分的基线升至91分[14]。大部分患者有显著的疼痛减轻和功能增加，只有10例患者仍有明显的疼痛，其中只有4例选择了手术治疗[14]。

尽管关于FAI物理治疗和活动矫正的实用性的证据自相矛盾，但这些策略通常被视为是无害的，从而使得偶尔还有可能产生积极结果的可能性变得具有吸引力。由于其无创的特征和可能的良好效果，81%和48%的综述和讨论性文章推荐在手术干预之前进行活动矫正和物理治疗[45]。

现有文献数据表明，使用物理治疗和活动矫正的方法来治疗FAI，对某些患者是有益的。在某些情况下，这些治疗方案可能足以让运动员重回赛场；然而，对于希望重返赛场的运动员可以进行的具体活动矫正方式，现有文献中缺乏循证建议。另外，患者受益程度的判定受到现有文献质量的限制。因此，物理治疗或活动矫正可使患者改善到何种程度难以断定，因为每项研究使用的非手术治疗方法都各不相同。

6.3 非甾体抗炎镇痛药物(NSAIDs)

许多关于FAI非手术治疗的研究都提到了NSAIDs药物[6, 14, 47]，并主张使用NSAIDs药物治疗FAI。然而，其中的许多研究并未专门侧重于NSAIDs药物[6, 14, 47]，也没有经常描述所用NSAIDs的剂量和类型[6, 47]。这使得判定NSAIDs药物的单独疗效变得极其困难，因为使用了其他非手术治疗方法，且无法确定剂量效果或最小需要剂量。

Emara[14]等进行的一项研究中，使用双氯芬酸作为FAI非手术治疗的一部分。他们使用50mg的剂量，每日2次，同时2~4周内避免过度的体力活动。这只是非手术治疗方案4个阶段中的第一阶段，该治疗方案中还包括物理治疗，设定安全的活动范围以避免FAI疼痛以及日常生活活动的调整。虽然在这个研究中提供了剂量，但这并不是唯一的治疗手段，因此难以确定NSAIDs使用的有益效果。而且，由于NSAIDs药物具有众所周知的副作用（如胃肠道溃疡和出血），因此还存在着患者用药的依从性的问题。

尽管NSAIDs药物的应用已经在多项研究中得到支持，但没有人将其作为唯一的干预措施，而是更多地将其作为其他非手术治疗的辅助手段。作为治疗的一部分，NSAIDs预计将减少炎症引起的疼痛，增加无痛的活动范围，使患者可以耐受症状或提高其他治疗方案的疗效。然而，研究并没有对长期应用NSAID药物的相关风险做出评价，包括高血压、肾损伤和胃溃疡，这些在一些患有FAI的、上了年纪及有并发症的患者中会成为重要的风险。

6.4 一般性锻炼

一般性训练，如心血管训练、力量训练、耐力训练，是FAI非手术治疗需要考虑的另一个领域。尽管物理治疗和手法治疗在上文已经提及并且有些相似，但是也应该考虑训练计划。通常，接受FAI治疗的患者比较年轻且活动量大[6, 34]，因此训练计划在FAI治疗中被认为是非常重要的。

由于FAI疼痛的机械性质，过早地恢复运动可再次产生撞击症状。Loudon和Reiman[34]提出了一个训练计划，可以允许长跑运动员在接受非手术治疗后恢复跑步。他们建议，除了基于器械的训练康复

（即物理疗法、运动疗法），运动员应该停止跑步，直到髋关节活动时无痛。运动员可以继续活动，但是需要避免包括髋关节的屈曲和内旋的活动。建议游泳和散步。当重拾跑步运动时，应该循序渐进，并且要进行适当的热身和休息。Wright和Hegedus[47]描述了一项训练计划，结合理疗和家庭训练，可以使患者与首次就诊时相比，改善95%的痛感及功能。

与之前Hunt和Wall[23, 45]等所述一样，这两项研究也都认为，有关训练方面的数据比较有限，需要开展更多的研究，如随机对照试验等，以便更清楚地了解这一问题。

6.5　整骨疗法，脊柱按摩疗法，按摩和手法治疗

对FAI非手术治疗文献系统回顾的综述发现，只有2%（1篇）文献推荐使用整骨疗法和脊柱按摩疗法[45]。此外，据笔者所知，目前还没有整骨疗法和脊柱按摩疗法治疗FAI的实验数据。Chakraverty和Snelling认为整骨疗法可能有效地控制症状，但可能不会有效预防症状复发[10]。这就是说，文献作者没有具体说明什么整骨疗法对FAI症状治疗有效，并且承认整骨疗法医生经常使用的强烈的髋关节屈曲可能引起进一步的盂唇损伤[10]。Emary认为脊柱按摩师在FAI的治疗中的作用在于诊断并及时将患者转诊给骨科医生进行适当的治疗，因为脊柱按摩师拉伸、推拿、活动髋关节等治疗手段实际上可能会加重患者的症状[15]。事实上，Clohisy等在他们的研究报告中指出，之后被诊断为"FAI"的髋关节疼痛患者，在被推荐给骨科医生之前所就诊的220名健康保健专业人士中，脊柱按摩师占5%[11]。总之，整骨疗法和脊柱按摩疗法在FAI治疗中的作用尚不明确，是否推荐使用需要进一步的临床证据。

Bizzini等在他们的文章中提到，利用按摩疗法对5名被诊断为"FAI"的职业冰球运动员进行治疗可以暂时缓解症状。然而，最终都需要进行手术干预[7]。据笔者所知，目前还没有其他文献提供按摩和手法治疗在FAI治疗方面的原始数据。因此，尚无关于其有无疗效的明确结论。总之，按摩疗法作为基本的治疗FAI的手段的实用性并没有得到证实。然而，与更积极的治疗方法相结合，它可能

是有用的。

此外，与其他几种肌肉骨骼疾病一样，许多患者也经历了机体由于补偿适应疾病的功能而发生的相关问题。这些补偿措施会导致额外的问题和疼痛，虽然这些问题和疼痛并非直接由FAI的骨骼畸形引起，但可能用所讨论的疗法治疗也会有效。

6.6　关节内注射

6.6.1　关节内注射介绍

关节内注射已经成为几种肌肉骨骼病的常规疗法，然而，它们对于FAI的实用性和有效性仍值得商榷。检测关节内髋关节注射的疗效，以支持或反驳使用透明质酸（HA）或皮质类固醇注射剂的高质量文章发表较少。因此，是否采用关节内注射要由医生个人或者他们与患者讨论后做出决定。

尽管缺少高水平的证据，但有10%的综述性文章支持使用关节内注射皮质类固醇，而对HA的使用，没有基于文章作者个人临床经验和观点的任何评论[45]。尽管证据有限，但注射剂作为允许患者在手术之前维持相对高水平功能的一种"过渡"手段，或者与其他非手术治疗联合应用仍然具有吸引力。除此之外，与口服药物相比，关节内注射允许局部治疗，可以减轻全身的副作用，并且对于不适合手术的患者可能是一种令人心动的手段。

6.6.2　原理

HA是一种天然合成的黏多糖，由滑膜宿主细胞、成纤维细胞、软骨细胞产生并分泌到滑液中。作为关节软骨的主要成分，它有助于防止关节磨损[2]，保持关节的平滑运动[8]。因此，从理论上讲，HA的补充有助于维持关节软骨和关节的平滑运动。补充HA可以使FAI患者发展为骨关节炎的倾向得到控制，因为可以阻止关节软骨的侵蚀[46]。更重要的是，对FAI，补充HA后，滑液的黏弹性提高[5]可以降低关节的压力和摩擦力[18]。压力和摩擦力的降低减轻了髋臼和股骨头的压力，有助于延缓关节软骨的退变和异位骨的形成[5]。最终，至少在理论上，这可能会减少撞击和疼痛。

HA补充的次要效果包括减轻滑液的炎症[21, 36]和在关节内产生镇痛作用[19, 43]。如前所述，炎症反应

的产生主要源于骨与骨的不正常接触，导致炎性细胞因子、自由基和蛋白水解酶的级联反应而形成滑膜炎症[5, 20]。在这种情况下，关节内的HA功能受损[5, 20]。建议补充HA，降低炎症细胞因子的合成并破坏炎症级联反应，间接减轻疼痛，从而减少滑膜炎症。补充HA似乎可以降低缓激肽和P物质的合成，并可以直接抑制痛觉感受器，这有助于减轻痛感[17, 19, 43]。基于这种机制，临床医生可以将之作为其治疗措施的一部分。

糖皮质激素主要作用于FAI的炎症方面，减少疼痛和炎症，但是它被认为不具有疾病修复的作用。糖皮质激素作用的机制是复杂的，但是在注射的3~10d内具有抗炎和免疫抑制的作用[12, 26, 39]。糖皮质激素抑制炎症细胞和吞噬细胞的积累，抑制中性粒细胞超氧化物、金属蛋白酶以及金属蛋白酶活化物的产生，并阻止几种炎症介质如前列腺素和白细胞三烯的合成和分泌[26, 39]。炎症介质的消除和炎症降低，导致疼痛减轻，从而使因疼痛而继发的活动受限得到改善[12, 26, 39]。然而，糖皮质激素的应用有其局限性。有证据显示，糖皮质激素3个月内只能使用1次，而1年使用不要超过3次，以保持较小的副作用[9, 38]。在大多数糖皮质激素注射的同时，也有局部麻醉剂被注入关节以增加注射的诊断适用性。传统观点认为，关节内的致痛机制在麻醉作用持续期间会暂时得到抑制[4]。这可以让医生更好地了解疼痛的来源以及是否真的存在需要重视的关节内病变。

6.6.3 循证医学

目前只有一项Ⅳ级临床试验研究关注关节内注射HA对FAI治疗的有效性问题[1]，研究者为Abate等。该研究在6个月和12个月时利用视觉模拟评分（VAS）、Harris髋关节评分（HHS）、奎森指数（Lequesne index）以及抗炎药物的消耗量来确定，在最初和40d的时候进行关节内注射HA，同时6个月内使用同等剂量的药物，观察在23例FAI的患者中是否有效。值得注意的是，VAS在6个月后从6.7±1.3降至3.7±1.8，12个月后又降至1.7±1.8。此外，HHS评分、奎森指数以及抗炎药物的消耗量也明显得到改善[1]。总体上，HA对患者有效且没有长期副作用，是比较好的非手术治疗手段。但使用HA作为

常规非手术治疗手段，还需要更多的证据去支持[1]。

类似的，对在FAI患者中应用糖皮质激素是否有效，也缺乏相关的研究。目前，有一项Level Ⅳ研究，针对54例MRI确诊的CAM或钳夹型病变的患者，使用了关节内注射糖皮质激素的疗法。给患者注射糖皮质激素并加局部麻醉剂，并对初始时、注射后麻醉药物作用期间、注射后的第14天和第6周进行检测。注射后的麻醉期间评分与初始相比显著下降，但是只有20例患者（37%）和3例患者（6%）分别在注射后第14天和第6周时出现了临床上显著的疼痛减轻[30]。与此相反，一组有3名患者的病案系列显示，关节内注射后出现了不同的阳性结果。然而，这些患者也应用了其他的非手术治疗手段，并且没有任何对照组来确定混杂因素的影响。因此，判定可的松的具体效果是困难的[40]。目前的证据不能充分证明糖皮质激素具有长期的疗效，然而，似乎有潜在的诊断用途和短期缓解作用。

先前已经讨论过，根据FAI的相关病理和类型，某些干预措施——HA和糖皮质激素的疗效可能很好，也可能很有限。抛开和这些理论相关的生物学合理性不谈，尚无临床实验来评估这些措施对不同的FAI是否存在疗效差异。与FAI关节内注射的大多数证据一样，需要收集更多信息来进行临床操作的指导。

尽管糖皮质激素的效果尚未足以使其成为FAI非手术治疗的常规操作，但一些外科医生仍然继续使用它，仅因其具有诊断能力[3]。大多数治疗FAI的骨科外科医生尚未接受其作为治疗的手段，然而，最近有证据证明了其有效性。Ayeni等的研究表明，如果用麻醉剂进行关节内注射的反应结果是阴性的，那么手术结果为阴性的可能性就会更高，阴性概率比为0.57[4]。相反，注射后疼痛的显著缓解并不预示着良好的手术结果（阳性概率比为1.15）。先前的研究表明，对于FAI和盂唇病理严重程度不影响疼痛缓解的软骨损伤患者，诊断性关节内注射结果通常为阳性[29]。这使我们相信，对软骨未损伤和诊断性注射为阴性的患者，最好先进行非手术治疗。

尽管关节内注射被认为是一种无害的手段，但还是有较低的风险会产生并发症。多数的研究指出，发生局部出血，局部神经刺激，对注射液或关节内注射过敏的风险为1/10 000~1/200 000[24]。所有

的并发症，除关节内感染之外，都具有自限性，不需要进行干预就可以解决。然而，化脓性关节炎具有相关的发病率，需要患者和医生的特别关注。此外，还有研究讨论了注射后短期（少于3个月）内进行手术治疗会增加感染风险的问题。最近有证据表明糖皮质激素的关节腔内注射与术后感染之间并无关联[37]，这一点尚待证实。

我们还注意到，目前尚无任何确凿的研究证据确定糖皮质激素或HA的推荐注射剂量。

6.6.4 注射技术

在超声和造影引导下的髋关节内注射能够保证避开重要的神经血管，并能保证关节内注射的位置。这两种方法均考虑到了要对关节内注射位置的定位进行确认[41, 44]，这说明应用基于解剖标志定位的注射，其针尖位置的不确定性[33]。虽然在技术上有依赖性，但是超声引导明显优于造影引导，已经成为首选的方法，主要原因是超声能使前方入路避免软骨损伤并且无相关辐射[44]。

在无菌条件下，患者置于仰卧位，髋关节放平并处于中立位。使用超声引导，从腹股沟皱褶开始用曲线探头对患者进行斜位扫描。股动脉（和神经）的可视化能确保其安全。将探头继续向下推进，直到看清髋臼和股骨头。在此点，探头旋转90°以显示头颈结合处的轮廓。在头颈结合处或前隐窝处注射给药。前隐窝处是最简单的入路，可以避开重要的结构，也可以避免穿刺针擦伤软骨面从而损伤关节软骨。利用平面技术，穿刺针进入关节，注射剂即可以在直接观察下注射。注射完毕后重复进行体格检查以评估疗效。

6.7 结论

由于证据有限以及解决导致FAI的骨性畸形的能力有限，非手术治疗在FAI治疗中的适用性仍然存在争议。最有前景的治疗手段仍然是关节内注射，尤其是透明质酸注射剂，因为其具有减轻疼痛和减少骨与骨接触的良好生物学特性。尽管关节内注射糖皮质激素仍被广泛用作一种诊断手段，以确定关节内源导致疼痛的可能性，但是其应用前景仍然不甚乐观。除了这些治疗手段，由于具有无创性和潜在的益处，只有活动矫正的物理疗法可以作为治疗FAI

的一种选择。许多专家同意上文提到的一种或多种治疗方法的辅助治疗建议。这些辅助措施包括口服NSAIDs药物、锻炼、整骨疗法、脊柱按摩疗法、按摩和手法治疗。

尽管其疗效存在争议，但非手术治疗手段在FAI治疗中的适用性是毋庸置疑的，原因是其副作用比较小。同时，由于FAI慢性和缓慢发展的特性，患者也往往不需要紧急的手术治疗。大部分学者建议在决定手术之前，可以研究或试用几种非手术治疗措施。目前，这些治疗措施可以允许患者在无痛ROM范围内工作并扩大无痛活动的范围，有望在减轻疼痛的同时增强功能。

要点小结

1. 尽管缺乏最有力的证据，非手术治疗仍然是治疗FAI的一个非常重要的选择。

2. 基于目前的证据，采用口服NSAIDs药物，活动矫正，物理治疗和关节注射的联合方案是最佳的治疗措施。

3. 非手术治疗应考虑患者的承受能力、功能恢复程度和疼痛水平。

4. 目前的证据仅限于具体策略，但新兴研究将会阐明最佳治疗方案。

关键数据来源

[1] Ayeni OR, Farrokhyar F, Crouch S, Chan K, Sprague S, Bhandari M. Preoperative intra-articular hip injection as a predictor of short-term outcome following arthroscopic management of femoroacetabular impingement[J]. Knee Surg Sports Traumatol Arthrosc, 2014;22:801–805.

[2] Clohisy JC, Knaus ER, Hunt DM, Lesher JM, Harris Hayes M, Prather H. Clinical presentation of patients with symptomatic anterior hip impingement[J]. Clin Orthop Relat Res, 2009;467(3):638–644.

[3] Hunt D, Prather H, Harris Hayes M, Clohisy JC. Clinical outcomes analysis of conservative and surgical treatment of patients with clinical indications of prearthritic, intra-articular hip disorders[J]. PM R, 2012;4(7):479–487

[4] Wall PD, Fernandez M, Griffin DR, Foster NE. Nonoperative treatment for femoroacetabular impingement: a systematic review of the literature[J]. PM R, 2013;5(5):418–426

参考文献

[1] Abate M, Scuccimarra T, Vanni D, Pantalone A, Salini

V. Femoroacetabular impingement: is hyaluronic acid effective? Knee Surg Sports Traumatol Arthrosc, 2014;22:889–892.

[2] Axe JM, Snyder-Mackler L, Axe MJ. The role of viscosupplementation[J]. Sports Med Arthrosc, 2013;21:18–22.

[3] Ayeni OR, Belzile EL, Musahl V, Naudie D, Crouch S, Sprague S, Bhandari M. Results of the PeRception of femOroaCetabular impingement by Surgeons Survey (PROCESS)[J]. Knee Surg Sports Traumatol Arthrosc, 2014;22:906–910.

[4] Ayeni OR, Farrokhyar F, Crouch S, Chan K, Sprague S, Bhandari M. Pre-operative intra-articular hip injection as a predictor of short-term outcome following arthroscopic management of femoroacetabular impingement[J]. Knee Surg Sports Traumatol Arthrosc, 2014;22:801–805.

[5] Balazs EA, Denlinger JL. Viscosupplementation: a new concept in the treatment of osteoarthritis[J]. J Rheumatol Suppl, 1993;39:3–9.

[6] Bedi A, Kelly BT. Femoroacetabular Impingement[J]. J Bone Joint Surg Am, 2013;95(1):82–92.

[7] Bizzini M, Notzil HP, Maffi uletti NA. Femoroacetabular impingement in professional Ice hockey players: a case series of 5 athletes after open surgical decompression of the hip[J]. Am J Sports Med, 2007;35(11):1955–1959.

[8] Brockmeier SF, Shaffer BS. Viscosupplementation therapy for osteoarthritis[J]. Sports Med Arthrosc, 2006;14:155–162.

[9] Caldwell JR. Intra-articular corticosteroids. Guide to selection and indications for use[J]. Drugs, 1996;52:507–514.

[10] Chakraverty JK, Snelling NJ. Anterior hip pain – have you considered femoroacetabular impingement?[J]. Int J Osteopat Med, 2012;15:22–27.

[11] Clohisy JC, Knaus ER, Hunt DM, Lesher JM, Harris Hayes M, Prather H. Clinical presentation of patients with symptomatic anterior hip impingement[J]. Clin Orthop Relat Res, 2009;467(3):638–644.

[12] Creamer P. Intra-articular corticosteroid treatment in osteoarthritis[J]. Curr Opin Rheumatol, 1999;11: 417–421.

[13] Dolan MM, Heyworth BE, Bedi A, Duke G, Kelly BT. CT reveals a high incidence of osseous abnormalities in hips with labral tears[J]. Clin Orthop Relat Res, 2011;469(3):831–838. Epub 2010 Oct 1.

[14] Emara K, Samir W, el Motasem H, Ghafar KA. Conservative treatment for mild femoroacetabular impingement[J]. J Orthop Surg (Hong Kong), 2011;19(1):41–45.

[15] Emary P. Femoroacetabular impingement syndrome: a narrative review for the chiropractor[J]. J Can Chiropr Assoc, 2010;54(3):164–176.

[16] Feeley BT, Powell JW, Muller MS, Barnes RP, Warren RF, Kelly BT. Hip injuries and labral tears in the national football league[J]. Am J Sports Med, 2008;36(11):2187–2195.

[17] Ghosh P. The role of hyaluronic acid (hyaluronan) in health and disease: interactions with cells, cartilage and components of synovial fluid[J]. Clin Exp Rheumatol, 1994;12:75–82.

[18] Goa KL, Benfi eld P. Hyaluronic acid. A review of its pharmacology and use as a surgical aid in ophthalmology, and its therapeutic potential in joint disease and wound healing[J]. Drugs, 1994;47:536–566.

[19] Gomis A, Miralles A, Schmidt RF, Belmonte C. Intraarticular injections of hyaluronan solutions of different elastoviscosity reduce nociceptive nerve activity in a model of osteoarthritic knee joint of the guinea pig[J]. Osteoarthritis Cartilage, 2009;17:798–804.

[20] Greenwald RA. Oxygen radicals, infl ammation, and arthritis: pathophysiological considerations and implications for treatment[J]. Semin Arthritis Rheum, 1991;20:219–240 [PubMed].

[21] Guidolin DD, Ronchetti IP, Lini E, Guerra D, Frizziero L. Morphological analysis of articular cartilage biopsies from a randomized, clinical study comparing the effects of 500–730 kDa sodium hyaluronate (Hyalgan) and methylprednisolone acetate on primary osteoarthritis of the knee[J]. Osteoarthritis Cartilage, 2001;9:371–381.

[22] Hart E, Metkar U, Rebello G, Grottkau B. Femoroacetabular impingement in adolescents and young adults[J]. Orthop Nurs, 2009;28(3):117–124.

[23] Hunt D, Prather H, Harris Hayes M, Clohisy JC. Clinical outcomes analysis of conservative and surgical treatment of patients with clinical indications of prearthritic, intra-articular hip disorders[J]. PM R, 2012;4(7):479–487.

[24] Hunter JA, Blyth TH. A risk-benefi t assessment of intra-articular corticosteroids in rheumatic disorders[J]. Drug Saf, 1999;21(5):353–365.

[25] Jager M, Wild A, Westhoff B, Krauspe R. Femoroacetabular impingement caused by a femoral osseous head-neck bump deformity: clinical, radiological, and experimental results[J]. J Orthop Sci, 2004;9(3):256–263.

[26] Jessar RA, Ganzell MA, Ragan C. The action of hydrocortisone in synovial infl ammation[J]. J Clin Invest, 1953;32:480–482.

[27] Kantarci F, Ozbayrak M, Gulsen F, Gencturk M, Botanlioglu H, Mihmanli I. Ultrasound-guided injection for MR arthrography of the hip: comparison of two different techniques[J]. Skeletal Radiol, 2013;42:37–42.

[28] Kaplan K, Shah M, Youm T. Femoroacetabular impingement: diagnosis and treatment[J]. Bull NYU Hosp Jt Dis, 2010;68(2):70–75.

[29] Kivlan BR, Martin RL, Sekiya JK. Response to diagnostic injection in patients with femoroacetabular impingement, labral tears, chondral lesions, and extra-articular pathology[J]. Arthroscopy, 2011;27.

[30] Krych AJ, Griffi th TB, Hudgens JL, Kuzma SA, Sierra RL, Levy BA. Limited therapeutic benefi ts of intra-articular cortisone injection for patients with femoro-acetabular impingement and labral tear[J]. Knee Surg Sports Traumatol Arthrosc, 2014;22: 750–755.

[31] Kuhlman G, Domb B. Hip impingement: identifying and treating a common cause of hip pain[J]. Am Fam Physician, 2009;80(12):1429–1434.

[32] Lavigne M, Parvizi J, Beck M, Siebenrock KA, Ganz R, Leunig M. Anterior femoroacetabular impingement: part I. Techniques of joint preserving surgery[J]. Clin Orthop Relat Res, 2004;418:61–66.

[33] Leopold S, Battista V, Oliverio JA. Safety and effi - cacy of intraarticular hip injection using anatomic landmarks[J]. Clin Orthop Relat Res, 2001;391:192–197.

[34] Loudon JK, Reiman MP. Conservative management of femoroacetabular impingement (FAI) in the long distance runner[J]. Phys Ther Sport, 2014;15:82–90.

[35] Maheshwari A, Malik A, Dorr L. Impingement of the native hip joint[J]. J Bone Joint Surg Am, 2007;89(11):2508–2518.

[36] Maneiro E, de Andres MC, Fernández-Sueiro JL, Galdo F, Blanco FJ. The biological action of hyaluronan on human osteoartritic articular chondrocytes: the importance of molecular weight[J]. Clin Exp Rheumatol, 2004;22:307–312.

[37] McMahnon SE, Laroux JA, Smith TO, Hing CB. Total joint arthroplasty following intra-articular steroid injection; a literature review[J]. Acta Orthop Belg, 2013;70:672–679.

[38] Noyes FR, Grood ES, Nussbaum NS, Cooper SM. Effect of intra-articular corticosteroids on ligament properties: a biomechanical and histological study in rhesus knees[J]. Clin Orthop Relat Res, 1977;123:197–209.

[39] Ostergaard M, Halberg P. Intra-articular corticosteroids in arthritic disease: a guide to treatment[J]. BioDrugs, 1998;9:95–103.

[40] Park JS, Eun Jang YE, Nahm FS, Lee PB, Choi EJ. Effi cacy of intra-articular steroid injection in patients with femoroacetabular impingement[J]. Korean J Pain, 2013;26:154–159.

[41] Pateder DB, Hungerford MW. Use of fl uoroscopically guided intra-articular hip injection in differentiating the pain source in concomitant hip and lumbar spine arthritis[J]. Am J Orthop, 2007;36:591–593.

[42] Pollard TC. A perspective on femoroacetabular impingement[J]. Skelet Radiol, 2011;40(7):815–818.

[43] Pozo MA, Balazs EA, Belmonte C. Reduction of sensory responses to passive movements of inf amed knee joints by hylan, a hyaluronan derivative[J]. Exp Brain Res, 1997;116:3–9 [PubMed].

[44] Smith J, Hurdle MF. Offi ce-based ultrasound-guided intra-articular hip injection: technique for physiatric practice[J]. Arch Phys Med Rehabil, 2006;87: 296–298.

[45] Wall PD, Fernandez M, Griffi n DR, Foster NE. Nonoperative treatment for femoroacetabular impingement: a systematic review of the literature[J]. PM R, 2013;5(5):418–426.

[46] Wobig M, Bach G, Beks P, Dickhut A, Runzheimer J, Schwieger G, Vetter G, Balazs E. The role of elastoviscosity in the effi cacy of viscosupplementation for osteoarthritis of the knee: a comparison of hylan G-F 20 and a lower-molecular-weight hyaluronan[J]. Clin Ther, 1999;21:1549–1562.

[47] Wright AA, Hegedus EJ. Augmented home exercise program for a 37-year-old female with a clinical presentation of femoroacetabular impingement[J]. Man Ther, 2012;17:358–363.

第7章　髋关节的发育生理学与FAI的发病机制

Páll Sigurgeir Jónasson, Olufemi R. Ayeni, Jón Karlsson, Mikael Sansone, and Adad Baranto

7.1　骨生长

骨骼的形成是通过膜内成骨（由间叶组织或结缔组织形成）或软骨内成骨（由透明软骨形成）来完成的。扁骨类的颅骨、下颌骨、上颌骨和锁骨是膜内成骨。长骨、脊柱及绝大多数其他中轴骨是由软骨内骨化成骨。在这一章中，我们回顾了髋部，特别是股骨近端骨骼的生长和发育以及导致FAI的适应性骨改变的发展途径。

成骨生理学

所有处于生长阶段的长骨由骨骺、生长板、干骺端及骨干组成（图7.1）。

骨干是初级骨化中心。它通过在骨膜下骨沉积进行外向的环形生长，而在纵向上没有。它由带有坚强皮质骨的板层骨组成。

干骺端由松质骨小梁组成，外层包裹有薄皮质骨，它连接相邻的骨干和骨骺。

骨骺位于生长板的顶部并与相邻的骨形成关节。几乎所有的骨骺都包含一个或多个次级骨化中心。这些骨化中心呈球状进行软骨内成骨，对于骨骼长度的增加作用不大。

生长板在骨骺和干骺端之间形成一个盘状结构。它通常被称为骺板（线）或生长板（线）。长

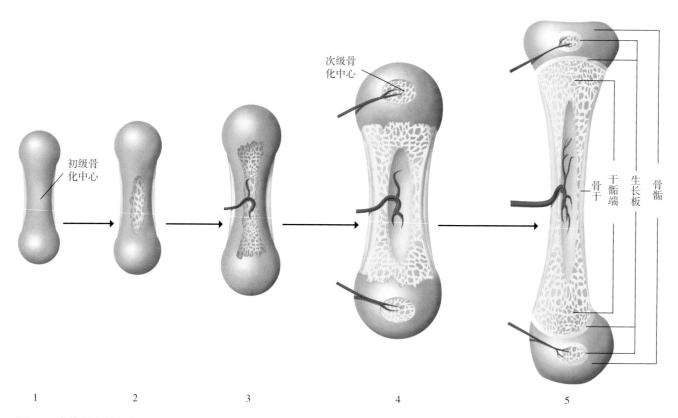

次级骨化中心

初级骨化中心

骨干　干骺端　生长板　骨骺

1　　2　　3　　4　　5

图7.1　人体所有的长骨均是以软骨成骨的形式形成的，在透明软骨的周围形成骨领并在透明软骨中形成初级骨化中心（1）。软骨基质衰退后（2）松质骨形成（3）。次级骨化中心在骨骺形成并有骨骺动脉长入（4）。当骨骺骨化后，透明软骨只保留在生长板和关节软骨。长骨现在由骨骺、生长板、干骺端及骨干组成（5）

骨纵向生长有95%发生在生长板。在显微镜下，它具有复杂的结构，可根据细胞形态区分为不同的层或区域（图7.2）。在骨骺侧的静止区（也称为生发区或储备区），发生了干细胞的积累和营养物质的储存。在相邻的增殖区，干细胞分裂并分化为软骨细胞，形成柱状（有时称为柱状区）。软骨细胞增大形成肥大区。在肥大区软骨细胞表现出代谢活性增加，进入凋亡并死亡。死亡的软骨细胞由骨骺端的血管长入并在钙化区中细胞基质发生矿化。

生长板是无血管的，它的氧和营养供应来源于周边的骨骺和干骺端血管。骨骺动脉的小分支穿过静止区，终止于增生区的顶部。在干骺端，骨间动脉和干骺端动脉结合形成循环，穿入到钙化区和肥大区，为骨母细胞在软骨基质框架中成骨提供营养[5-7, 18, 27, 37, 44, 48, 55]。

在生长板外围（边缘生长板），Ranvier区负责骨骺的水平生长，而软骨膜环（La Croix环）为生长板提供机械稳定性[45]。在股骨近端，软骨膜纤维软骨复合体取代了Ranvier区和软骨膜环[11]（图7.3），骨膜动脉分支为Ranvier区提供血供。

7.2 髋臼发育

在发育过程中，髋臼由耻骨、髂骨和坐骨组合形成一个Y形软骨复合体。Y形软骨复合体中，进行间质成骨，使髋臼的形成扩大。球形股骨头的存在，导致髋臼形成凹面。在青春期，髋臼凹的周围形成3个次级骨化中心，分别位于耻骨、髂骨和坐骨的骨骺。耻骨的次级骨化中心，有时被称为髋臼骨，形成髋臼前壁。髂骨和坐骨的次级骨化中心分别形成髋臼的上壁和后壁。它们向髋臼周围扩展而形成髋臼的深度。Y形软骨复合体的生长板在15~18岁闭合[42, 43]。

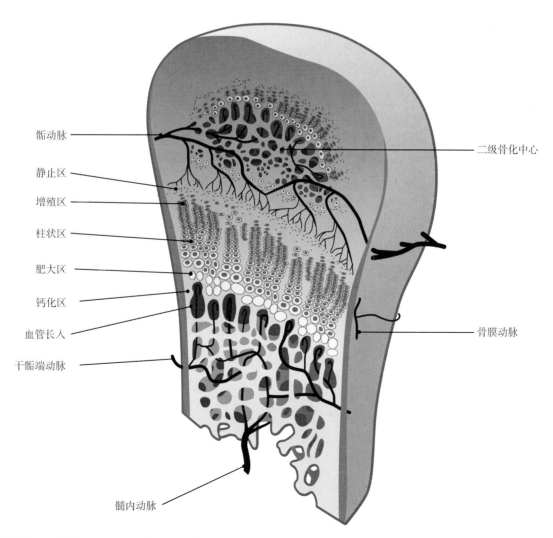

图7.2 生长板是无血管的，它的氧和营养供应来源于周边的骨骺和干骺端血管。在外围，血液供应来自骨膜动脉。基于细胞解剖，它被分为不同的层或区

7.3 近端股骨的生长

之前描述的有关成骨和骨骺解剖的基本原则在股骨近端出现改变。在出生时，软骨骺形成股骨头和大粗隆，其形状与成人相同。骨骺由弯曲的生长板支持。随着生长板的生长，骨骺分为股骨头骨骺与大粗隆隆起[34, 38]（图7.4）。

人体股骨近端骨骺的血供随着生长而变化。在出生后的3~4年，骨骺血供由圆韧带中的动脉提供。4~7岁，前半部分骨骺的血供来自旋股外侧动脉，而后半部分由旋股内侧动脉供应。最终，在7岁以后，股骨头的血供主要来自旋股内侧动脉的分支。后下动脉供应股骨头的下部，而后上动脉沿转子间沟走行

供应股骨头的上部。2条动脉均在生长板表面横穿，因此如果发生股骨颈或者生长板骨折，则易于累及两者（图7.5）。虽然近端股骨生长板在长骨的骺板损伤中发生率很低，但是由于血供脆弱，当发生创伤时容易导致并发症发生（如股骨头缺血性坏死）[10, 13, 38, 55, 60, 61]。

股骨近端生长板闭合从上外侧开始向内下方延续。在14岁女性和17岁男性中，通常有50%已经完全闭合[15, 17]。

近端股骨生长板的显微解剖与其他生长板有轻微不同，由软骨膜纤维软骨复合体取代了Ranvier区和La Croix环[11]。骨骺的底面存在一个骨栓样结构，突入下方干骺端中的一个"榫"窝。在文献中它被

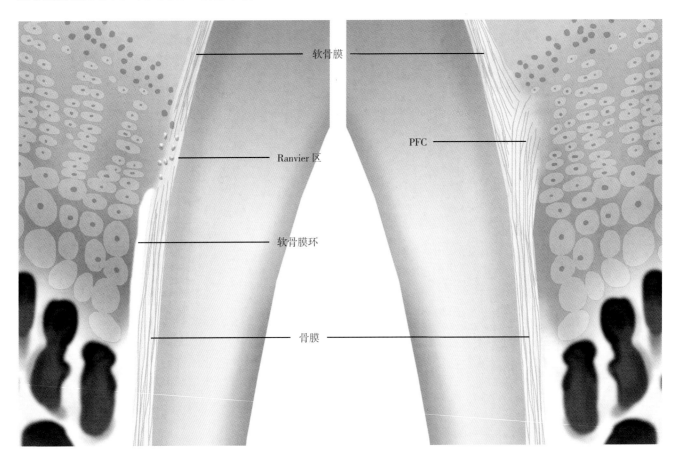

图7.3 在股骨近端，软骨膜纤维软骨复合体取代了Ranvier区和软骨膜环

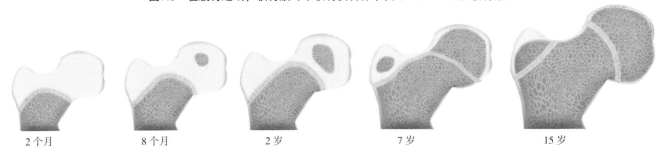

图7.4 软骨骺在出生时形成股骨头和大转子。随着生长板生长，骨骺分为股骨头骨骺与大粗隆隆起

图7.5 最终，股骨头的血供应来自旋股内侧动脉（MCA）的后下（PI）和后上（PS）分支。2支动脉均横穿于生长板表面，当发生股骨颈或生长板骨折时很容易造成损伤

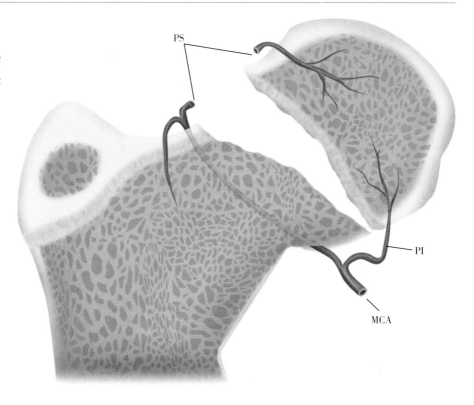

称为"骨骺结节"，是骨骺的重要稳定装置[30, 53, 54]（图7.6）。

7.4 成骨的影响因素

控制生长板生长的机制尚不清楚。可分为整体因素和局部因素，整体因素可以影响大部分或全部的生长板生长。而局部因素，只对单一的生长板影响。遗传、营养状况、激素和整体健康状况属于整体因素。而局部因素包括血供、机械力、外伤性损伤和感染。在这一节中，我们将集中讨论局部因素是如何影响骨生长的。

7.4.1 机械力

正常骨骼的生长需要一定的生理负荷[33]。负荷对骨生长的影响可以归纳为两条定律。

*Heuter-Volkmann*定律：当负荷增加时生长板生长迟缓，而负荷减少时生长板生长加速。因此生长板以垂直应力的方向排列，通常与骨骼纵轴相垂直[23]。

*Wolff*定律：一个健康个体的骨骼会适应它所受的力。负荷增加，骨骼进行对抗性生长而增粗增厚，负荷降低则导致骨质变弱。因此长骨骨折发生成角畸形愈合后，如果有负荷存在，会有变直的趋势，因为在骨折成角的凹面处会有对抗性的骨生长[62]。

7.4.2 血供障碍

血液供应受损会干扰生长板生长，但这发生的方式取决于受影响的血供线路。

如果是干骺端侧的血供被破坏，则血管环停止长入肥大区而引起细胞在肥大区堆积。静息区和增殖区的细胞接受来自骨骺血管的血供并继续生长。从而导致纵向生长正常，血供受损区的生长板增宽。

在骨骺血供受影响的情况下，静息区和增殖区的细胞无法获得氧气和营养物质，引起受累区域的纵向生长停止，但血管环继续长入肥大区而生长板缩窄。如果只有一部分生长板受影响，未受累生长板则继续增长而引起成角畸形的发生[25, 56-59]（图7.7）。

7.4.3 创伤

生长板内或生长板周围的骨折由于血供中断也会影响骨的生长。Hefti等[22]描述了4种类型的儿童骨折后生长障碍（表7.1）。

骨折后生长板过度增生的确切原因尚不清楚。一个可能的解释是由于骨折愈合引起的血供增加而造成的。

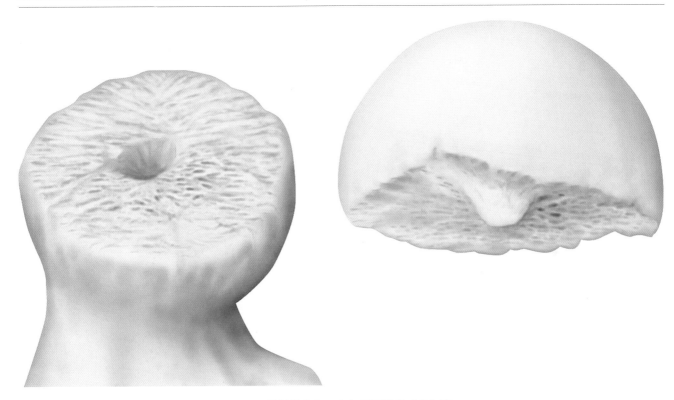

图7.6　骨骺结节向下突入干骺端的"榫"窝

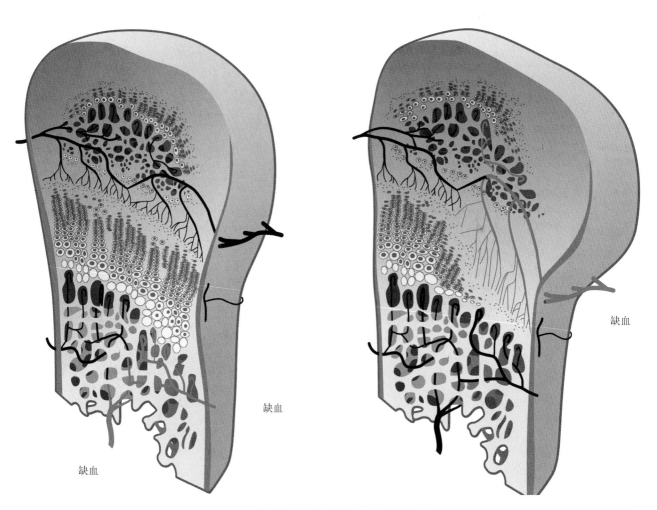

图7.7　在干骺端发生的血供不良导致了生长板的持续生长和增宽，但骨骺端血供不良则会导致生长停止和生长板缩窄

骨骺分离或骨折合并骨骺分离最常导致生长障碍，在最严重的病例中，可造成生长完全停止。如果损伤局限在细胞柱或生长板的肥大区，骨骺血供未受损，则通常可以恢复正常的生长。

表7.1　儿童骨折后4种类型的生长障碍（Hefti等）[22]

1 型	全生长板生长增加
2 型	全生长板生长下降或完全生长停滞
3 型	部分生长板生长增加，产生成角畸形
4 型	不对称生长停滞，骨桥形成

7.4.4　感染

感染导致的生长障碍有可能归因于生长板的直接破坏或者干扰血运，间接引起生长板完全或部分生长减慢。

7.5　骨发育和FAI

生长障碍和慢性生长板损伤对优秀青少年运动员上、下肢和脊柱的影响是显而易见的[4, 8, 16, 31, 32, 50]。

Pincer畸形是一种由于髋臼对股骨头局部或整体的过度覆盖导致的髋臼缘和头颈交界处之间的线性接触。女性中更为常见[52]。

Pincer畸形病因未知。有报道称先天性髋关节不稳和髋臼Y形软骨骨骺复合体骨折影响髋臼发育而对该畸形的发生有一定作用。在这些情况下，当髋臼发育受到影响时，髋臼发育不良通常也会发生[12, 29, 40]。目前，对于Pincer畸形发生的易感因素认识有限。

CAM畸形是指在股骨头颈交界处的股骨头为非球形状。它通常位于前上表面，由于股骨头和颈部之间

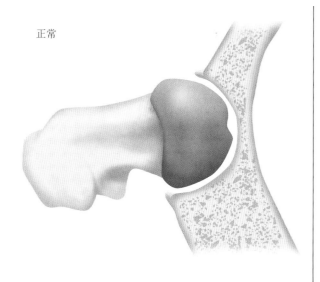

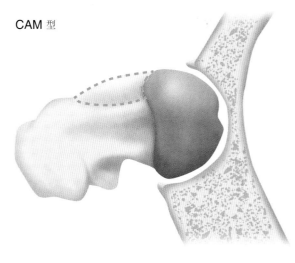

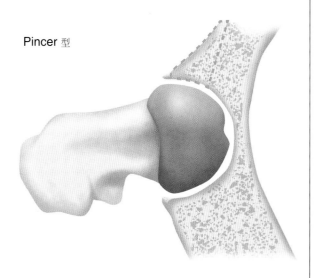

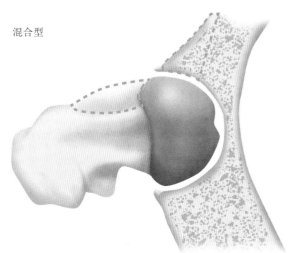

图7.8　显示不同类型FAI的左髋轴位像

的偏心距减小而造成交界处撞击髋臼缘导致FAI（图7.8）。

CAM畸形的病因目前尚未完全知晓。理论上，进化改变[24]、遗传因素[41]、股骨近端骨化异常[35]和生长障碍或童年个体条件，如隐匿或轻度的骨骺滑脱或Perthes病[19, 21, 35, 49]都有可能与该病的发病相关。通常男性发病率和严重程度均高于女性[63]。

近年来有证据表明机械因素通过影响股骨近端生长板而导致CAM畸形[39]。早在1971年，Murray就发现在青少年时期，与运动不太活跃的同龄人相比，运动活跃的青少年中骨盆倾斜畸形发生率更高[36]。

研究证实CAM畸形与股骨近端的生长板瘢痕有关[47]，并在青少年期由于剧烈体育运动而进一步发展，因为骨骺在闭合前和处于闭合期时格外脆弱[1, 2, 9, 46, 51]。Jónasson等通过对猪髋部的研究发现，通过施加反复的生理负荷可以引起股骨近端骨骺板内或周围的损伤而最终导致CAM畸形的发生[26]（图7.9）。

虽然在无症状人群和非运动员中也存在CAM畸形，但篮球、冰球和足球运动员中的CAM畸形发病率高于非运动员人群[1, 3, 20, 46]。这表明即使生长过程中的高负荷是CAM发生发展的一个重要因素，但其他因素也起到了作用。非运动员人群日常活动的个体差异很大，高BMI指数会导致髋负荷较高，同时种族因素也与CAM畸形的发展有关[14, 28]。

7.6 展望

CAM和Pincer畸形的发生可能是多因素造成的。在大多数病例中，个体发育完全后，形态学发生变化。在髋部的生长过程中，过度负荷发挥一定作用。但究竟何种类型的负荷（轴向、旋转、剪切）以及多大量的负荷会影响发育目前仍不清楚。调整处于发育阶段个体的活动可能有助于防止CAM和Pincer畸形的发展，但在指南制订之前，仍需进一步的证据验证。

虽然创伤、股骨头坏死、感染和在以后生活中出现的其他因素可以引起髋关节形态学变化并导致FAI，但在大多数病例中，与FAI相关的改变是由于成骨障碍所导致的，并在青春期即有表现。Perthes病、股骨头骨骺滑脱常可导致严重的髋关节畸形和FAI。更微小病变的病因学及其与症状发展的因果关系目前还不明确。在这些病例中诊断较为困难，这将是其他章节的讨论话题。

图7.9 对幼猪股骨近端施加循环负荷后的显微照片中可见骨骺骨折（上方，黑色箭头）和干骺端骨折（下方，白色箭头），生长板的线状损伤平行于其内的细胞柱（黑色箭头状）

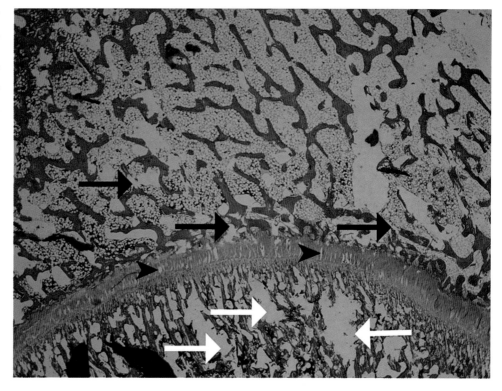

spine of young elite divers: a 5-year follow-up magnetic resonance imaging study[J]. Knee Surg Sports Traumatol Arthrosc, 2006;14(9):907–914.

[5] Bisgard JD. Longitudinal bone growth: the influence of sympathetic deinnervation[J]. Ann Surg, 1933;97(3): 374–380.

[6] Brighton CT. Structure and function of the growth plate[J]. Clin Orthop Relat Res, 1978;136:22–32.

[7] Brighton CT. The growth plate[J]. Orthop Clin North Am, 1984;15(4):571–595.

[8] Caine D, DiFiori J, Maffulli N. Physeal injuries in children's and youth sports: reasons for concern?[J]. Br J Sports Med, 2006;40(9):749–760.

[9] Carsen S, Moroz PJ, Rakhra K, Ward LM, Dunlap H, Hay JA, Willis RB, Beaule PE. The Otto Aufranc Award. On the etiology of the cam deformity: a cross-sectional pediatric MRI study[J]. Clin Orthop Relat Res, 2014;472(2):430–436.

[10] Chung SM. The arterial supply of the developing proximal end of the human femur[J]. J Bone Joint Surg Am, 1976;58(7):961–970.

[11] Chung SM, Batterman SC, Brighton CT. Shear strength of the human femoral capital epiphyseal plate[J]. J Bone Joint Surg Am, 1976;58(1):94–103.

[12] Delgado-Baeza E, Sanz-Laguna A, Miralles-Flores C. Experimental trauma of the triradiate epiphysis of the acetabulum and hip dysplasia[J]. Int Orthop, 1991;15(4):335–339.

[13] Dias JJ, Lamont AC. Ultrasonic imaging of the lateral artery of the capital femoral epiphysis: brief report[J]. J Bone Joint Surg Br, 1989;71(2):322.

[14] Dudda M, Kim Y-J, Zhang Y, Nevitt MC, Xu L, Niu J, Goggins J, Doherty M, Felson DT. Morphological differences between Chinese and Caucasian female hips: could they account for the ethnic difference in hip osteoarthritis?[J]. Arthritis Rheum, 2011;63(10): 2992–2999.

[15] Dvonch VM, Bunch WH. Pattern of closure of the proximal femoral and tibial epiphyses in man[J]. J Pediatr Orthop, 1983;3(4):498–501.

[16] Epstein NE, Epstein JA. Limbus lumbar vertebral fractures in 27 adolescents and adults[J]. Spine (Phila Pa 1976), 1991;16(8):962–966.

[17] Flecker H. Time of appearance and fusion of ossification centers as observed by roentgenographic methods[J]. Am J Roentgenol, 1942;47:97–159.

[18] Fujii T, Takai S, Arai Y, Kim W, Amiel D, Hirasawa Y. Microstructural properties of the distal growth plate of the rabbit radius and ulna: biomechanical, biochemical, and morphological studies[J]. J Orthop Res, 2000;18(1):87–93.

[19] Goodman DA, Feighan JE, Smith AD, Latimer B, Buly

要点小结

1. 成长的骨骼易受机械负荷的影响。
2. 高负荷可导致骨骼生长障碍和畸形。
3. 股骨头颈交界处的CAM畸形在运动员中常见。
4. 青少年运动员髋关节的高负荷可以导致CAM畸形的发生。
5. CAM和Pincer畸形的发生是多因素造成的。

关键数据来源

[1] Agricola R, Heijboer MP, Ginai AZ, Roels P, Zadpoor AA, Verhaar JA, Weinans H, Waarsing JH. A cam deformity is gradually acquired during skel- etal maturation in adolescent and young male soccer players: a prospective study with minimum 2-year follow-up[J]. Am J Sports Med, 2014;42(4):798–806.

[2] Carsen S, Moroz PJ, Rakhra K, Ward LM, Dunlap H, Hay JA, Willis RB, Beaule PE. The Otto Aufranc Award. On the etiology of the cam deformity: a cross-sectional pediatric MRI study[J]. Clin Orthop Relat Res, 2014;472(2):430–436.

[3] Jonasson P, Ekstrom L, Hansson H-A, Sansone M, Karlsson J, Sward L, Baranto A. Cyclical loading causes injury in and around the porcine proximal femoral physeal plate: proposed cause of the development of cam deformity in young athletes[J]. J Exp Orthop, 2015;2:6.

[4] Packer JD, Safran MR. The etiology of primary femoroacetabular impinge- ment: genetics or acquired deformity?[J]. J Hip Preserv Surg, 2015. doi:10.1093/jhps/hnv046.

参考文献

[1] Agricola R, Bessems JH, Ginai AZ, Heijboer MP, van der Heijden RA, Verhaar JA, Weinans H, Waarsing JH. The development of Cam-type deformity in ado- lescent and young male soccer players[J]. Am J Sports Med, 2012;40(5):1099–1106.

[2] Agricola R, Heijboer MP, Ginai AZ, Roels P, Zadpoor AA, Verhaar JA, Weinans H, Waarsing JH. A cam deformity is gradually acquired during skeletal maturation in adolescent and young male soccer players: a prospective study with minimum 2-year follow-up[J]. Am J Sports Med, 2014;42(4):798–806.

[3] Ayeni OR, Banga K, Bhandari M, Maizlin Z, de Sa D, Golev D, Harish S, Farrokhyar F. Femoroacetabular impingement in elite ice hockey players[J]. Knee Surg Sports Traumatol Arthrosc, 2014;22(4):920–925.

[4] Baranto A, Hellstrom M, Nyman R, Lundin O, Sward L. Back pain and degenerative abnormalities in the

RL, Cooperman DR. Subclinical slipped capital femoral epiphysis. Relationship to osteoarthrosis of the hip[J]. J Bone Joint Surg Am, 1997;79(10): 1489–1497.

[20] Hack K, Di Primio G, Rakhra K, Beaule PE. Prevalence of cam-type femoroacetabular impinge- ment morphology in asymptomatic volunteers[J]. J Bone Joint Surg Am, 2010;92(14):2436–2444.

[21] Harris WH. Etiology of osteoarthritis of the hip[J]. Clin Orthop Relat Res, 1986;213:20–33.

[22] Hefti F, von Laer L, Morscher E. Principles and pathogenesis of post-traumatic axial malalignment in the growth years[J]. Orthopade, 1991;20(6):324–330.

[23] Heuter C. Anatomische stidien an den extremitatenge- lenken neugeborener und erwachsener[J]. Virchows Archiv Int J Pathol, 1862;25:572–599.

[24] Hogervorst T, Bouma H, de Boer SF, de Vos J. Human hip impingement morphology: an evolutionary expla- nation[J]. J Bone Joint Surg, 2011;93(6):769–776.

[25] Jaramillo D, Laor T, Zaleske DJ. Indirect trauma to the growth plate: results of MR imaging after epiphy- seal and metaphyseal injury in rabbits[J]. Radiology, 1993;187(1):171–178.

[26] Jonasson P, Ekstrom L, Hansson H-A, Sansone M, Karlsson J, Sward L, Baranto A. Cyclical loading causes injury in and around the porcine proximal fem- oral physeal plate: proposed cause of the development of cam deformity in young athletes[J]. J Exp Orthop, 2015;2:6.

[27] Kember NF. Cell division in endochondral ossifica- tion. A study of cell proliferation in rat bones by the method of tritiated thymidine autoradiography[J]. J Bone Joint Surg Br, 1960;42B:824–839.

[28] Kumar R, Aggarwal A. Femoroacetabular impinge- ment and risk factors: a study of 50 cases[J]. Orthop Surg, 2011;3(4):236–241.

[29] Lindstrom JR, Ponseti IV, Wenger DR. Acetabular development after reduction in congenital disloca- tion of the hip[J]. J Bone Joint Surg Am, 1979;61(1): 112–118.

[30] Liu RW, Armstrong DG, Levine AD, Gilmore A, Thompson GH, Cooperman DR. An anatomic study of the epiphyseal tubercle and its importance in the pathogenesis of slipped capital femoral epiphysis[J]. J Bone Joint Surg Am, 2013;95(6):e341–348.

[31] Lundin O, Hellstrom M, Nilsson I, Sward L. Back pain and radiological changes in the thoraco-lumbar spine of athletes. A long-term follow-up[J]. Scand J Med Sci Sports, 2001;11(2):103–109.

[32] Maffulli N, Longo UG, Gougoulias N, Loppini M, Denaro V. Long-term health outcomes of youth sports injuries[J]. Br J Sports Med, 2010;44(1):21–25.

[33] Malina RM. Exercise as an influence upon growth. Review and critique of current concepts[J]. Clin Pediatr, 1969;8(1):16–26.

[34] Morgan JD, Somerville EW. Normal and abnormal growth at the upper end of the femur[J]. J Bone Joint Surg Br, 1960;42-B:264–272.

[35] Murray RO. The aetiology of primary osteoarthritis of the hip[J]. Br J Radiol, 1965;38(455):810–824.

[36] Murray RO, Duncan C. Athletic activity in adoles- cence as an etiological factor in degenerative hip dis- ease[J]. J Bone Joint Surg Br, 1971;53(3):406–419.

[37] Nicholson JT, Nixon JE. Epiphyseal fractures[J]. J Pediatr, 1961;59:939–950.

[38] Ogden JA. Changing patterns of proximal femoral vascularity[J]. J Bone Joint Surg Am, 1974;56(5): 941–950.

[39] Packer JD, Safran MR. The etiology of primary femo- roacetabular impingement: genetics or acquired deformity?[J]. J Hip Preserv Surg, 2015. doi:10.1093/jhps/hnv046.

[40] Plaster RL, Schoenecker PL, Capelli AM. Premature closure of the triradiate cartilage: a potential compli- cation of pericapsular acetabuloplasty[J]. J Pediatr Orthop, 1991;11(5):676–678.

[41] Pollard TC, Villar RN, Norton MR, Fern ED, Williams MR, Simpson DJ, Murray DW, Carr AJ. Femoroacetabular impingement and classification of the cam deformity: the reference interval in normal hips[J]. Acta Orthop, 2010;81(1):134–141.

[42] Ponseti IV. Growth and development of the acetabu- lum in the normal child. Anatomical, histological, and roentgenographic studies[J]. J Bone Joint Surg Am, 1978;60(5):575–585.

[43] Portinaro NM, Murray DW, Benson MK. Microanatomy of the acetabular cavity and its relation to growth[J]. J Bone Joint Surg Br, 2001;83(3):377–383.

[44] Robertson Jr WW. Newest knowledge of the growth plate[J]. Clin Orthop Relat Res, 1990;253:270–278.

[45] Shapiro F, Holtrop ME, Glimcher MJ. Organization and cellular biology of the perichondrial ossification groove of ranvier: a morphological study in rabbits[J]. J Bone Joint Surg Am, 1977;59(6):703–723.

[46] Siebenrock KA, Behning A, Mamisch TC, Schwab JM. Growth plate alteration precedes cam-type defor- mity in elite basketball players[J]. Clin Orthop Relat Res, 2013;471(4):1084–1091.

[47] Siebenrock KA, Wahab KHA, Werlen S, Kalhor M, Leunig M, Ganz R. Abnormal extension of the femo- ral head epiphysis as a cause of cam impingement[J]. Clin Orthop Relat Res, 2004;418:54–60.

[48] Siffert RS. The growth plate and its affections[J]. J Bone Joint Surg Am, 1966;48(3):546–563.

[49] Stulberg SD, Cordell LD, Harris WH, Ramsey PL, MacEwen GD. Unrecognized childhood hip disease: a major cause of idiopathic osteoarthritis of the hip. In: The

hip: proceedings of the third open sci- entific meeting of the hip society[J]. St Louis: Mosby, 1975: 212–228.

[50] Sward L, Hellstrom M, Jacobsson B, Peterson L. Back pain and radiologic changes in the thoraco-lumbar spine of athletes[J]. Spine (Phila Pa 1976), 1990;15(2):124–129.

[51] Tak I, Weir A, Langhout R, Waarsing JH, Stubbe J, Kerkhoffs G, Agricola R. The relationship between the frequency of football practice during skeletal growth and the presence of a cam deformity in adult elite football players[J]. Br J Sports Med, 2015, 49: 630–634.

[52] Tannenbaum E, Kopydlowski N, Smith M, Bedi A, Sekiya JK. Gender and racial differences in focal and global acetabular version[J]. J Arthroplasty, 2014;29(2): 373–376.

[53] Tayton K. Does the upper femoral epiphysis slip or rotate?[J]. J Bone Joint Surg Br, 2007;89(10):1402–1406.

[54] Tayton K. The epiphyseal tubercle in adolescent hips[J]. Acta Orthop, 2009;80(4):416–419.

[55] rueta J. The normal vascular anatomy of the human femoral head during growth[J]. J Bone Joint Surg Br, 1957;39-B(2):358–394.

[56] Trueta J, Amato VP. The vascular contribution to osteogenesis. III. Changes in the growth cartilage caused by experimentally induced ischaemia[J]. J Bone Joint Surg Br, 1960;42-B:571–587.

[57] Trueta J, Little K. The vascular contribution to osteogenesis. II. Studies with the electron microscope[J]. J Bone Joint Surg Br, 1960;42-B:367–376.

[58] Trueta J, Morgan JD. The vascular contribution to osteogenesis. I. Studies by the injection method[J]. J Bone Joint Surg Br, 1960;42-B:97–109.

[59] Trueta J, Trias A. The vascular contribution to osteogenesis. IV. The effect of pressure upon the epi- physial cartilage of the rabbit[J]. J Bone Joint Surg Br, 1961;43-B:800–813.

[60] Tucker FR. Arterial supply to the femoral head and its clinical importance[J]. J Bone Joint Surg Br, 1949;31B(1):82–93.

[61] Wertheimer LG, Lopes Sde L. Arterial supply of the femoral head. A combined angiographic and histological study[J]. J Bone Joint Surg Am, 1971;53(3): 545–556.

[62] Wolff J. The law of bone remodeling[M]. Berlin/Heidelberg: Springer, 1986.

[63] Yanke AB, Khair MM, Stanley R, Walton D, Lee S, Bush-Joseph CA, Espinosa Orias AA, Inoue N, Nho SJ. Sex differences in patients with CAM deformities with femoroacetabular impingement: 3-dimensional computed tomographic quantification[J]. Arthroscopy, 2015;31(12):2301–2306.

第8章 CAM型FAI的手术治疗：技术指南

Darren de SA, Matti Seppänen, Austin E. MacDonald, and Olufemi R. Ayeni

8.1 概述

保守治疗依然是骨髋撞击综合征（FAI）首选的治疗方式；然而，生理和解剖结构上的异常往往需要手术的干预才能恢复髋关节的无撞击活动[1-3]。因此，FAI通常采取手术治疗，特别是对于保守治疗无效的患者[3]。虽然开放手术、小切口手术和关节镜下手术都可以在侧卧位或仰卧位的体位下进行，但特定技术的使用往往有赖于术者的偏好[4]。本章将着重介绍采用仰卧位关节镜下治疗CAM型FAI的手术技术，同时也会对仰卧位和侧卧位进行简要比较。

8.2 手术技术

8.2.1 患者体位

CAM型FAI的髋关节镜治疗包括诊断性髋关节镜探查、盂唇修整、髋臼边缘磨削和股骨头颈处的骨软骨成形等一个顺序性的过程。术前应常规静点抗生素预防感染。在患者仰卧骨折床后施行麻醉（包括椎管内麻醉或全身麻醉）（图8.1）。需要注意的是，此手术在仰卧位或侧卧位时均可进行，但本章主要介绍仰卧位时的手术方法（也会介绍侧卧位手术的一些要点）。采用全身麻醉的好处在于能够放松肌肉，从而有利于牵开髋关节。

患者仰卧在牵引床上，使用泡沫敷料保护足踝（图8.1），并放置一个大的、充分包裹好的会阴泡沫垫（柱）（防止损伤会阴软组织和阴部神经）以有效对抗一个向内或内收的力（图8.2）。包裹好的脚使用束带充分而牢固地固定在牵引床的脚套中，术侧腿充分外展。对于采用侧卧位的患者，下肢牵引臂旋转90°，使得术侧腿处于最上方（图8.2，右图）。有时，对于一些有临床指征（如结缔组织失调）的病例，会在麻醉状态下对髋关节各个平面的活动度进行检查，以确认是否有髋关节过度活动性的存在。

采用仰卧位时，透视装置在从手术肢体的对侧呈45°进入（图8.2，中图）。

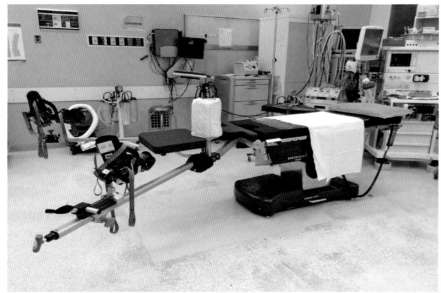
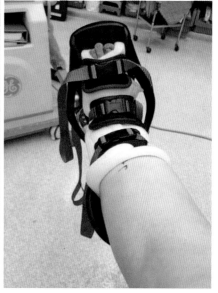

图8.1 手术室配置。左图：手术床设置会阴泡沫垫（柱）和牵引装置。右图：患者的脚裹在保护性泡沫垫里并紧紧地用牵引靴固定。

手术肢体内收5°~10°（图8.3，下中图）的同时，沿股骨颈方向进行纵向牵引（图8.3，上图），通过透视装置监测关节牵开的程度（图8.3，下右图、下左图）。需要11~22kg的牵引力，可牵开8~10mm手术侧的关节间隙，牵引成功时，常可在透视屏幕上观察到"真空征"，或听到"砰"的声音。最终手术肢体应处于中立外展位、轻度（大约5°）内旋和5°~10°的屈曲。非手术侧肢体通常摆放于外展45°~50°和轻度（大约5°）外旋，以作为对抗牵引，肢体的摆放通常在髋关节铺单前完成。

在侧卧位操作时，通常在屈髋10°、外展20°，髋关节处于旋转中立位时进行牵引。与仰卧位类似，通过透视确认股骨头从髋臼中充分分离。通常40~50kg的牵引力即可产生1.0~1.5cm的分离距离。

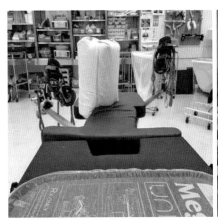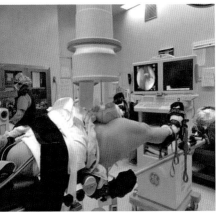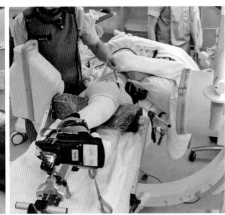

图8.2 患者体位。左图：会阴泡沫垫（柱）防止阴部神经损伤。中图：患者已经被运至床的下部，确保会阴泡沫垫（柱）能产生有效的对抗牵引力。注意透视设备从外科医生对面进入到达手术肢体上方。右图：行侧卧位髋关节镜下手术时，患者和透视装置的摆放。

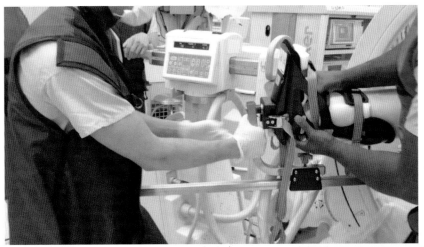

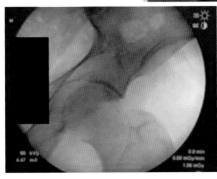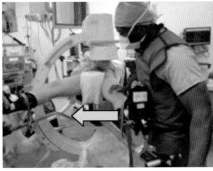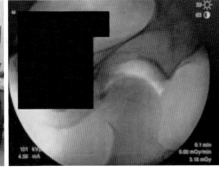

图8.3 应用牵引装置牵开髋关节。上图：在术侧肢体充分外展下进行延股骨颈方向的纵向牵引以牵开髋关节。左下图：行牵引前的术中透视影像。中下图：在纵向牵引下，术者逐步内收患肢，每次5°~10°，并透视检测牵引程度。右下图：术中透视图像显示在对髋关节的牵引下，肢体处于最佳的手术位置

牵引时间通常限制在90~120min，以最大限度地减少牵引相关并发症的风险。

8.2.2 铺单

手术铺单的方式各不相同，但均要保证无菌原则和对手术侧骨盆的充分暴露。通常只有在需要保护髋部描绘的解剖标记时使用黏性透明敷料（如护皮膜）。使用这种方式可以暴露从腹股沟韧带上方至大腿中部前方。另外需要注意的是，可以通过显露大粗隆后缘5cm左右的范围，为建立后外侧入路提供空间。

最后，手术肢体的膝关节以下可以不铺单，以便需要时对髋关节进行手工动态评估（图8.4）。

8.2.3 仰卧位入路

多达9种不同的中央室和外周室关节镜入路已经被报道过[5]，以下介绍的是一些高年资学者偏好的入路。理想的入路对于能够顺利完成手术是必不可少的，而不当的入路则会易于导致并发症的发生，损伤关节周围结构，如坐骨神经。值得注意的是，不同的患者在体重、体重指数以及和所使用的关节镜入路有关的神经血管损伤风险等方面都存在很大差异，因此对于操作医生必须谨慎[6]。通常的4个常用入路是：前外侧入路、前/中前入路、远前外侧入路和后外侧入路（图8.5）。大多数对髋关节中央室的操作可通过前外侧和前/中前入路完成，后外侧通道主要作为液体流出口。通常情况下，为了手术顺利，不要在增加额外的入路或重新定位上犹豫，牢记不要越过通过髂前上棘（ASIS）画的垂线以内操作，以避免对神经血管束的损伤。

首先，标准的前外侧入路通过Seldinger技术建立。使用髂前上棘（ASIS）和股骨大粗隆（GT）最近端顶点为参考标志。前外侧入路（有损伤臀上神经的风险）以GT顶点前上1cm处的皮肤为入点。脊髓穿刺针以头偏15°和后偏15°角度入针。另一种方法是在关节面水平，大约在GT顶点前1cm处，脊椎穿刺针向后15°~20°方向进针。使用的是阔筋膜张肌/臀大肌和股直肌/屈髋肌间隙。一旦穿刺针穿透关节囊进入关节，会有落空感。撤出穿刺针后通过透视可见空气影。取约10mL生理盐水进行关节内注射，可观察到液体的回流，从而确认穿刺位置正确。

之后，长导丝通过中空的脊椎穿刺针进入髋臼窝。撤出穿刺针后，切开皮肤约1cm来制作入路。沿导丝穿入关节镜镜鞘并刺入关节囊，过程中要注意避免导丝弯曲或折断。可通过透视来确认导丝没有损伤关节内结构。一旦镜鞘放置正确，即撤出导丝（图8.6、图8.7）。

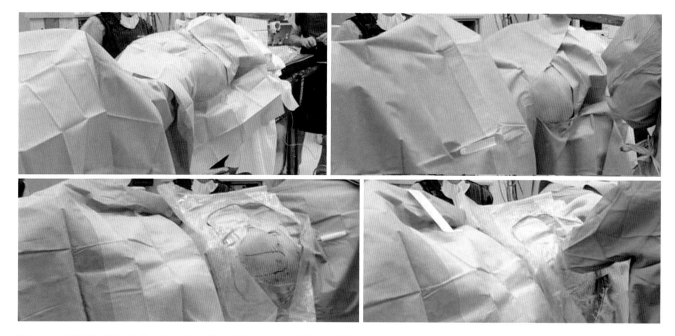

图8.4 手术部位铺无菌单。左上图：铺在大腿、躯干上的大手术单，围绕术区呈方形。右上图：使用肢体铺单。左下图：记号笔标记解剖标志和预计使用的入路位置（见图8.5）。右下图：使用无菌皮肤贴膜

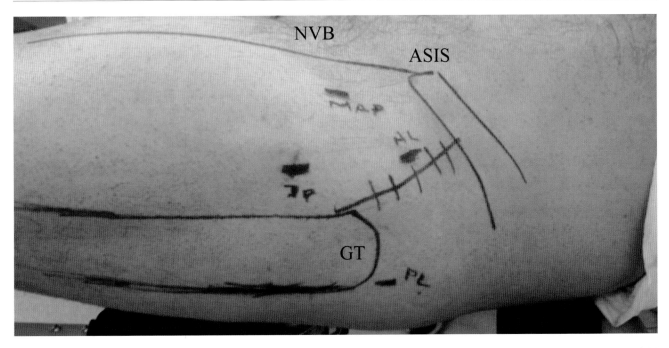

图8.5　术肢仰卧位时的手术标记。无菌记号笔标记解剖标志和预计使用的入路位置（左髋）。AL：前外侧入路。PL：后外侧入路。DP：辅助（远端）前外侧入路。MAP：中前入路。GT：股骨大粗隆。ASIS：髂前上棘。NVB：血管神经束（位于过ASIS垂线内侧）

插入70°关节镜，前方和中前入路 [有损伤股外侧皮神经（LFCN）、股神经、股动脉、股静脉和旋股外侧动脉升支的风险] 在透视引导下直视建立。由股骨头和髋臼形成的关节囊三角（图8.8）（从前外侧入路看大约是3点钟方向），是硬脊膜针穿刺建立此入路的指引坐标。再次采用Seldinger技术。

我们使用中前内入路以降低LFCN损伤的风险。皮肤标记位于前外侧入路偏前、偏远端各2~3cm。穿刺针以头偏45°和内偏10°~15°方向穿刺。一旦在关节内看到穿刺针后，抽出针芯后做长约1cm皮肤切口，要注意切口只切开皮肤（避免损伤LFCN分支）。然后导丝通过脊椎穿刺针，撤去穿刺针，在导丝引导下置入镜鞘，注意不要使导丝折弯变形。

一旦前外侧和中前通路建立后，通过关节镜刀进行两入路之间3点钟至11点钟方向的关节囊切开术。该技术需要协同使用滑槽套管和交换棒，以便在两个入路间进行关节镜和关节镜切刀的转换，同时保护入路周围的软组织并维持入路的位置。关节囊的有限切开对于器械移动、锚钉置入和镜下打结非常重要，而且也有可能对一个不是很理想的入路起到"救场"的作用。关节囊从距离盂唇5~8mm处

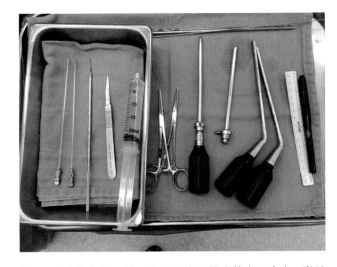

图8.6　髋关节镜工具。建立入路工具（从左至右）：脊髓穿刺针（×2），关节镜刀，手术刀，带盐水的注射器，直钳（×2），镜鞘（×2），滑槽，尺子，记号笔；导丝和交换棒被放置在单子的顶部

切开总长15~20mm[7]。这一长度允许在需要时对关节囊进行修复。

远端前外侧入路位于前外侧入路以远3~5cm处（图8.5，DP），多用于进行骨软骨成形术，与建立前外侧入路方法类似。后外侧入路（有损伤坐骨神经风险）位于大粗隆后方1~3cm，与前外侧入路位于同一水平（图8.5，PL）。

图8.7 建立关节镜入路所需的外科器械和透视装置。使用Seldinger技术建立髋关节镜入路

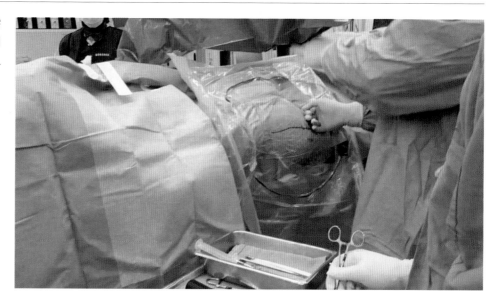

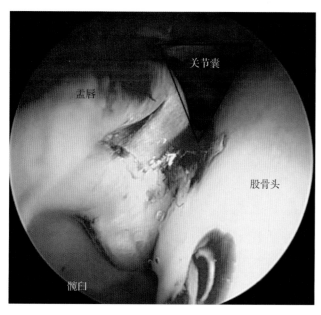

图8.8 建立前内入路。通过镜下直视观察建立中前入路。术中标记为位于股骨头和盂唇之间的髋关节囊倒三角区

8.2.4 侧卧位入路

侧卧位入路的位置与前述仰卧入路的位置是非常相似的。本书资深作者之一（MS）使用侧卧位进行手术操作，通常会使用上面述及的4个入路：前外侧或外侧入路（ALP），改良中前辅助入路（MMAP），远端前外侧或远端入路（DALP）和后外侧入路（PLP）（图8.9）。

与仰卧位相同，GT和ASIS作为解剖标记用记号笔标出[8]。通过ASIS内侧缘做一条垂线，以防止越过此线内侧操作，从而避免损伤股动脉和股神经[8]。通常先建立LP入路，大致位于ALP和PLP之间中点的位

置（图8.9）。

为了牵开髋关节，通常使用17G的脊髓穿刺针（尖端远离股骨头而钝缘朝向软骨）从PLP入路的位置穿刺入中央室。入针方向向内偏35°，头偏20°。当穿刺入关节囊后，髋臼内的真空被释放，髋臼和股骨头之间应牵开至少10mm，但不要超过15mm。另一枚脊髓穿刺针从LP入路的位置以同样方式穿刺入中央室。通过脊椎穿刺针置入一根可弯曲的金属韧性导丝，并通过透视确认金属导丝处于合适的位置。借助导丝可以置入交换棒和镜鞘。把灌注泵连接至关节镜水泵并置入70°镜，然后建立PLP入路。后方入路在进行后方盂唇缝合和后方髋臼缘打磨时是必需的。MMAP入路可以在直视下建立，皮肤切口约位于LP内侧7cm、以远2cm[9]。

8.2.5 诊断性关节镜

诊断性关节镜可用于检查盂唇的完整性、寻找注射部位和相关病理改变。

相关病理改变的处理原则已在前几章中描述。软骨盂唇交界处也要检查，辨认是否有分离和撕裂。要对股骨头进行检查，以确认是否存在卵圆凹和（或）关节软骨损伤的证据。之后要对圆韧带和关节囊进行彻底检查。

8.2.6 股骨颈截骨术和手术效果

远端前外侧入路最后使用上述的Seldinger技术建立，T形关节囊切开可以帮助使多层面处理前外侧的CAM畸形变得容易。T形关节囊切开从股骨头颈交

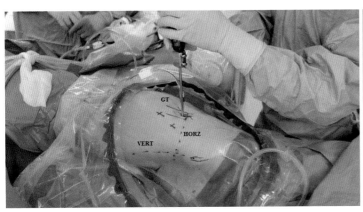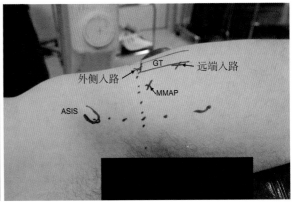

图8.9　采用侧卧位时的手术标志。左图：无菌记号笔标记解剖标志和预计使用的入路位置（右髋）。画出GT的大致轮廓。HORZ是经过 GT上缘的水平线，VERT是通过ASIS的垂线。右图：无菌记号笔标记解剖标志和预计使用的入路位置（左髋）。GT和ASIS的轮廓已经绘出。外侧（前外侧）入路、远端入路（远端前外侧）和改良中前辅助入路已经标记。

界处向粗隆间线延伸，切开位于臀小肌和髂小肌之间的髂股韧带，髂小肌是覆盖在髋关节囊前方的一块肌肉，有把股骨头稳定在有缺陷的髋臼内的作用[10, 11]。要小心在T形关节囊切开时不要超过轮匝带。通常暴露2~3cm即可。在牵引的作用下，CAM畸形的外侧部分通过5.5mm的关节镜磨钻打磨减压。打磨点通常从位于股骨头颈处骨骺瘢痕的远端有明显的骨质凸起处开始。通过透视（图8.9）来观察减压效果（图8.9，上图和下图），打磨下的骨屑通过吸引器全部吸走。股骨头颈交界处外侧的轮廓通过与术前保存的X线图像进行比较和评估。在完成外侧减压并恢复正常的外侧轮廓后，松开牵引并屈曲髋关节至45°，通过充分内旋和外旋髋关节获得一个对CAM畸形前部180°的观察视野，从而在外周室完成对CAM损伤的减压[10]。然后在髋部可动态旋转的情况下，分别在髋关节屈曲0°、45°和90°位来完成骨软骨成形术，从而确保充分减压。轮匝带是减压达到最远端的解剖标志，同时也是进行CAM畸形处理时要避免损伤的关键结构[12]。它是旋股外侧动脉终末支的标志，一旦损伤可能加重髋关节不稳，并导致髋关节囊韧带复合体"吸力密封"作用的消失[12]。近端的成形范围应该控制在髋臼盂唇以远5mm的股骨头软骨表面，从9点的（前方）到12点方向（上方）的位置[13]。近端成形的其他近侧限制还包括骨骺瘢痕部分。通过术中多方位透视（正侧位）可以确定正常头颈交界处偏心距和轮廓的恢复（图8.9）。如此，则可撤出关节镜，用不可吸收线缝合3个入路切口。无菌敷料包扎切口后唤醒患

者，并在患者平稳状态下转运至术后恢复室。术中失血很少甚至没有。术后用药、活动和负重及康复将在第16章讨论。通常我们不使用任何药物或放疗预防异位骨化。

通常，α角是用来评价减压效果的指标之一。其为两条线的夹角：一条为通过前点的线，即经股骨头中心和股骨头骨—软骨移行区的点的连线；另一条为经股骨头中心和股骨颈最狭窄部分的连线的夹角[14]。在髋关节的20项影像学参数中，Mast等[15]报道证实α角具有很高的评估者间信度和评估者内信度，其组内相关系数（ICCs）分别为0.83和0.90，虽然是基于形态的参数，但研究表明α角的测量存在相当大的互变性和内变性，这种变化以至达到了可能不具备统计学价值来评估CAM畸形的程度[16]。

文献定义异常α角为此角度为50°~55°[14, 17]。由de SA等[18]进行的系统回顾证实，患者术后α角恢复至小于55°时，患者预后改善并且无并发症发生。然而，一项通过计算机三维CT导航对FAI成形的队列研究提示，α角与预后不相关。就如Brunner等的研究[19]指出的，在一组50名患者中，有6名没有做到CAM的充分成形（如：α角小于50°或术前术后平均角度差达到20°），但其VAS疼痛评分和非关节炎髋关节评分、关节活动度，在术前术后并没有显著性差异。但此研究样本数小（每队列25例患者），因此该研究无论是统计差异还是临床差别的检验效能都有待商榷。另一种用于评估切除充分度的术中参数包括头颈部偏心距的恢复和在全范围的屈伸及内外旋活动下对髋关节无撞击活动的直视下

评估。

另外，目前可接受的最大成形范围是不超过股骨颈直径的30%，如果超过此范围，则会增加医源性股骨颈骨折和在髋关节屈曲时盂唇密封效应丧失的风险[20, 21]。我们建议结合多种方法以确保畸形得到充分矫正，因为不充分的成形也是导致翻修手术最常见的原因[22, 23]（图8.10）。鉴于直径5.5mm的磨钻既是常用的手术工具，也是一个非常实用的参考标尺，即以磨钻头直径的2倍（5.5mm × 2 = 11mm）作为获得充分成形深度的参考。

通常，资深术者不常规修复切开的关节囊，除非有明确诊断的关节过度松弛性异常或结缔组织疾病。是否修复关节囊一直是一个有争议的话题，最近有几项研究旨在探讨关节囊修复是否能有效地改善髋关节镜手术的预后。支持者认为，这是一种快速、易于重复的技术，可以避免术后不稳定和疼痛[24]，特别是在患者有结缔组织病，且易于出现关节囊松弛和/或髋关节发育不良的情况下[25]。Frank等[26]发现接受髋关节镜手术的FAI患者，无论是否进行关节囊修补，在术后2.5年症状均明显改善。

然而，他们也确实发现完全修补关节囊的患者（与部分修复相比）比那些没有进行关节囊修补的患者相比，具有更好的运动相关的结果和更低的翻修率[26]。

确实有研究[7, 27-29]表明，未修复关节囊可能导致关节的微不稳定。这一不稳定的后果包括引起关节早期的退变，但需要进一步的研究来对此进行确认。另一方面，Domb等[30]在研究中证明关节囊修补安全无不良反应，但在临床预后上各组之间无显著差异。Amar等[31]通过对缝合关节囊和不缝合关节囊的2组各50名接受髋关节镜手术的患者进行至少术后9周随访，追踪发现异位骨化（HO）率在两组之间无显著差异。Austin等报道了一个髋关节镜术后关节囊关闭失败导致髋关节不稳定的病例[32]，而另一方面，在一项超过4000例髋关节镜术后不关闭关节囊的研究中，没有关节不稳的情况发生[16, 33]。令人感兴趣的，Bayne等[34]在尸体上进行的研究表明，关节囊切开可以改善髋关节在中立位时的移动和髋关节在屈曲位时的股骨旋转，从而使承受关节活动范围受限痛苦的FAI患者获益。髋关节囊切开不充分会影响手术的实施和活动范围的改善，而过多地切开又

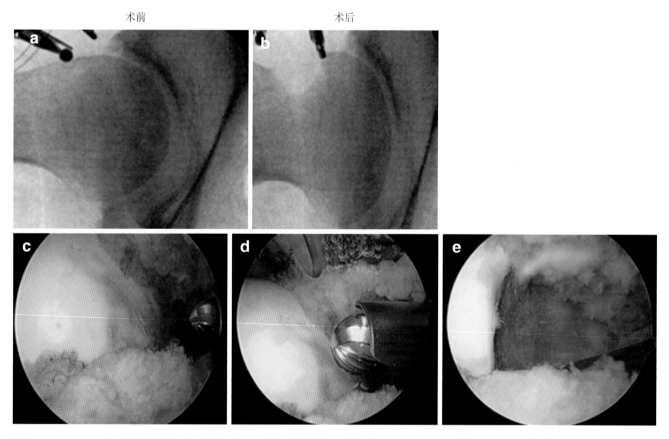

图8.10　a、b. 术前术后透视下比较可见已恢复正常的头颈部偏心距和轮廓。c~e. 镜下也显示通过T形关节囊切口进行观察和到达切除部位，并对头颈交界处进行成形。使用5.5mm关节镜磨钻打磨CAM，并恢复偏心距

会导致髋关节不稳定的发生，这之间似乎存在着微妙的平衡。

要点小结

1. 对于FAI患者，采用仰卧位，通过建立前外侧、中前和远端前外侧入路，利用关节镜手术重新恢复髋关节没有撞击的活动是安全的。

2. 牵引力控制在11~22kg，可将术侧关节牵开8~10mm以进行关节内操作；牵引时间控制在120min内可避免牵引造成的并发症。

3. T形的关节囊切开可充分暴露髋关节，术后是否缝合关节囊尚有争议。

4. CAM股骨头清除范围近端距离髋臼盂唇5mm，远端距离轮匝带5mm。切除深度不得超过股骨颈直径的30%，以使医源性股骨颈骨折的风险降到最小。

5. 评价切除充分的参数包括术中α角恢复至<55°，恢复正常的股骨头/颈偏心距（如>10mm）和/或直视可见的没有撞击的髋关节活动。

关键数据来源

[1] Beaule PE, Le Duff MJ, Zaragoza E. Quality of life following femo- ral head-neck osteochondroplasty for femoroacetabular impingement[J]. J Bone Joint Surg, 2007;89:773–779.

[2] de SA D, Urquhart N, Philippon M, Ye JE, Simunovic N, Ayeni OR. Alpha angle correction in femoroacetabular impingement[J]. Knee Surg Sports Traumatol Arthrosc, 2014;22(4):812– 821. doi:10.1007/s00167-013-2678-6.

[3] Domb BG, Philippon MJ, Giordano BD. Arthroscopic capsulotomy, cap- sular repair, and capsular plication of the hip: relation to atraumatic instabil- ity[J]. Arthroscopy, 2013;29(1):162–173. doi:10.1016/j.arthro.2012.04.057.

致谢：感谢 Marie-Claude Leblanc（MD，FRCSC）为本章采集术中图片。

参考文献

[1] Bedi A, Kelly BT. Femoroacetabular impingement[J]. J Bone Joint Surg Am, 2013;95(1):82–92. Retrieved Feb. 8, 2015 from http://dx.doi.org/10.2106/ JBJS.K.01219.

[2] Dolan MM, Heyworth BE, Bedi A, Duke G, Kelly BT. CT reveals a high incidence of osseous abnormalities in hips with labral tears[J]. Clin Orthop Relat Res, 2011;469(3):831–838. doi:10.1007/s11999-010- 1539-6.

[3] Beaule PE, Le Duff MJ, Zaragoza E. Quality of life following femoral head-neck osteochondroplasty for femoroacetabular impingement[J]. J Bone Joint Surg, 2007;89:773–779.

[4] Wilson AS, Quanjun C. Current concepts in management of femoroacetabular impingement[J]. World J Orthop, 2012;3(12):204–211. doi:10.5312/wjo.v3.i12.204.

[5] Thorey F, Ezechieli M, Ettinger M, Albrecht UV, Budde S. Access to the hip joint from standard arthroscopic portals: a cadaveric study[J]. Arthroscopy, 2013;29(8):1297–1307. doi:10.1016/j.arthro.2013.05.017.

[6] Watson JN, Bohnenkamp F, El-Bitar Y, Moretti V, Domb BG. Variability in locations of hip neurovascular structures and their proximity to hip arthroscopic portals[J]. Arthroscopy, 2014;30(4):462–467. doi:10.1016/ j.arthro.2013.12.012.

[7] Harris JD, Slikker III, Gupta AK, McCormick FM, Nho SJ. Routine complete capsular closure during Hip arthroscopy[J]. Arthrosc Tech, 2013;2(2):e89–94. doi:10.1016/j.eats.2012.11.007.

[8] Glick JM, Sampson TG, Gordon RB, Behr JT, Schmidt E. Hip arthroscopy by the lateral approach[J]. Arthroscopy, 1987;3(1):4–12.

[9] Matsuda DK, Villamor A. The modified mid-anterior portal for hip arthroscopy[J]. Arthrosc Tech, 2014;3: e469–474. doi:10.1016/j.eats.2014.05.005.

[10] Suslak AG, Mather III RC, Kelly BT, Nho SJ. Improved arthroscopic visualization of periph- eral compartment[J]. Arthrosc Tech, 2012;1(1):e57–62. doi:10.1016/j.eats.2012.02.001.

[11] Babst D, Steppacher SD, Ganz R, Siebenrock KA, Tannast M. the iliocapsularis muscle: an important stabilizer in the dysplastic hip[J]. Clin Orthop Relat Res, 2011;469(6):1728–1734. doi:10.1007/s11999-010-1705-x.

[12] Ito H, Song Y, Lindsey DP, Safran MR, Giori NJ. The proximal hip joint capsule and the zona orbicularis contribute to hip joint stability in distraction[J]. J Orthop Res, 2009;27:989–995.

[13] Yamasaki S, Hashimoto Y, Terai S, Takigami J, Takahashi S, Nakamura H. Proposed referential index to resect femoroacetabular cam-type impinge- ment during arthroscopy using a cadaveric hip model[J]. Arthroscopy, 2015. doi:10.1016/j.arthro.2014.12.024 [Epub ahead of print].

[14] Nötzli HP, Wyss TF, Stoecklin CH, Schmid MR, Treiber K, Holder J. The contour of the femoral head-neck junction as a predictor for the risk of anterior impingement[J]. J Bone Joint Surg Br, 2002;84:556–560.

[15] Mast NH, Impellizzeri F, Keller S, Leunig M. Reliability and agreement of measures used in radiographic evaluation of the adult hip[J]. Clin Orthop Relat Res, 2011;469:188–199.

[16] Lohan DG, Seeger LL, Motamedi K, Hame S, Sayre J. Cam-type femoral-acetabular impingement: is the alpha angle the best MR arthrography has to offer?[J]. Skeletal Radiol, 2009;38(9):855–862. doi:10.1007/ s00256-009-0745-3.

[17] Nouh MR, Schweitzer ME, Rybak L, Cohen J. Femoroacetabular impingement: can the alpha angle be estimated?[J]. Am J Roentgenol, 2008;190:1260–1262. doi:10.2214/AJR.07.3258.

[18] de SA D, Urquhart N, Philippon M, Ye JE, Simunovic N, Ayeni OR. Alpha angle correction in femoroac- etabular impingement[J]. Knee Surg Sports Traumatol Arthrosc, 2014;22(4):812–821. doi:10.1007/ s00167-013-2678-6.

[19] Brunner A, Horisberger M, Herzog RF. Evaluation of a computed tomography-based navigation system prototype for hip arthroscopy in the treatment of femoroacetabular cam impingement[J]. Skeletal Radiol, 2009;38(9):855–862. doi:10.1007/s00256-009-0745-3.

[20] Ilizaliturri V. Complications of arthroscopic femoroacetabular impingement treatment: a review[J]. Clin Orthop Relat Res, 2009;467(3):760–768.

[21] Papvasiliou AV, Bardakos NV. Complications of arthroscopic surgery of the hip[J]. Bone Joint Res, 2012;1:131–144.

[22] Philippon MJ, Stubbs AJ, Schenker ML, Maxwell RB, Ganz R, Leunig M. Arthroscopic management of femoroacetabular impingement: osteoplasty technique and literature review[J]. Am J Sports Med, 2007;35(9):1571–1580.

[23] Heyworth BR, Shindle MK, Voos JE, Rudzki JR, Kelly BT. Radiologic and intraoperative findings in revision hip arthroscopy[J]. Arthroscopy, 2007;23: 1295–1302.

[24] Mei-Dan O, Young DA. A novel technique for capsular repair and labrum refixation in hip arthroscopy using the SpeedStitch[J]. Arthrosc Tech, 2012;1(1):e107–112. doi:10.1016/j.eats.2012.05.001.

[25] Mei-Dan O, McConkey MO, Brick M. Catastrophic failure of hip arthroscopy due to iatrogenic instability: can partial division of the ligamentum teres and iliofemoral ligament cause subluxation?[J]. Arthroscopy, 2012;28:440–445. doi:10.1016/j.arthro.2011.12.005.

[26] Frank RM, Lee S, Bush-Joseph CA, Kelly BT, Salata MJ, Nho SJ. Improved outcomes after hip arthroscopic surgery in patients undergoing T-capsulotomy with complete repair versus partial repair for femoroacetabular impingement: a comparative matched-pair analysis[J]. Am J Sports Med, 2014;42(11):2634–2642. doi:10.1177/0363546514548017.

[27] Myers CA, Register BC, Lertwanich P, Ejnisman L, Pennington WW, Giphart JE, LaPrade RF, Philippon MJ. Role of the acetabular labrum and the iliofemoral ligament in hip stability: an in vitro biplane fluoroscopystudy[J]. Am JSports Med, 2011;39(Suppl):85S–91. doi:10.1177/0363546511412161.

[28] Martin HD, Savage A, Braly BA, Palmer IJ, Beall DP, Kelly B. The function of the hip capsular ligaments: a quantitative report[J]. Arthroscopy, 2008;24:188–195. doi:10.1016/j.arthro.2007.08.024.

[29] Hewitt JD, Glisson RR, Guilak F, Vail TP. The mechanical properties of the human hip capsule ligaments[J]. J Arthroplasty, 2002;17:82–89.

[30] Domb BG, Stake CE, Finley ZJ, Chen T, Giordano BD. Influence of capsular repair versus unrepaired capsulotomy on 2-year clinical outcomes after arthroscopic hip preservation surgery[J]. Arthroscopy, 2014. doi:10.1016/j.arthro.2014.10.014.

[31] Amar E, Warschawski Y, Sampson TG, Atoun E, Steinberg EL, Rath E. Capsular closure does not affect the development of heterotopic ossification after hip arthroscopy[J]. Arthroscopy, 2015;31(2):225– 230. doi:10.1016/j.arthro.2014.08.026.

[32] Austin DC, Horneff JG, Kelly JD. Anterior hip disloca- tion 5 months after hip arthroscopy[J]. Arthroscopy, 2014;30(10):1380–1382. doi:10.1016/ j.arthro.2014.04.099.

[33] Domb BG, Philippon MJ, Giordano BD. Arthroscopic capsulotomy, capsular repair, and capsular plication of the hip: relation to atraumatic instability[J]. Arthroscopy, 2013;29(1):162–173. doi:10.1016/j.arthro.2012.04.057.

[34] Bayne CO, Stanley R, Simon P, Espinoza-Orias A, Salata MJ, Bush-Joseph CA, Inoue N, Nho SJ. Effect of capsulotomy on hip stability-a consideration dur- ing hip arthroscopy[J]. Am J Orthop, 2014;43(4): 160–165.

第9章　关节镜治疗Pincer型FAI

James B. Cowan, Christopher M. Larson, and Asheesh Bedi

9.1　概述

正如前面章节中提到的，Pincer型股髋撞击综合征（FAI）是由于股骨头颈交界部和髋臼局部或整体过度覆盖区之间反复异常的撞击引起的[1]。与CAM型撞击所引起的更大程度的关节软骨损伤不同，Pincer型撞击会造成对髋臼缘和盂唇的边缘负荷，从而导致盂唇进行性撕裂、退变和骨化，同时可造成后下髋臼或后内股骨头的软骨对冲伤（见第5章FAI损伤相关的病理生理学）[2-4]。尸体研究表明盂唇对于维持髋关节的稳定性、关节液密闭性、保护关节软骨的关节内润滑性和流体压力非常重要[5-9]。棘下髋撞击是一种与Pincer相关但又完全不同的关节外的Pincer撞击，发生在髂前下棘和股骨颈远端部分[10, 11]。区分棘下撞击和髋臼后倾的患者非常重要，两者具有类似的临床和影像学表现，但对于髋臼后倾的患者错误的边缘切除将会造成医源性损害[12, 13]。

前几章介绍过FAI的鉴别诊断、临床诊断和影像学表现。通常对于病史、查体和影像学检查都符合Pincer型的FAI，初步的治疗重点在于控制症状、力量练习和行为调整。规范的理疗应避免试图恢复"正常"的关节活动范围，因为这一尝试会导致由于反复的撞击而加重症状（见第7章FAI的非手术治疗）[14]。然而，通过改善核心力量和控制骨盆前倾和侧倾可能对改善功能性活动范围有重要意义。对于存在间歇痛、活动相关痛的患者在保守治疗6周无效的情况下，X线片上无明显的退行性改变，可以考虑髋关节镜治疗（见第7章FAI手术适应证）。FAI手术的目的是消除股骨近端和骨盆之间产生撞击症状的区域。本章的目的是介绍当代关节镜治疗Pincer型FAI的手术技术和预后。

9.2　术中准备

无论是在标准手术台上还是在专门的髋关节牵开床上，我们更常选择仰卧位而不是侧卧位进行髋关节镜手术（图9.1）。在摆放体位前，要进行麻醉下的彻底查体，以确定髋关节屈曲、内旋和外旋的被动范围。

患者的足必须保护好并在牵引靴中充分固定。包裹充分的会阴柱放置在偏向手术侧肢体一侧的位置以方便牵引。术侧髋关节屈曲10°，内旋15°，中立外展。11.25~22.5kg的牵引力以保证关节间隙牵开6~8mm。牵引时间应尽量限制在1h以内，绝对不要超过2h，以减少医源性神经损伤的风险[15]。对侧肢体处于轻度外展外旋位，并可给予最低程度的牵引以获得充分显露，牵引的力量可能是比牵引时间更主要的一个避免术后神经功能障碍或损伤的因素[16]。

术中的影像要和术前影像进行匹配，这对于比较实际操作和术前计划的操作很重要。这可以避免过度的切除而导致髋关节不稳定或结构异常，或者是避免Pincer型病变切除不充分，尤其是后上方[17, 18]。这样的比较可能是有帮助的，正如Philippon等[19]的研究表明髋臼外侧缘镜下切除范围可以通过影像上的外侧中心-臼缘角（CE角）的改变中得到体现。

骨盆中立位可以通过倾斜手术床获得，从而使得髂前上棘（ASIS）之间的连线平行于地面。透视评估应包括前后位（AP），穿桌侧位，骨盆假斜位，以及45°和90°的Dunn侧位像以保证术中对股骨近端各个方位的全面评估。此外，术前使用三维计算机断层扫描（CT）进行计算机辅助建模可能有助于定位撞击部位并协助制订手术计划[20, 21]。一些固定的解剖标志（如股直肌的反折头、腰大肌肌

图9.1 髋关节镜摆放和患者在手术床上的体位

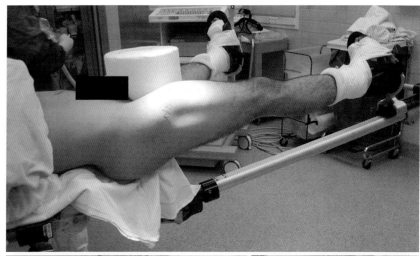

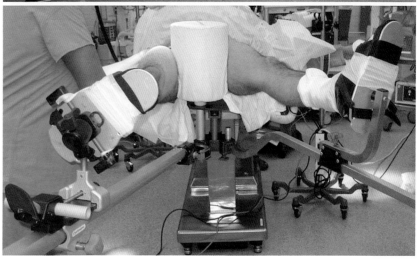

腱和AIIS）也用来协助确定透视下拟切除的解剖区域。

9.3 手术入路

髋关节首先通过前外入路（股骨大粗隆近端1~2cm，前方1~2cm）进入（图9.2）。这一入路在大多数手术中作为观察入路。18G脊髓穿刺针在透视引导下确保入路位置恰当，注意避免穿透盂唇或造成医源性股骨头软骨损伤。

一旦确认穿刺针位于关节内后，注入约30mL生理盐水充盈关节。沿穿刺针置入导丝后撤除穿刺针，继而空心套管经由导丝进入关节。镜头置入后，即可在直视下用18G穿刺针建立前方入路。传统的前入路位于经ASIS平行股骨干长轴的纵线和在大转子上方水平线之间的交点。然而我们更常使用一个改良的前入路，较标准前入路更偏外侧和远端，以增加和股外侧皮神经的安全距离，并能方便器械处理盂唇和髋臼缘。

做入路间的关节囊横向切开以保证术野暴露充分（图9.3）[17]。要注意保持关节囊切口位于盂唇和股骨头之间，以避免医源性的盂唇或软骨损伤。通常使用刀片而不是射频刀切开，以保证获得关节囊全层的锐利切缘，以便于稍后的缝合[22]。射频刀主要用于清理关节囊外缘和暴露Pincer病变。盂唇附着部和盂唇软骨移行区都应该尽可能地保护，但是在一些过度覆盖严重的病例中（如髋臼内陷），因为需要广泛的多余骨质切除，则需要对盂唇进行充分地解离和再次缝合固定。辨识清盂唇和髋臼缘的交接区，经改良前入路置入香蕉刀。将盂唇由下至上解离，注意避免损伤邻近的关节软骨或切断盂唇（图9.4）。彻底探查中央室和Pincer病变，明确病变类型和病变程度[4, 23]。起自于髋臼外侧缘的股直肌反折头可作为指导髋臼缘切除的有用标志（图9.5）。符合pincer型FAI的术中表现包括盂唇瘀痕、骨化和囊性变，前上盂唇的波纹征，后方髋臼的线性磨损，髋臼缘超出盂唇软骨交界区3~5mm，前上髋臼缘骨折或游离骨片[14]。入路间关节囊切口可根据病变累及范围向后延伸到梨状肌肌腱，或向前内延伸到腰大肌肌腱[22]。分层的软骨应清除，直至边缘稳定。微骨折术可选择性地应用在边缘条件好的局限性的全层软骨缺损。当术中发现有髋臼缘骨折或骨片时，通常都选择切除以帮助解决Pincer型撞击（图9.6）。但是如果骨折块较大或累及髋臼负重区，则通常进行关节镜下复位空心螺钉固定以避免

医源性损伤[24, 25]。

　　盂唇的全面评估对决定下一步进行保留、清理还是切除盂唇是非常重要的。通常盂唇都要尽可能地保留，但是有明显的实质内退行性囊变或骨化时需要进行清理。如果盂唇与软骨的移行区完整，而盂唇形态相对正常，面积较小的髋臼缘骨赘可以通过关节囊外暴露切除，而不需解离盂唇。当病变范围较大时则需要在打磨髋臼缘之前解离盂唇。根据

图9.2　髋关节镜入路

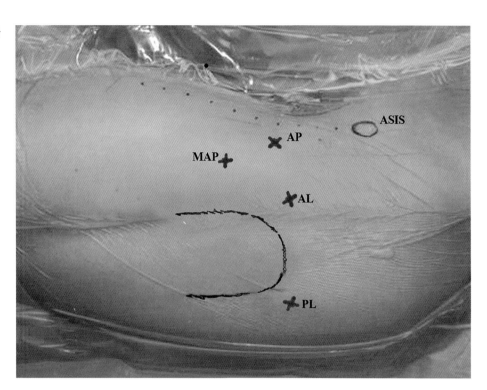

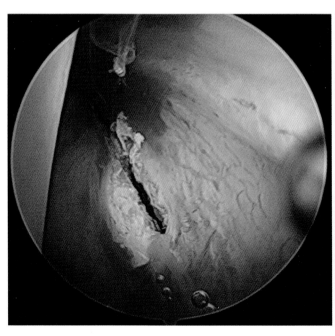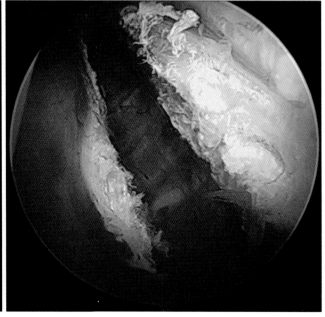

图9.3　关节镜下显示右髋关节的入路间关节囊切开

术前影像和术中关节镜所见，通过改良的前方或侧方入路置入磨钻打磨髋臼缘，手术的目的是对髋臼缘进行轮廓成型以矫正局部的过度覆盖，或矫正延伸至髋臼缘的关节外棘下畸形（图9.7）。

透视可以用来确定切除位置的起点，通常位于交叉征的下方。对于局部的前方过度覆盖，可以用术前的影像为参考模板进行髋臼缘削除，以矫正局部的髋臼后倾，磨钻的宽度可以作为参考来评估切除的范围。去除的骨量要充分，应消除髋臼边缘延伸超出盂唇软骨交界处的部分，保证在透视下交叉征消失和外侧中心-臼缘角恢复到25°~40°。切除的最深部分应该位于Pincer的中点位置并逐步过渡到

外周。切除掉表层坚硬淡黄的Pincer撞击部分后就显露下方较软的粉红色松质骨[17]。一些医生建议在软骨下骨行微骨折术至有点状出血产生[4]。通过术中透视与术前影像学对比，来评估和调整磨削掉的骨量。术中间断的放松牵引、透视下评估髋臼覆盖度以及术中评估关节活动度均对判断矫正程度有所帮助。

另外，也要注意棘下撞击的存在，并在必要时给予处理。骨盆假斜位片和三维CT成像是最好的检查手段[11]。充分视野的获得可能需要将关节囊向近端掀起至AIIS水平，或在股直肌的直头上开窗。

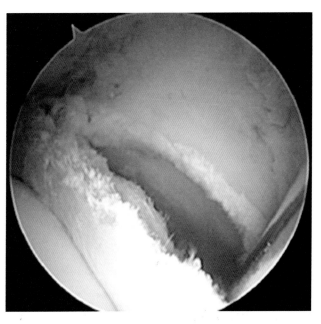

图9.4　关节镜下示盂唇解离，以便于暴露Pincer型撞击

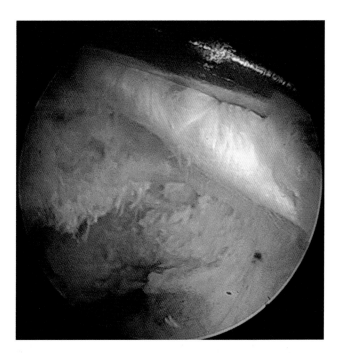

图9.5　镜下所示股直肌间接头在髋臼缘的起点

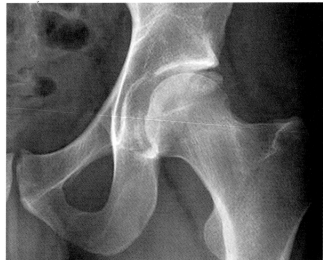
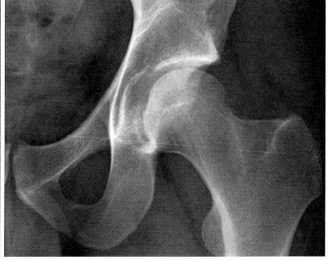

图9.6　髋关节游离骨片患者关节镜术前和术后的X线片对比

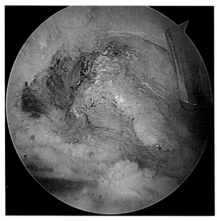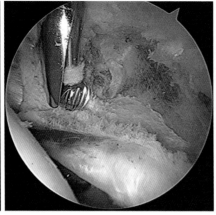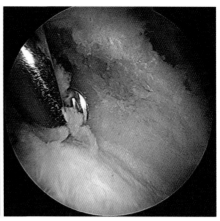

图9.7 关节镜下所见未处理的Pincer型（左图）及术中打磨过程

如果AIIS向尾侧延伸至髋臼缘前方，则需要考虑进行切除解压（图9.8）。其他表明可能存在AIIS撞击的术中发现包括有股直肌近端钙化沉积，或在AIIS水平存在滑膜炎和前方外周盂唇瘀痕[12]。可通过在股直肌上做一个小的纵向劈开以获得充分的切除效果，但要避免剥离肌腱，以防止术后出现屈髋减弱。多项研究表明，在股直肌止点得到充分保护的情况下，对有症状的畸形进行一系列的关节镜下切除，使用这种技术获得了极好的临床效果，同时术后无一例发生撕脱[26]。

一旦盂唇完全解离，髋臼缘打磨充分后，盂唇需要重新固定以重新恢复股骨稳定性和关节的生理密封性（图9.9）[6, 27]。盂唇和髋臼缘分别通过刨刀和磨钻进行准备，以便提高盂唇愈合的可能。锚钉按照由远向近的方向置入，以防止穿入关节内。透视可用来辅助判断钻孔位置位于髋臼缘上方。通常情况下，我们会建立一个辅助的前外侧远端入路以改善置钉通道角度和提高安全性。为避免医源性软骨损伤，锚钉应置于髋臼缘距关节软骨2mm处。当进行打孔和置入缝合锚时，建议在直视关节面的情况下进行操作，以防止关节面被刺穿。

进行盂唇基底的缝合固定可以尽可能地减少盂唇外翻并保护关节的密封性。但是充分地解离盂唇，或保证边缘的组织质量对于形成简单的"环形"缝合外观是非常必要的[14]。缝合采用标准关节镜打结技术，然后将关节镜转移到前外侧入路，并用相同的技术放置前方缝线骨锚。总之，根据盂唇的解离程度，通常会使用1~8个缝合锚。

如需处理上方和后上方的病变，关节镜需要通过前方入路放入。如果需要额外解离盂唇和髋臼缘的切除，则需要从前外侧入路放入香蕉刀和磨钻。

再次进行透视与术前影像比较术中髋臼缘切除的情况。当Pincer型FAI向后方延伸较多，无法通过前侧或前外侧入路处理时，则可能需要建立后外侧入路，此入路位于大粗隆后上缘偏近端2cm处。在建立后外侧入路时，应将下肢内旋以进一步保护坐骨神经。

在这一点上，彻底透视和动态评估髋关节对于评估残余撞击区域至关重要（图9.10）。透视下评估应包括正位、穿桌侧位，Dunn45°和90°侧位以明确髋臼形态确实有改善。通常在术前的评估和影像学检查是要确定是否存在CAM型病变，通过全角度对头颈交界区和股骨头的球形轮廓进行检查。Ross等[28]介绍了6个关键的影像学征象，来评估股骨近端畸形最常见的区域，并确定这些区域的畸形得到充分纠正。动态评估主要用来判断髋关节处于后伸、外展、内旋、外旋、最大屈曲时的外展、外旋（FABER）和最大屈曲时的内收、内旋（FADIR）位时的残余撞击情况。一旦确认没有额外的残留骨需要打磨，再次置入磨钻吸除打磨下的碎骨屑，以降低术后异位骨化发生的风险。各入路用尼龙缝线间断缝合关闭，覆盖敷料。

9.4 术后管理

术后管理和康复主要以保护修复和重建的结构为主，同时逐步开始关节活动度和力量练习，以尽量减轻关节僵硬和肌肉萎缩（见第16章FAI术后康复）。在术后早期，我们限制负重和关节活动范

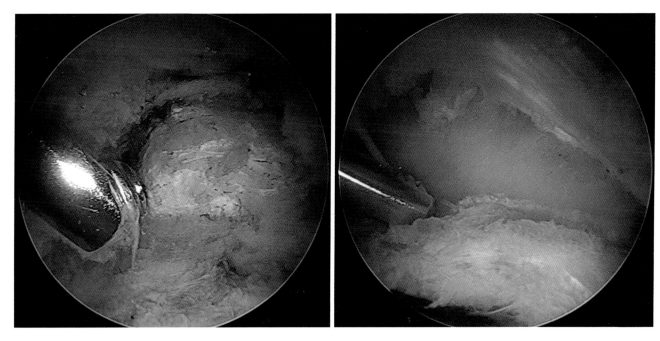

图9.8　关节镜下展示髂前下棘撞击术前（左图）和术中

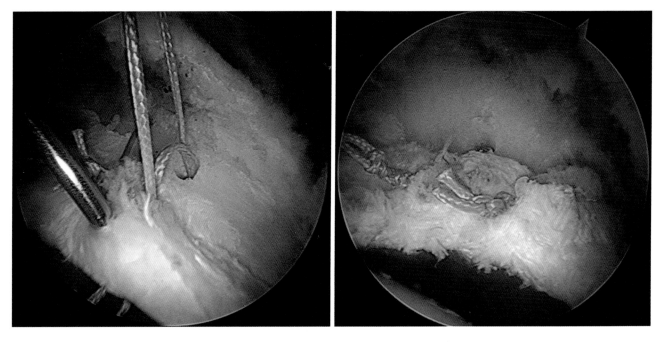

图9.9　关节镜下展示修复为方便处理Pincer畸形而解离的盂唇

围，特别是髋屈曲和旋转。术后立即开始被动活动，之后由熟悉髋关节镜术后患者管理的理疗师给予规范的物理治疗。

9.5　结果

　　据我们所知，目前没有专门报道独立的Pincer型FAI髋关节镜治疗结果的研究。这并不令人奇怪，因为大多数FAI患者属于CAM和Pincer混合型。关节镜治疗FAI的Ⅲ级和Ⅳ级研究报道了从好到优的

治疗效果，预后评估方法包括改良的Harris髋评分（HHS）、髋预后评分（HOS）、VAS痛觉评分、髋形态学检测、患者满意度、生活质量和恢复活动程度[29-34]。由Bedi等[20]进行的研究中证实关节镜下CAM和（或）髋臼缘成形术后患者的髋关节活动和运动范围明显改善。虽然没有证据表明关节镜治疗FAI会改变骨关节炎的发生或发展，但改善撞击损伤有望降低相关的软骨损伤和保留盂唇功能而提高载荷传递和关节负荷承载力。有研究也报道了在混合

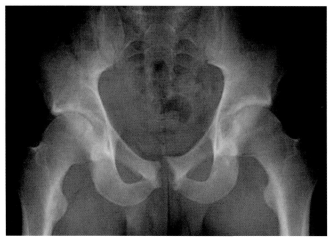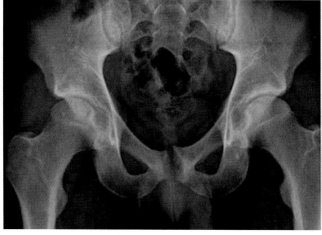

图9.10　双侧Pincer型FAI患者髋关节镜下行髋臼缘打磨术前术后的骨盆正位片比较。左图术前X线片可见双侧"8"字征

型和Pincer型FAI患者中进行盂唇保留或修复与清创或切除相比临床预后良好[35-40]。Hetsroni等[10]在10例AIIS撞击患者术后随访14.7个月后发现髋关节屈曲和HHS评分显著改善。而在9例同侧有CAM损伤患者的研究中发现，术前关节内封闭注射并不能缓解髋关节前方疼痛。这一发现提示这些患者的撞击症状来自关节外。这些研究结论支持，对于局部的Pincer型FAI，关节镜下的髋臼边缘成型、盂唇保留或修复是首选的方法。

对于所有类型的FAI，高等级研究对于某项外科技术的支持都很有限。通过系统性的综述发现，采用开放手术、小切口手术和关节镜技术具有类似的临床结果[38, 41-44]。与开放手术相比，关节镜技术具有更少的并发症、更快的康复和更早的活动恢复等优势。在不同的研究中发现，预示预后不良的因素包括术前影像学可见的关节间隙变窄、术中或MRI显示的关节软骨重度损伤及术前症状持续时间较长[38, 39, 41, 45]。

在一些特殊类型的Pincer撞击中，髋关节镜的应用可能会受到限制。如整个髋臼的过度覆盖（髋臼内陷、髋臼前突）及髋臼相对后倾所导致的后方覆盖下降。这些情况下关节镜技术如何应用已有描述；然而专门的技术要求和能够充分暴露并矫正畸形的能力仍备受关注[46-48]。此外，研究表明，前突畸形比简单的整体过度覆盖更加复杂，其与症状发生相关的内侧髋臼发育不良和相对短颈有关，并且通过单一的打磨髋臼缘无法解决这一问题[49, 50]。在髋臼后倾合并后方覆盖不足的处理中，前方髋臼的

镜下打磨可能会引起整体股骨头覆盖不足和髋关节不稳。在这些复杂的畸形中，开放脱位手术或致力于恢复髋臼前倾的髋臼周缘截骨术可能更为适合[51]。我们需要更多的临床研究来确定如何最好地解决这些复杂的形态学问题。

9.6　结论

Pincer型FAI的关节镜治疗是在保守治疗无效情况下一种相对安全并能够改善结果的治疗选择。全面的临床评估和术前影像对于诊断同侧是否存在CAM型FAI、髋臼内陷、髋臼前突和髋发育不良非常重要。大多数研究属于Ⅲ或Ⅳ级水平。而在将来，具有进行长期随访和提供有效数据的前瞻性研究，则会有助于提高FAI治疗和预后相关文献的质量。

要点小结

1. Pincer型FAI包括很多不同程度的从局部到整个髋臼过度覆盖的解剖变异。

2. 通过术前影像来制订手术计划，对于确定切除部位和切除程度很重要。

3. 如果同时并发有棘下撞击，应同时治疗。

4. 在Pincer畸形得到矫正后，盂唇和软骨损伤也应全面治疗。

5. 通过动态临床检查结合术中透视，评估切除是否充分后方可结束手术。

关键数据来源

[1] Beck M, Kalhor M, Leunig M, Ganz R. Hip morphology

influences the pattern of damage to the acetabular cartilage: fem- oroacetabular impingement as a cause of early osteoarthritis of the hip[J]. J Bone Joint Surg Br, 2005;87(7):1012–1018.

[2] Larson CM, Kelly BT, Stone RM. Making a case for anterior inferior iliac spine/subspine hip impinge- ment: three representative case reports and proposed concept[J]. Arthroscopy, 2011;27(12):1732–1737.

[3] Zaltz I, Kelly BT, Hetsroni I, Bedi A. The crossover sign overestimates ace- tabular retroversion[J]. Clin Orthop Relat Res, 2013;471(8):2463–2470.

[4] Chow RM, Krych AJ, Levy BA. Arthroscopic acetabular rim resec- tion in the treatment of femoroac- etabular impingement[J]. Arthrosc Tech, 2013;2(4):e327–331.

[5] Philippon MJ, Wolff AB, Briggs KK, Zehms CT, Kuppersmith DA. Acetabular rim reduction for the treat- ment of femoroacetabular impingement correlates with preoperative and postop- erative center-edge angle[J]. Arthroscopy, 2010;26(6):757–761.

参考文献

[1] Ganz R, Parvizi J, Beck M, Leunig M, Notzli H, Siebenrock KA. Femoroacetabular impingement: a cause for osteoarthritis of the hip[J]. Clin Orthop Relat Res, 2003;417:112–120.

[2] Beck M, Kalhor M, Leunig M, Ganz R. Hip morphol- ogy influences the pattern of damage to the acetabular cartilage: femoroacetabular impingement as a cause of early osteoarthritis of the hip[J]. J Bone Joint Surg Br, 2005;87(7):1012–1018.

[3] Beck M, Leunig M, Parvizi J, Boutier V, Wyss D, Ganz R. Anterior femoroacetabular impingement: part II. Midterm results of surgical treatment[J]. Clin Orthop Relat Res, 2004;418:67–73.

[4] Philippon MJ, Schenker ML. Arthroscopy for the treatment of femoroacetabular impingement in the athlete[J]. Clin Sports Med, 2006;25:299–308.

[5] Cadet ER, Chan AK, Vorys GC, Gardner T, Yin Investigation of the preservation of the fluid seal effect in the repaired, partially resected, and recon- structed acetabular labrum in a cadaveric hip model[J]. Am J Sports Med, 2012;40(10):2218–2223.

[6] Crawford MJ, Dy CJ, Alexander JW, et al. The biome- chanics of the hip labrum and the stability of the hip[J]. Clin Orthop Relat Res, 2007;465:16–22.

[7] Ferguson SJ, Bryant JT, Ganz R, Ito K. Acetabular labrum seal: a poroelastic finite element model[J]. Clin Biomech, 2000;15:463–468.

[8] Ferguson SJ, Bryant JT, Ganz R, Ito K. An in vitro investigation of the acetabular labral seal in hip joint mechanics[J]. J Biomech, 2003;36:171–178.

[9] Smith MV, Panchal HB, Ruberte Thiele RA, Sekiya JK. Effect of acetabular labrum tears on hip stability and labral strain in a joint compression model[J]. Am J Sports Med, 2011;39:103S–110.

[10] Hetsroni I, Larson CM, Dela Torre K, Zbeda RM, Magennis E, Kelly BT. Anterior inferior iliac spine deformity as an extra-articular source for hip impinge- ment: a series of 10 patients treated with arthroscopic decompression[J]. Arthroscopy, 2012;28(11):1644–1653.

[11] Hetsroni I, Poultsides L, Bedi A, Larson CM, Kelly BT. Anterior inferior iliac spine morphology corre- lates with hip range of motion: a classification system and dynamic model[J]. Clin Orthop Relat Res, 2013; 471(8):2497–2503.

[12] Larson CM, Kelly BT, Stone RM. Making a case for anterior inferior iliac spine/subspine hip impinge- ment: three representative case reports and proposed concept[J]. Arthroscopy, 2011;27(12):1732–1737.

[13] Zaltz I, Kelly BT, Hetsroni I, Bedi A. The crossover sign overestimates acetabular retroversion[J]. Clin Orthop Relat Res, 2013;471(8):2463–2470.

[14] Larson CM. Arthroscopic management of pincer- type impingement[J]. Sports Med Arthrosc Rev, 2010;18(2):100–107.

[15] Philippon MJ, Stubbs AJ, Schenker ML, Maxwell RB, Ganz R, Leunig M. Arthroscopic management of femoroacetabular impingement: osteoplasty tech- nique and literature review[J]. Am J Sports Med, 2007;35(9):1571–1580.

[16] Telleria JJ, Safran MR, Harris AH, Gardi JN, Glick JM. Risk of sciatic nerve traction injury during hip arthroscopy-is it the amount or duration? an intraop- erative nerve monitoring study[J]. J Bone Joint Surg Am, 2012;94(22):2025–2032.

[17] Chow RM, Krych AJ, Levy BA. Arthroscopic acetabular rim resection in the treatment of femoroac- etabular impingement[J]. Arthrosc Tech, 2013;2(4): e327–331.

[18] Zumstein M, Hahn F, Sukthankar A, Sussmann PS, Dora C. How accurately can the acetabular rim be trimmed in hip arthroscopy for pincer-type femoral acetabular impingement: a cadaveric investigation[J]. Arthroscopy, 2009;25(2):164–168.

[19] Philippon MJ, Wolff AB, Briggs KK, Zehms CT, Kuppersmith DA. Acetabular rim reduction for the treatment of femoroacetabular impingement corre- lates with preoperative and postoperative center-edge angle[J]. Arthroscopy, 2010;26(6):757–761.

[20] Bedi A, Dolan M, Hetsroni I, et al. Surgical treatment of femoroacetabular impingement improves hip kine- matics: a computer-assisted model[J]. Am J Sports Med, 2011;29(1):43–49.

[21] Bedi A, Dolan M, Magennis E, Lipman J, Buly

R, Kelly BT. Computer-assisted modeling of osseous impingement and resection in femoroace- tabular impingement[J]. Arthroscopy, 2012;28(2): 204–210.

[22] Bedi A, Galano G, Walsh C, Kelly BT. Capsular management during hip arthroscopy: from femoracetabular impingement to instability[J]. Arthroscopy, 2011;27(12):1720–1731.

[23] Guanche CA, Bare AA. Arthroscopic treatment of femoroacetabular impingement[J]. Arthroscopy, 2006; 22(1):95–106.

[24] Epstein NP, Safran MR. Stress fracture of the acetabular rim: arthroscopic reduction and internal fixation[J]. J Bone Joint Surg Am, 2009;91(6):1480–1486.

[25] Larson CM, Stone RM. The rarely encountered rim fracture that contributes to both femoroacetabular impingement and hip stability: a report of 2 cases of arthroscopic partial excision and internal fixation[J]. Arthroscopy, 2011;27(7):1018–1022.

[26] Hapa OH, Bedi A, Gursan O, et al. Anatomic footprint of the direct head of the rectus femo- ris origin: cadaveric study and clinical series of hips after arthroscopic anterior inferior iliac spine/subspine decompression[J]. Arthroscopy, 2013;29(12):1932–1940.

[27] Philippon MJ, Schenker ML. A new method for acetabular rim trimming and labral repair[J]. Clin Sports Med, 2006;25:293–297.

[28] Ross JR, Bedi A, Stone RM, et al. Intraoperative fluoroscopic imaging to treat cam deformities: correlation with 3-dimensional computed tomography[J]. Am J Sports Med, 2014;42(6):1370–1376.

[29] Fabricant PD, Heyworth BE, Kelly BT. Hip arthroscopy improves symptoms associated with FAI in selected adolescent athletes[J]. Clin Orthop Relat Res, 2012;470(1):261–269.

[30] Larson CM, Giveans MR. Arthroscopic management of femoroacetabular impingement: early outcomes measures[J]. Arthroscopy, 2008;24(5):540–546.

[31] Malviya A, Stafford GH, Villar RN. Impact of arthroscopy of the hip for femoroacetabular impingement on quality of life at a mean follow-up of 3.2 years[J]. J Bone Joint Surg Br, 2012;94(4):466–470.

[32] Nho SJ, Magennis EM, Singh CK, Kelly BT. Outcomes after the arthroscopic treatment of femoro- acetabular impingement in a mixed group of high- level athletes[J]. Am J Sports Med, 2011;39(1): 14–19.

[33] Philippon M, Schenker M, Briggs K, Kuppersmith D. Femoroacetabular impingement in 45 professional athletes: associated pathologies and return to sport following arthroscopic decompression[J]. Knee Surg Sports Traumatol Arthrosc, 2007;15:908–914.

[34] Philippon MJ, Weiss DR, Kuppersmith DA, Briggs KK, Hay CJ. Arthroscopic labral repair and treatment of fem-

[35] Krych AJ, Thompson M, Knutson Z, Scoon J, Coleman SH. Arthroscopic labral repair versus selec- tive labral debridement in female patients with femo- roacetabular impingement: a prospective randomized study[J]. Arthroscopy, 2013;29(1):46–53.

[36] Larson CM, Giveans MR. Arthroscopic debridement versus refixation of the acetabular labrum associated with femoroacetabular impingement[J]. Arthroscopy, 2009;25(4):369–376.

[37] Larson CM, Giveans MR, Stone RM. Arthroscopic debridement versus refixation of the acetabular labrum associated with femoroacetabular impinge- ment: mean 3.5-year follow-up[J]. Am J Sports Med, 2012;40(5):1015–1021.

[38] Ng VY, Arora N, Best TM, Pan X, Ellis TJ. Efficacy of surgery for femoroacetabular impingement: a systematic review[J]. Am J Sports Med, 2010;38(11): 2337–2345.

[39] Philippon MJ, Briggs KK, Yen YM, Kuppersmith DA. Outcomes following hip arthroscopy for femoroacetabular impingement with associated chondro- labral dysfunction: minimum two-year follow-up[J]. J Bone Joint Surg Br, 2009;91(1):16–23.

[40] Redmond JM, El Bitar YF, Gupta A, Stake CE, Domb BG. Arthroscopic acetabuloplasty and labral refixation without labral detachment[J]. Am J Sports Med, 2014;43:105–112.

[41] Bedi A, Chen N, Robertson W, Kelly BT. Management of labral tears and femoroacetabular impingement of the hip in the young, active patient[J]. Arthroscopy, 2008;24(10):1135–1145.

[42] Botser IB, Smith TW, Nasser R, Domb BG. Open surgical dislocation versus arthroscopy for femoroace- tabular impingement: a comparison of clinical outcomes[J]. Arthroscopy, 2011;27(2):270–278.

[43] Matsuda DK, Carlisle JC, Arthurs SC, Wierks CH, Philippon MJ. Comparative systematic review of the open dislocation, mini-open, and arthroscopic surger- ies for femoroacetabular impingement[J]. Arthroscopy, 2011;27(2):252–269.

[44] Papalia R, Del Buono A, Franceschi F, Marinozzi A, Maffulli N, Denaro V. Femoroacetabular impinge- ment syndrome management: arthroscopy or open surgery?[J]. Int Orthop, 2012;36:903–914.

[45] Larson CM, Giveans MR, Taylor M. Does arthroscopic FAI correction improve function with radiographic arthritis?[J]. Clin Orthop Relat Res, 2011;469:1667–1676.

[46] Matsuda DK. Protrusio acetabuli: contraindication or indication for hip arthroscopy? and the case for

arthroscopic treatment of global pincer impingement[J]. Arthroscopy, 2012;28(6):882–888.

[47] Matsuda DK, Gupta N, Hanami D. Hip arthroscopy for challenging deformities: global pincer femoroac- etabular impingement[J]. Arthrosc Tech, 2014;3(2): e197–204.

[48] Safran MR, Epstein NP. Arthroscopic management of protrusio acetabuli[J]. Arthroscopy, 2013;29(11):1777–1782.

[49] Leunig M, Nho SJ, Turchetto L, Ganz R. Protrusio acetabuli: new insights and experience with joint preservation[J]. Clin Orthop Relat Res, 2009;467(9): 2241–2250.

[50] Liechti EF, Ferguson SJ, Tannast M. Protrusio acetab- uli: joint loading with severe pincer impingement and its theoretical implications for surgical therapy[J]. J Orthop Res, 2014;33:106–113.

[51] Zaltz I, Kelly BT, Larson CM, Leunig M, Bedi Surgical treatment of femoroacetabular impinge- ment: what are the limits of hip arthroscopy?[J]. Arthroscopy, 2014;30(1):99–110.

第10章　CAM型FAI损伤的开放手术治疗

Colleen A. Weeks and Douglas D. R. Naudie

10.1　概述

股髋撞击综合征（FAI）是指由解剖异常造成的股骨头颈交界区域与髋臼边缘的撞击。异常的接触力导致盂唇的损伤并连带影响到软骨盂唇交界处。撞击发生于正常关节进行超过生理极限的活动或继发于形态学异常的髋关节活动。CAM型损伤是股骨头颈交界处发生非球化变化的结果。这种畸形将会引起在股骨头进入一个与之不匹配的髋臼中时发生挤压。形态学的异常可能是一系列病理学改变的结果，这包括股骨头骨骺滑脱或之前进行过的髋臼周围截骨或股骨近端截骨术，但形态学的异常也可特发出现。这些病变更多地在年轻男性中发生。最常见的症状是抱怨腹股沟深部的疼痛，并在久坐后或在需要屈曲髋关节的活动时加重。

由CAM型畸形引起的异常接触力以及随后导致的对盂唇和软骨盂唇结合部的损伤，被认为是在没有发育不良的髋关节中引起骨关节炎早期发生的原因[13]。保髋手术的目的，既包括通过恢复髋关节的正常活动以达到消除症状的目的，也包括通过消除股骨头颈交界处和髋臼缘的撞击，从而避免那些能导致在年轻人群中引起关节炎改变的损害产生的目标。

10.2　手术治疗FAI的适应证和决策制订

因为存在多种选择，因此，对伴有撞击的年轻患者的手术决定，在手术时机和技术选择上都是复杂的。在年轻并有症状的患者中，如果经历了保守治疗无效，则建议进行保髋手术。对于最佳手术时间的选择，循证方面没有提供任何坚实的参考。然而，早期治疗可以预防不可逆的软骨损伤，而这种损伤可以在青年人中导致早期关节炎的发生。Beaule等[3]曾提出了保髋手术的适应证：患者

年龄小于45岁、中度至重度的症状、大于2mm的关节间隙和一个可以获得矫正的影像学上的畸形。Mardones等[16]也推荐，对于髋关节存在可以矫正的畸形的年轻人，应该进行手术。这包括源自股骨头骨骺滑脱的畸形、创伤后畸形、股骨头颈偏心距减少和非球形的股骨头。严重的髋关节退行性改变、无法通过手术获得矫正的畸形则是保髋手术的禁忌证。而高龄和炎症性关节炎则是保髋手术的相对禁忌证。

对于CAM型病变的患者，保髋手术多为股骨头–颈交界处的骨软骨成形术。这可以通过多种技术来实现，这包括了Ganz等[12]描述的开放的髋关节脱位手术、髋关节镜或者小切口合并关节镜的方法。决定采用何种手术方法取决于众多的患者及影像学方面的因素。Beaule等[3]提出，对于伴有和不伴有股骨近端畸形的CAM性损伤，可进行切开的髋关节脱位手术；而对于位于股骨颈后上部的损伤，由于无论关节镜或者小切口都很难到达该部位，也要考虑切开脱位手术。

小切口手术方法治疗CAM畸形，是利用了一个小的前侧或前外侧入路来完成的骨软骨成形术。由于它不能将头—颈结合部进行环形显露，因此对于后方的损伤、环形CAM畸形或者明显的股骨及髋臼畸形不建议使用。其中，明显的股骨及髋臼畸形在切开脱位手术时可获得更好的矫正。另外，对于由于畸形向上或后上延伸导致的股骨偏心距减少的病例，由于需要提拉支持带的血管以完成畸形矫正，因此切开脱位手术办法可能更为合适。

为了更好地指导CAM畸形矫正的手术方案制订，Diaz-Ledezma和Parvizi[11]提出了一种分层分析法，以比较在FAI治疗中的3种主要治疗方法。手术方案制订指南结合了费用分析、专家意见、循证和对于造成撞击的病理生理学的理解。通过此软件的

分析，小切口手术可能具有最好的优越性，但费用是对此方案影响最大的因素。如果据此不考虑小切口手术，则关节镜手术会获得推荐，但仅比其他方案略好一些而已。但在他们的分析中，并没有把和关节镜手术、小切口手术密切相关的学习曲线问题纳入在内。

Zingg等[22]前瞻性地研究了髋关节脱位手术的结果，并直接和关节镜手术进行比较。撞击试验阳性、MRI影像上显示CAM畸形的患者被纳入到研究中。患者先前有手术史的和按照Tönnis分级关节炎在1级以上的患者都被排除在外，共有38名患者符合纳入标准，23例在髋关节镜下手术组，15例在切开股骨头脱位手术组。所有患者通过西安大略省和麦克马斯特大学关节炎指数（WOMAC）和视觉疼痛模拟评分来进行随访。其他随访内容还包括MRI、α角、前方头-颈偏心距、髋臼前方覆盖角、切除的深度和宽度。两组患者有相似的术前特征，切开股骨头脱位手术组需要一个较长的住院时间，并在6周和3个月的随访时，显示较高的主观疼痛评分和较低的HHS评分，但在1年之后，在结果评分上没有显著的临床差异。髋关节镜下手术组显示了更大的α角矫正和更高比例的盂唇切除，而不是修复。关节镜组的患者与切开手术组患者相比，在12个月中，也显示了较低的视觉模拟量疼痛评估值，这是一个主要用来反映日常生活过程中疼痛感受的指标。切开手术组显示缺勤时间更长。关于能够返回高水平运动的患者人数，两组之间没有显著差异；然而在12个月期间，23位关节镜组的患者中，有10位能够重返高水平运动，而在15位切开手术组的患者中，只有5位。

两组之间的预后，通过影像学和临床结果进行了比较。虽然关节镜手术使用越来越普及，切开脱位手术仍然在后上方病变处理上具有优势，并允许治疗更严重的股骨近端畸形。Bedi等[6]的一组病例报告中，60位患者分别通过关节镜手术或切开股骨头脱位手术接受了CAM畸形的矫正。实验组和对照组在术前和术后拍摄X线片，通过骨盆前后位、Dunn侧位，分别评估了前方股骨头-颈偏心距、前后和侧向α角及β角。与关节镜手术组相比，切开脱位手术组患者有更明显的α角矫正和前方头-颈偏心距的改善。然而，关节镜下的骨软骨成形术确实恢

复了股骨头-颈偏心距，并且在矫正前方前上CAM畸形和局灶性的边缘撞击缺损方面和切开脱位手术相比结果类似。结论是，切开手术的技术可以更充分地矫正后上方偏心距的丢失，并且在矫正AP位影像学上显示更明显股骨近端畸形的FAI类型方面，更有优势。重要的是要注意，其他研究表明，对于α角的测量在不同观察者间和同一观察者本身其差异均较大[7]。

10.3 切开脱位手术技术

Ganz等介绍了切开脱位手术技术[5, 12]。以下是这项技术的总结。患者侧卧位，并可以通过Kocher-Langenbeck或者Gibson入路来手术（图10.1）。辨认臀中肌的后缘，切口沿肌肉的后缘向股骨嵴延伸。行厚度约1.5cm的大转子截骨术，方向与切口一致，截骨不应该包括臀中肌最后方，以保护股外侧皮神经（图10.2）的深分支。保留骨外侧肌纤维附着于转子远端，这对于防止截骨块向近侧移位非常重要。把传统的截骨转变为阶梯形截骨越来越流行，这可以帮助获得更稳定的固定[2]。向前方移动截骨块，屈曲和外旋下肢，从股骨近端向上牵开股外侧肌和股内侧肌。

确定梨状肌，并将臀小肌的下界与梨状肌和位于其下的关节囊分离。将臀小肌向前上牵开，以显露髋关节囊。沿股骨颈前向行关节囊切开术并向前下延伸，以避免损伤MMCA。抬高关节囊瓣以显露盂唇（图10.3）。此时，可进行Z字形关节囊切开术，即在关节囊上切第3刀，其方向沿着髋臼上缘平行软骨转向后方。这一步操作避免损伤盂唇是非常重要的。然后，髋关节可以动态地进行屈曲和内旋，以评估和确定股骨髋臼前方撞击的范围。髋关节也可以被后伸和外旋，以辨明后方撞击范围。然后，髋关节通过屈曲、外旋向前方脱位。可使用弯曲的关节囊剪刀切断圆韧带使髋关节完全脱位。把下肢置于手术床前方以达到最大限度的显露。这种技术可以达到对髋臼和股骨头的完全显露。直视下结合骨凿和高速磨钻完成对CAM畸形的矫正（图10.4、图10.5）。使用厂家配套的塑料模板可以评估股骨头的球形度以矫正形状。可以直视下处理残留的圆韧带、增厚的突起、髋臼缘的损伤和软骨盂唇的病变（图10.6）。后方及后上方盂唇可以通过

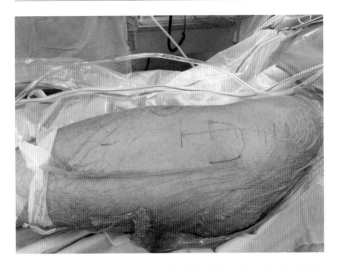

图10.1　髋关节切开脱位手术的传统体位和切口的术中视图

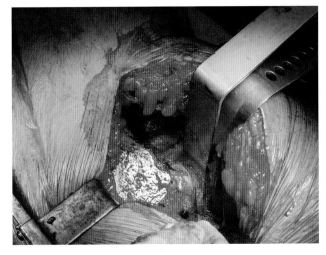

图10.3　同一患者的手术视图，套筒样翻转关节囊以获得显露股骨头—颈部畸形及完整的关节盂唇的最佳视角

10.4　切开脱位手术治疗CAM病变的循证

对于单纯的CAM畸形，通过切开手术脱位和骨软骨成形术，可以使生活质量指数显著改善。Beaule等[4]通过WOMAC、UCLA和SF-12这3种评分标准对34位患者的37个髋进行了平均3.1年的随访。术前指标证实，即使在影像学上没有可见的骨性关节炎存在，FAI依然对患者的生活质量有显著的负面影响。在这一组病例中，34位患者中的28位的临床评分结果均显著提高，患者对手术效果满意或者非常满意。那些对手术效果不满意的患者，Tönnis分级较高、术中所观察到软骨损伤的程度较重，这进一步支持了在髋关节骨性关节病患者中避免保髋手术的观点。尽管取得了令人鼓舞的早期手术效果，仍然因为需要取出内固定和转子并发症，而有大量再手术的病例。

Graves和Mast等[14]通过MerleD'Aubigne-Postel评分、大转子不愈合率、股骨颈骨折发生率等指标，对46例中48个髋术后出现脱位的患者进行随访。髋关节脱位手术是通过Gibson入路，并在股骨头颈交界处进行骨软骨成形术。在一些患者中，需要进行额外的术式，这包括相对股骨颈延长术、转子间截骨术、GT外置、异体骨软骨移植、骨赘切除、坐骨神经松解、游离体取出。通过临床截骨评分和对影像学上股骨头—颈偏心距的检查及平均38个月的随访，显示96%的患者症状得到了改善。48例患者中有9例出现了至少一级的异位骨化（骨化位于髋关节周围），没有骨不连发生，但是2位患者需

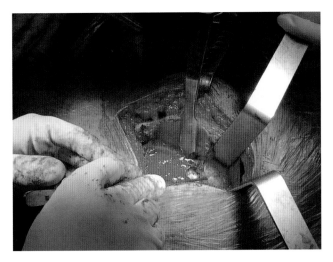

图10.2　同一患者的手术视图，大转子截骨术，厚度1.5cm，从前向后翻转

腿的进一步屈曲和外旋来观察。然后复位髋关节，动态评估撞击情况，以确认残留的撞击是否被完全切除。在切除区域涂抹骨蜡可以减少关节内出血和关节囊粘连。关节复位，连续缝合关节囊。大转子截骨处通过2~3枚3.5~4.5mm螺钉予以固定（图10.7）。术后第2天患者可以活动患肢并且尝试用患肢负重。如果进行了盂唇修复则有时活动范围需要限制在90°以内。患者需要应用抗生素和预防性抗凝。术后2d患者出院并立即开始物理治疗。6周后X线片复查，以确认大转子截骨的愈合情况。大多数患者6周以内可以保护性负重（负重约50%）。10周后患者复查，再次进行X线检查，如果患者依然在临床上及影像学上恢复良好，即可进行不受限制的完全负重活动。

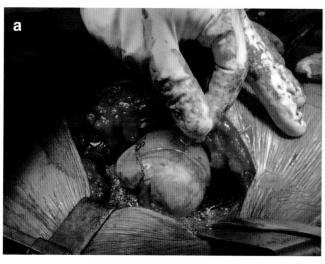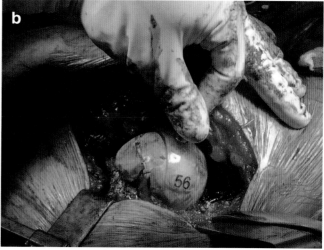

图10.4　a、b. 同一患者的术中视图，使用制作好的模具处理严重的CAM型头—颈交界畸形

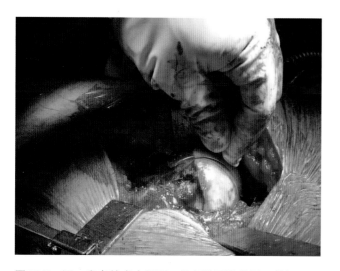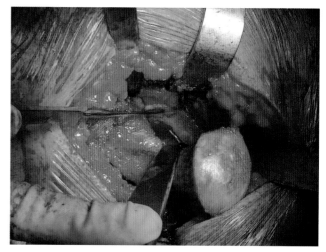

图10.5　同一患者的术中视图，使用购买的模具，使切开手术处理过的骨软骨成形术拥有足够的偏心距

图10.6　同一患者在股骨头—颈交界处骨软骨成形术后术中视图，髋臼前方存在部分软骨损伤

要螺钉取出。Peters和Erickson[19]从对29例患者30髋通过脱位手术完成清理的患者的回顾中，也得出了相似的结论。这些患者平均随访2年，HHS评分从70分提高到87分。8例患者影像学显示了骨性关节炎的进展，4例患者严重到需要进行髋关节置换术。与前面研究一致，那些需要二次全髋手术的患者在最初的评价中均显示了更严重的软骨损害。

Mardones等[16]研究了手术成型头颈交界处对术后股骨胫骨折发生风险的影响。利用尸体标本，对股骨颈进行安全截骨的量进行了研究。像Ganz那样使用塑料模具评估股骨头球形形状，使用摆锯和磨钻来完成骨软骨成形术。结果显示大于50%的颈部切除，会导致标本的骨折峰值负荷显著降低，切除10%和30%峰值负荷相等。

对高水平运动员进行FAI治疗是一项挑战，因为

需要考虑治疗后运动员恢复到专业运动水平的需要及运动员患者的独特动力。Naal[17]等对那些通过开放脱位手术，清理了CAM型和混合型缺损的职业运动员的术后结果给予了专门的研究。研究人员对22名运动员的30个髋关节手术在术后平均随访45.2个月，能否恢复到专业水平的体育活动是随访主要内容。在这组患者中，有96%的人能够恢复到以前的运动水平，其中22个患者中的18个人对手术结果满意或非常满意。通过SF-12、UCLA、HOS、HHS和Tegner，特定的运动能力评分也可以观察到结果的改善。患者平均α角从69.3°改善到43.4°，内旋的改善平均为6°~14.5°。与之前的研究相同，转子部并发症依然常见，20%的病例需要取出螺钉。没有缺血性坏死的病例，只有1例病例显示出了Tönnis分级的进展。结果显示在非运动员病例中，髋关节

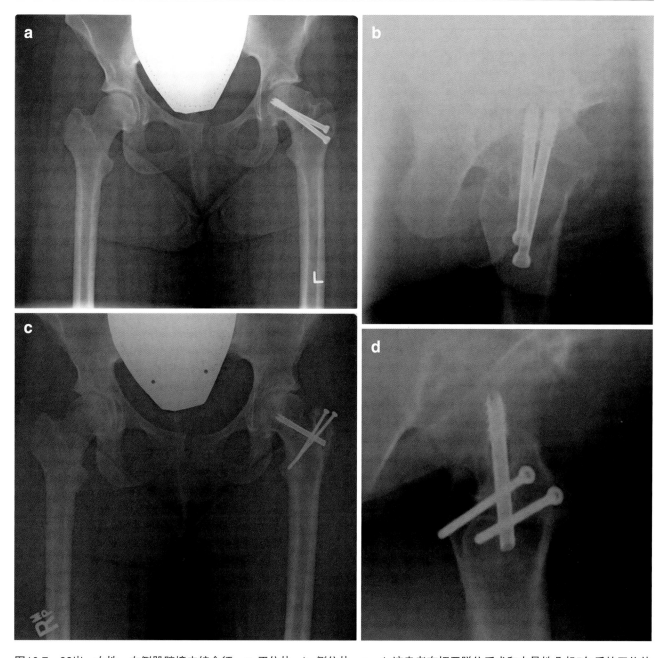

图10.7　22岁，女性，左侧股髋撞击综合征。a. 正位片。b. 侧位片。c、d. 该患者在切开脱位手术和去骨性凸起5年后的正位片和侧位片

镜手术和髋脱位手术患者效果相近。这些学者认为，髋关节脱位手术可以更容易地处理髋关节镜下不容易处理的病变，因此更值得被考虑，但是会增加恢复时间和并发症的发生率。

切开髋关节手术的特有并发症包括大转子截骨术的骨不连及与转子内固定物相关而出现的症状。继发二次手术的概率超过其他技术，这多是由于多数患者需要二次手术取出内固定螺钉，其数量高达20%[17, 21]。这个手术也有导致股骨头坏死的风险。然而，在Ganz报道的早期系列患者中，没有出现

AVN的病例[12]。但有临床上显著的异位骨化、坐骨神经损伤和骨性关节病加重的报道。

10.5　小切口开放手术入路

在文献中，通过多种小切口手术治疗髋关节CAM畸形的方法已经被很好地描述[1, 8, 10]。这个方法被推崇的优势包括：可直接观察CAM畸形，没有切开脱位手术及与牵引相关的并发症，以及为了通过关节镜进行充分的切除所需要的专业培训[10, 1, 8]。最常用的技术包括被Cohen等描述的小切口前方入路

以及被Barton等描述的Hueter技术。

Cohen等曾经描述了一种用于治疗FAI的小切口前方入路[10]。在髂前上棘远侧及后方2cm处做2~3cm大小切口，此切口与TFL肌腹内侧缘一致。向下分离组织以显露Smith-Peterson间隙内的脂肪条带。沿阔筋膜张肌内侧缘切开，继续钝性分离组织，直至能够触摸到股骨颈，围绕股骨颈放置钝头牵开拉钩显露关节囊。切除关节囊周围脂肪，通过放置Cobb提升拉钩，显露骨直肌和关节囊之间的间隙。最后，放置一把锐利的Hohmann拉钩于髋臼前缘以显露整个关节囊。朝向近端的T形关节囊切开以显露髋臼及股骨头-颈交界处。然后牵开器被重新放置于关节囊内，以便显露髋臼边缘及前方股骨头。通过助手对下肢施加纵向牵引及旋转可以获得更好的显露。使用骨凿和5mm的磨钻切除撞击区的异常增生。通过动态全范围的髋关节活动，没有观察到撞击的发生，则切除结束。

另一个利用Hueter技术的小切口入路方式也已经有了报道[1]。这个入路使用起始于髂前上棘以远2cm的垂直切口，向远端沿阔筋膜张肌内侧延伸3~4cm。沿阔筋膜张肌内侧切开筋膜并向外侧拉开，沿阔筋膜张肌腱鞘内钝性分离以避免损伤股外侧皮神经。一旦阔筋膜张肌的深筋膜被显露，位于臀中肌和股直肌之间的间隙内的筋膜就会显露出来。股直肌反折头可以向外侧牵拉，以显露其下方的关节囊，由此避免了肌肉的进一步解剖分离。行关节囊近侧基底部的T形或L形切开，以显露髋臼缘，切开的关节囊向外侧翻转以便观察盂唇及股骨头-颈交界处。钝头拉钩放置于股骨颈周围以增加对头-颈交界处的显露。此时，放置髋关节于撞击位置，确认髋臼缘的撞击部位。骨软骨成形术，如先前描述的那样利用骨凿和磨钻完成。切除的程度有赖于光滑头-颈交界处的轮廓的出现和无撞击的活动范围来确定。

Chiron等描述了另外一种前外侧入路[8]。这个入路利用阔筋膜张肌和股直肌之间间隙，具有理论上避免股外侧皮神经损伤的优势。切口由大转子前下缘延伸至髂前上棘。在TFL后方切开髂胫束，从转子间线至股直肌反折头形成肌肉间隙以完成对关节囊的显露，在关节囊行十字切口进入关节囊，使用一把尖状Hohmann拉钩显露髋臼前壁。让助手旋转

下肢以更好地观察头-颈交界处。髋关节屈曲或者中立位旋转以处理CAM畸形的病理区域。这些入路的最大局限在于，无法对关节的中心部分进行充分的观察并由此处理关节内病变，对于股骨颈后上的观察也存在困难。

10.6 小切口开放手术治疗CAM型FAI的循证

小切口手术处理CAM畸形是介于切开脱位手术与髋关节镜之间的方法。可以单独使用也可与关节镜手术联合进行，治疗单纯性CAM畸形具有安全高效的特点。单独使用小切口方法治疗FAI也有文献报道。在一个149例患者156个髋行前方小切口手术的系列研究中，至少进行了2年随访，显示出很好的短期术后临床效果[18]。在大多数的临床结果评分中，都显示出了明显的改善，这些结果评价包括SF-36、WOMAC、UCLA、改良HHS和超级简单髋评分系统。并发症包括一定量的二次手术，这包括治疗神经瘤、大转子滑囊炎、盂唇再次撕裂和转子下骨折。12例患者在这个随访中最终需要行关节置换术[18]。

只有少量前瞻试验被用来研究小切口治疗CAM畸形的结果。使用前面被Chiron等描述的前外侧入路检测了120例FAI病例，其中包括69例单独的CAM型损伤，这些病例均被成功治疗，并且使用多项临床结果评分进行至少1年的随访[8]。作者选择此手术入路的目的，是要把与通过其他治疗FAI的方法相关的风险最小化，这些风险包括脱位手术中的大转子并发症、神经损伤（包括股外侧皮神经）、辐射、切除不全和髋关节镜学习曲线过长。作者报道称77.3%的患者对于手术效果满意或非常满意。多数患者可以恢复到预期的运动和工作水平。尽管在影像学上有18例患者出现了关节炎进展，但只有4例患者最终需要进行关节置换术。α角在所有患者中显著下降至46°以下，说明此方法的显露提供了彻底切除CAM畸形所需要的充分显露。在这个研究中作者并不提倡盂唇的清理和再缝合，术中也不对中央室进行观察。并发症包括：二次手术清理血肿、CAM畸形切除不完全、关节囊粘连松解。在影像学上可以发现异位骨化的发生率为36%。益处包括较短的手术时间和把并发症发生的风险降至最低。

在一项由Cohen等[10]进行的研究中，专门对使用直前小切口入路治疗的运动员进行观察，结果令人满意。这个研究共包括234个患者，其中59人是竞技运动员，55%的患者恢复到了先前的运动水平，这与切开脱位手术结果相一致。此外，18位患者术后提高了运动能力，但是不能达到出现症状前的运动水平。大多数患者为独立型CAM损伤。除了两位患者外，其他患者的临床症状、WOMAC和HHS评分都得到了改善，没有患者需要进行关节置换术。这个术式的并发症包括：约20%的患者出现轻度的感觉异常性神经痛和一过性的股神经麻痹。此研究的结论是，小切口前方入路可以直视CAM畸形，并且和切开脱位手术相比损伤更小。这个方法的缺点是无法观察后下方盂唇和中央室内的软骨损伤，并且有显著的损伤股外侧皮神经的风险。

Ribas等[20]报道了小切口治疗先前存在退行性病变的FAI患者，研究了105位患者的117个髋关节，根据关节炎的轻重程度将其分为3组（2010）。在没有或只有轻度关节炎改变的患者中，ADEXEUS-combined结果评分和撞击实验均显示出了明显的改善。Tönnis分级>2级的患者即使解剖畸形得到了改善，治疗的效果也不佳。这个方法的并发症包括18%的患者出现了股外侧皮神经症状。由于瘢痕的位置，患者出现瘢痕肥厚的风险高，出现瘢痕并发症的概率为27%。结果显示小切口是一个可选择术式，提供了处于关节镜和髋关节脱位手术方式之间的一种方法。在出现明显关节炎之前对于畸形的准确鉴别是获得满意结果的关键。

所有用于治疗FAI的入路均有各自的优点和并发症。小切口入路的优点包括手术时间短、出血少、无X线辐射、较短的学习曲线、不损伤股骨圆韧带、没有阴部神经损伤以及没有大转子并发症。但是，使用前方小切口入路，损伤股外侧皮神经的可能性高，据报道可达20%[10, 20]。还有研究者同样报道了术后血肿形成和需要进行血肿清除术的病例，因此需要仔细小心对旋股血管进行止血。据报道，接受小切口手术的患者比接受脱位或者关节镜手术的患者有更高水平的异位骨化，但是在临床上并不明显。由于瘢痕的位置，小切口术式造成的瘢痕增生比其他手术方法更常见[18, 20]。

10.7　关节镜联合切开手术技术

一种联合小切口入路和关节镜治疗CAM型FAI的报道已经出现。在其他章节里，关节镜治疗盂唇损伤和CAM型、Pincer型畸形的方法已经被描述。这种使用关节镜技术进入中央室处理盂唇和软骨损伤并联合小切口入路处理CAM畸形的方法越来越流行。这种方法被支持的优点包括：更好地对关节内和CAM畸形进行观察，提高CAM畸形切除的精确度（图10.8）。

Lincoln等提出了一组联合使用髋关节镜和改良Hueter入路的研究报告，包括14位患者的16个髋关节治疗情况。2年的临床随访表现出所有患者的关节活动范围都得到了增强，尤其是内旋和屈曲得到了改善[15]。影像学显示α角和头–颈偏心距显著改善。研究结论是联合入路治疗CAM畸形安全有效，是切开脱位手术或单纯关节镜手术合适的替代方法。

Clohisy[9]等也检查了联合方法的效果。这些研究者调查了髋关节镜结合有限切开行骨软骨成形术的临床和影像学结果。此研究包括35位患者，并进行了2年的随访[9]。患者使用了标准的髋关节镜治疗盂唇及软骨病变，之后使用小切口完成CAM畸形切除。患者显示了改良HHS评分和影像学α角的改善，同时只发现2位患者在最后的影像学随访中有Tönnis关节炎分级的加重。并发症包括异位骨化、伤口感染、深静脉血栓。没有患者需要进行全髋关节置换术。这些结果确认了此治疗方法对于治疗单纯的CAM畸形损伤具有有效性和准确性。

要点小结

1.多种开放手术选择均可治疗CAM畸形并减轻症状，并在影像学上纠正畸形。

2.适应证应决定于患者特征、CAM畸形部位、相关病理、股骨近端的畸形和外科医生技术倾向性。

3.切开脱位手术治疗股骨颈后上方CAM畸形具有优势，而关节镜及小切口很难到达此部位。

4.有明显的关节退变的患者（Tönnis分级>2的患者），由于施行保髋手术的效果较差，建议行全关节置换术。

5.不同治疗方式的并发症不同，大转子不愈合和内固定相关并发症与脱位手术相关；股外侧皮神经损

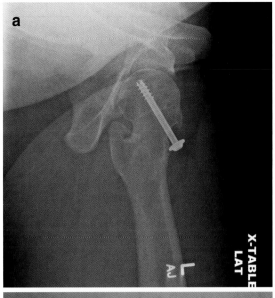

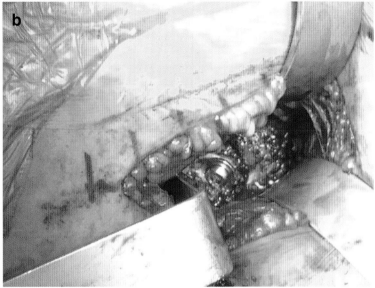

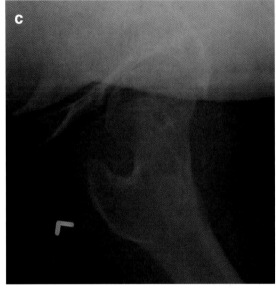

图10.8　一位患有股骨骨骺滑动闭合的左侧股髋撞击症的24岁女性患者。a. 侧位片。b. 小切口螺钉固定和骨软骨成形术过程。c. 该患者通过关节镜去除游离体、小切口股骨软骨成形术和左髋部骨切除术后5年的侧位片。

伤与小切口手术相关。

6.虽然短期和中期效果较好，还需要对保髋手术治疗退变性关节疾病的长期效果进行研究。

关键数据来源

[1] Beaule PE, Le Duff MJ, Zaragoza E. Quality of life following femoral head-neck osteochondroplasty for femoroacetabular impingement[J]. J Bone Joint Surg, 2007;89(4):773–779.

[2] Bedi A, Zaltz I, De La Torre K, Kelly BT. Radiographic comparison of surgical hip dislocation for the treatment of cam deformity in femoroacetabular impingement[J]. Am J Sports Med, 2011;39(Suppl):20–28.

[3] Cohen SB, Huang R, Ciccotti MG, Dodson CC, Parvizi J. Treatment of femoroacetabular impingement in athletes using a mini-direct anterior approach[J]. J Sports Med, 2012;40(7):1620–1627.

[4] Ganz R, Gill TJ, Gautier E, Ganz K, Krugel N, Berlemann U. Surgical dislocation of the adult hip: a technique with full access to the femoral head and acetabulum without risk of avascular necrosis[J]. J Bone Joint Surg (Br), 2001;83(B-8):1119–1124.

[5] Lincoln M, Johnston K, Muldoon M, Santore R. Combined arthroscopic and modified open approach for CAM femoroacetabular impingement: a preliminary experience[J]. Arthroscopy, 2009;25(4): 392–399.

参考文献

[1] Barton C, Banga K, Beaule PE. Anterior Hueter approach in the treatment of femoro-acetabular impingement: rationale and technique[J]. Orthop Clin of North Am, 2009;40:389–395.

[2] Bastian JD, Wolf AT, Wyss TF, Notzli HP. Stepped osteotomy of the trochanter for stable anatomic refixation[J]. Clin Orthop Relat Res, 2009;467:732–738.

[3] Beaule PE, Allen DJ, Beck M, Clohisy JC, Schoenecker P, Leunig M. The young adult with hip impingement: deciding on the optimal intervention[J]. J Bone Joint Surg, 2009;91(1):210–221.

[4] Beaule PE, Le Duff MJ, Zaragoza E. Quality of life following femoral head-neck osteochondroplasty for femoroacetabular impingement[J]. J Bone Joint Surg, 2007;89(4):773–779.

[5] Beck M, Leunig M, Parvizi J, Boutier V, Wyss D, Ganz R. Anterior femoroacetabular impingement. Part II. Midterm results of surgical treatment[J]. Clin Orthop Relat Res, 2004;418:67–73.

[6] Bedi A, Zaltz I, De La Torre K, Kelly BT. Radiographic comparison of surgical hip dislocation for the treatment of cam deformity in femoroacetabular impingement[J]. Am J Sports Med, 2011;39(Suppl):30–38.

[7] Carlisle JC, Zebala LP, Shia DS, Hunt D, Morgan PM, Prather H, Wright RW, Steger-May K, Clohisy JC. Reliability of various observers in determining common radiographic parameters of adult hip structural anatomy[J]. Iowa Orthop J, 2011;31:52–58.

[8] Chiron P, Espie A, Reina N, Cavaignac E, Molinier F, Laffosse J-M. Surgery for femoroacetabular impingement using a minimally invasive anterolateral approach: analysis of 118 cases at 2.2 years follow up[J]. Orthop Traumatol, 2012;98(1):30–38.

[9] Clohisy JC, Zebala LP, Nepple JJ, Pashos G. Combined hip arthroscopy and limited open osteochondroplasty for anterior femoroacetabular impingement[J]. J Bone Joint Surg Am, 2010;92(8):1697–1706.

[10] Cohen SB, Huang R, Ciccotti MG, Dodson CC, Parvizi J. Treatment of femoroacetabular impingement in athletes using a mini-direct anterior approach[J]. J Sports Med, 2012;40(7):1620–1627.

[11] Diaz-Ledezma C, Parvizi J. Surgical approaches for CAM femoroacetabular impingement: the use of a multicriteria decision analysis[J]. Clin Orthop Relat Res, 2013;471(8):2509–2516.

[12] Ganz R, Gill TJ, Gautier E, Ganz K, Krugel N, Berlemann U. Surgical dislocation of the adult hip: a technique with full access to the femoral head and acetabulum without risk of avascular necrosis[J]. J Bone Joint Surg (Br), 2001;83(B-8):1119–1124.

[13] Ganz R, Parvizi J, Beck M, Leunig M, Notzli H, Siebenrock KA. Femoroacetabular impingement: a cause for osteoarthritis of the hip[J]. Clin Orthop Relat Res, 2003;417:112–120.

[14] Graves ML, Mast JW. Femoroacetabular impingement: Do outcomes predictably improve with surgical dislocations[J]. Clin Orthop Relat Res, 2009;467(3):717–723.

[15] Lincoln M, Johnston K, Muldoon M, Santore R. Combined arthroscopic and modified open approach for CAM femoroacetabular impingement: a preliminary experience[J]. Arthroscopy, 2009;25(4):392–399.

[16] Mardones RM, Gonzalez C, Chen Q, Zobitz M, Kaufman KR, Trousdale RT. Surgical treatment of femoroacetabular impingement: evaluation of the effect of the size of the resection[J]. J Bone Joint Surg, 2005;87(2):273–279.

[17] Naal FP, Miozarri HH, Wyss TF, Notzli HP. Surgical Hip dislocation for the treatment of femoroacetabular impingement in athletes[J]. Am J Sports Med, 2011;39(3):544–550.

[18] Parvizi J, Huang R, Diaz-Ledezma C, Og B. Miniopen femoroacetabular osteoplasty: how do these patients do?[J]. J Arthroplasty, 2012;27(8):122–125.

[19] Peters CL, Erickson JA. Treatment of femoroacetabular impingement with surgical dislocation and debridement in young adults[J]. J Bone Joint Surg, 2006;88(8):1735–1741.

[20] Ribas M, Ledesma R, Cardenas C, Marin-Pena O, Toro J, Caceres E. Clinical results after anterior miniopen approach for femoroacetabular impingement in early degenerative stage[J]. Hip Int, 2010;20 Suppl 7:S36–42.

[21] Yun HH, Shon WY, Yun JY. Treatment of femoroacetabular impingement with surgical dislocation[J]. Clin Orthop Surg, 2009;1(3):146–154.

[22] Zingg PO, Ulbrich EJ, Buehler TC, Kalberer F, Poutawera VR, Dora C. Surgical hip dislocation versus hip arthroscopy for femoroacetabular impingement: clinical and morphological short-term results[J]. Arch Orthop Trauma Surg, 2013;133(1):60–79.

第11章 钳夹（Pincer）型FAI损伤的开放手术治疗

Etienne L. Belzile

11.1 概述

由Ganz和Bern团队于2003年发表的里程碑式文章首次提到因股骨髋臼撞击引发的髋部疼痛[1]。最简单的Pincer型股骨髋臼撞击综合征定义是：作为撞击型损伤[1-3]，其多发生在髋臼前/外盂唇的部位，是由于股骨头颈部与髋臼盂唇在髋屈曲终末时反复接触造成的[4]。这种损伤可由于不同的原发性形态学变异引起，包括股骨头颈部偏心距缺乏、髋臼后倾、髋臼前上局部的过度覆盖或完全过度覆盖。这可能来源于继发于髋臼损伤的Y形软骨的早期闭合，这种由于儿童时期的某种情况出现的髋臼损伤，引发过早的生长阻滞，从而导致后壁的发育不良，或者在由于髋臼生长畸形而进行的旨在改善髋臼倾斜度的截骨术时也可发生[5-10]。

想在一篇文章中对Pincer型髋关节撞击发生的流行病学和临床要点给予完整的总结是困难的。首先，关于股骨髋臼撞击综合征（FAI）相关认识的扩展是近些年才开始的，另外我们也注意到，几乎没有人选择将Pincer型髋关节撞击影响的人群作为单独的研究对象。因此，我们提炼和展示了有关整体和局部过度覆盖的、迄今为止业已发表的最为重要的信息。多数早期关于FAI的研究，涵盖了包括CAM型、Pincer型和混合型在内的所有FAI的形态学改变。然而，这个最后的领域非常令人困惑，因为它依赖于研究者的主观性，而不同研究者在相关系列研究中的纳入标准差别非常大。为了更好地理解Pincer型撞击髋形态学流行病学特点，我们需要关注对无症状人群的研究。其次，FAI的命名在过去的10年里不断变化，导致以时间为坐标的直接比较变得困难。与此相关的一个例子是，有学者现在提出，与髋臼过深相关的放射学发现作为判定是否存在完全覆盖已不再合适[11-13]。这些学者已经表明，这个

经典的放射学定义（骨盆正位片中，髋臼窝底与髂坐线重叠或位于其内侧[14]）在正常髋与在髋发育不良的情况下出现的机会一样多[11, 13, 15, 16]。更多的定量性放射学参数现在被使用来定义髋臼深度[12, 16]。此外，影像学技术的标准化不足，这尤其体现在骨盆旋转和倾斜上，这会对髋臼缘在空间位置上的评价造成影响，从而影响了不同时间段的文献中髋臼后倾的诊断标准。

11.2 临床表现

患者临床信息的采集需要集中于是否存在髋部疾病的家族史、儿时患有髋部疾病的个人史以及髋部手术的既往史。病变的特点、部位、何时发病、持续时间、疼痛严重程度，这些详细病史也是必不可少的。此外，还要对患者询问以下信息：症状加重或缓解的因素以及既往的髋关节治疗策略，包括活动改善、物理治疗、非甾体类抗炎药、止痛药的使用和髋关节关节内注射等。了解患者接受外科治疗时的期望值也要作为初始治疗的必需部分。

有髋关节Pincer型畸形的患者，通常表现为髋部前方或腹股沟区的隐匿性发作的钝痛[18]。有时，疼痛会在臀部、大转子或下腰区出现[18, 19]。这种疼痛会因为特定的生理活动或深坐位姿势而加重，并有可能放射至大腿[19]。近期的疼痛发作可由于患者最近的体力活动或运动增加而引发[18]。特定的一些运动如下车、盘腿坐、负重时腿内旋位姿势或者深屈髋时会加剧这种不适[20]。此外，像诸如散步、慢跑甚至快跑这类的运动，由于不会引发撞击的机制，都可以被患者很好地忍受[21]。某些运动如突然的加速、减速、扭曲、旋转，一些患侧肢体单独负重的运动如芭蕾舞[22]、武术、瑜伽[23]、冰球[24]、高尔夫、欧式足球等都易于引发髋部疼痛。

典型的患者多在20岁或30岁后期[18]、40岁早期

发病[23]。Pincer型损伤更多常见于中年、活跃的女性[1, 25]，而CAM型损伤则以男性更多[26]。在一组包括3620例患者的哥本哈根骨关节炎研究中，深髋臼窝（LCEA>45°）男女性流行病学比例分别是15.2%和19.4%[27]。同时一些学者最近在基于人群的、包括2081例年轻无症状成人的研究中发现，在影像学上发现有Pincer型髋关节形态表现的，男性占34%、女性占17%[28]。这种流行病学的百分率会因为人群的遗传背景而发生改变。在一组对无症状、非髋关节关节炎人群的研究中，发现美国女性髋臼过度覆盖（LCEA>40°）率比中国女性更高[29]，为9%∶4%。最近一组关于女大学生运动员的研究发现，126例中有1%有放射线表现的Pincer畸形（LCEA>40°）[30]。对读者来讲，了解在大多数临床试验中，Pincer型相关损伤的临床表现往往是与CAM型损伤混合出现的，这很关键。因为大多数FAI患者表现为混合型，所以把Pincer型损伤数据单独分离出来几乎是不可能的。在最初的一组接受治疗的302例FAI患者中，只有26例表现为单独的CAM型，16例表现为单独的Pincer型撞击[4]。最近，Allen等[31]在对113例患者201个表现为CAM损伤症状的髋关节的研究中发现，其中有42%同时伴有在骨盆正位片上可见的Pincer型畸形。进而需要注意的是，Pincer型损伤诊断标准随着时间而逐步演变，从而使得对最近15年来的相关研究的直接比较变得困难。

11.3 Pincer型撞击病理生理

Pincer型撞击会导致确切的关节软骨损伤模式。在髋关节屈曲内旋时，股骨头颈部会与髋臼边缘直接撞击，从而导致了反复性的和髋臼缘的异常接触发生，这会挤压盂唇，并最终导致盂唇的挫伤和沿着盂唇形态发生的环形退变。这个过程早期，软骨损伤主要局限于髋臼边缘很窄的圆周地带[1, 4]。随着时间进展，股骨颈与髋臼前方骨质邻近接触处的撞击区域，将会表现为骨痂形成和皮质增厚[4, 23]，同时相邻的髋臼软骨会出现线性磨损[4, 32, 33]。盂唇会产生实质内部裂隙和囊肿[23]。由于突起的髋臼边缘是软骨损伤的始作俑者，这使得在Pincer型畸形中能观察到更大范围的软骨损伤。这是因为随着髋关节活动和位置的改变其股骨的接触点发生改变。此外，关节软骨会表现为特征性的局灶性、边界清

楚的严重损伤[32]。随着破坏进程发展，髋臼边缘的微小骨折会导致骨膜下成骨[34, 35]，这些成骨会延伸至盂唇组织，包绕盂唇或只是简单地把盂唇向前推起。在早期阶段，盂唇在组织学上并未出现骨化，与临床症状密切相关的髋臼软骨退变也没有必然的联系[34]。后期，加速的组织损伤会激发盂唇骨化[36]，进一步导致撞击。当髋关节在最大的屈曲内旋姿势时，股骨颈将会与突出的髋臼边缘形成杠杆，这会对后方髋臼面产生剪切力，从而导致典型的髋臼软骨"对冲"伤[1, 4, 37]。在髋臼前突的病例中，可以观察到内侧软骨变薄[38]（图11.1）。严重钳夹型髋关节，其呈后倾方向的负重区域会导致内侧骨性关节炎[38]。

11.4 Pincer型撞击分型

Pincer型髋形态学分型有赖于髋臼放射学有关定义髋臼深度的参数，包括侧方中心-臼缘角（LCEA）[39]、被称为Tonnis角的髋臼指数[40]、股骨头挤压指数（FHEI）[41]、后倾指数[42-44]也被称为交叉重叠率[45]、交叉征（COS）[15, 18]和后壁征（PWS）[18, 22, 43]。后倾指数、交叉征、后壁征会因为放射线检查时骨盆姿势或倾斜而受到影响[46]。在髋臼畸形时，放射线各征象之间是否存在关联，以及其反映骨盆位置的敏感性怎样并不是很清晰。例

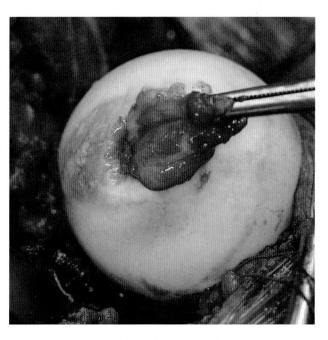

图11.1 内侧软骨变软

如，PWS会存在于髋关节发育不良的病例，也可存在于髋臼旋转正常的情况。首先，必须做充分的影像学检查[14, 17]（图11.2）。其次，还必须要认识到髋臼后倾是与髋臼畸形密切相关的。Werner[47]曾表明当COS单独存在时，后倾指数平均值为20.5%，当COS和PWS联合在一起参考时，后倾平均指数会升至25.1%，当COS、PWS和突出的坐骨棘均存在时，会导致平均后倾指数达到32.3%。事实上，后倾指数代表了在骨盆没有旋转时的前后位片上，量化骨盆后倾的一个较好的放射线参考。

细分钳夹型骨性解剖为多个会帮助医生更好地理解导致可能发生撞击的髋臼形态[50]：

• 总体过度覆盖。

• 局灶性过度覆盖。

—— 局部头向（上外侧的）后倾。

—— 髋臼后倾。

—— 全髋臼后倾。

总体过度覆盖经典性地被用来描述深的髋臼，它可以更好地被定义LCEA>40°，髋臼指数大于0°以及后壁征缺失情况下的髋关节。在骨盆前后位片上，当髋臼线穿过髂坐线大于3mm（男性），或大于6mm（女性）时，这样的畸形即可达到前突的位置[51]（图11.3a）。髋臼前壁和后壁会等量向侧方延伸直至股骨头中心位于其内侧（图11.3b，c）。

正相反，局灶性过度覆盖，被定义为髋关节还未达到整体过度覆盖。这种分类被进一步细分为局灶性头侧后倾，即当过度覆盖集中在髋臼的近端1/3时。根据放射线定义，交叉征是可见到的[15, 18]，后壁是在正常界限内的，但是后倾指数小于30%，同时LECA介于25°~40°之间[52]。局灶性头侧后倾在男性更为常见[53]，并且随着年龄增长而更普遍[54]。在骨盆前后位片上观察交叉征时必须认真，因为髂前下棘向下的突出会误导性地干扰我们的理解[55]。CT检查可以为髋臼头端、中心、尾端倾斜角度提供补充性信息，从而正确地指导临床医生，但是它是以患者遭受更多辐射为代价的，而且相对普通平片

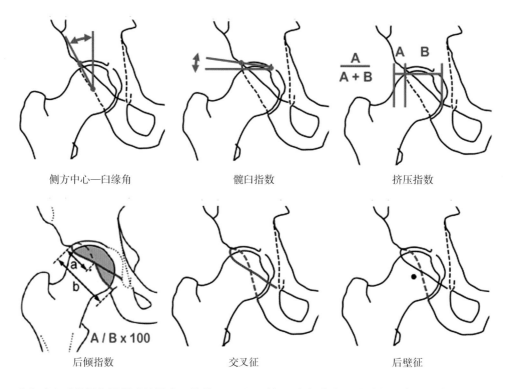

侧方中心—臼缘角　　　　　髋臼指数　　　　　挤压指数

后倾指数　　　　　交叉征　　　　　后壁征

图11.2　髋臼深度和髋臼壁位置与股骨头旋转中心的关系可以通过如下参数来定义（从左到右）。外侧中心—臼缘角：自股骨头中心画一垂线，再与髋臼缘最外侧硬化点做一连线，两条线的交角；髋臼指数：代表了髋臼缘倾斜的面，是通过最内侧的硬化点与最外侧髋臼缘硬化点连线与水平面的交角来表达；挤压指数：是指股骨头未被覆盖的部分，是股骨头外侧到以髋臼缘最外侧硬化点之间未被覆盖的部分（A）除以未覆盖与覆盖部分（B）的总和得到的比率；后倾指数：是通过测量髋臼缘最外侧硬化点与髋臼前后壁投影交点的距离（a）和髋臼开口(b)的尺寸之间的比值；交叉征：是指当髋臼缘前后壁投影在股骨头上相交叉的征象而不是髋臼缘最外侧硬化点；后壁征：髋臼后壁的投影位于股骨头中心的内侧（数据采纳和再版得到Tannast许可[49]）

没有显著优势[52, 56, 57]。

髋臼后倾会导致交叉征、后壁征和后倾指数的改变，而且这一变量通常大于10%。真性髋臼后倾包括髋臼窝的中心部分，同时也代表了下方半侧骨盆异常扭转畸形的进展。髋臼后倾人群发生率为5%~7%[7, 58, 59]，可以同时伴发于12%~37%的髋发育不良[7, 60-64]、股骨近端的局部缺陷[65]和42%的Legg-Calve-Perthes病[7]。一些学者曾提出，髋臼后壁缺陷在产生髋臼后倾中是不可缺少的，但最近的研究对这一理论提出了质疑[15, 48, 64, 66, 67]。此外，这种形态可以是以前骨盆截骨术后的结果[8, 9, 68]。

全髋臼后倾是Pincer型髋关节的最终形态。这种罕见状态将导致后壁征、100%后倾指数以及误导性的交叉征缺失的联合出现。髋臼前后缘的典型覆盖位于髋臼最头侧的部分，其覆盖部分形成钝角[10]。它发生于整个髋臼开口朝向后方时[10, 65]。文献中描述的这些患者，都曾有骨盆手术史和屈髋小于90°以及外展肌无力。

11.5　加重因素

本章讨论的髋关节形态的不同类型，多数是会对骨盆和髋臼产生影响的骨性状态。某些可能影响髋关节形态的相关状态即是其病理表现。之前的章节已经对FAI的病理生理做了描述，并强调头-颈交界处偏心距的缺失或CAM型撞击对髋关节生物力学的影响。

11.5.1　软组织松弛

环绕于髋关节周围的软组织是很复杂的，包含肌腱、韧带和关节囊。这些结构各自表现的压力和负荷更多的是依靠它们的组成，韧带松弛已经被证明会影响髋部的生物力学[69]。反复的外旋和（或）伸展会导致关节囊的局灶性松弛，已经被证明会导致不稳，由此会潜在性地使髋臼盂唇承受异常应力[70, 71]。腹肌无力会对运动所伴随的髋关节活动时的骨盆稳定控制性下降，由此也会影响到骨盆倾斜动力学从而加重前方撞击。

11.5.2　股骨倾斜度

股骨近端倾斜会在空间上影响股骨颈前侧面相对于股骨干的位置。因此，依赖于髋关节前屈，股骨越前倾，髋臼缘与前方股骨头颈部碰撞发生的时间就越晚。一般被认为，相对于股骨后髁，在水平面上小于15°时即为股骨后倾，当小于0°时则绝对是后倾[72, 73]。充分了解股骨后倾，对于了解在髋关节屈曲内旋运动时，股骨颈和髋臼前缘之间的动

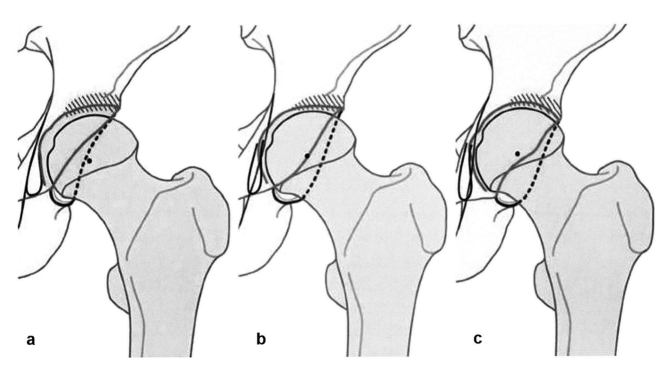

图11.3　髋部形态可以通过有关髋臼深度的特殊放射线参考值来量化：a. 正常髋。b. 中度整体过度覆盖，35°<LECA<40°，髋臼指数为0°。c. 严重整体过度覆盖，LECA>40°，髋臼指数小于0°（数据再版已取得Leunig的许可[38]）

态相互作用非常重要。例如，在一个大的CAM型畸形伴有局灶性过度覆盖和相对股骨后倾的情况下，仅对CAM型畸形进行处理可能是更好的考虑[74]。另一方面，对于一个有同等程度局灶性过度覆盖的病例，股骨后倾小于0°，但是不存在头颈部偏心距异常，最适合的手术方法应该是去股骨旋转的截骨术[72, 75]（图11.4）。类似地，增加的股骨前倾应该予以保护，甚至被采用以适应[76]髋臼后倾。最终是否附加股骨截骨，需要基于手术过程中不发生撞击时髋关节的活动度而定。

11.5.3　股骨内翻

在Legg-Calve-Perthes病相关的畸形中，被称作髋内翻的股骨颈内翻，将会使股骨头和大转子对髋臼前上缘的撞击变得更加容易，目前已被广泛认知[75, 77]。这一现象在后倾存在时会更加严重[7]。股骨内翻被定义为颈干角小于125°，也常见于儿童时期因为髋关节疾病接受内翻粗隆间截骨术（ITO）[77]、股骨颈骨折[78]和髋臼整体过度覆盖的病例[38]。因此，患有Perths病的髋外展角度如果小于20°，则股骨近端截骨术就需要被考虑[77]。对于是否需要采用增加外翻的ITO[79, 80]或者是股骨颈相对延长（RFNL）[81, 82]，这个最终决定的做出，需要考虑是否存在关节外碰撞，以及股骨偏心距是否足够大到以产生充分的外展肌张力等因素。外翻ITO技术被设计用于将股骨外侧化，以恢复正常的髋关节生物力线[83]，同时改善股骨头髋臼之间的间隙。RFNL的目的，是通过骨软骨成形术来同时解决两个问题，即通过改变大转子的位置解决关节外撞击、通过改善头颈偏心距来解决关节内撞击[84]（图

图11.4　股骨后倾对内旋时髋关节活动度有直接影响；左侧后倾，右侧正常形态（图片取得Sutter 的许可[73]）

图11.5　在手术中对髋关节予以脱位时，仔细分离股骨颈上方的软组织瓣，将能够完成对于和股骨连接的大转子的最深部分。一旦股骨头颈部骨软骨成形术完成，前方部分的股骨头重塑结束，就将大转子骨块移向远端，然后以皮质骨螺钉进行固定（图片取得Tannast 的许可[88]）

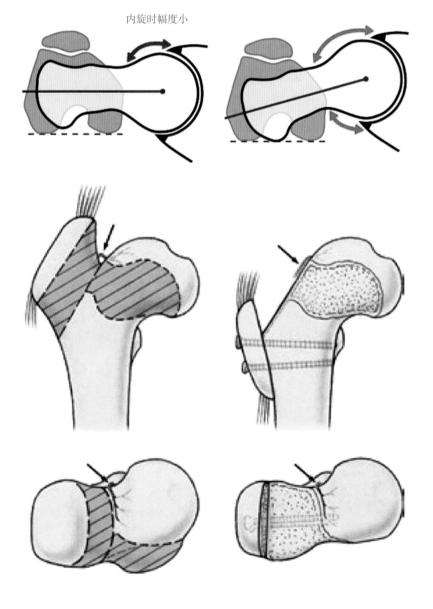

内旋时幅度小

11.5）。在一组对Perths病进行股骨截骨的病例中，Novais注意到，在利用开放手术进行FAI矫形时，约有20%病例需要进行增加外翻的ITO，约有61%的病例实施了RFNL，而这一切并没有出现增加并发症的风险[85]。术后，总体的髋关节舒适度和功能均得以改善[85]，只有1例出现了术后外伤性股骨颈骨折[82]。在36%~40%的病例中，出现了中期的OA，其中有7%~10%的患者进行了全髋关节置换[84, 86, 87]。Albers等随后对41例Perths病患者实施单独RFNL手术，并进行了至少5年的随访，发现手术干预可以减轻疼痛并改善髋关节外展和功能[84]。

11.6 当代开放手术技术

任何保髋手术的主旨都是保护和维持非关节炎股骨头的血液供应以及保护软骨、盂唇和关节囊等软组织，以阻止或减慢早期骨关节炎的进展[88, 89]。第二个目的是通过改善髋关节功能性活动范围来增加髋关节间隙，从而达到缓解股髋撞击的目的，这与患者的解剖状态的关节功能相关。这一目的的达到可以避免对髋关节造成损伤的病理级联反应的继续。尽管还没有严格的指导方针，通过手术矫正，还是期待能够获得110°~115°的髋关节屈曲和髋屈曲90°状态下至少20°~30°的内旋[90, 91]。对给患有复杂髋关节形态异常、首次就诊的患者做出手术决策时，头脑要保持理智。尽管知道继发于解剖因素的关节内撞击不太可能通过保守治疗取得效果，但决定手术前还是要给予恰当的运动尝试和（或）物理治疗。物理治疗的目的是提高核心稳定性及运动控制，在实施手术干预之前至少要有3个月的时间增强髋关节外旋肌和外展肌的力量[92, 93]。

除了要考虑上述所有的诊断性放射学参数外，还必须对关节软骨损伤程度进行评估，通过Lequesne和de Sèze骨盆虚拟外观像，对关节后下间隙予以检查，借此判断关节间隙丢失程度也是必要的。下关节间隙丧失是对由于Pincer型撞击产生的杠杆效应造成对冲伤的程度出现的一个间接的测量和继发征象[1, 4, 38, 94]。此外，增加的LCEA和交叉征的存在，与软骨健康状况的显著变化有关[58, 95]，提示这些特定的机械变化与早期关节软骨退变之间，存在着关联[96]。目前尚不清楚髋关节疼痛是否可以作为未来髋关节骨性关节炎的一个可靠的预测指标[97]。对于描绘Pincer型撞击，仅仅存在一个以上的影像学参数，可能意味着与剩余的髋关节宽度间隙宽度相比，髋关节的关节软骨的动态平衡更加脆弱。在进行手术之前，磁共振影像是对放射线影像和CT影像的一个补充，这可以更好地了解软骨的特点[71, 98-100]。

对于拟进行Pincer型FAI手术的患者，如果经过至少3个月的保守治疗和全面检查后，仍然无效，则高度提示患者的症状是由于Pincer型撞击导致的。多数患者会有超过6个月以上的、持续性的前/前外侧髋关节疼痛，髋关节屈曲受限（<105°），和（或）髋屈曲90°时的内旋受限（<15°），并在进行物理检查[101, 102]时，表现为撞击征阳性。此外，合适的手术患者应该没有或只有轻度关节损伤，没有征象表明为晚期退行性关节病（超过2mm的关节间隙）[103, 104]。

11.7 髋部手术脱位

由于有股骨近端血管解剖的详细知识，这可以使外科医生安全实施髋关节脱位手术[106-108]。文献中没有关于缺血性坏死的报告，但与此技术相关的并发症是众所周知的[109, 110]。髋关节手术脱位技术（SDH）具有多种入路，可以360°的显露股骨颈和髋臼，由此允许安全地实施股骨近端的复杂手术。该技术已用于外伤性股骨头骨折切开复位内固定术[111, 112]、髋臼后壁手术[113]以及近关节良性肿瘤的安全切除[114-117]。

11.7.1 适应证

在Pincer型损伤的病例，SDH的主要适应证是对髋臼边缘进行切除，并处理继发的盂唇损伤。次要的目的还包括RFNL和（或）伴随的股骨转子间截骨矫形术。对于整体过度覆盖的病例，通过SDH，能够更好地到达异常髋臼缘的圆周区。在局灶性过度覆盖孤立性头部后倾病例也可以通过这种方法选择性进行盂缘修整。在髋臼后倾的病例中，在后倾指数小于30%的情况下，或者在例如出现Perths病后遗症的患者，为了改善其前倾而进行的髋臼周缘截骨的病例，都可以考虑进行SDH。

11.7.2 手术技术

患者侧卧于手术台上，患侧下肢不予固定，自肋骨到脚趾给予消毒，铺单。以大转子为中心，与股骨纵轴一致行约20cm长的手术切口，切开皮下脂肪，显露近端阔筋膜张肌并沿臀大肌前缘向远端纵向切开，以股骨为中心，长度和皮肤切口等同，对肌肉发达的个体需要进一步从中点外侧和阔筋膜下方解剖，游离过度增生的臀大肌肌纤维。这个平面可以进一步朝向近端的髂嵴方向进行扩展，这个扩展位于臀大肌和阔筋膜之间，以为了稍后的最大程度的显露。此切口内的臀大肌在后方斜行通过臀中肌筋膜鞘，暴露臀中肌后方边缘，并正确识别梨状肌和短外旋肌。股外侧肌的近端后边缘有5cm左右的隆起。仔细和精准地解剖保护沿梨状肌和肌腱走行的臀下动脉，它是和缘于旋股内侧动脉的深支相吻合的[105]。大转子截骨术将会保留臀中肌最后方部分的一些肌纤维稳定地位于大转子上，沿着梨状肌腱的止点保护臀肌支至深支的延伸部分。截骨时膝关节需屈曲90°、髋关节内旋20°、平行于下肢、深度不超过1.5cm。股骨粗隆间截骨术可以在其中心形成6mm的阶梯，使锯片从后向前切割，注意保留前缘几毫米的距离以防止切断，这样可以获得一个三平面的转子截骨瓣[119]（图11.6）。这种源于经典技术的简单改良，可以增加在缝合时转子截骨块的稳定性，并有利于康复过程中的早期负重。一旦完成臀小肌和梨状肌上方边界之间的间隙显露，转子间截骨被向前抬高（同时抬高的还有附着于其上的臀中肌、臀小肌和股外侧肌）以显露前关节囊。将髋关节轻度屈曲和外旋，显露关节囊并进行Z字形关节囊切开，将股骨头向后上方脱位。

完全脱位需要用长弯剪刀将圆韧带切断，同时手术过程中避免损伤髋臼及股骨头软骨。置于股骨距的拉钩有助于在外旋位和屈曲位移动股骨，将放置于无菌袋内的腿放到手术床对侧。髋臼边缘、盂唇和髋臼软骨在这种情况下可以进行充分的手术处置[118, 120]。要认真评估盂唇及软骨的完整性。在单纯的盂唇撕裂病例，需要将盂唇附着处清创至骨面出血，然后以骨锚钉重新固定。线结要打在盂唇外表面朝向关节囊，避免和股骨软骨直接接触。当确诊为过度覆盖时，即使用弧形骨凿修整髋臼边缘，并如前所述缝合固定盂唇（图11.7）。如果附着于髋臼缘的盂唇完整，即通过锐性分离将盂唇从髋臼缘解离以进行下一步的髋臼边缘修整。但是，如果盂

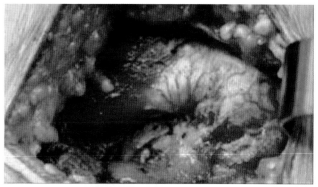

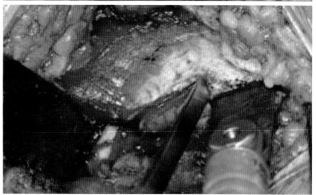

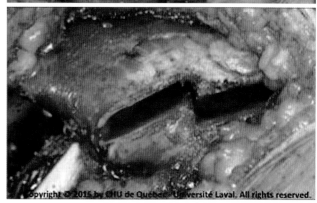

图11.6 右侧髋关节侧卧位后视观。上图：到达大转子。中图：在右侧，臀中肌被拉开显示梨状肌腱。一旦股外侧肌后缘被切开，即先行近端截骨，略带倾斜角度沿着一把6mm骨刀的垂直壁实现远方截骨。下图：带有臀中肌、臀小肌和股外侧肌的大转子带蒂骨瓣被抬离股骨

唇软组织已经损伤或撕脱，则在缝合固定之前，对退变的盂唇基底进行清理，再固定于已经修整过的髋臼边缘。如果盂唇严重受损或已骨化，并且面积较大，其功能完整性已经受损，则推荐[121]使用自体圆韧带[122]、自体髂胫束[123]或异体半腱肌腱[124]进行盂唇重建。髋臼缘修整时需要注意避免过度切除或切除不足。在月状面尺寸过大时，才考虑进行盂缘修整[67]。否则会出现负重面变小，从而导致关节接触压力增加或髋关节不稳[125]。

一旦髋臼缘减压完毕，盂唇修整完成，则可

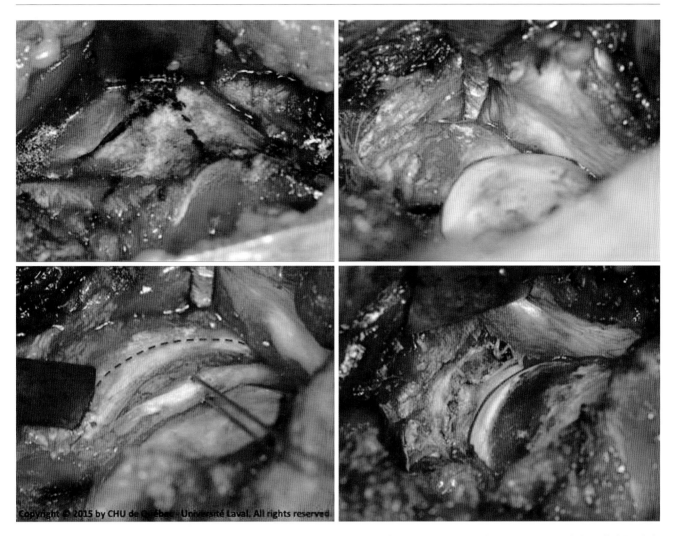

图11.7　侧卧位右髋的后视观（左上图），Z字形切开关节囊允许髋关节前方完全显露（右上图），一旦前方关节囊瓣被牵开，前方Pincer型畸形就会被评估，质量好的关节盂唇会得以保存（左下图），一旦骨与盂唇间隙锐性剥离后，牵开盂唇，并沿虚线所示进行盂缘修整（右下图），以骨锚钉和缝线盂唇再固定后既可以通过全范围髋关节活动来评估盂唇密封质量，也可以评估CAM型撞击是否残留

以通过清创术和微骨折技术来对局灶性髋臼软骨损伤进行处理。在股骨侧，头颈偏心距的缺乏程度可以通过使用透明球形模板进行评估，以精确定位股骨头的球形度，以指导需要进行多大范围的骨软骨成形术。一旦确定切除的区域，从头颈结合部的近端开始，使用锐利弧形骨凿向远端进行骨切除。切除时需仔细，以避免损伤股骨颈上外侧支持带的血管。另外，要避免过度切除，因为过度切除会导致盂唇密闭功能的破坏，这是因为正常状态下，当髋关节屈曲[126]时盂唇会与股骨头发生接触。当股骨头存在骨软骨中心性缺陷时，则需要对股骨头软骨进行处理[112, 127-129]。髋臼缘修整和股骨头骨软骨成形的结果，可以通过围手术期直视下的髋关节检查来确认，此检查可以明确髋关节没有撞击发生时的活动范围。

在松弛状态下闭合关节囊，将有3个截骨面的大转子重新复位，使用两枚4.0mm或4.5mm皮质骨螺钉进行固定。两枚螺钉互相平行并朝向小转子。在那些需要进行转子远端滑移、RFNL、股骨矫形ITO的病例中，大转子应该进行平面截骨以避免在重新固定时出现三平面畸形。由于股外侧肌可以安全地从股骨远端剥离，为实施ITO而进行的手术显露切口和上述一致，只需继续延长皮肤切口即可。在那些需要在同一天内实施联合髋臼周围截骨的罕见病例中，Ganz建议，可以通过孖孖肌、闭孔外肌和股方肌之间的显露（图11.8），直视下完成坐骨截骨术。

在关闭术区时，股外侧肌后方腱膜需要缝合，

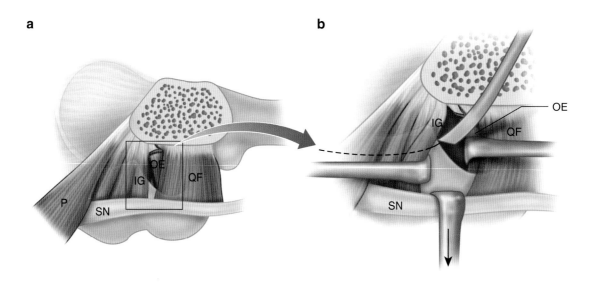

图11.8 a. 图示在实行SDH时的短外旋肌情况。此图集中于在实行髋臼周围截骨之前，进行坐骨截骨的显露间隙；梨状肌（P）、坐骨神经（SN）、下孖肌（IG）、闭孔外肌（OE）、股方肌（QF）。b. 在分离出下孖肌、闭孔外肌和股方肌的间隙后，小心牵拉坐骨神经以得到足够的直视术野，完整地进行部分坐骨截骨（取得Ganz同意后再印的示意图）

阔筋膜及皮下组织也要仔细缝合，无须放置引流管。术后允许正常负重的1/4的量，既要避免髋屈曲大于80°，也要避免主动外展。至少要在48h以后，推荐进行髋关节0°~70°的持续被动活动，以避免关节内粘连。血栓预防也是要考虑的。术后6~8周，当大转子出现愈合迹象时，即逐步开始患肢负重。

11.7.3　结果

使用SDH作为手术方法来对大量的FAI畸形进行治疗时，1年的随访结果显示，SDH的并发症发生率为9%[110]。如果排除异位骨化，这个比例会降到4.8%。在355例接受SDH手术的患者中，完全性坐骨神经麻痹部分缓解1例，股骨粗隆骨不连9例，深部感染1例，还有2例小腿深静脉血栓形成最终通过医疗方法解决[110]。在Ganz发表的原创文章中，213例患者中2例出现部分神经麻痹，3例出现股骨粗隆骨不连。其他学者随后发表的文章报道其并发症为1%~1.5%[130, 131]。

在过度覆盖病例，手术的关键部分是髋臼缘的修整。过多地去除髋臼边缘将会把一个深髋臼变成一个异常形态的髋臼。在SDH中从来没有类似并发症的报道，但是曾有报道，在髋关节镜盂缘修整术后出现髋关节脱位而且LCEA<23°[125, 132]。Steppacher的研究确认髋臼盂缘过度切除（髋臼指数大于14°，LCEA<22°）、骨性关节病（OA）、

大龄（>40岁）或超过5年以上的肥胖（BMI>30）均会导致髋关节手术的失败率增高。目前还没有针对髋臼骨切除的指南，但是术前计划很关键，有些人曾经提出一种计算规则[△LCEA° =1.8+（0.64×△mm）]，表示切除1mm的骨质等同LCEA减少2.4°，切除5mm的骨质相当于LCEA减少5°[133, 134]。另外一些对此方法持有怀疑的人，通过对尸体的正常髋关节的研究提出了一个替换公式[△LCEA° =1.5-（1.3×△mm）]。这些计算方法的有效性和适用性至今尚未评估[135]。

Ross[136]在回顾因FAI手术后进行翻修的病例时指出，50例FAI症状复发的患者中有13例存在LCEA等于或大于40°。另外一个研究中心报道了152例FAI术后翻修的患者，其中3例为独立的Pincer型，74例为混合型[137]。已确认的髋关节翻修危险因素包括女性和年龄更轻的患者。此外，在翻修的患者当中，30%出现前倾增加（>20°），13%出现股骨后倾（<5°）。

在一个由93例患者实施SDH的系列当中，矫正不足和持续性的Pincer撞击（LCEA>32°）是手术失败的重要预测因素[138]。在最新的10年随访中，有80%的患者避免了THA和OA的进展，但仍有38%的病例持续存在撞击征。

系统回顾显示，治疗FAI的早期证据是令人乐观的，有68%~96%的患者改善了髋关节功能，减轻

了髋关节疼痛，临床结果为好或极好[139-141]。目前文献中，关于治疗孤立的Pincer型FAI，类似上述的证据非常有限。大多数关于FAI治疗的研究中，多数为Pincer型和CAM型结合的混合型，典型的独立Pincer型只有2%~4%[139, 141]。SDH在73%的儿童及青少年FAI病例中显示出能够改善功能，其中71例中有31例实施了髋臼边缘切除和盂唇复位术。在平均27个月的随访当中没有观察到股骨头的坏死，尽管有30%的患者进行了二次手术以移除内置物[142]。在混合型FAI（CAM型和交叉征）的病例中，Hingsammer等评估了在实行SDH的同时，以术中髋关节屈曲大于100°，或者髋屈曲90°时内旋20°作为标准，来评估是否有进行髋臼缘修整的必要[143]。如果这一目标在股骨骨软骨成形术后即已达到，即无须进行臼缘修整，经过短期（1.6年）随访，所有患者均达到了90°的髋关节屈曲，这在患者报告的结果中没有差异。而且有一半的撞击征患者，无论是否进行了盂唇修整，其撞击表现均得到了解决。这个发现也印证了Larson等[52]的报告，即在无症状的髋关节人群中，交叉征和（或）后壁征的高发率（37%），从而提示这些放射线征象不一定是Pincer型撞击的特有病理征象。因此，目前研究中更多地支持，对于存在头端后倾的髋臼进行臼缘手术切除时，应采用更为保守的策略。

11.8　髋臼周围前倾截骨术

该截骨术是为发育性髋关节不良的治疗而设计的骨盆截骨术，有关这一技术的全面知识为保髋手术提供了很好的助力。对髋臼周围截骨术（PAO）给予适度的改良，即可以达到重置髋臼倾斜的目的，从而降低髋臼覆盖。这样的技术被称作反式或前倾PAO。

11.8.1　适应证

如果对患者没有给予充分的盂缘修整，从而导致髋臼出现负重区关节面面积变小的风险，则前倾PAO会被考虑用来解决过度覆盖的问题。因此，一个反式PAO对于那种髋臼缘较短，并呈现向下的坡状或者髋臼指数为负值的全过度覆盖病例，可望获得较好的效果。对于局灶性过度覆盖，在伴有后倾指数大于30%的髋臼后倾病例[144]，或希望矫正至少

10°~20°前倾的病例中[18]，前倾式PAO可能更为合适。在罕见的全髋臼后倾病例中，前倾式PAO是唯一的治疗选择。如果需要考虑进行复杂的髋臼倾斜重置翻修术，我们要考虑到在先前的手术中，髋臼上动脉弓动脉损伤的风险。因此需要选择Tonnis三联骨盆截骨，以避免髋臼骨块的缺血性坏死[10]。

11.8.2　手术技术

现代PAO手术，将患者平卧位于可透射线的手术床上，采用保留外展肌的Smith-Peterson入路[146]。从髂前上棘斜向外侧越过髂嵴做一个5cm的皮肤切口，沿阔筋膜张肌前缘向远端纵向切开约10cm。仔细分离皮下避免损伤股外侧皮神经。纵向切开阔筋膜张肌腱鞘以使其肌纤维能够向外侧拉开（图11.9）。腹肌腱膜、腹股沟韧带和缝匠肌从髂嵴前1/3处剥离。将髂肌自髂骨上骨膜下剥离后，屈曲髋关节以减轻股直肌和髂腰肌的张力。

自髂嵴向髂前下棘（AIIS）深部剥离显露股直肌的起点及反折头。需要特别小心不要损伤旋股外侧动脉的升支，它存在于阔筋膜张肌和股直肌肌间隔内。自髂前下棘向内拉开股直肌，这可以从外向内游离髂内肌在关节囊的附着点，髂内肌和髂腰肌/髂肌复合体（图11.10）一起，可以向内移动至股直肌附近。只有行关节囊内操作时，股直肌起点才被考虑剥离。这多数是用来进行股骨头颈处偏心距的矫正。Peter等曾介绍过一种改良的手术入路，用以避免骨直肌的剥离。这通过经过股直肌内侧和髂内肌/髂腰肌/髂骨外侧下降，以达到内侧关节囊来实现。当进行到这一步，即可以接触到前方的坐骨，在向下钝性分离进入位于腰大肌和关节囊之间的下关节腔内，就可以放置一个弧形的骨凿进行坐骨截骨。将髂腰肌向内拉至髂耻隆起，即可通过此入路同时显露耻骨上支。此时可以对髂骨外层进行准备。这需要在ASIS和AIIS之间进行骨膜下分离，分离方向朝向坐骨大切迹的顶端，在此操作过程中摆锯的活动范围和放置位置都会非常局限。然后，向内越过骨盆环边界，向下进入四边形平面，但是要避免进入坐骨大切迹。进行钝性的骨膜下分离，以便允许在髋臼后倾截骨过程中自由活动骨凿。

截骨的第一刀通常是坐骨下方截骨。通过进入外侧闭孔的内侧，此截骨可以在非直视下进行，或

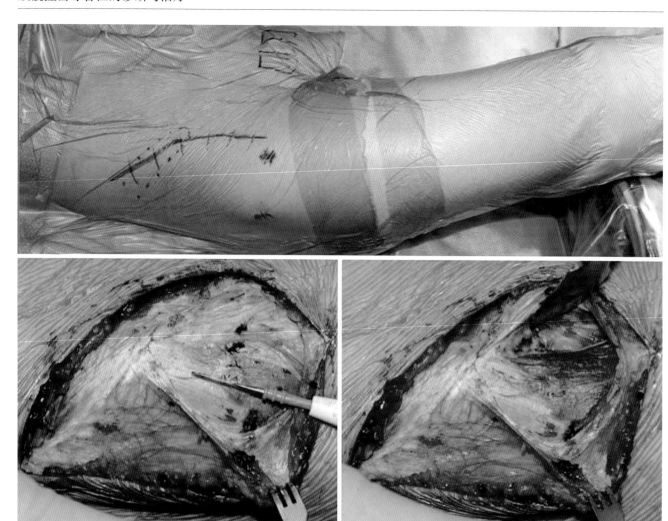

图11.9　显示仰卧位右侧髋关节。髂骨以虚线绘制，用连续线勾勒出皮肤切口，逐步进行入路显露。左下图：切开阔筋膜张肌的浅筋膜所显示的解剖平面。右下图：Hohmann拉钩置于髂骨翼内侧的下方，髂前上棘下方、髂前下棘上方拉开缝匠肌，显露阔筋膜张肌

者通过半侧骨盆的轴位像在透视下引导进行[145, 146]。这一截骨需要位于关节以下1cm，骨凿向深进入15~20mm。必须小心避免坐骨的完全截断，以保护后方坐骨和后柱的完整性。接下来将对耻骨支进行截骨，这一操作位于髂耻隆起内侧，越接近髋臼，越容易操作。截骨应该垂直于耻骨支长轴，以易于髋臼侧骨块的移动。可以在闭孔上方置入一个拉钩，以保护其内的组织不被骨凿损伤。可以使用锋利的骨凿或线锯来完成这个截骨[146]（图11.11）。

第三步是髋臼上截骨。当我们认为髂骨内外侧肌肉得以保护后可以在直视下以摆锯进行截骨操作。起始点刚好低于ASIS朝向坐骨大切迹顶部但要距离骨盆环分界线2cm。在这一步，髂骨截骨向下至四边形平面，在轴位像上，观察到此时截骨线距离坐骨大切迹和髋臼距离相同，即完成了髋臼后倾截骨。这样的操作可以保护骨盆的完整性并避免骨凿穿入关节内。在完成这一步之后，髋臼后倾截骨将会与坐骨截骨会师，从而使髋臼部的骨块完全游离。对于骨质很硬的患者使用高速磨钻可能有助于切入骨盆环分界线，此分界线是坐骨截骨和髋臼后倾截骨的转折点。

一旦髋臼部骨块被完全截骨完成，就可以使用一把Weber钳，在耻骨支残端对其进行操作，一枚5mm的Schanz钉被拧入髂骨，其位于关节线上方15mm。通过使用椎板牵开器来对游离骨块进行初始的屈曲，使用Schanz钉来牵开髂骨和后倾髋臼截骨，稍后，便用Schanz钉从手术床向上牵引，并伴随由内向外的摇动，从而使得尚余的后倾髋臼截骨的连接部分得以充分游离。这样，髋臼骨块得以延伸和内旋，以获得理想的重新定位（图11.12）。为

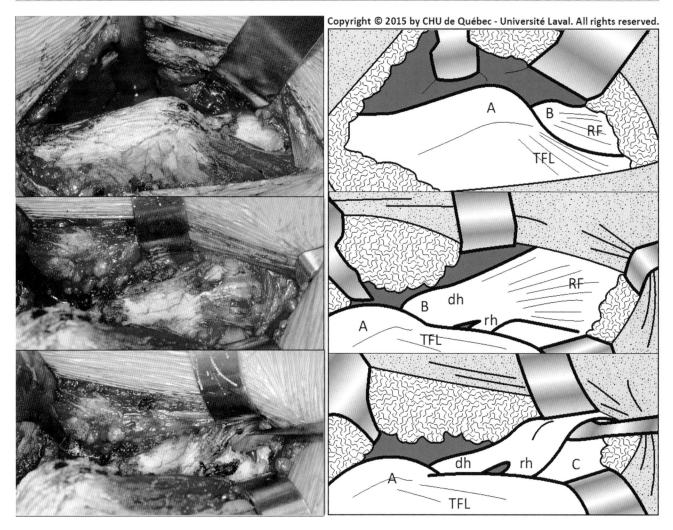

图11.10　上图：ASIS（A）位于显露的中心，一把Hohman拉钩位于骨盆环的分界线，另一把Hibbs拉钩用来拉开髂腰肌、缝匠肌、腹股沟韧带及腹壁。中图（TFL阔筋膜张肌）：股直肌腱（RF）的起点位于ASIS的远端（B）。下图：使用一把Cobb拉钩，连同髂小肌、股直肌上半部分向上拉离髋关节囊（C），这步分离在股直肌和髂腰肌之间进行是安全的，向远侧进行至AIIS，向内侧到达髋关节囊。一旦向外解离完毕，髂小肌就会很容易随着髂腰肌一起活动（dh直头、rh反折头）

了移动髋臼骨块进入理想位置，以矫正后倾的髋臼窝，可能需要从髂骨上移除一块楔形骨块，以允许髋臼骨块向近侧放置。

　　在使用螺钉从髂嵴顶部向下进入髋臼骨块进行最后固定之前，使用K-钢丝稳定骨块（图11.13）。然后需要仔细的放射线评估来判断髋臼骨块的位置，目的之一是获得水平的髋臼缘，适当的前倾角，以及交叉征的消失和消除后壁征。此外应避免股骨头的过度内置或外置。髋臼覆盖应该对应的LECA为23°~33°。一旦髋臼骨块固定完成，应该在术中对髋关节进行直视下检查，以确保全方位的无撞击活动。否则，就需要切开关节囊并进行相应的骨软骨成形术。

　　闭创时，用经骨缝线方式将缝匠肌、腹股沟韧

带和腹部肌肉组织缝合于髂嵴。腱膜、皮下组织要逐层缝合，最后关闭皮肤切口，需要放置位于髂肌深方的引流管。术后，患者需要扶拐部分负重6周。

11.8.3　结果

　　前倾PAO是少见的手术操作，且鲜有出版物对其临床结果有所报道。因为应用于髋臼发育不良的经典PAO很少有技术方面的差异，并发症发生率可能从更广泛使用的手术中得以推断，并发症发生率为6%~37%[147-151]。在一项前瞻多中心的、包括205例进行了PAO手术患者的术后1年随访中[152]，报道其主要并发症的发生率为6%。PAO的主要并发症包括静脉血栓栓塞、深部感染、髋臼骨块移位、螺钉进入关节内、后柱骨不连需要再固定、Brooker 三级异位骨

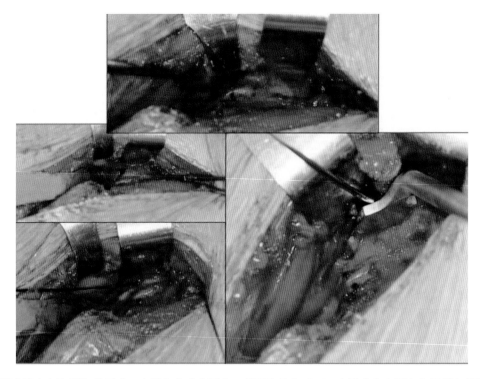

图11.11　器械在闭孔的上角和侧角处形成一个进入点（上图），从而允许Satinsky夹钳（左中图）自远端向近端进入。用1-0丝线引导线锯置入（左下图）。其他的选择包括使用一根2.4mm的克氏针，单皮质固定在耻骨支上，从而保持被牵拉的组织位于截骨处内侧，然后使用GANZ骨凿进行横行耻骨支截断术（右下图）

化以及腓神经麻痹。

在Reynolds的研究中，描述了髋臼后倾可能是髋痛的主要原因，对12例患者给予了前倾PAO手术，获得了令人满意的效果[18]。Siebenrock曾经报道了一项针对22例患者29个髋的研究，并对他们进行了30个月的随访，发现90%的患者获得了好或极好的术后效果[43]。最近的一个报告，经过平均10年对29例髋的随访证实，其积累保髋率为100%，没有患者进行全髋关节置换[144]。有14%的患者出现了OA，另有14%的患者需要再进行一次针对FAI的手术。过度矫正及继发于股骨头颈偏心距不足所导致的持续性撞击，是手术失败的重要预测因素。

虽然短期随访观察性的研究表明了早期矫正髋臼后倾改善了髋关节疼痛[153]，但没有长期数据来评估这种对进展期骨性关节炎治疗的远期疗效。

11.9　全髋关节置换

髋关节退行性疾病的关节成形术是世界范围内非常常见的手术方法。一位经验丰富的关节置换外科医生，需要精通了解多种不同的骨骼畸形，并通过训练能够熟练地解决这些问题。当Pincer型畸形导致髋关节变形及软骨退变时，就可能发生盂唇骨化

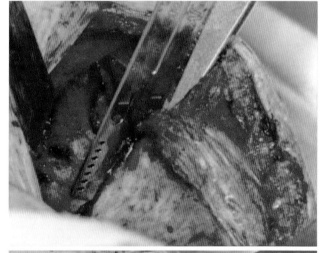

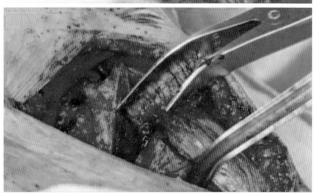

图11.12　这是一个患者右髋关节头部的手术视野。髂骨截骨以弧形锯实施。然后，用薄板状牵开器使髋臼骨块移动并松解

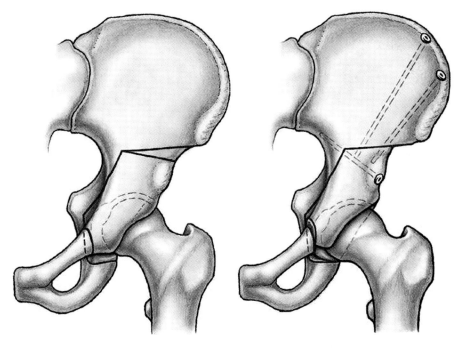

图11.13　围绕髋臼的截骨与治疗髋关节发育不良的髋臼周围截骨相同（左图），为了允许髋臼骨块在进行前倾矫正的髋臼周围截骨过程中后伸，在最终固定骨块之前，可能需要对上髋臼进行约10°的楔形切除（右图）（图片取得Albers许可[44]）

和内侧移位。两种不同的情况可能导致初次THA变得困难。首先，盂唇骨化会使髋关节脱位手术更具有挑战性，这种情况需要在股骨头脱位前去除骨化部分，以避免不可控的髋臼缘骨折。第二种情况是严重的髋前凸[83]，这时不可能对髋关节进行脱位。这种情况下股骨颈原位截骨非常必要，通过这种方法可以进入髋臼并化整为零地移除股骨头，从而避免髋臼壁骨折。一旦髋臼被显露，则建议进行臼内植骨，这样当最后放入假体时，可以获得更靠向外侧的髋臼杯位置，以减少内壁应力[154]。在梅奥诊所注册的155例患者中，实施了206个髋的THA，这些患者均有前凸髋臼，使用非骨水泥半球形假体进行置换。10年随访生存率为94%，15年随访生存率为89%[155]。臼杯每向内或向外移动1mm，则无菌性的臼杯翻修率增加24%。通过Ranawat三角法，可以确定臼杯的旋转中心与自然髋关节中心的错配[156]。

当对存在髋臼后倾的患者实施全髋关节置换时，必须小心，避免将髋臼假体和有缺损的髋臼后壁对齐，这将导致臼杯的后倾位放置[7]。在由于髋臼后倾而导致的后壁严重缺损的病例中，髋臼杯的放置会受到影响，可选择的加强臼杯固定的策略之一为使用重建钢板，固定转移的、外突的前壁骨块来重建后壁（图11.14）[10]。另一个更普遍被使用的策略，是

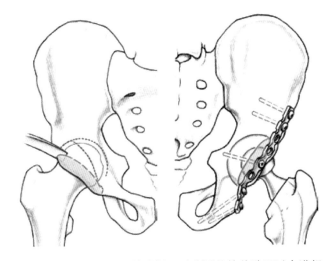

图11.14　在严重后倾的病例，过度覆盖的前壁可以在进行全髋关节置换术时（右图）将其转移（左图）至后壁。这种方法避免了前壁和股骨柄之间的前方关节外撞击，同时可将保留的骨块用于缺损的髋臼后壁的重建

医生选择使用高度多孔臼杯并用多向螺钉固定。

11.10　结论

保髋专家不仅要有准备能够识别正常解剖的多种不同变异，也要能够分辨更多具有问题的髋关节畸形。正确分析临床症状、体征和髋关节影像，这将有助于对患者存在Pincer型股髋撞击综合征时，及时做出诊断。对这些患者的治疗要求很高[157]，因为它代表着"三重威胁"，即诊断的挑战、实施对技

术要求很高的手术以及一个有很高期望值的年轻有活力的患者组成的群体。需要大宗的、长期的随访结果，以得到具有针对性的循证医学建议，并探明是否FAI的治疗改变了它的自然过程[139]。这种前瞻性临床试验需要结合先进的结构成像，除了验证患者报告的结果，还可以用来更好地评估髋关节FAI手术预后[158]。

要点小结

1. 诊断Pincer型FAI时，要获得标准和被正确拍摄的骨盆放射线片，以避免骨盆倾斜或旋转。

2. 在制订术前计划时，骨盆的CT扫描可以帮助进一步描述局限性髋臼后倾与髂前下棘突出的关系。

3. Pincer型FAI患者的切开手术，旨在获得110° 屈曲和90° 的屈曲时的20° 内旋。

4. 髋臼盂缘的修整仅限于髋臼月状表面过大，必须避免医源性不稳定。

5. 髋臼重新定位术后的持续撞击，通常可以通过对股骨头颈偏心距的矫正来解决。

主要数据来源

[1] Ganz R, Parvizi,Beck M,et al.Femoroacetabular impingement: a cause for osteoarthritis of the hip[J]. ClinOrthop Relat Res, 2003;417:112-120.doi:10.1097/01.blo.0000096804.78689.c2.

[2] Ezoe M,Natio M,Inoue T.The prevalence of acetabular retroversion among various disorders of the hip[J]. J Bone Joint Surg Am, 2006;372_9.doi:10.2106/JBJS.D02385.

[3] Tannast M,Hanke MS,Zheng G,et al.What are the radiographic reference values for acetabular under-and overcoverage?[J] Clin Orthop Relat Res, 2015;473:1234-1246.doi:10.1007/s11999-014-4038-3.

[4] Larson CM.Arthoscopic management of pincer-type impingement[J]. Sports Med Arthrosc, 2010;18:100-107. doi:10.1097/JSA.0bo13e318dc652e.

[5] Ganz R,Horowitz K,Leunig.M.Algorithm for femoral and periacetabular osteotomies in complex hip deformities[J]. Clin Orthop Relat Res, 2010;468:3168-3180.doi:10.1007/s11999-010-1489-z.

[6] Siebenrock KA,Schaller C,Tannast M,et al.Antevering periacetabular osteotomy for symptomatic acetabular retroversion:results at ten years[J]. J Bone Joint Surg, 2014;96:1785-1792.doi:2106/JBJS.M.00842.

鸣谢：作者感谢医学博士 Mike Millis，医学博士 Young-Jo Kim，医学博士 Paul E Beaule，医学博士 Thomas E.Brown 感谢他们的领导、指导和教学。

参考文献

[1] Ganz R, Parvizi J, Beck M, et al. Femoroacetabular impingement: a cause for osteoarthritis of the hip[J]. Clin Orthop Relat Res, 2003;417:112–120. doi: 10.1097/01.blo.0000096804.78689.c2.

[2] Rab GT. The geometry of slipped capital femoral epiphysis: implications for movement, impingement, and corrective osteotomy[J]. J Pediatr Orthop, 1999; 19:419–424.

[3] Leunig M, Casillas MM, Hamlet M, et al. Slipped capital femoral epiphysis: early mechanical damage to the acetabular cartilage by a prominent femoral metaphysis[J]. Acta Orthop Scand, 2000;71:370–375. doi: 10.1080/000164700317393367.

[4] Beck M, Kalhor M, Leunig M, Ganz R. Hip morphology infl uences the pattern of damage to the acetabular cartilage: femoroacetabular impingement as a cause of early osteoarthritis of the hip[J]. J Bone Joint Surg, 2005;87:1012–1018. doi: 10.1302/0301-620X.87B7.15203.

[5] Dora C, Zurbach J, Hersche O, Ganz R. Pathomorphologic characteristics of posttraumatic acetabular dysplasia[J]. J Orthop Trauma, 2000; 14:483–489.

[6] Sankar WN, Schoenecker JG, Mayfield ME, et al. Acetabular retroversion in Down syndrome[J]. J Pediatr Orthop, 2012;32:277–281. doi: 10.1097/PO.0b013e31824b27fc.

[7] Ezoe M, Naito M, Inoue T. The prevalence of acetabular retroversion among various disorders of the hip[J]. J Bone Joint Surg Am, 2006;88:372–379. doi: 10.2106/JBJS.D.02385.

[8] Dora C, Mascard E, Mladenov K, Seringe R. Retroversion of the acetabular dome after Salter and triple pelvic osteotomy for congenital dislocation of the hip[J]. J Pediatr Orthop B, 2002;11:34–40.

[9] Myers SR, Eijer H, Ganz R. Anterior femoroacetabular impingement after periacetabular osteotomy[J]. Clin Orthop Relat Res, 1999;363:93–99.

[10] Tannast M, Pfander G, Steppacher SD, et al. Total acetabular retroversion following pelvic osteotomy: presentation, management, and outcome[J]. Hip Int, 2013;23:14–26. doi: 10.5301/hipint.5000089.

[11] Khanna V, Beaule PE. Defi ning structural abnormalities of the hip joint at risk of degeneration[J]. J Hip Preserv Surg, 2014;1:12–20. doi: 10.1093/jhps/hnu004.

[12] Nepple JJ, Lehmann CL, Ross JR, et al. Coxa profunda is not a useful radiographic parameter for diagnosing pincer-type femoroacetabular impingement[J]. J Bone Joint Surg Am, 2013;95:417–423. doi: 10.2106/JBJS.K.01664.

[13] Anderson LA, Kapron AL, Aoki SK, Peters CL. Coxa

profunda: is the deep acetabulum overcovered?[J]. Clin Orthop Relat Res, 2012;470:3375–3382. doi: 10.1007/s11999-012-2509-y.

[14] Clohisy JC. A systematic approach to the plain radiographic evaluation of the young adult hip[J]. J Bone Joint Surg Am, 2008;90:47. doi: 10.2106/JBJS.H.00756.

[15] Jamali AA, Mladenov K, Meyer DC, et al. Anteroposterior pelvic radiographs to assess acetabular retroversion: high validity of the "cross-over-sign."[J]. J Orthop Res, 2007;25:758–765. doi: 10.1002/jor.20380.

[16] Fujii M, Nakamura T, Hara T, et al. Does radiographic coxa profunda indicate increased acetabular coverage or depth in hip dysplasia?[J]. Clin Orthop Relat Res, 2015;473:2056–2066. doi: 10.1007/s11999-014-4084-x.

[17] Siebenrock KA, Kalbermatten DF, Ganz R. Effect of pelvic tilt on acetabular retroversion: a study of pelves from cadavers[J]. Clin Orthop Relat Res, 2003;407: 241–248. doi: 10.1097/01.blo.0000030508.43495.79.

[18] Reynolds D, Lucas J, Klaue K. Retroversion of the acetabulum. A cause of hip pain[J]. J Bone Joint Surg Br, 1999;81:281–288.

[19] Clohisy JC, Knaus ER, Hunt DM, et al. Clinical presentation of patients with symptomatic anterior hip impingement[J]. Clin Orthop Relat Res, 2009;467:638–644. doi: 10.1007/s11999-008-0680-y.

[20] Kassarjian A, Belzile E. Femoroacetabular impingement: presentation, diagnosis, and management[J]. Semin Musculoskelet Radiol, 2008;12:136–145. doi: 1 0.1055/s-2008-1078701.

[21] Yen Y-M, Kocher MS. Clinical and radiographic diagnosis of femoroacetabular impingement[J]. J Pediatr Orthop, 2013;33 Suppl 1:S112–120. doi: 10.1097/BPO.0b013e318288b450.

[22] Tannast M, Siebenrock KA, Anderson SE. Femoroacetabular impingement: radiographic diagnosis – what the radiologist should know[J]. AJR Am J Roentgenol, 2007;188:1540–1552. doi: 10.2214/AJR.06.0921.

[23] Ganz R, Leunig M, Leunig-Ganz K, Harris WH. The etiology of osteoarthritis of the hip[J]. Clin Orthop Relat Res, 2008;466:264–272. doi: 10.1007/s11999-007-0060-z.

[24] Stull JD, Philippon MJ, LaPrade RF. "At-risk" positioning and hip biomechanics of the Peewee ice hockey sprint start[J]. Am J Sports Med, 2011;39(Suppl):29S–35. doi: 10.1177/0363546511414012.

[25] Sink EL, Gralla J, Ryba A, Dayton M. Clinical presentation of femoroacetabular impingement in adolescents[J]. J Pediatr Orthop, 2008;28:806–811. doi: 10.1097/BPO.0b013e31818e194f.

[26] Hack K, Di Primio G, Rakhra K, Beaulé PE. Prevalence of cam-type femoroacetabular impingement morphology in asymptomatic volunteers[J]. J Bone Joint Surg Am, 2010;92:2436–2444. doi: 10.2106/JBJS.J.01280.

[27] Gosvig KK, Jacobsen S, Sonne-Holm S, et al. Prevalence of malformations of the hip joint and their relationship to sex, groin pain, and risk of osteoarthritis: a population-based survey[J]. J Bone Joint Surg Am, 2010;92:1162–1169. doi: 10.2106/JBJS.H.01674.

[28] Laborie LB, Lehmann TG, Engesaeter IO, et al. Prevalence of radiographic fi ndings thought to be associated with fcmoroacetabular impingement in a population-based cohort of 2081 healthy young adults[J]. Radiology, 2011;260:494–502. doi: 10.1148/radiol.11102354.

[29] Dudda M, Kim Y-J, Zhang Y, et al. Morphologic differences between the hips of Chinese women and white women: could they account for the ethnic difference in the prevalence of hip osteoarthritis?[J]. Arthritis Rheum, 2011;63:2992–2999. doi: 10.1002/art.30472.

[30] Kapron AL, Peters CL, Aoki SK, et al. The prevalence of radiographic fi ndings of structural hip deformities in female collegiate athletes[J]. Am J Sports Med, 2015;43:1324–1330. doi: 10.1177/0363546515576908.

[31] Allen D, Beaule PE, Ramadan O, Doucette S. Prevalence of associated deformities and hip pain in patients with cam-type femoroacetabular impingement[J]. J Bone Joint Surg, 2009;91:589–594. doi: 10.1302/0301-620X.91B5.22028.

[32] Kohl S, Hosalkar HS, Mainil-Varlet P, et al. Histology of damaged acetabular cartilage in symptomatic femoroacetabular impingement: an observational analysis[J]. Hip Int, 2011;22(2):154–162. doi: 10.5301/HIP.2011.6515.

[33] Tannast M, Goricki D, Beck M, et al. Hip damage occurs at the zone of femoroacetabular impingement[J]. Clin Orthop Relat Res, 2008;466:273–280. doi: 10.1007/s11999-007-0061-y.

[34] Corten K, Ganz R, Chosa E, Leunig M. Bone apposition of the acetabular rim in deep hips: a distinct fi nding of global pincer impingement[J]. J Bone Joint Surg Am, 2011;93:10–16. doi: 10.2106/JBJS.J.01799.

[35] Kim WY, Hutchinson CE, Andrew JG, Allen PD. The relationship between acetabular retroversion and osteoarthritis of the hip[J]. J Bone Joint Surg, 2006;88:727–729. doi: 10.1302/0301-620X.88B6.17430.

[36] Kassarjian A, Brisson M, Palmer WE. Femoroacetabular impingement[J]. Eur J Radiol, 2007;63:29–35. doi: 10.1016/j.ejrad.2007.03.020.

[37] Pfi rrmann CWA, Mengiardi B, Dora C, et al. Cam and pincer femoroacetabular impingement: characteristic MR arthrographic fi ndings in 50 patients[J]. Radiology, 2006;240:778–785. doi: 10.1148/radiol.2403050767.

[38] Leunig M, Nho SJ, Turchetto L, Ganz R. Protrusio

acetabuli: new insights and experience with joint preservation[J]. Clin Orthop Relat Res, 2009;467:2241–2250. doi: 10.1007/s11999-009-0853-3.

[39] Wiberg G. Relation between congenital subluxation of the hip and arthritis deformans[J]. Acta Orthop, 1939;10:351–371.

[40] Tönnis D. Allgemeine Röntgendiagnostik des Hüftgelenks. In: Die angeborene Hüftdysplasie und Hüftluxation im kindes – und Erwachsenenalter Grundlagen, Diagnostik, konservative und operative Behandlung[J]. Berlin/Heidelberg: Springer Berlin Heidelberg, 1984; 104–147.

[41] Heyman CH, Herndon CH. Legg-perthes disease; a method for the measurement of the roentgenographic result[J]. J Bone Joint Surg Am, 1950;32:767–778.

[42] Nehme A, Trousdale R, Tannous Z, et al. Developmental dysplasia of the hip: Is acetabular retroversion a crucial factor?[J]. Orthop Traumatol Surg Res, 2009;95:511–519. doi: 10.1016/j.otsr.2009. 06.006.

[43] Siebenrock KA, Schoeniger R, Ganz R. Anterior femoro-acetabular impingement due to acetabular retroversion. Treatment with periacetabular osteotomy[J]. J Bone Joint Surg Am, 2003;85-A:278–286.

[44] Albers CE, Steppacher SD, Tannast M, Siebenrock KA. Surgical technique: reverse periacetabular osteotomy. In: Nho SJ, Leunig M, Kelly BT, et al., editors. Hip arthroscopy and hip joint preservation surgery[J]. New York: Springer New York; 2014; 1–17.

[45] Werner CML, Copeland CE, Stromberg J, Ruckstuhl T. Correlation of the cross-over ratio of the cross- over sign on conventional pelvic radiographs with computed tomography retroversion measurements[J]. Skeletal Radiol, 2010;39:655–660. doi: 10.1007/s00256-009-0854-z.

[46] Tannast M, Fritsch S, Zheng G, et al. Which radiographic hip parameters do not have to be corrected for pelvic rotation and tilt?[J]. Clin Orthop Relat Res, 2015;473:1255–1266. doi: 10.1007/s11999-014-3936-3938.

[47] Werner CML, Copeland CE, Ruckstuhl T, et al. Radiographic markers of acetabular retroversion: correlation of the cross-over sign, ischial spine sign and posterior wall sign[J]. Acta Orthop Belg, 2010;76:166–173.

[48] Kalberer F, Sierra RJ, Madan SS, et al. Ischial spine projection into the pelvis: a new sign for acetabular retroversion[J]. Clin Orthop Relat Res, 2008;466:677–683. doi: 10.1007/s11999-007-0058-0056.

[49] Tannast M, Hanke MS, Zheng G, et al. What are the radiographic reference values for acetabular underand overcoverage?[J]. Clin Orthop Relat Res, 2015;473:1234–1246. doi: 10.1007/s11999-014-4038-

4033.

[50] Larson CM. Arthroscopic management of pincer- type impingement[J]. Sports Med Arthrosc, 2010;18:100–107. doi: 10.1097/JSA.0b013e3181dc652e.

[51] Armbuster TG, Guerra Jr J, Resnick D, et al. The adult hip: an anatomic study: part I: the bony landmarks 1[J]. Radiology, 1978;128:1–10.

[52] Larson CM, Moreau-Gaudry A, Kelly BT, et al. Are normal hips being labeled as pathologic? a CT-based method for defi ning normal acetabular coverage[J]. Clin Orthop Relat Res, 2015;473:1247–1254. doi: 10.1007/s11999-014-4055-2.

[53] Tannenbaum E, Kopydlowski N, Smith M, et al. Gender and racial differences in focal and global acetabular version[J]. J Arthroplasty, 2014;29:373–376. doi: 10.1016/j.arth.2013.05.015.

[54] Kopydlowski NJ, Tannenbaum EP, Bedi A, et al. An increase in cranial acetabular version with age: implications for femoroacetabular impingement[J]. J Arthroplasty, 2014;29:1741–1744. doi: 10.1016/j.arth. 2014.03.042.

[55] Zaltz I, Kelly BT, Hetsroni I, Bedi A. The crossover sign overestimates acetabular retroversion[J]. Clin Orthop Relat Res, 2012;471:2463–2470. doi: 10.1007/s11999-012-2689-2685.

[56] Cadet ER, Babatunde OM, Gorroochurn P, et al. Interand intra-observer agreement of femoroacetabular impingement (FAI) parameters comparing plain radiographs and advanced, 3D computed tomographic (CT)-generated hip models in a surgical patient cohort[J]. Knee Surg Sports Traumatol Arthrosc, 2014. doi: 10.1007/s00167-014-3315-3318.

[57] Enseki K, Harris-Hayes M, White DM, et al. Nonarthritic hip joint pain[J]. J Orthop Sports Phys Ther, 2014;44:A1–32. doi: 10.2519/jospt.2014.0302.

[58] Giori NJ, Trousdale RT. Acetabular retroversion is associated with osteoarthritis of the hip[J]. Clin Orthop Relat Res, 2003;417:263–269. doi: 10.1097/01.blo.0000093014.90435.64.

[59] Perreira AC, Hunter JC, Laird T, Jamali AA. Multilevel measurement of acetabular version using 3-D CT-generated models: implications for hip preservation surgery[J]. Clin Orthop Relat Res, 2011;469:552–561. doi: 10.1007/s11999-010-1567-1562.

[60] Nogier A, Bonin N, May O, Gedouin J. Descriptive epidemiology of mechanical hip pathology in adults under 50 years of age. Prospective series of 292 cases: Clinical and radiological aspects and physiopathological review[J]. Orthop Traumatol Surg Res, 2010;96S:S53–58.

[61] Li PLS, Ganz R. Morphologic features of congenital acetabular dysplasia[J]. Clin Orthop Relat Res,

2003;416:245–253. doi: 10.1097/01.blo.0000081934. 75404.36.

[62] Mast JW, Brunner RL, Zebrack J. Recognizing acetabular version in the radiographic presentation of hip dysplasia[J]. Clin Orthop Relat Res, 2004;418: 48–53.

[63] Troelsen A, Rømer L, Jacobsen S, et al. Cranial acetabular retroversion is common in developmental dysplasia of the hip as assessed by the weight bearing position[J]. Acta Orthop, 2010;81:436–441.

[64] Fujii M, Nakashima Y, Yamamoto T, et al. Acetabular retroversion in developmental dysplasia of the hip[J]. J Bone Joint Surg Am, 2010;92:895–903. doi: 10.2106/JBJS.I.00046.

[65] Dora C, Bühler M, Stover MD, et al. Morphologic characteristics of acetabular dysplasia in proximal femoral focal defi ciency[J]. J Pediatr Orthop B, 2004;13:81– 87. doi: 10.1097/01.bpb.0000091575.01531.06.

[66] Köhnlein W, Ganz R, Impellizzeri FM, Leunig M. Acetabular morphology: implications for jointpreserving surgery[J]. Clin Orthop Relat Res, 2009;467:682–691. doi: 10.1007/s11999-008-0682-9.

[67] Steppacher SD, Lerch TD, Gharanizadeh K, et al. Size and shape of the lunate surface in different types of pincer impingement: theoretical implications for surgical therapy[J]. Osteoarthritis Cartilage, 2014;22:951–958. doi: 10.1016/j.joca.2014.05.010.

[68] Al-Moussa S, Moroz P, Beaulé PE. Effect of pelvic osteotomy in the skeletally immature on acetabular coverage[J]. HSS J, 2012;8:235–239. doi: 10.1007/s11420-012-9286-8.

[69] Schenker M, Martin R, Weiland D, Philippon M. Current trends in hip arthroscopy: a review of injury diagnosis, techniques, and outcome scoring[J]. Curr Opin Orthop, 2005;16:89.

[70] Charbonnier C, Kolo FC, Duthon VB, et al. Assessment of congruence and impingement of the hip joint in professional ballet dancers: a motion capture study[J]. Am J Sports Med, 2011;39:557–566. doi: 10.1177/0363546510386002.

[71] Duthon VB, Charbonnier C, Kolo FC, et al. Correlation of clinical and magnetic resonance imaging fi ndings in hips of elite female ballet dancers[J]. Arthroscopy, 2013;29:411–419. doi: 10.1016/j. arthro.2012.10.012.

[72] Bedi A, Dolan M, Leunig M, Kelly BT. Static and dynamic mechanical causes of hip pain[J]. Arthroscopy, 2011;27:235–251. doi: 10.1016/j.arthro.2010.07.022.

[73] Sutter R, Dietrich TJ, Zingg PO, Pfi rrmann CWA. Femoral antetorsion: comparing asymptomatic volunteers and patients with femoroacetabular impingement[J]. Radiology, 2012;263:475–483. doi: 10.1148/radiol.12111903.

[74] Philippon MJ, Stubbs AJ, Schenker ML, et al. Arthroscopic management of femoroacetabular impingement: osteoplasty technique and literature review[J]. Am J Sports Med, 2007;35:1571–1580. doi: 10.1177/0363546507300258.

[75] Rebello G, Spencer S, Millis MB, Kim Y-J. Surgical dislocation in the management of pediatric and adolescent hip deformity[J]. Clin Orthop Relat Res, 2009;467:724–731. doi: 10.1007/s11999-008-0591-y.

[76] Buller LT, Rosneck J, Monaco FM, et al. Relationship between proximal femoral and acetabular alignment in normal hip joints using 3-dimensional computed tomography[J]. Am J Sports Med, 2012;40:367–375. doi: 10.1177/0363546511424390.

[77] Ganz R, Horowitz K, Leunig M. Algorithm for femoral and periacetabular osteotomies in complex hip deformities[J]. Clin Orthop Relat Res, 2010;468:3168–3180. doi: 10.1007/s11999-010-1489-z.

[78] Eijer H, Myers SR, Ganz R. Anterior femoroacetabular impingement after femoral neck fractures[J]. J Orthop Trauma, 2001;15:475–481.

[79] Pécasse GABM, Eijer H, Haverkamp D, Marti RK. Intertrochanteric osteotomy in young adults for sequelae of Legg-Calvé-Perthes' disease – a long term follow-up[J]. Int Orthop, 2004;28:44–47. doi: 10.1007/s00264-003-0513-2.

[80] Clohisy JC, Nunley RM, Curry MC, Schoenecker PL. Periacetabular osteotomy for the treatment of acetabular dysplasia associated with major aspherical femoral head deformities[J]. J Bone Joint Surg Am, 2007;89:1417–1423. doi: 10.2106/JBJS.F.00493.

[81] Eijer H, Podeszwa DA, Ganz R, Leunig M. Evaluation and treatment of young adults with femoro-acetabular impingement secondary to Perthes' disease[J]. Hip Int, 2006;16:273–280.

[82] Ganz R, Huff T, Leunig M. Extended retinacular softtissue fl ap for intra-articular hip surgery: surgical technique, indications, and results of application[J]. Instr Course Lect, 2009;58:241.

[83] McBride MT, Muldoon MP, Santore RF, et al. Protrusio acetabuli: diagnosis and treatment[J]. J Am Acad Orthop Surg, 2001;9:79–88.

[84] Albers CE, Steppacher SD, Schwab JM, et al. Relative femoral neck lengthening improves pain and hip function in proximal femoral deformities with a high-riding trochanter[J]. Clin Orthop Relat Res, 2015;473:1212–1223. doi: 10.1007/s11999-014-4032-9.

[85] Novais EN. Application of the surgical dislocation approach to residual hip deformity secondary to Legg-Calvé-Perthes disease[J]. J Pediatr Orthop, 2013;33 Suppl 1:S62–69. doi: 10.1097/BPO.0b013e318281132d.

[86] Shore BJ, Novais EN, Millis MB, Kim Y-J. Low early failure rates using a surgical dislocation approach in

healed legg-calvé-perthes disease[J]. Clin Orthop Relat Res, 2011;470:2441–2449. doi: 10.1007/s11999-011-2187-1.

[87] Anderson LA, Erickson JA, Severson EP, Peters CL. Sequelae of Perthes disease: treatment with surgical hip dislocation and relative femoral neck lengthening[J]. J Pediatr Orthop, 2010;30:758–766. doi: 10.1097/BPO.0b013e3181fcbaaf.

[88] Tannast M, MacIntyre N, Steppacher SD, et al. A systematic approach to analyse the sequelae of LCPD[J]. Hip Int, 2013;23:61–70. doi: 10.5301/hipint.5000071.

[89] Tannast M, Leunig M, Session Participants. Report of breakout session: Coxa profunda/protrusio management[J]. Clin Orthop Relat Res, 2012;470:3459–3461. doi: 10.1007/s11999-012-2572-4.

[90] Guanche CA, Bare AA. Arthroscopic treatment of femoroacetabular impingement[J]. Arthroscopy, 2006;22:95–106. doi: 10.1016/j.arthro.2005.10.018.

[91] Nötzli HP, Wyss TF, Stoecklin CH, et al. The contour of the femoral head-neck junction as a predictor for the risk of anterior impingement[J]. J Bone Joint Surg, 2002;84:556–560.

[92] Wall PDH, Fernandez M, Griffi n DR, Foster NE. Nonoperative treatment for femoroacetabular impingement: a systematic review of the literature[J]. PM R, 2013;5:418–426. doi: 10.1016/j.pmrj.2013.02.005.

[93] Lequesne M, de Sèze S. False profi le of the pelvis. A new radiographic incidence for the study of the hip. Its use in dysplasias and different coxopathies[J]. Rev Rhum Mal Osteoartic, 1961;28:643–652.

[94] Kiyama T, Naito M, Shiramizu K, Shinoda T. Postoperative acetabular retroversion causes posterior osteoarthritis of the hip[J]. Int Orthop, 2007;33:625–31. doi: 10.1007/s00264-007-0507-6.

[95] Albers CE, Steppacher SD, Ganz R, et al. Impingement adversely affects 10-year survivorship after periacetabular osteotomy for DDH[J]. Clin Orthop Relat Res, 2013;471:1602–1614. doi: 10.1007/s11999-013-2799-8.

[96] Lansdown DA, Kumar D, Wyatt C, et al. Quantitative cartilage imaging and patient-reported outcome measures for four common fi ndings of femoroacetabular impingement[J]. Osteoarthr Cartil, 2014;22:S246–247.

[97] Palmer AJR, Ayyar-Gupta V, Dutton SJ, et al. Protocol for the Femoroacetabular Impingement Trial (FAIT): a multi-centre randomised controlled trial comparing surgical and non-surgical management of femoroacetabular impingement[J]. Bone Joint Res, 2014;3:321–327. doi: 10.1302/2046-3758.311.2000336 .

[98] Nepple JJ, Prather H, Trousdale RT, et al. Diagnostic imaging of femoroacetabular impingement[J]. J Am Acad Orthop Surg, 2013;21 Suppl 1:S20–26. doi: 10.5435/JAAOS-21-07-S20.

[99] Sur S, Mamisch TC, Hughes T, Kim Y-J. High resolution fast T1 mapping technique for dGEMRIC[J]. J Magn Reson Imaging, 2009;30:896–900. doi: 10.1002/jmri.21869.

[100] Jessel RH, Zilkens C, Tiderius C, et al. Assessment of osteoarthritis in hips with femoroacetabular impingement using delayed gadolinium enhanced MRI of cartilage[J]. J Magn Reson Imaging, 2009;30:1110–1115. doi: 10.1002/jmri.21830.

[101] Clohisy JC, Zebala LP, Nepple JJ, Pashos G. Combined hip arthroscopy and limited open osteochondroplasty for anterior femoroacetabular impingement[J]. J Bone Joint Surg Am, 2010;92:1697–1706. doi: 10.2106/JBJS.I.00326.

[102] Collins JA, Ward JP, Youm T. Is prophylactic surgery for femoroacetabular impingement indicated? A systematic review[J]. Am J Sports Med, 2014;42:3009–3015. doi: 10.1177/0363546513499227.

[103] Philippon MJ, Schroder e Souza BG, Briggs KK. Hip arthroscopy for femoroacetabular impingement in patients aged 50 years or older[J]. Arthroscopy, 2012;28:59–65. doi: 10.1016/j.arthro.2011.07.004.

[104] Larson CM, Giveans MR, Taylor M. Does arthroscopic FAI correction improve function with radiographic arthritis?[J]. Clin Orthop Relat Res, 2011;469:1667–1676. doi: 10.1007/s11999-010-1741-6.

[105] Gautier E, Ganz K, Krügel N, et al. Anatomy of the medial femoral circumfl ex artery and its surgical implications[J]. J Bone Joint Surg, 2000;82:679–683.

[106] Lavigne M, Kalhor M, Beck M, et al. Distribution of vascular foramina around the femoral head and neck junction: relevance for conservative intracapsular procedures of the hip[J]. Orthop Clin North Am, 36:171–176– viii. doi: 10.1016/j.ocl.2005.02.002.

[107] Nötzli HP, Siebenrock KA, Hempfi ng A, et al. Perfusion of the femoral head during surgical dislocation of the hip. Monitoring by laser Doppler fl owmetry[J]. J Bone Joint Surg Br, 2002;84:300–304.

[108] Ganz R, Gill TJ, Gautier E, et al. Surgical dislocation of the adult hip a technique with full access to the femoral head and acetabulum without the risk of avascular necrosis[J]. J Bone Joint Surg, 2001;83: 1119–1124.

[109] Beck M, Leunig M, Parvizi J, et al. Anterior femoroacetabular impingement: part II. Midterm results of surgical treatment[J]. Clin Orthop Relat Res, 2004;418:67–73.

[110] Sink EL. Multicenter study of complications following surgical dislocation of the hip[J]. J Bone Joint Surg Am, 2011;93:1132–1136. doi: 10.2106/JBJS.J.00794.

[111] Solberg BD, Moon CN, Franco DP. Use of a trochanteric fl ip osteotomy improves outcomes in Pipkin IV fractures[J]. Clin Orthop Relat Res, 2009;467:929–933.

doi: 10.1007/s11999-008-0505-z.

[112] Bastian JD, Büchler L, Meyer DC, et al. Surgical hip dislocation for osteochondral transplantation as a salvage procedure for a femoral head impaction fracture[J]. J Orthop Trauma, 2010;24:e113–118. doi: 10.1097/BOT.0b013e3181dfbb52.

[113] Tannast M, Krüger A, Mack PW, et al. Surgical dislocation of the hip for the fi xation of acetabular fractures[J]. J Bone Joint Surg, 2010;92:842–852. doi: 10.1302/0301-620X.92B6.22994.

[114] de Los Santos O, Filomeno P, Rey R, Cúneo A. Acetabular osteoid osteoma excision by controlled hip dislocation: a case report[J]. J Pediatr Orthop B, 2013;22:195–199. doi: 10.1097/BPB.0b013e32835f57fc.

[115] Fukui K, Kaneuji A, Kinoshita E, et al. Localized pigmented villonodular synovitis of the hip: sudden- onset pain caused by torsion of the tumor pedicle[J]. Case Rep Orthop, 2013;2013:862935. doi: 10.1155/2013/862935.

[116] Li M, Luettringhaus T, Walker KR, Cole PA. Operative treatment of femoral neck osteochondroma through a digastric approach in a pediatric patient: a case report and review of the literature[J]. J Pediatr Orthop B, 2012;21:230–234. doi: 10.1097/BPB.0b013e3283524bc3.

[117] Jellicoe P, Son-Hing J, Hopyan S, Thompson GH. Surgical hip dislocation for removal of intraarticular exostoses: report of two cases[J]. J Pediatr Orthop, 2009;29:327–330. doi: 10.1097/BPO. 0b013e3181a56b4f.

[118] Espinosa N, Beck M, Rothenfl uh DA, et al. Treatment of femoro-acetabular impingement: preliminary results of labral refi xation. Surgical technique[J]. J Bone Joint Surg Am, 2007;89(Suppl 2 Pt 1):36–53. doi: 10.2106/JBJS.F.01123.

[119] Bastian JD, Wolf AT, Wyss TF, Nötzli HP. Stepped osteotomy of the trochanter for stable, anatomic refi xation[J]. Clin Orthop Relat Res, 2009;467:732–738. doi: 10.1007/s11999-008-0649-x.

[120] Lavigne M, Parvizi J, Beck M, et al. Anterior femoroacetabular impingement: part I. Techniques of joint preserving surgery[J]. Clin Orthop Relat Res, 2004;61–66.

[121] Ayeni OR, Alradwan H, de Sa D, Philippon MJ. The hip labrum reconstruction: indications and outcomes-a systematic review[J]. Knee Surg Sports Traumatol Arthrosc, 2014;22:737–743. doi: 10.1007/s00167-013-2804-5.

[122] Sierra RJ, Trousdale RT. Labral reconstruction using the ligamentum teres capitis: report of a new technique[J]. Clin Orthop Relat Res, 2009;467:753–759. doi: 10.1007/s11999-008-0633-5.

[123] Philippon MJ, Briggs KK, Hay CJ, et al. Arthroscopic labral reconstruction in the hip using iliotibial band autograft: technique and early outcomes[J]. Arthroscopy, 2010;26(6):750–756. doi: 10.1016/j. arthro.2009.10.016.

[124] Costa Rocha P, Klingenstein G, Ganz R, et al. Circumferential reconstruction of severe acetabular labral damage using hamstring allograft: surgical technique and case series[J]. Hip Int, 2013;23:42–53. doi: 10.5301/HIP.2013.11662.

[125] Matsuda DK. Acute iatrogenic dislocation following hip impingement arthroscopic surgery[J]. Arthroscopy, 2009;25:400–404.

[126] Ferguson SJ, Bryant JT, Ganz R, Ito K. An in vitro investigation of the acetabular labral seal in hip joint mechanics[J]. J Biomech, 2003;36:171–178.

[127] Khanna V, Tushinski DM, Drexler M, et al. Cartilage restoration of the hip using fresh osteochondral allograft: resurfacing the potholes[J]. Bone Joint J, 2014;96-B:11–16. doi: 10.1302/0301-620X.96B11.34734.

[128] Mancini D, Fontana A. Five-year results of arthroscopic techniques for the treatment of acetabular chondral lesions in femoroacetabular impingement[J]. Int Orthop, 2014;38:2057–2064. doi: 10.1007/s00264-014-2403-1.

[129] Leunig M, Tibor LM, Naal FD, et al. Surgical technique: second-generation bone marrow stimulation via surgical dislocation to treat hip cartilage lesions[J]. Clin Orthop Relat Res, 2012;470:3421–3431. doi: 10.1007/s11999-012-2466-5.

[130] Peters CL, Erickson JA, Hines JL. Early results of the Bernese periacetabular osteotomy: the learning curve at an academic medical center[J]. J Bone Joint Surg, 2006;88-A:1920–1926.

131 Beaulé PE, Le Duff MJ, Zaragoza E. Quality of life following femoral head-neck osteochondroplasty for femoroacetabular impingement[J]. J Bone Joint Surg Am, 2007;89:773–779. doi: 10.2106/JBJS.F.00681.

[132] Benali Y, Katthagen BD. Hip subluxation as a complication of arthroscopic debridement[J]. Arthroscopy, 2009;25:405–407. doi: 10.1016/j.arthro.2009.01.012.

[133] Steppacher SD, Huemmer C, Schwab JM, et al. Surgical hip dislocation for treatment of femoroacetabular impingement: factors predicting 5-year survivorship[J]. Clin Orthop Relat Res, 2014;472:337–348. doi: 10.1007/s11999-013-3268-0.

[134] Philippon MJ, Wolff AB, Briggs KK, et al. Acetabular rim reduction for the treatment of femoroacetabular impingement correlates with preoperative and postoperative center-edge angle[J]. Arthroscopy, 2010;26:757–761. doi: 10.1016/j.arthro.2009.11.003.

[135] Colvin AC, Koehler SM, Bird J. Can the change in center-edge angle during pincer trimming be reliably predicted?[J]. Clin Orthop Relat Res, 2010;469:1071–

1074. doi: 10.1007/s11999-010-1581-4.

[136] Ross JR, Larson CM, Adeoyo O, et al. Residual deformity is the most common reason for revision hip arthroscopy: a three-dimensional CT study[J]. Clin Orthop Relat Res, 2015;473:1388–1395. doi: 10.1007/s11999-014-4069-9.

[137] Ricciardi BF, Fields K, Kelly BT, et al. Causes and risk factors for revision hip preservation surgery[J]. Am J Sports Med, 2014;42:2627–2633. doi: 10.1177/0363546514545855.

[138] Steppacher SD, Anwander H, Zurmühle CA, et al. Eighty percent of patients with surgical hip dislocation for femoroacetabular impingement have a good clinical result without osteoarthritis progression at 10 years[J]. Clin Orthop Relat Res, 2015;473:1333–1341. doi: 10.1007/s11999-014-4025-8.

139. Ng VY, Arora N, Best TM, et al. Effi cacy of surgery for femoroacetabular impingement: a systematic review[J]. Am J Sports Med, 2010;38:2337–2345. doi: 10.1177/0363546510365530.

[140] Bedi A, Chen N, Robertson W, Kelly BT. The management of labral tears and femoroacetabular impingement of the hip in the young, active patient[J]. Arthroscopy, 2008;24:1135–1145. doi: 10.1016/j.arthro.2008.06.001.

[141] Clohisy JC, St John LC, Schutz AL. Surgical treatment of femoroacetabular impingement: a systematic review of the literature[J]. Clin Orthop Relat Res, 2010;468:555–564. doi: 10.1007/s11999-009-1138-6.

[142] Sink EL, Fabricant PD, Pan Z, et al. Results of treatment of femoroacetabular impingement in adolescents with a surgical hip dislocation approach[J]. Clin Orthop Relat Res, 2013;471:2563–2569. doi: 10.1007/s11999-013-3004-9.

[143] Hingsammer AM, Lee CB, LaReau J, et al. Is acetabular osteoplasty always required in mixed impingement?[J]. Eur J Orthop Surg Traumatol, 2015;25:331–338. doi: 10.1007/s00590-014-1507-z.

[144] Siebenrock KA, Schaller C, Tannast M, et al. Anteverting periacetabular osteotomy for symptomatic acetabular retroversion: results at ten years[J]. J Bone Joint Surg, 2014;96:1785–1792. doi: 10.2106/JBJS.M.00842.

[145] Ganz R, Klaue K, Vinh TS, Mast JW. A new periacetabular osteotomy for the treatment of hip dysplasias. Technique and preliminary results[J]. Clin Orthop Relat Res, 1988;232:26–36.

[146] Murphy SB, Millis MB. Periacetabular osteotomy without abductor dissection using direct anterior exposure[J]. Clin Orthop Relat Res, 1999;364:392.

[147] Peters CL, Erickson JA, Anderson MB, Anderson LA. Preservation of the rectus femoris origin during periacetabular osteotomy does not compromise acetabular reorientation[J]. Clin Orthop Relat Res, 2015;473:608–614. doi: 10.1007/s11999-014-3837-x.

[148] Biedermann R, Donnan L, Gabriel A, et al. Complications and patient satisfaction after periacetabular pelvic osteotomy[J]. Int Orthop, 2008;32:611–617. doi: 10.1007/s00264-007-0372-3.

[149] Davey JP, Santore RF. Complications of periacetabular osteotomy[J]. Clin Orthop Relat Res, 1999;363:33–37.

[150] Hussell JG, Rodriguez JA, Ganz R. Technical complications of the Bernese periacetabular osteotomy[J]. Clin Orthop Relat Res, 1999;363:81–92.

[151] Trousdale RT, Cabanela ME. Lessons learned after more than 250 periacetabular osteotomies[J]. Acta Orthop, 2003;74:119–126. doi: 10.1080/00016470310013824.

[152] Zaltz I, Baca G, Kim Y-J, et al. Complications associated with the periacetabular osteotomy: a prospective multicenter study[J]. J Bone Joint Surg, 2014;96:1967–1974. doi: 10.2106/JBJS.N.00113.

[153] Millis MB, Kim Y-J. Rationale of osteotomy and related procedures for hip preservation: a review[J]. Clin Orthop Relat Res, 2002;405:108–121.

[154] Crowninshield RD, Brand RA, Pedersen DR. A stress analysis of acetabular reconstruction in protrusio acetabuli[J]. J Bone Joint Surg Am, 1983;65:495–499.

[155] Baghdadi YMK, Larson AN, Sierra RJ. Restoration of the hip center during THA performed for protrusio acetabuli is associated with better implant survival[J]. Clin Orthop Relat Res, 2013;471:3251–3259. doi: 10.1007/s11999-013-3072-x.

[156] Ranawat CS, Dorr LD, Inglis AE. Total hip arthroplasty in protrusio acetabuli of rheumatoid arthritis[J]. J Bone Joint Surg Am, 1980;62:1059–1065.

[157] Tibor LM, Leunig M. The pathoanatomy and arthroscopic management of femoroacetabular impingement[J]. Bone Joint Res, 2012;1:245–257. doi: 10.1302/2046-3758.110.

[158] Chu CR, Millis MB, Olson SA. Osteoarthritis: from palliation to prevention: AOA critical issues[J]. J Bone Joint Surg, 2014;96:e130. doi: 10.2106/JBJS.M.01209.

第12章　手术治疗FAI的盂唇撕裂

Marc J. Philippon and Karen K. Briggs

12.1　概述

最近10年，股髋撞击综合征（FAI）已成为当前髋关节镜文献关注的前沿热点。大部分文献集中在FAI所涉及的软组织和骨病理的诊断和治疗上[1-5]。随着关节镜技术和工具的发展，FAI和盂唇相关损伤的治疗也得到了改进[2-4]。在髋关节镜开展的早期阶段，对撕裂的盂唇进行清理是最初的治疗标准，现在的治疗则是根据盂唇撕裂的具体情况决定。本章旨在阐述当前盂唇损伤治疗方法并讨论支持这些原则的证据。

12.2　盂唇

盂唇扩大了股骨头在髋臼内的覆盖面积，起到了关节封闭的作用，这样能保证足够的关节润滑，有益于软骨营养的分布，减少关节摩擦和提高关节稳定性[6-8]。盂唇呈环形附着于骨性髋臼缘，直至髋臼切迹，于此处在前方和后方分别附着髋臼横韧带。盂唇尖端是游离缘，基底部附着于髋臼边缘。盂唇的力学作用尚不是十分清楚，但是实验研究认为盂唇提供了一种密封作用，防止滑液在关节腔内的进出以及从关节软骨流出[7, 9]，同时也提供一个负压作用，从而进一步增强稳定性[10, 11]。最近一项关节运动学研究认为，盂唇损伤会导致髋关节极限范围内运动时股骨的稳定性降低[11]。损伤盂唇所表现出的强度下降，使关节易于受到增加的负重撞击和反复微创伤的影响[11]。

12.3　非手术治疗

通常，对于大多数有盂唇损伤症状和体征的患者，推荐采取非手术治疗手段。包括适当的休息、抗炎药物和必需的止痛药物，同时合并采取物理治疗6~8周。有时，需要限制有急性和创伤性症状患者的负重。如果发生盂唇损伤折叠或关节机械交锁，延期髋关节镜手术会导致盂唇和关节软骨的额外损伤。因此，当遇到这些情况时，关节镜手术不应延误。虽然非手术治疗可以减轻正常活动时关节的疼痛，但是活动时的疼痛并不总是有所改善。此外，诸如FAI之类的骨性畸形通常与盂唇病变相关，错过最初的6~8周的治疗时机，可能会增加因为骨性撞击导致损伤的风险。目前仅有有限的证据支持使用非手术治疗盂唇损伤优于手术治疗。

12.4　盂唇清理

大多数早期文献关注使用盂唇清理治疗有症状的盂唇撕裂。损伤的盂唇软组织被选择性地从关节内取出，但是，这会导致盂唇保护作用减弱，并且基于目前的理解，会导致髋关节力学和功能的进一步改变。在另外一个关节例如膝、膝关节的半月板缝合已经显著增加，因为意识到保留半月板的重要性，同样，随着对髋关节功能更深入的了解，髋关节的治疗很可能也会发生类似改变[13]。此外，最近的一项基础科学研究表明，如果切除一部分盂唇，髋关节负重时，于切除区替代出现的组织不具备正常盂唇特有的环形纤维束[14]。Abrams等小样本量研究证实了在切除后确实出现了盂唇自发性的再生长，但是，这个再生组织的生物力学和组织学特性目前尚不清楚[12]。

Tibor等的系统综述表明，盂唇清理组和盂唇切除组都有很好的短期效果[15]。虽然随访研究有限，同时研究分析是基于对开放手术和关节镜治疗混合在一起所进行的，但是结果显示在短期内，修复的效果比清理更好。Espinosa等的一项研究认为，与盂唇修复组比较，清理组发生骨性关节炎进展更快[16]。随着对盂唇的功能认识更加深入，当时机成熟的时候，医生的治疗建议也会转向修复盂唇[17]。

盂唇清理术的指征仅限于简单的周缘撕裂（小瓣状撕裂或磨损），这种程度的切除后，剩余的盂唇仍然足够维持它的生理功能。最后，Larson等的两项研究（其研究人群是重叠的）证实，在短期和中期随访中，与盂唇清理组比较，盂唇修复组的临床效果有显著的改善[25, 26]。

12.4.1 盂唇修复

随着近年来研究的不断深入，医生们认识到盂唇在髋关节功能中的作用。在维持关节密封性、增强髋关节的稳定性、参与痛觉和本体感受等方面，盂唇的作用得到了更好的理解。另外，基础研究更进一步证实修复后的盂唇愈合的能力。在一个动物绵羊实验研究中，证实了关节镜下修复后盂唇愈合。12周以后修复的盂唇表现稳定并且已经基本愈合，有纤维血管瘢痕或者新骨形成[18]。

生物力学研究进一步证实盂唇能提供密封作用，产生一个流体学静态压力[9]。部分盂唇切除会引起关节内压力显著下降，同时，盂唇修复再次恢复压力机制。本研究第二部分提到，研究者认为盂唇切除后减弱了髋关节内密封液体的分散力[10]。Philippon等的研究认为，修复盂唇可以很大程度提高髋关节内液体密封力[9, 10]。

这些基础研究加上临床结果的研究，使得盂唇修复成为大多数在手术时发现的盂唇损伤患者治疗的选择方案。

12.4.2 技术

髋关节镜手术时，患者取仰卧位，全麻和补充区域阻滞麻醉[11]。前面章节已经详细描述了用于牵引和体位的技术（图12.1）。

精确的入路对理想的手术视野和准确定位锚钉安放位置至关重要。我们常用的解剖标志是大转子尖部、缝匠肌与阔筋膜张肌间的软组织区域。前外侧入路位于大转子间部前部和上部1cm位置。中前入路位于缝匠肌和阔筋膜张肌间的软点，与前内侧入路大约呈45°角向远侧及内侧约7cm。这些入路位置避开了股外侧皮神经分支的位置，对髋关节屈肌（股直肌）创伤最小。

首先使用关节镜导向针通过前外侧入路进入髋关节。当关节镜通过前外侧入路进入髋关节后，可

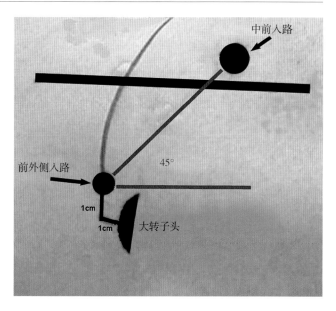

图12.1 修复盂唇的入路要求

以观察到中前入路进入关节的三角形。为了降低股骨头关节软骨损伤和刺伤关节盂唇的风险，中前入路的建立应该于关节镜直视下进行。

之后进行髋关节镜的诊断性检查。除了进行动态检查以确定发生骨撞击的位置之外，还应检查中央室和外周室的所有位置，软骨盂唇连接位置也一定要检查。使用探钩确认盂唇是否已经从髋臼边缘分离，软骨盂唇的结合部是否已经被破坏。髋臼软骨在软骨盂唇结合部的分离经常发生于CAM型撞击，通常发生在撞击和盂唇损伤部位（图12.2）。仔细地检查软骨盂唇结合部是非常重要的。如果在初次手术时未得到解决，则位于盂唇和分层的软骨之间的结合部会进一步退化，从而成为复发性疼痛和功能障碍的原因[19]。

可以将关节镜通过前外侧入路放入中央室来评估盂唇的状态，需要切开关节囊扩大视野，连接两个入路间的关节囊需要在中央室内部切开，根据视野的需要尽可能小地切开。在外周室，直视下的动态检查用来评估盂唇的密封功能，确认需要治疗的位置。确认股骨头-颈连接处的骨性异常，施行针对CAM的成形术。在外周间室，确认股骨颈的血管，在CAM成形术时需要保护它。CAM成形术完成后，需要再次行动态检查，确保全部的撞击损伤被解决。

然后关节镜返回到中央室。如果存在Pincer型撞击，需要修整髋臼边缘（图12.3）。测量髋臼的

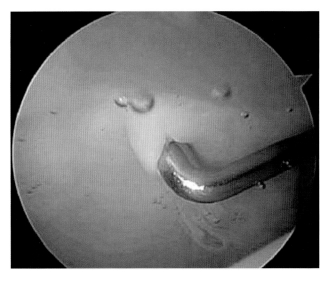

图12-2 伴有髋臼软骨分层的软骨盂唇分离

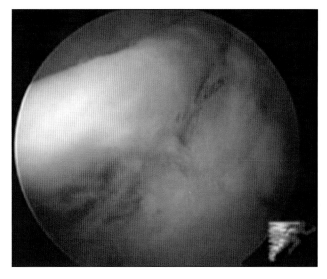

图12-3 Pincer型撞击导致的臼唇挫伤

宽度并与CE角比较，可以避免髋臼边缘的过度切除[20]。将盂唇从髋臼边缘分离，并修整边缘或Pincer型损伤。边缘切除的目的是去除该区域的骨质，恢复正常的解剖结构和髋臼与骨盆、股骨颈的相对位置关系。可以使用5.5mm磨钻进行边缘修整（图12.4）。由于盂唇已被解离并安全地移开，故多余骨质可以逐步的从髋臼边缘的前上区域被切除。

恰当的缝合使髋臼盂唇再附着于髋臼边缘对重建髋关节密封性、恢复盂唇于股骨头软骨上的运动轨迹、增加髋关节内分散压力的接触面积至关重要。这3个方面中任何一方面的失败都会导致后续的疼痛和潜在的不稳定。

如果不需要进行边缘切除，则应使用磨钻对髋臼边缘进行有限的去皮质化，以用于锚钉的置入，并提高盂唇和髋臼之间的愈合。锚钉应垂直于髋臼缘放置，避免穿过髋臼关节面（图12.5）。为有助于锚钉放置，在准确放置锚钉之前应确定髋臼边缘角度[21]。放置锚钉时，边缘角为放置锚钉时提供了一个安全的区域，此边缘角角度随髋臼缘的位置不同而变化。较浅的钻入深度和边缘打磨可得到一个更大的边缘角，最小的角度在3点方向的钟位置[21]。锚钉的大小和缝线的类型取决于固定的位置。如果组织足够，可将锚钉缝线穿过盂唇的体部来翻转盂唇。对整个盂唇的环状缝合，可以很好地让盂唇外翻。恰当地使用环状缝合和通过实质内缝合有助于重建负压密封性。在时钟9点方向和12点方向的位置可以使用2.3mm带线骨锚。在时钟12点方向的位置，

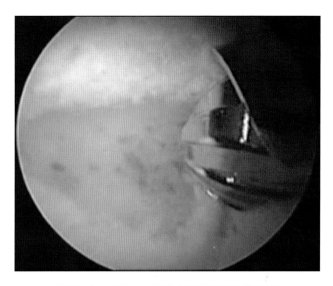

图12-4 对Pincer型撞击进行磨削的镜下观

推荐使用2.9mm锚钉行环状缝合。在时钟2~3点方向的位置，建议使用1.7mm骨锚钉，大于时钟3点方向的位置，建议使用1.5mm锚钉进行实质内缝合。锚钉的大小取决于髋臼形状，后者会根据位置而变化。所有线结都在关节囊侧，并埋藏在钻孔内，避免接触邻近的关节软骨（图12.6）。

完成盂唇修复后，松开牵引，关节镜移到外周室。动态检查评估修复的效果（图12.7）。盂唇应该落在股骨头上，在髋关节正常活动范围内重建密封性。对于那些在极端范围内使用髋关节的运动员，应再造其运动动作，以确保盂唇在"有风险"运动期间起作用。如果盂唇看起来不稳，则需要进行额外的缝合。确认Pincer型和CAM型损伤完全减压。如果还有撞击，需要重新牵引，进行必要的额

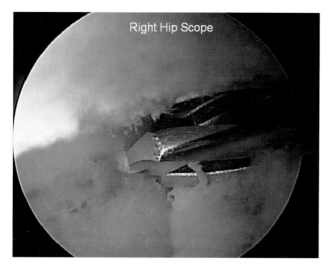

图12-5　髋臼边缘放置缝合锚钉导向器

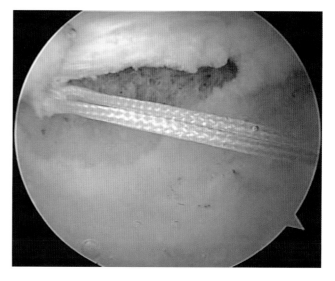

图12-6　修复盂唇损伤的线结埋入关节囊侧预先钻好的洞内，避免对髋臼软骨造成损伤

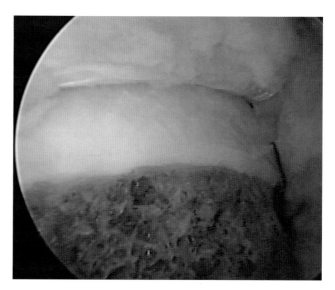

图12-7　盂唇修复，边缘打磨，骨软骨成形术后动态评估股骨与髋臼的活动轨迹关系

外成形。如果置入了额外的锚钉或者进行了进一步的切除，应再次进行动态检查，以确保盂唇良好的密闭性。

12.5　术后康复

早期术后康复的重点是防止粘连、保护好损伤修复处并恢复无痛运动[22]。预防粘连形成包括4周的被动活动练习和环形运动练习。在能忍受的情况下，患者也可以开始静态自行车练习。2周内外展运动限制在0°~45°内。为了保护修复后的盂唇，术后21d内行走时应使用限制伸展活动的支具。3周内限制平足负重压力不超过9kg。这是经典的康复计划，但是，需要根据每个人的情况不同进行个性化康复训练。

12.6　证据和结果

只有少数几篇文献讨论了髋关节镜治疗与股髋撞击相关的盂唇功能紊乱的长期随访结果。有几项研究表明，与盂唇清理相比，盂唇修复的疗效更好。最近的一项系统性综述得出结论，与盂唇清理相比，修复盂唇能获得更好的临床效果[23]。已有一项Level-1研究发表。Krych等进行了一项随机前瞻实验，比较盂唇清理和盂唇修复的临床结果[24]。盂唇修复平均使用3.1个锚钉，在尽量保持盂唇组织稳定的情况下行盂唇清理术。在12~48个月的随访中，与盂唇清理组相比较，盂唇修复组的功能效果和特定运动评分明显更好。

其他几项研究将修复与清理做了比较。Larson等发表了两篇文章，一篇是短期预后随访[25]，另一篇是3~5年的预后随访结果[26]。这些回顾性对照研究比较了盂唇清理和盂唇修复。最少2年的随访结果显示，清理组优良率为68%，修复组优良率为92%。盂唇修复组的患者Harris评分、VAS改善、SF-12健康评分更好。另一项研究结果与此类似[27]。与盂唇清理组比较，盂唇修复组的改良Harris评分有显著改善。Philippon等发现，当治疗FAI时，与盂唇清理组相比较，盂唇修复预示着有更好的结果，但是，关节间隙大小是影响预后的一个重要因素[28]。目前的证据包括一项Level-1研究和少量几篇Level-2和

level-3的研究。大多数研究是案例报道和level-4研究。这些研究被指出有偏见（倾向这种选择），从而影响做出权威性的陈述。虽然目前的证据有限，但是大量的患者接受盂唇修复后显示出积极的远期效果。由于盂唇清理后效果不佳的可能性以及可获得的修复比清理更优越的生物学原理的存在，因此，针对这一目的进行随机对照实验未来恐怕难以实现。

12.7　并发症

Gupta等对81项研究进行了系统的综述，发现髋关节镜FAI术后主要并发症和次要并发症发生率分别为0.41%和4.1%[29]。另外，他们发现有4%的患者会进行翻修手术。常见并发症为由于异位骨化引起术后神经失用症。最常见的主要并发症是腹腔液体渗入，但是，只有5%的患者会发生。虽然本讨论只集中于盂唇修复或清理术，但是盂唇的处理经常与FAI的治疗同时进行。

在本书作者之间进行内部商讨的一个患者系列中发现，盂唇术后最常见的并发症是髋屈肌肌腱炎。典型症状是术后6周内屈髋时腹股沟前部疼痛。采取了两种干预措施来降低这种并发症的发生概率。首先，资深专家的前入路位置被进一步置于远离髋屈肌肌群中间的位置。中前入路的视野更好，比前入路更偏向外侧，因此离髋关节屈肌更远。使用这个入路，可以显著降低髋关节屈肌肌腱炎的发生率。其次，采取与髋关节屈肌相关的多种康复功能锻炼。在开始的2~3周内，减少屈肌主动活动，患者能较少感觉术后前腹股沟区主观挤压痛。

髋关节镜术后关节囊盂唇粘连也是一个常见的并发症。Willimon等发现通过改变康复计划，可以显著降低髋关节盂唇粘连的发生率[30]。粘连会减少髋关节的活动度，造成一个活动减低、疼痛、髋关节肌肉功能紊乱，并进一步减少髋关节活动度的恶性循环。术后环形运动的功能锻炼可以限制术后粘连的发生[30]。没有接受环形运动的患者术后关节粘连的发生比接受治疗的高4.1倍（95%：1.25~11.0）。这个锻炼项目在资深专家髋关节康复计划中是一个标准项目。最后，笔者认为间断使用富血小板血浆（PRP）对减少粘连发生有帮助。注射PRP的止血作用直接作用于头颈部切除部位，可减少髋关节镜术

后粘连的形成。但是，未来我们需要进一步的临床试验来评估这种外来注射干预对预防关节粘连的作用。

文献中还描述了髋关节镜的其他并发症，包括会阴麻木、一过性神经症状（运动和感觉）、阳痿以及生殖器瘀伤。在手术准备时一定要小心仔细，注意避免这些并发症。密切关注牵引时间，手术时适当放松牵引对减少这些并发症的发生十分有效。

12.8　结论

盂唇损伤的治疗取决于损伤的类型和盂唇组织的质量。一些研究表明，盂唇修复的效果优于盂唇清理的效果。另外，一些生物力学研究显示，重建盂唇的密闭性对液体力学和髋关节稳定性有重要作用。

要点小结

1. 盂唇在维持髋关节密闭性方面扮演了重要角色。

2. 重建盂唇的密闭功能对髋关节的健康性非常关键，这通过为软骨健康和髋关节稳定性提供了一个良好的环境而实现。

3. 对一个较小的患者进行盂唇清理，或在一个广泛的盂唇清理之后，将导致盂唇这一重要结构的缺失。

4. 在多项研究中，显示了盂唇修复比盂唇清理更好的结果。

5. 中期数据证实，盂唇修复能提供多达几年的患者症状缓解。

关键数据来源

[1] Ayeni OR, Adamich J, Farrokhyar F, Simunovic N, Crouch S, Philippon MJ, Bhandari M. Surgical management of labral tears during femoroacetabular impingement surgery: a systematic review[J]. Knee Surg Sports Traumatol Arthrosc, 2014;22:756–762. (Level 3)

[2] Krych AJ, Thompson M, Knutson Z, Scoon J, Coleman SH. Arthroscopic labral repair versus selective labral debridement in female patients with femoroacetabular impingement: a prospective randomized study[J]. Arthroscopy, 2013;29:46–53. (Level 1)

[3] Philippon MJ, Stubbs AJ, Schenker ML, Maxwell RB, Ganz R, Leunig M. Arthroscopic management

of femoroacetabular impingement: Osteoplasty technique and literature review[J]. Am J Sports Med, 2007;35:1571–1580. (Level V)

[4] Philippon MJ, Briggs KK, Yen YM, Kuppersmith DA. Outcomes following hip arthroscopy for femoroacetabular impingement with associated chondrolabral dysfunction: minimum 2 year follow-up[J]. J Bone Joint Surg Br, 2009;91:16–23. (Level 4)

[5] Tibor LM, Leunig M. Labral Resection or Preservation During FAI Treatment? A Systematic Review[J]. HSS J, 2012;8: 225–229. (Level 3)

参考文献

[1] Beck M, Kalhor M, Leunig M, Ganz R. Hip morphology influences the pattern of damage to the acetabular cartilage: femoroacetabular impingement as a cause of early osteoarthritis of the hip[J]. J Bone Joint Surg Br, 2005;87:1012–1018.

[2] Philippon hilippon MJ, Maxwell RB, Johnston TL, Schenker M, Briggs KK. Clinical presentation of femoroacetabular impingement[J]. Knee Surg Sports Traumatol Arthrosc, 2007;15:1041–1047.

[3] Philippon MJ, Stubbs AJ, Schenker ML, Maxwell RB, Ganz R, Leunig M. Arthroscopic management of femoroacetabular impingement: osteoplasty technique and literature review[J]. Am J Sports Med, 2007;35:1571–1580.

[4] Philippon MJ, Schroder eSouza BG, Briggs KK. Labrum: resection, repair and reconstruction sports medicine and arthroscopy review[J]. Sports Med Arthrosc, 2010;18:76–82.

[5] Tannast M, Goricki D, Beck M, Murphy SB, Siebenrock KA. Hip damage occurs at the zone of femoroacetabular impingement[J]. Clin Orthop Relat Res, 2008;466:273–280.

[6] Ferguson SJ, Bryant JT, Ganz R, Ito K. The acetabular labrum seal: a poroelastic finite element model[J]. Clin Biomech, 2000;15:463–468.

[7] Ferguson SJ, Bryant JT, Ganz R, Ito K. An in vitro investigation of the acetabular labral seal in hip joint mechanics[J]. J Biomech, 2003;36:171–178.

[8] Ferguson SJ, Bryant JT, Ganz R, Ito K. The influence of the acetabular labrum on hip joint cartilage consolidation: a poroelastic finite element model[J]. J Biomech, 2000;33:953–960.

[9] Philippon MJ, Nepple JJ, Campbell KJ, Dornan GJ, Jansson KS, LaPrade RF, Wijdicks CA. The hip fluid seal–part I: the effect of an acetabular labral tear, repair, resection, and reconstruction on hip fluid pressurization[J]. Knee Surg Sports Traumatol Arthrosc, 2014;22:722–729.

[10] Nepple JJ, Philippon MJ, Campbell KJ, Dornan GJ, Jansson KS, LaPrade RF, Wijdicks CA. The hip fluid seal–part II: the effect of an acetabular labral tear, repair, resection, and reconstruction on hip stability to distraction[J]. Knee Surg Sports Traumatol Arthrosc, 2014;22:730–736.

[11] Crawford MJ, Dy CJ, Alexander JW, Thompson M, Schroder SJ, Vega CE, Patel RV, Miller AR, McCarthy JC, Lowe WR, Noble PC. The 2007 Frank Stinchfield Award. The biomechanics of the hip labrum and the stability of the hip[J]. Clin Orthop Relat Res, 2007;465:16–22.

[12] Abrams GD, Safran MR, Sadri H. Spontaneous hip labrum regrowth after initial surgical debridement[J]. Clin Orthop Relat Res, 2013;471(8):2504–2508. doi:10.1007/s11999-013-2914-x.

[13] Abrams GD, Frank RM, Gupta AK, Harris JD, McCormick FM, Cole BJ. Trends in meniscus repair and meniscectomy in the United States, 2005–2011[J]. Am J Sports Med, 2013;41:2333–2339.

[14] Miozzari HH, Celia M, Clark JM, Werlen S, Naal FD, Nötzli HP. No regeneration of the human acetabular labrum after excision to bone[J]. Clin Orthop Relat Res, 2014;473(4):1349–1357.

[15] Tibor LM, Leunig M. Labral resection or preservation during FAI treatment? A systematic review[J]. HSS J, 2012;8:225–229.

[16] Espinosa N, Beck M, Rothenfluh DA, Ganz R, Leunig M. Treatment of femoro-acetabular impingement: preliminary results of labral refixation. Surgical technique[J]. J Bone Joint Surg Am, 2007;89(Suppl 2 Pt 1):36–53.

[17] Skendzel JG, Philippon MJ. Management of labral tears of the hip in young patients[J]. Orthop Clin North Am, 2013;44:477–487.

[18] Philippon MJ, Arnoczky SP, Torrie A. Arthroscopic repair of the acetabular labrum: a histologic assessment of healing in an ovine model[J]. Arthroscopy, 2007;23:376–380

[19] Philippon MJ, Schenker ML, Briggs KK, Kuppersmith DA, Maxwell RB, Stubbs AJ. Revision hip arthroscopy[J]. Am J Sports Med, 2007;35:1918–1921.

[20] Philippon MJ, Wolff AB, Briggs KK, Zehms CT, Kuppersmith DA. Acetabular rim reduction for the treatment of femoroacetabular impingement correlates with preoperative and postoperative center-edge angle[J]. Arthroscopy, 2010;26:757–761.

[21] Lertwanich P, Ejnisman L, Torry MR, Giphart JE, Philippon MJ. Defining a safety margin for labral suture anchor insertion using the acetabular rim angle[J]. Am J Sports Med, 2011;39(Suppl):111S–6.

[22] Wahoff M, Ryan M. Rehabilitation after hip

femoroacetabular impingement arthroscopy[J]. Clin Sports Med, 2011;30:463–482.

[23] Ayeni OR, Adamich J, Farrokhyar F, Simunovic N, Crouch S, Philippon MJ, Bhandari M. Surgical management of labral tears during femoroacetabular impingement surgery: a systematic review[J]. Knee Surg Sports Traumatol Arthrosc, 2014;22:756–762.

[24] Krych AJ, Thompson M, Knutson Z, Scoon J, Coleman SH. Arthroscopic labral repair versus selective labral debridement in female patients with femoroacetabular impingement: a prospective randomized study[J]. Arthroscopy, 2013;29:46–53.

[25] Larson CM, Giveans MR. Arthroscopic debridement versus refixation of the acetabular labrum associated with femoroacetabular impingement[J]. Arthroscopy, 2009;25:369–376.

[26] Larson CM, Giveans MR, Stone RM. Arthroscopic debridement versus refixation of the acetabular labrum associated with femoroacetabular impingement: mean 3.5-year follow-up[J]. Am J Sports Med, 2012;40: 1015–1021.

[27] Schilders E, Dimitrakopoulou A, Bismil Q, Marchant P, Cooke C. Arthroscopic treatment of labral tears in femoroacetabular impingement: a comparative study of refixation and resection with a minimum two-year follow-up[J]. J Bone Joint Surg Br, 2011;93: 1027–1032.

[28] Philippon MJ, Briggs KK, Yen YM, Kuppersmith DA. Outcomes following hip arthroscopy for femoroacetabular impingement with associated chondrolabral dysfunction: minimum two-year follow-up[J]. J Bone Joint Surg Br, 2009;91:16–23.

[29] Gupta A, Redmond JM, Hammarstedt JE, Schwindel L, Domb BG. Safety measures in hip arthroscopy and their efficacy in minimizing complications: a systematic review of the evidence[J]. Arthroscopy, 2014;30:1342–1348.

[30] Willimon SC, Briggs KK, Philippon MJ. Intraarticular adhesions following hip arthroscopy: a risk factor analysis[J]. Knee Surg Sports Traumatol Arthrosc, 2014;22:822–825.

第13章　FAI的重建手术技术

Marc J. Philippon and Karen K. Briggs

13.1　概述

随着人们对髋关节疾病认识水平的提高，更多的严重疾病可以通过髋关节镜治疗。这些疾病包括盂唇缺损、圆韧带缺失及关节囊缺损等。关节镜技术被开发出来用以治疗这些病理状态，然而由于大部分技术相对较新，因此相关文献较少[1-9]。虽然文献依据有限，但本章旨在描述相关手术技术并提供最直接的信息和依据。

13.2　盂唇重建

在过去的几年中，盂唇组织的缺失对髋关节功能的不良影响已经得到了详细的阐述说明[10-15]。完整盂唇对髋臼的加深作用可以限制股骨头移位[16, 17]。此外盂唇还具有液体密封作用以保持关节内流体静压力[18, 19]，这种液体密封作用可以通过向软骨内弥散营养来保护软骨，同时通过将负荷分散至整个关节来减少软骨的固化[9]。盂唇功能的缺失会导致关节软骨的过度负荷，从而成为骨性关节炎发生的先决因素[11, 15, 17]。

盂唇组织的缺失会改变流体力学、股骨头及髋臼之间的密封关系（图13.1）以及髋关节的稳定性。Ferguson和Ganz证实试验组与对照组相比，盂唇缺失后中央室的液压显著降低，软骨固化显著加重[20]。Philippon等的一项研究表明盂唇部分切除与完全切除后关节内液压值分别减少47%和76%[13]。相对于盂唇完整的状态，盂唇重建后液压值增加了110%。盂唇重建组相对于部分切除组液压值有显著增加。在一项由Nepple等所进行的随访研究中，证实髋臼盂唇部分切除术后和完全切除术后的髋关节抗牵拉力分别为原有抗牵拉力的29%和27%[12]。行盂唇重建术相对于行部分切除术后抗牵拉力增长37%。

盂唇的缺失会导致髋关节轻度不稳，可能会引起髋关节疼痛。Meyers等研究了髋关节的稳定性及盂唇和髂股韧带在髋稳定中的作用[21]。研究表明，相较于盂唇完整状态，切除髋臼盂唇会增加髋关节前移。Benali等做的一项病例研究发现，施行髋臼盂唇清理术后，髋关节显著不稳，最终导致髋关节半脱位[22]。当盂唇缺失时，作用于剩余盂唇上的张力也是髋关节不稳的危险因素之一[14]。Smith等证实盂唇边缘撕裂范围扩大会使盂唇张力增加，而切除2cm或更多关节盂唇，髋关节稳定性会下降[14]。Greaves等应用7T的MRI测量尸体的髋关节在压缩载荷下的关节软骨压力[23]，比较盂唇撕裂组和盂唇完整组，无显著差异，但盂唇修补缝合组与盂唇切除组比较，关节软骨的压力下降了4%~6%[11]。以上研究为髋臼盂唇缺失可能启动髋关节退变进程提供了依据。

在第一次手术中施行了盂唇清理的患者，在二次的髋关节镜手术中被发现盂唇缺失的情况更为常见。此外关节粘连、关节纤维化可导致盂唇也被

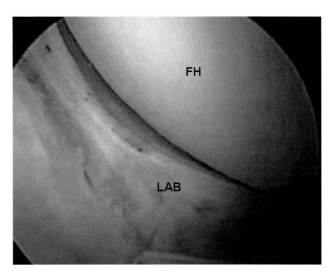

图13.1　盂唇（LAB）缺失不能维持股骨头（FH）的密封状态

累及。髋关节外伤或手术后遗症可导致关节纤维化[24, 25]。在股骨颈行成形术的位置及关节囊与盂唇之间，经常发生关节粘连。有时，髋关节囊可黏附在盂唇上，从而导致盂唇明显提升，破坏了盂唇与股骨之间的接触。这导致了盂唇生物力学的功能缺失。即使仔细分离粘连组织，剩余组织要么体积不足，要么质量差，从而导致盂唇缺失[24]。在初次行髋关节镜手术的病例中，髋臼盂唇可能会以复杂的方式受损，这种损伤难以修复，如果仅行盂唇清理术，由于没有重建盂唇，从而使盂唇难以充分发挥功能。

重建盂唇的目的在于通过更换缺损盂唇重建髋臼的密闭性，以改善中央室的流体力学，减少髋臼软骨的剪切力。若盂唇缺损或复杂撕裂导致纵向纤维紊乱且不可修复，则具备盂唇重建指征。一般只有在髋关节镜检查时才能做出重建术的决断。

13.2.1　关节镜技术

患者处于仰卧位，术侧髋关节牵引。建立如前文所述的标准髋关节镜入路。

施行常规的髋关节镜检及入路间的关节囊切开术，检查盂唇以决定是否行盂唇重建，探查剩余盂唇质地及稳定性，动态检查以评估受伤盂唇和股骨头间的负压密封。辨认损伤的盂唇并通过刨刀切除，在每端留下健康的组织。每侧健康的盂唇组织都是必要的，以便于将盂唇移植物固定在每端健康的盂唇组织上。在盂唇重建的过程中，由于病变盂唇切除后改善了视野，使得髋臼缘的修整和软骨的处理变得更为容易。

自体移植物目前为髂胫束。松开牵引，一个纵向的切口位于前外入路的远端，越过大转子表面，通过此入路在下肢伸展的情况下切取移植物。于髂胫束的前2/3与后1/3交界处切取一宽15~20mm、长大于盂唇缺损处30%~40%的长方形髂胫束片。如果没有明显肌肉疝或者尝试缝合闭创时张力过大，则对髂胫束缺损处不予缝合。彻底清除移植物上的任何软组织。两端穿入#2 Vicryl线用锁定结系紧。用2-0 Vicryl线将移植物卷成管状。相对厚的一端环形缝合以便于关节囊内操作。

为了放置移植物，缝合锚钉被放置在缺损的最前方。在体外将一根线穿过移植物，线结经由前外

侧入路通过直径5.5mm套管牵拉移植物进入关节内（图13.2），另一根线用于与缺损两端正常组织的边对边吻合。另外一根锚钉被置放于缺损处的后方并将移植物给予固定。然后缝合锚沿着移植物置入以确保移植物的稳定性（图13.3a）。联合应用两种骨锚以重塑髋关节的密封性。围绕移植物的环形缝合用于外翻盂唇（图13.3b），穿过移植物的刺入式缝合用于翻转盂唇（图13.3c）。以上两种联合缝合的方法可控制移植物固定的位置以便于更好地重建负压密闭性。缝合直至自体移植物稳定。若移植物在某些位置不稳定，则再使用额外的锚钉加以固定。松开牵引、动态查体，检验负压密闭性是否恢复。动态检查包括髋关节全范围的关节活动，以确保负压充足（图13.4）。如果此过程中盂唇移植物不稳，则再附加骨锚缝合固定。另外，关节镜检查可见的CAM或者Pincer两型撞击远期可能会对重建的盂唇造成损伤，如若发现，则应行切除术。如有必要，进一步的股骨颈打磨可同时进行。移植物应同固有盂唇相似，并重建髋关节的密闭负压作用。此时可使用可弯曲的离子刀，通过修整毛糙的边缘保证良好的视野，修整移植物和原有盂唇到光滑的状态。

盂唇修补和盂唇重建的术后康复计划相同。术后4h内骑无阻力静态自行车，术后即行持续被动活动机（CPM）锻炼，直至术后2~3周。在此期间同时足负重9kg。如果行微骨折术，则锻炼时间可增加到术后8周。建议患者使用抗旋垫或者髋部支具以防压

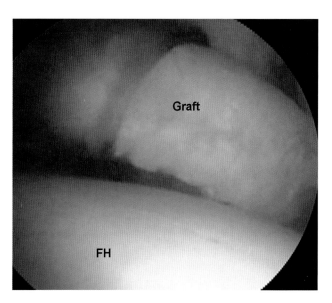

图13.2　通过缝合线将移植物通过大套管拉入关节内，并将其附着于缺损处前缘（FH股骨头）

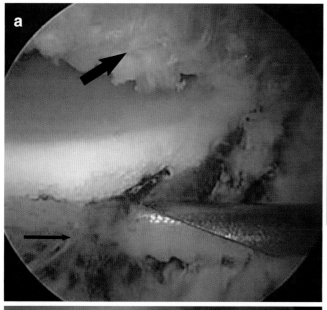

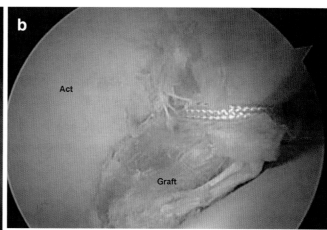

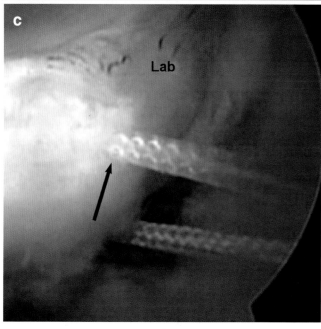

图13.3　a. 骨锚沿着髋臼缘（细箭头）放置以稳定移植物（粗箭头）。b. 环式缝合环绕于移植物（Graft），用于外翻盂唇（Act髋臼）。c. 刺入式缝合（箭头）穿行盂唇（Lab），用于内翻盂唇移植物

力作用于修补好的关节囊。术后2~3周内的康复目的是预防粘连（尤其是前方粘连）和保护修复部位。在保护新的盂唇移植物的同时，康复训练可以使患者恢复无痛运动。

　　值得注意的是，移植物的其他选择还包括自体移植物（股薄肌腱）和同种异体移植物（股薄肌腱，胫骨肌腱）。

13.2.2　结果

　　自髋臼盂唇重建技术问世以来，已有大量的研

究介绍相关技术及临床结果[1-5, 26-29]。Ayeni等系统回顾性分析了股髋撞击综合征及髋臼盂唇重建的相关文献[26]。综述涵盖5篇文献及128名患者，记录结果显示症状的改善以及有20%转换为行全髋关节置换术。回顾性分析结论显示，盂唇重建是一种新技术，就症状和功能来说有短期内改善。

　　Domb等的对照实验对比了11例盂唇重建和22例盂唇切除[29]。重建组为较年轻组，结果显示所有评分均提高的更为明显。另一对照实验通过对比8例盂唇重建及46例盂唇缝合原位固定得出类似结论[2]，重

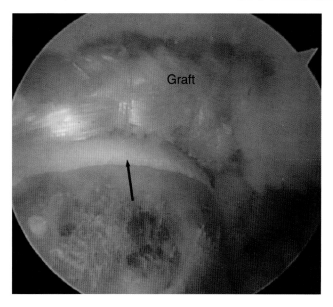

图13.4　动态检查以显示盂唇移植物（Graft）重建股骨头（箭头）的密闭性

建组改善更明显。然而重建组为较年长者。Geyer等通过大量系列案例追踪报道了77名行盂唇重建术患者，在改良HarrisHip评分、HOS-ADL和HOS运动评分的平均分均显示症状明显改善[1]。记录有23%患者转换为全髋关节置换术，这些患者在行重建术时年龄较大。此外关节间隙减少到≤2mm为转换为关节置换术的前兆表现。3年后46%的关节间隙≤2mm的患者未经关节置换术。这项研究强调需要选取合适的患者以达到良好疗效。

盂唇重建术也已经被证明，在帮助运动精英重返赛场方面是有效的。Boykin等的一项研究显示89%的高水平运动员行盂唇重建术后重返比赛[27]。

除了临床研究外，生物力学研究也显示盂唇重建术可以提供良好的髋关节周围生物力学环境。Lee等的一项研究显示髋臼盂唇切除术减少了接触面积，而重建术部分恢复了髋臼接触面积及压力[30]。

13.3　关节囊重建术

髋关节囊由髂股韧带、坐股韧带、耻股韧带以及轮匝带组成。这些韧带构成关节囊复合体，是维持髋关节稳定性的重要组成部分。由于股骨头位于髋臼内并且外部有巨大软组织包绕而被认为十分稳定，但是髋关节囊的损伤也会导致其不稳[31]。虽然创伤性髋关节损伤（如脱位）可能并不常见，但是

需要旋转髋关节的活动或者运动中会发生慢性或反复性损伤。此外，关节镜下关节囊切开术式种类众多，其中不乏关节囊切开术后保持开放。这导致一些病例中因髋关节囊缺失而导致关节囊不再提供应有的髋关节稳定性[22]。Bayne等的一项研究证实，髋关节囊切除术会增加股骨头移位或者旋转的概率[32]。关节囊重建术的适应证包括患者主诉不稳、疼痛、影像学和镜下评估中的关节囊缺损[6]。

技术

在其他的病理问题得到治疗之后，可使用关节镜下标尺测量关节囊缺损。同种异体髂胫束现在用来当作重建关节囊的移植物[6]。将一大块的移植物折叠成三层，这样使其厚度与原来关节囊的厚度相当（图13.5）。裁剪移植物的尺寸使其与关节囊缺损大小符合。矩形移植物边缘缝合，每个角留有线环以便于关节镜下操控移植物。根据关节囊缺损部位及其解剖印迹位置，调整两枚骨锚固定于髋臼下棘的相应区域（图13.6）。移植物通过5.5mm套管拉入关节内，在先将移植物的位置调整好后，用预先置入的缝合骨锚固定移植物（图13.7）。松开牵引，将髋关节置于屈曲内旋位。此时将移植物缝合固定于原有尚存的关节囊。术后21d内限制患者平足负重，22d起可脱离拐杖。建议CPM使用4周，每天6~8h。活动范围第一周设定在0°~60°，第二周0°~70°，第四周0°~80°。支具佩戴21d。前两周外展限定在0°~45°，伸髋3周内设定为0°。前两周限制屈髋90°内。在屈髋70°内回旋髋关节是预防关节粘连的重要康复训练。

13.4　圆韧带重建

多年来，圆韧带（LT）一直被视为成人的发育残存结构。已有越来越多的文献认为圆韧带在髋关节生物力学中起到重要作用[33-38]。Wenger等的一项研究表明，在猪模型上表现出圆韧带拥有前交叉韧带同样的拉伸强度[38]。最近，由Kivlan等进行的尸体研究结果表明，圆韧带形成悬吊样结构，当股骨头转为下蹲姿势时在下方支撑股骨头[34]。圆韧带看起来具有阻止股骨头前/下半脱位的作用。当髋关节处于屈曲、内收、外旋时圆韧带最为紧张[34]。

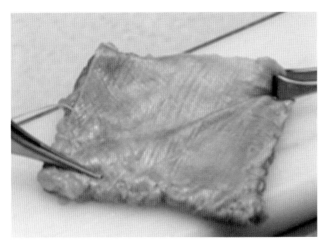

图13.5　将异体移植物折叠，并沿边缘缝合成与原关节囊大小及厚度相当

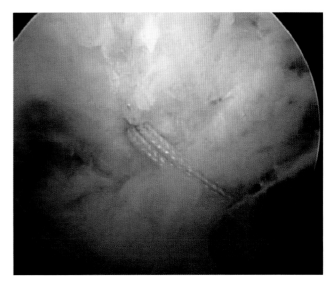

图13.7　关节囊移植物缝合于自体关节囊

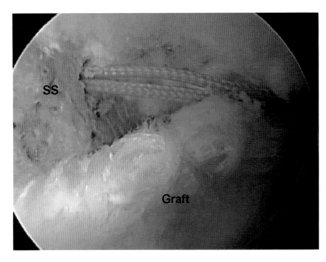

图13.6　缝合骨锚固定于髋臼下棘区域（SS），一枚位于内侧，一枚偏外，用以固定移植物（Graft）

圆韧带重建业已被作为儿童先天性髋关节脱位切开复位手术中的附加术式[39]。切开复位手术中圆韧带被切断而易于引发髋关节再次脱位。Wenger等认为，圆韧带可提供额外的稳定性[39]。随着髋关节镜手术量的增加，专家发现圆韧带撕裂与活动中的髋关节不稳时常相关。

Sa等的系统性综述显示，9项研究确认了圆韧带损伤行关节镜治疗的治疗方案及适应证[40]。分析显示，表明圆韧带清理附加关节囊皱缩术优于圆韧带清理或不行关节囊皱缩的圆韧带重建术的证据有限。这项研究表明，对于圆韧带部分撕裂采取保守治疗失败的患者清理是必要的。圆韧带完全断裂或者清理后无效或无法行清理术的患者具备行圆韧带重建的手术适应证。

13.4.1　技术

在行诊断性关节镜检查和处理完关节内其他病例改变后，即可观察到圆韧带，然后获取移植物。从髂胫束的中1/3段切取50mm×15mm的移植物。形同盂唇重建的管状移植物。透视下将导针经股骨颈逆行出股骨头小凹（图13.8）。8mm钻头沿导针钻取股骨隧道。缝合骨锚置于髋臼小凹处的圆韧带足印区域（图13.9）。缝合线穿过移植物末端，然后将移植物经5.5mm套管拉入关节内。移植物缝合固定于髋臼窝内，另一端留在股骨隧道内。伸直外旋髋关节时将约2.5cm的移植物保留在关节腔内（图13.10），移植物远端部分使用界面钉固定于隧道内，钻孔所得自体骨填充隧道[7]。此步骤结束后行关节囊缝合术。

13.4.2　结果

圆韧带重建报告结果仅限于少量个案或系列报道[7-9]。Simpson等报道了一则个案：女性，舞蹈演员，圆韧带重建术后8个月恢复良好[8]。Amenabar等报道了一例女性圆韧带完全断裂后行双股半腱肌重建的个案[9]。患者12个月后恢复良好，但在第15个月后再行关节镜检查示移植物被吸收。最大量的系列报道为4例患者行髂胫束重建圆韧带[9]。Philippon等的这项研究中，所有患者术后1年时均表现出功能改

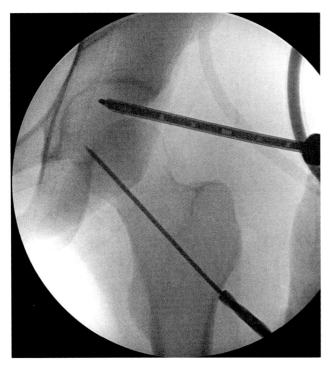

图13.8　透视示导针经股骨颈出股骨头小凹

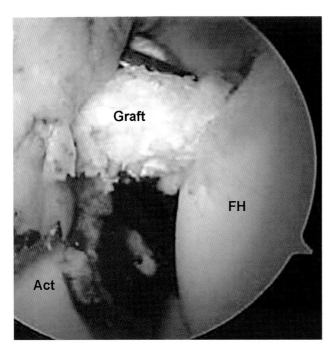

图13.9　圆韧带移植物缝合于髋臼小凹的圆韧带原有足印处 (Act 髋臼, FH 股骨头)

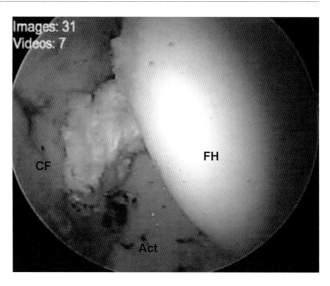

图13.10　关节内移植物固定后。关节内长约2.5cm (FH 股骨头, Act 髋臼, CF 髋臼窝)

要点小结

1. 先进的术式相对于传统术式需要更长的学习曲线。继续教育和尸体上的操作对于掌握好的技术非常重要。

2. 足够的关节间隙（X线大于2mm）对先进的手术很重要。

3. 需要告知患者在这些技术上更为先进的手术后恢复全面活动可能需要更长时间。某些手术可允许患者3~6个月恢复全面活动，而这些先进手术则可能需要6~12个月，这取决于患者的个体差异。

4. 结果显示，行髋臼盂唇重建的患者可减轻症状，并重回伤前的体育活动水平。一项关于职业运动员的研究发现，81%的运动员可恢复到以前的比赛水平[19]。

5. 圆韧带及关节囊重建只有早期成果可以获得。尽管早期的结果令人乐观，但长期结果尚不清楚。

关键数据来源

[1] Ayeni OR, Alradwan H, de Sa D,Philippon MJ. The hip labrum reconstruction: indications and outcomes– a systematic review[J]. Knee Surg Sports Traumatol Arthrosc, 2014;22(4):737–743.

[2] Geyer MR, Philippon MJ, Fagrelius TS, Briggs KK. Acetabular labral reconstruction with an iliotibial band autograft: outcome and survivorship analysis at minimum 3-year follow-up[J]. Am J Sports Med, 2013;41(8):1750– 1756.

[3] Trindade CA, Sawyer GA, Fukui K, Briggs KK,

善，然而一名患者2年后需要行全髋关节置换术。需要更多的研究来确定严格的指导原则来为圆韧带重建术筛选合适的患者。

Philippon MJ. Arthroscopic capsule reconstruction in the hip using iliotibial band allograft[J]. Arthrosc Tech, 2015;4(1):e71–74.

[4] de Sa D, Phillips M, Philippon MJ, Letkemann S, Simunovic N, Ayeni OR. Ligamentum teres injuries of the hip: a systematic review examining surgical indications, treatment options, and outcomes[J]. Arthroscopy, 2014;30(12):1634–1641.

[5] Philippon MJ, Pennock A, Gaskill TR. Arthroscopic reconstruction of the ligamentum teres: technique and early outcomes[J]. J Bone Joint Surg Br, 2012;94(11):1494–1498.

参考文献

[1] Geyer MR, Philippon MJ, Fagrelius TS, Briggs KK. Acetabular labral reconstruction with an iliotibial band autograft: outcome and survivorship analysis at minimum 3-year follow-up[J]. Am J Sports Med, 2013;41(8):1750–1756.

[2] Matsuda DK, Burchette RJ. Arthroscopic hip labral reconstruction with a gracilis autograft versus labral refixation: 2-year minimum outcomes[J]. Am J Sports Med, 2013;41(5):980–987.

[3] Philippon MJ, Briggs KK, Hay CJ, Kuppersmith DA, Dewing CB, Huang MJ. Arthroscopic labral reconstruction in the hip using iliotibial band autograft: technique and early outcomes[J]. Arthroscopy, 2010;26(6):750–756.

[4] Sierra RJ, Trousdale RT. Labral reconstruction using the ligamentum teres capitis: report of a new technique[J]. Clin Orthop Relat Res, 2009;467(3):753–759.

[5] Walker JA, Pagnotto M, Trousdale RT, Sierra RJ. Preliminary pain and function after labral reconstruction during femoroacetabular impingement surgery[J]. Clin Orthop Relat Res, 2012;470(12):3414–3420.

[6] Trindade CA, Sawyer GA, Fukui K, Briggs KK, Philippon MJ. Arthroscopic capsule reconstruction in the hip using iliotibial band allograft[J]. Arthrosc Tech, 2015;4(1):e71–74.

[7] Philippon MJ, Pennock A, Gaskill TR. Arthroscopic reconstruction of the ligamentum teres: technique and early outcomes[J]. J Bone Joint Surg Br, 2012;94(11):1494–1498.

[8] Simpson JM, Field RE, Villar RN. Arthroscopic reconstruction of the ligamentum teres[J]. Arthroscopy, 2011;27(3):436–441.

[9] Amenabar T, O'Donnell J. Arthroscopic ligamentum teres reconstruction using semitendinosus tendon:surgical technique and an unusual outcome[J]. Arthrosc Tech, 2012;1(2):e169–174.

[10] Cadet ER, Chan AK, Vorys GC, Gardner T, Yin B.

Investigation of the preservation of the fluid seal effect in the repaired, partially resected, and reconstructed acetabular labrum in a cadaveric hip model[J]. Am J Sports Med, 2012;40(10):2218–2223.

[11] Greaves LL, Gilbart MK, Yung AC, Kozlowski P,Wilson DR. Effect of acetabular labral tears, repair and resection on hip cartilage strain: a 7T MR study[J]. J Biomech, 2010;43(5):858–863.

[12] Nepple JJ, Philippon MJ, Campbell KJ, Dornan GJ, Jansson KS, LaPrade RF, Wijdicks CA. The hip fluid seal – part II: the effect of an acetabular labral tear, repair, resection, and reconstruction on hip stability to distraction[J]. Knee Surg Sports Traumatol Arthrosc, 2014;22(4):730–736.

[13] Philippon MJ, Nepple JJ, Campbell KJ, Dornan GJ,Jansson KS, LaPrade RF, Wijdicks CA. The hip fluid seal – part I: the effect of an acetabular labral tear, repair, resection, and reconstruction on hip fluid pressurization[J]. Knee Surg Sports Traumatol Arthrosc, 2014;22(4):722–729.

[14] Smith MV, Panchal HB, Ruberte Thiele RA, Sekiya JK. Effect of acetabular labrum tears on hip stability and labral strain in a joint compression model[J]. Am J Sports Med, 2010;39(Suppl):103–110.

[15] Song Y, Ito H, Kourtis L, Safran MR, Carter DR, Giori NJ. Articular cartilage friction increases in hip joints after the removal of acetabular labrum[J]. J Biomech, 2012;45(3):524–530.

[16] Ferguson SJ, Bryant JT, Ganz R, Ito K. The acetabular labrum seal: a poroelastic finite element model[J]. Clin Biomech, 2000;15(6):463–468.

[17] Tan V, Seldes RM, Katz MA, Freedhand AM, Klimkiewicz JJ, Fitzgerald RH. Contribution of acetabular labrum to articulating surface area and femoral head coverage in adult hip joints: an anatomic study in a cadaver[J]. Am J Sports Med, 2001;30(11):809–812.

[18] Ferguson SJ, Bryant JT, Ganz R, Ito K. An in vitro investigation of the acetabular labral seal in hip joint mechanics[J]. J Biomech, 2003;36(2):171–178.

[19] Dwyer MK, Jones HL, Hogan MG, Field RE, McCarthy JC, Noble PC. The acetabular labrum regulates fluid circulation of the hip joint during functional activities[J]. Am J Sports Med, 2014;42(4):812–819.

[20] Ferguson SJ, Bryant JT, Ganz R, Ito K. The influence of the acetabular labrum on hip joint cartilage consolidation: a poroelastic finite element model[J]. J Biomech, 2000;33:953–960.

[21] Myers CA, Register BC, Lertwanich P, Ejnisman L, Pennington WW, Giphart JE, LaPrade RF, Philippon MJ. Role of the acetabular labrum and the iliofemoral ligament in hip stability: an in vitro biplane fluoroscopy study[J]. Am J Sports Med, 2011;39(Suppl):85S–91.

[22] Benali Y, Katthagen BD. Hip subluxation as a complication of arthroscopic debridement[J]. Arthroscopy, 2009;25(4):405–407.

[23] Greaves LL, Gilbart MK, Yung A, Kozlowski P, Wilson DR. Deformation and recovery of cartilage in the intact hip under physiological loads using 7T MRI[J]. J Biomech, 2009;42(3):349–354.

[24] Philippon MJ, Schenker ML, Briggs KK, Kuppersmith DA, Maxwell RB, Stubbs AJ. Revision hip arthroscopy[J]. Am J Sports Med, 2007;35(11):1918–1921.

[25] Ward JP, Rogers P, Youm T. Failed hip arthroscopy: causes and treatment options[J]. Orthopedics, 2012;35(7):612–617.

[26] Ayeni OR, Alradwan H, de Sa D, Philippon MJ. The hip labrum reconstruction: indications and outcomes–a systematic review[J]. Knee Surg Sports Traumatol Arthrosc, 2014;22(4):737–743.

[27] Boykin RE, Patterson D, Briggs KK, Dee A, Philippon MJ. Results of arthroscopic labral reconstruction of the hip in elite athletes[J]. Am J Sports Med, 2013;41(10):2296–2301.

[28] Costa Rocha P, Klingenstein G, Ganz R, Kelly BT, Leunig M. Circumferential reconstruction of severe acetabular labral damage using hamstring allograft: surgical technique and case series[J]. Hip Int, 2013;23 Suppl 9:S42–53.

[29] Domb BG, El Bitar YF, Stake CE, Trenga AP, Jackson TJ, Lindner D. Arthroscopic labral reconstruction is superior to segmental resection for irreparable labral 13 Reconstructive Techniques in FAI Surgery 172 tears in the hip: a matched-pair controlled study with minimum 2-year follow-up[J]. Am J Sports Med, 2014;42(1):122–130.

[30] Lee S, Wuerz TH, Shewman E, McCormick FM, Salata MJ, Philippon MJ, Nho SJ. Labral reconstruction with iliotibial band autografts and semitendinosus allografts improves hip joint contact area and contact pressure: an in vitro analysis[J]. Am J Sports Med, 2015;43(1):98–104.

[31] Domb BG, Philippon MJ, Giordano BD. Arthroscopic capsulotomy, capsular repair, and capsular plication of the hip: relation to atraumatic instability[J]. Arthroscopy, 2013;29(1):162–173.

[32] Bayne CO, Stanley R, Simon P, Espinoza-Orias A, Salata MJ, Bush-Joseph CA, Inoue N, Nho SJ. Effect of capsulotomy on hip stability-a consideration during hip arthroscopy[J]. Am J Orthop, 2014;43(4):160–165.

[33] Bardakos NV, Villar RN. The ligamentum teres of the adult hip[J]. J Bone Joint Surg Br, 2009;91(1):8–15.

[34] Kivlan BR, Richard Clemente F, Martin RL, Martin HD. Function of the ligamentum teres during multiplanar movement of the hip joint[J]. Knee Surg Sports Traumatol Arthrosc, 2013;21(7):1664–1668.

[35] Martin HD, Hatem MA, Kivlan BR, Martin RL. Function of the ligamentum teres in limiting hip rotation: a cadaveric study[J]. Arthroscopy, 2014;30(9):1085–1091.

[36] Martin RL, Kivlan BR, Clemente FR. A cadaveric model for ligamentum teres function: a pilot study[J]. Knee Surg Sports Traumatol Arthrosc, 2013;21(7):1689–1693.

[37] Martin RL, Palmer I, Martin HD. Ligamentum teres:a functional description and potential clinical relevance[J]. Knee Surg Sports Traumatol Arthrosc, 2012;20(6):1209–1214.

[38] Wenger D, Miyanji F, Mahar A, Oka R. The mechanical properties of the ligamentum teres: a pilot study to assess its potential for improving stability in children's hip surgery[J]. J Pediatr Orthop, 2007;27(4):408–410.

[39] Wenger DR, Mubarak SJ, Henderson PC, Miyanji F. Ligamentum teres maintenance and transfer as a stabilizer in open reduction for pediatric hip dislocation: surgical technique and early clinical results[J]. J Child Orthop, 2008;2(3):177–185.

[40] de Sa D, Phillips M, Philippon MJ, Letkemann S, Simunovic N, Ayeni OR. Ligamentum teres injuries of the hip: a systematic review examining surgical indications, treatment options, and outcomes[J]. Arthroscopy, 2014;30(12):1634–1641.

第14章　股髋撞击综合征手术中软骨损伤治疗的证据、软骨损伤处理的技巧与疗效综述

Mats Brittberg and Marc Tey

14.1　概述

透明软骨为关节提供了一个低摩擦的表面，有利于关节平滑运动，然而由于缺乏血管、神经和基质内细胞，导致其受损后难以修复。

髋关节软骨损伤有3种不同的情况：

- 创伤后直接软骨损伤。
- 盂唇损伤后间接造成软骨损伤。
- 直接软骨损伤和盂唇损伤后的间接损伤混合存在。

研究髋关节软骨损伤，我们需要更多了解股骨头和髋臼软骨的负重特性及其与盂唇和盂唇损伤模式的关系。

股骨头除前内侧的股骨头凹内有圆韧带嵌入外，其2/3的面积被软骨层覆盖。其中，股骨头前外侧的软骨最厚[39]。应用70°关节镜可以观察到股骨头80%的软骨面[13, 14]。

髋臼表面为新月形，大多数外科医生描述为马蹄形结构，中间包绕着髋臼窝。我们将髋臼分成后上部以及后前部。在髋臼软骨最厚的部分位于前上象限[39]。

通过关节镜，外科医生可以观察到的髋关节包括中央间室、外周间室和转子间间室的90%以上的部分，只有后内侧区域深部很难进入。

髋关节盂唇是由Ⅰ型胶原构成的致密纤维软骨组织，厚度2~3mm，环形附着于髋臼的骨性边缘。盂唇除外1/3有动脉营养外，其余部分均缺乏血供。上下部分均有神经支配[30]。盂唇像半月板一样，具有减震和润滑关节表面的作用，另外还可以分散关节内压力。它在髋臼内对抗侧方和垂直方向的位移，协助维持髋关节的稳定性[28, 43]。

盂唇可能通过密闭关节腔防止滑液外渗，从而保持低摩擦的内环境。盂唇上的神经支配对维持本体感觉非常重要[30]。哪怕局灶性的盂唇切除也可能会增加关节的摩擦，对不稳定的本体感受有影响，进而可能损害关节软骨，导致骨性关节炎的发生[56]。

此外，压力膜技术的研究表明，软骨表面负荷呈不均匀分布。Afoke等通过对多例髋关节尸体标本的研究发现，在所测试的3个位置中高负荷区域均位于关节的前上象限[1]。

盂唇的稳定功能的一部分是维持关节内负压产生的股骨头和髋臼的边缘的吸闭效应，另一部分是吸闭效应建立起来的稳定性。当盂唇部分受损、关节接触面减少、局部负荷增加时，进而导致OA[21]。

14.2　损伤

髋关节软骨的损伤分为创伤引起的局部损伤和骨关节炎引起的广泛损伤。病损可以位于股骨头，也可以位于髋臼。不同类型的骨坏死导致的软骨下骨病变也可能由坏死区域累及到软骨表面，导致塌陷。

位于股骨头的损伤也常见于不同程度的髋关节不稳和脱位，其可对软骨表面和软骨下骨产生轴向负荷和剪切力。对股骨粗隆部的侧方直接撞击也可造成软骨损伤[13, 14]。

剪切力导致的损伤包括如软骨分层、软骨龟裂和软骨瓣。撞击伤后也可能会看到骨软骨骨折。随着这些病变进展到晚期，它们往往失去了原有的本质特征。

软骨损伤最常见于髋臼侧。这种损伤主要位于髋臼前上缘的负重区，与股骨髋臼撞击综合征（FAI）密切相关。

FAI包括两种类型：凸轮型、钳夹型或混合型[4, 26, 49]。当股骨头颈结合部前方存在异常突起，并与前方髋臼产生撞击时，就是凸轮型。凸轮型可导致髋臼前方软骨盂唇结合部的损伤。钳夹型撞击

是指髋臼缘存在异常的骨性突起。盂唇在骨性突起下面，随着时间的推移不断被撞击产生损伤。FAI是盂唇损伤的常见原因，伴或不伴盂唇损伤的FAI已被确定为髋关节骨性关节炎早期发病的原因[26]。

治疗FAI引起的软骨损伤不仅要处理软骨病变，还要解决凸轮和钳夹畸形，修复受损的盂唇。髋关节软骨病变的治疗大多是一个综合治疗。

罹患率

Register等[53]对无症状受试者采用MRI检查，73%存在髋关节畸形，69%存在盂唇撕裂。Khanna等[37]发现髋关节外伤会导致关节内实质性病理改变，包括游离体、盂唇撕裂，关节面台阶畸形和骨软骨损伤。他们阐明关节镜是明确这些损伤的有力工具。与关节镜相比，X线片和CT扫描低估了外伤后髋关节内游离体和台阶畸形的发生率。

14.3　诊断

14.3.1　症状

其他部位软骨损伤典型的交锁现象也见于髋关节，局部疼痛主要位于腹股沟区。患者通常用拇指和食指呈C形掐于髋关节前外侧，称为C字征[13, 14]。

14.3.2　影像学

14.3.2.1　X线片

查体后，医生需要通过站立位X线片来评估髋关节，并应用Tönnis分级进行骨性关节炎分级[62-64]，见表14.1。

前后位（AP）骨盆平片对髋关节骨关节炎和其他病理表现的评估包括：

- 髋臼发育不良，过度覆盖或后倾角度。
- 股骨头坏死或重塑、手枪柄样畸形。
- 骶髂关节炎。
- 下腰椎。

由于标准的髋关节正侧位片可能错过FAI中的重要畸形，医生应当拍摄轴位Lauenstein片[11, 40]（髋关节屈曲90°并外展20°）。轴位Lauenstein片相当于45°轴向Dunn位片[17, 35]。

Gdalevitch等[25]研究了术前正位和（或）蛙式侧位X线片上的分层囊肿，发现其能准确地预测髋臼软骨分层，尤其是在非创伤性髋关节盂唇撕裂中相关性更高。这种分层囊肿以往并未被认为是盂唇撕裂患者术前诊断髋臼软骨分层的影像学标志。找到这样的囊肿可能有助于选择正确的手术方式和推测预后[25]。此外，凸轮型FAI的α角≥65°时，其软骨损伤的风险加大，髋臼覆盖也会随之保护性地增大[5]。在股骨头中心与股骨颈中点画直线A，以股骨头中心为圆心，以正常最大半径画圆，其与头颈结合处骨质存在一个交点，交点与圆心的连线为B。AB的夹角即为α角[48]。α角超过50°是股骨头颈异常的标志[60]，凸轮撞击的风险大大增加。也可以测量前方偏心距，前方偏心距指在髋关节侧位片上股骨头半径和邻近股骨颈半径的差值。tannast等[60]通过临床实践指出，前方偏心距小于10mm时强烈提示凸轮型撞击。

14.3.2.2　CT

CT对发现髋臼和股骨颈骨的囊性变很有帮助。Sahin等[55]在最近的文献中提到，在发现盂唇病变中，与MRI相比较CT关节造影似乎有相同的敏感性和更高的特异性。MRI关节造影更佳，但在显示髋臼和股骨软骨病理方面并没有统计学意义[55]。也可以使用三维CT扫描评估凸轮的形态以及在棘下撞击中评估髂前下棘（AIIS）的情况。

14.3.2.3　MRI

Sutter等[59]在最近的一项研究中指出，MR关节造影在发现盂唇撕裂和髋臼软骨缺损中优于常规MRI检测。但对于发现股骨软骨病变，这两种方法没有差别。软骨检查推荐应用软骨延迟钆增强MRI（DGEMRIC）和T_2像。软骨延迟钆增强MRI的局限

表14.1　Tönnis 髋关节骨性关节炎分级

Grade 0	没有骨性关节炎
Grade 1	轻度骨性关节炎：关节骨硬化，关节间隙轻度变窄，股骨头变形很小或没有变形
Grade 2	中度骨性关节炎：小的囊性变，中度关节间隙狭窄，股骨头中度变形
Grade 3	严重骨性关节炎：大的囊性变，严重关节间隙狭窄，股骨头严重变形

性是，需要患者先做关节内注射，再让患者运动，然后才能进行扫描。

14.3.2.4 关节镜

髋关节软骨损伤可以用ICRS分级系统进行分级。ICRS在软骨修复术后随访时可以很好地描述损伤区的深度。它也可用MRI来评估术后损伤区的修复填充情况[12]（表14.2）。

Konan等提出了1个髋臼分级系统：0级，正常的关节软骨病变；1级，软化或波纹征；2级，裂伤；3级，分层；4级，骨外露。又根据病变部位进一步分为A、B、C：病变直径小于1/3髋臼缘至髋臼窝的距离为A，小于2/3的为B，大于2/3的为C[38]。

Outerbridge分级最初用于评估髌骨软骨软化。许多外科医生用它来描述所有部位的软骨病变。它对软骨损伤程度分级时没有考虑损伤的深度问题（表14.2）。Beck分级[6，7，18]与美国髋关节学会的ALAD分级一样，更多地介绍了损伤软骨组织的外观（表14.2）。

14.3.3 效果评价

Thorborg等[61]最近对髋关节和腹股沟疼痛的患者的结果评分进行了回顾性分析。他们推荐应用HAGOS，HOS，IHOT-12和IHOT-33，对非手术治疗或关节镜术后的中青年髋关节疼痛患者进行评估。然而，在另外一个近期的回顾分析中，Ramisetty和他的同事发现在所有的患者报告结果评分（PRO）工具中IHOT-33最具优势，并推荐在保髋手术中应用。

14.4 治疗方案

其他关节软骨损伤的处理方法都适用于髋关节。方案有：
- 软骨瓣重新固定术（髋关节独有，其他关节应用少）。
- 骨髓刺激技术。
- 强化的骨髓刺激技术。
- 基于组织的软骨形成移植物（自体和异体骨软骨移植）。
- 基于细胞的软骨形成移植物（软骨细胞或间充质干细胞移植）。
- 合成物移植。

- 微金属移植物。

对于巨大骨软骨缺损，开放手术仍然是个很好的选择。然而，这一章主要讲述股骨髋臼撞击综合征，这也就意味着本章主要讲述关节镜。然而，目前尚无证据，也无随机对照研究证明哪种方法更好。

14.4.1 清创术和（或）软骨瓣再固定术

一般来说，其他关节的软骨损伤只能给予清创处理。Fontana等对30例髋关节创伤后软骨损伤的患者进行了回顾性对照研究，这些患者软骨损伤为Outerbridge分级3~4度，面积≥2cm²。其中15例行关节镜下自体软骨细胞移植，其余15例行镜下清创。两组平均随访时间约为74个月（范围72~76个月）。缺损的面积平均为2.6cm²。随访结果，自体软骨细胞移植组（A组）明显比清创组（B组）改善。

然而，与其他关节比较，几位外科医生试图通过对软骨骨瓣下骨质进行微骨折，再用纤维蛋白胶固定软骨瓣，来让剥脱的软骨瓣恢复正常。在大量对髋关节软骨修复的研究中，Stafford等用纤维蛋白胶黏合治疗43例关节软骨剥脱患者，平均随访时间28个月，患者改良Harris髋关节评分疼痛分量表中改善显著（MHHs），术前平均21.8分，术后平均35.8分。

他们的结论是，这种关节软骨修复方法只适合小的软骨剥脱病灶。然而，Hariri等[31]发现软骨瓣存活的细胞不到32%，表现出异常的生化细胞活力。提示这些皮瓣可以起到支架的作用，而不是单纯的凋亡细胞。

14.4.2 骨髓刺激技术：简单的和强化的

14.4.2.1 微骨折或弯动力钻微细钻孔技术

髋关节微骨折技术适用于2cm²内的病变，操作与其他关节相同。首先进行清创，然后将缺损处做出垂直的内壁和干净的骨床。插入器械时使用带槽套管辅助。另外手术中需要用到更大倾角的锥子（接近90°）。打孔深度2~4mm和间隔3~5mm。最近，有人提出一个改良的微骨折技术，应用1mm的粗针钻到更深的软骨下骨，深度达到9mm，该技术被称为微细钻或微细骨折。其余的处理与简单微骨

表14.2 髋关节软骨分类

Outerbridge 分型	ICRS 分型	Beck's 髋关节软骨分型	髋臼软骨损伤–ALAD 分型	MAHORN 髋臼缘髋臼软骨损伤分型
0：正常软骨 Ⅰ：软骨软化肿胀 Ⅱ：软骨表面皲裂，部分缺损未达软骨下骨或直径未达1.5cm Ⅲ：皲裂达到软骨下骨且直径超过1.5cm Ⅳ：软骨下骨暴露	Grade0：正常软骨 Grade1：浅表皲裂 Grade2：损伤未达到50%软骨厚度 Grade3：损伤超过50%软骨厚度还可细分3a~d Grade4：损伤达到软骨下骨	0：正常。肉眼看起来的健康软骨 1：软化。表面粗糙，纤维化。 2：点状软化。粗糙，部分或全层皲裂至软骨下骨 3：层裂。与软骨下骨分离，外观正常，褶式现象 4：分裂。与软骨下骨解离，边缘毛糙，软骨变薄，软骨瓣 5：缺损。全层缺损	ALAD0：正常软骨 ALAD1：软化 ALAD2：软骨损伤早期改变（褶式层裂） ALAD3：大软骨瓣 ALAD4：软骨缺失	软骨软化（病灶深度缺损） ——伴随软骨盂唇分离 ——不伴盂唇软骨分离 气泡：病变软骨中央部分与骨分离 ——伴盂唇软骨分离 ——不伴盂唇软骨分离 口袋样变：软骨中央和周边部分与骨分离，呈口袋样软骨瓣；软骨仅有少部分与骨相连或没有软骨覆盖

折技术[10]相同。2~3cm的缺陷或简单骨髓刺激失败后，可以使用增强骨髓刺激技术。

14.4.2.2 关于髋关节微骨折技术的报道

Karthikeyan等[36]报道了20例FAI的患者，他们均在髋关节镜下被发现软骨全层缺损并行微骨折处理，复查时再次行髋关节镜评估。初次关节镜时对全层缺损的大小进行了测量。20例患者平均随访17个月，其中19位平均缺损面积的96%±7%取得了高质量组织修复；一位患者的缺损只修复了25%的面积，修复组织也较差。这些修复组织紧贴骨面，由一些初级纤维软骨和Ⅱ型胶原构成。Philippon等[51]研究了9例行髋关节镜下各种返修手术的患者，这些患者均曾进行了关节镜下全层软骨缺损的微骨折处理，对软骨缺损的大小也同时进行了测量。髋关节返修手术中，对缺损填充比例和修复程度进行了评估。在平均20个月随访中，有8例患者的单独髋臼缺损和髋臼股骨头联合缺损达到95%~100%的覆盖，覆盖软骨外观达到1级或2级。

14.4.2.3 自体基质诱导软骨形成（AMIC）

骨髓刺激区被胶原膜或透明质酸膜覆盖[23, 42]。2009—2010年，Leunig等[42]应用自体基质诱导软骨形成治疗了6例患者。术后牛津髋关节评分为13~17分，UCLA活动评分5~10分，MOCART得分55~75分。而且，人纤溶酶原激活剂/聚二恶烷酮膜已经进行了测试，并有可能应用于临床[24]。

14.4.2.4 血凝块的增强

骨髓刺激区填充热稳定凝胶来增强正常血凝块的形成，吸引生长中的骨髓细胞[58]。参见手术技巧部分。

14.4.2.5 增强骨髓细胞内生长的支架

碳纤维可以用来提高内生长的修复组织[16]的强

度。碳棒可以通过关节镜导入。在早期骨性关节炎中，当损伤被薄的软骨环绕时，可以选择碳棒。不过，髋关节内碳植入物的效果尚无报道。其他合成多孔支架的应用也基于同样的目的。

14.4.2.6 马赛克移植术和同种异体骨软骨移植

马赛克植骨是髋关节开放翻修时的一项经典技术。当存在巨大骨软骨缺损时可以采用这一技术。

Girard等[27]通过外科脱位技术经大转子骨瓣对10例股骨头软骨损伤的患者进行了骨软骨马赛克嵌入成形术。平均随访29.2个月，自体骨栓在股骨头骨软骨成型的部位愈合良好，软骨表面光滑，与关节的骨性表面过渡平滑。同样，Meyers[46]报道了自体骨软骨移植在年轻人的髋关节巨大骨软骨缺损和骨坏死中的有效性。

14.4.2.7 自体软骨细胞移植

在自体软骨细胞移植方面，仅有少数个案报道了开放手术下的第一代和第二代自体软骨细胞移植[2, 47]。Murakibhavi等[47]推断，如果自体软骨细胞移植治疗髋关节骨软骨损伤的短期效果显著，远期疗效将至少持续5年。他们还发现，术前髋关节存在囊变的病例有很高的失败率。

然而，带支架的第三代自体软骨细胞移植如基质相关的自体软骨细胞移植物或含细胞的移植物（如Hyalograft）可以通过关节镜对髋关节软骨损伤进行处理。Manciniand和Fontana[45]回顾了57例陆续治疗的患者，这些病例均采用基质相关的自体软骨细胞移植治疗（n=26）或AMIC（n=31）技术。通过MHHS对患者术前和5年疗效进行了对比评估。改良的Harris髋关节评分在术后3年内不断改善，3年后保持稳定一直到5年随访终止，组间差异无显著统计学意义。在股骨髋臼撞击综合征治疗中，对于髋臼侧中度软骨缺损的修复，作者推荐关节镜下MACI和AMIC。AMIC相对于ACI是个更好的选择，一次就能完成而且费用更低。这项研究的缺陷是，没有随机选取病例，软骨的损伤程度也只是中等大小。由于第四代ACI一次操作就能完成，很有临床应用前景。自体软骨移植系统是将自体软骨碎片置入纤维蛋白胶内，然后平摊在一个可吸收膜上的技术[15]。这一可吸收膜可以通过关节镜植入髋关节内。自体软骨移植技术也可以采用同种异体软骨碎片[19]。另一个第四代自体软骨细胞移植是在术中分离软骨细胞后与髂嵴提取的干细胞混合。然后将两种细胞一起接种在一个可复原膜上，最后在关节镜下植入[8]。

14.4.2.8 合成移植物

Field等[22]报道了应用合成骨软骨塞对髋关节软骨缺损和软骨下囊肿进行治疗的方法。术后6个月的CT和MRI证实，骨软骨塞稳定并接近愈合。Vundelinckx等[65]报道了股骨头软骨损伤区合成骨软骨塞植入6个月的随访情况。患者HOOS评分改善，短期随访结果满意，但无长期随访结果。

14.4.2.9 迷你金属植入物技术

关节假体的髋关节表面置换系统已应用于年轻患者的股骨头骨软骨病变，尚缺乏远期随访结果[33, 34, 41, 44, 48]。

14.5 新兴关节镜下软骨修复技术的例证

在此，我们讲述一个髋关节软骨修复方法的例子，上述几种方法均可采用此技术。我们已经用BST-CarGel阐明了髋关节软骨缺损局部修复的可能性。它是一种含有多糖壳聚糖的水溶性聚合物支架，医生在手术室将它溶解到未凝固的全血中，然后再移植到准备好的软骨病变区。

凝胶在不影响正常血栓形成的同时，可以加固血块，阻碍回缩，增加黏附性和确保血块及关键组织修复因子的长时间存留[52, 54, 57, 58]。壳聚糖聚合物的这种可溶性生理特征使其可以与新鲜抽取的自体全血形成一个杂交聚合物与血的混合液。可将这一混合液覆盖于准备好的骨软骨损伤表面，不管损伤区的形状和大小如何，其均可以黏附固化形成一个聚合物稳定的杂交血凝块[32]。

骨髓强化凝胶的一期植入

髋关节镜手术时，患者仰卧位于牵引床。牵开髋关节，采用标准的前外侧入路作为观察入路。远前内侧（DMA）和远侧外侧（DL）入路作为工作入路（图14.1）。C臂用来评估牵开程度，准确定位入路。应用15cm长的18G关节镜导针辅助定位前外侧入路。然后在关节镜监视下建立远前内侧（DMA）

图14.1 患者仰卧于牵引床上，大转子和髂前上棘是关节镜入路的解剖参考标志，透过手术敷料覆盖以便于正确识别这些解剖标志

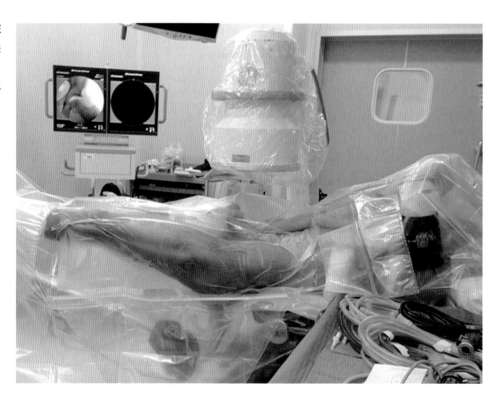

和远侧外侧（DL）入路，进而用探针进一步评估关节软骨的完整性（图14.2）。在使用关节镜泵时，灌注压力设定在40~60mmHg。

应用刮匙和刨刀彻底清理盂唇撕裂处分层剥脱的病变软骨，找到健康软骨的边界（图14.3）。如果此处存在对应的盂唇分离（常见于FAI中的凸轮型），可将刮匙插入盂唇下，从而可以更好地清

除最外周病变。缺损周围必须保持健康和稳定的软骨边缘。仔细清除残余的钙化层，暴露软骨下骨且不损伤软骨下骨（图14.4）。为此，我们推荐手动清理，避免使用磨钻伤及软骨下骨。然后应用60°~90°髋关节镜锥行标准的微骨折手术，深度4~9mm，间隔3~4mm，直到覆盖整个缺损表面（图14.5）。在恢复灌注压后，观察到打孔处骨髓渗血

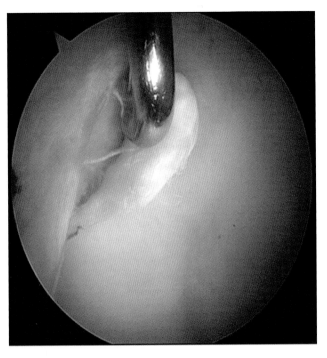

图14.2　FAI分类中CAM型相关的软骨分层损伤，属于ICRS分类的Ⅳ级

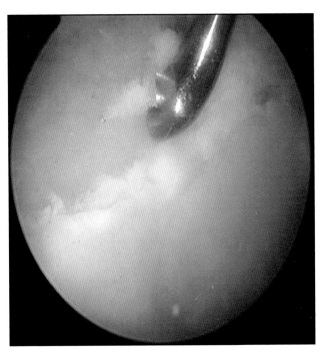

图14.4　确保清理钙化层，但不能破坏软骨下骨

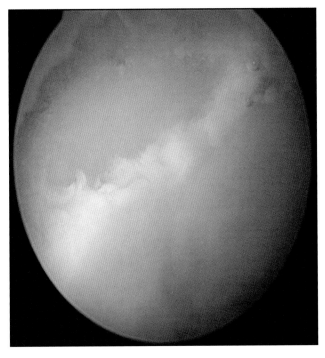

图14.3　用刮匙清创损伤的软骨，直至达到稳定和健康软骨为止

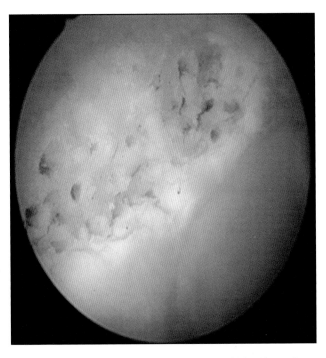

图14.5　微骨折孔间距为3~4mm，覆盖整个受损区域

和（或）脂肪滴渗出，提示软骨下骨充分穿透。

首先用缝合锚钉复位固定盂唇，然后放入移植物，以确保软骨损伤区的张力。锚钉孔间隔5mm和距离盂唇骨缘2~3mm。为确保所有锚钉位置正确，建议在复位盂唇前完成全部钻孔（图14.6）。在大多数情况下，需要3~4个缝合锚。

一旦盂唇复位完成，便开始处理凸轮畸形。处理CAM时松开牵引可缩短牵引时间。同时，它会增加灌注液的软组织浸润，防止继发的关节干燥。在某些情况下，凸轮的病变可以在应用BST-CarGel®后进行处理，因为放松牵引后处理完外周间室的过程将保护植入物。如果在植入内置物前处理股骨头畸形，则在重新施加牵引处理中央间室前强烈推荐封闭关节囊，尤其是T形切开的关节囊。

BST-CarGel®由壳聚糖溶液和缓冲液两部分混合而成。壳聚糖是从甲壳素中提取的。首先将壳聚糖溶液溶解于含水甘油磷酸盐的缓冲液。手工将新鲜自体外周血与上述溶液（血：BST-CarGel）按3：1混合。混合液于注入前15~25min制备完毕，由此获得最佳物理机械性能，形成像髋臼一样的垂直穿壁。应用前，停止关节镜灌注，排干灌注液体。将18G关节镜针通过后外侧入路插入并连接吸引器，打

开套管开关并去除所有连接，使气体进入，这将有助于干燥软骨损伤区。小纱布片有助于进一步彻底干燥。然后将这种混合物的第一层用大的18G穿刺针逐滴灌注缺损区，同时避免满溢。可弯曲穿刺针或将穿刺针由盂唇基底插入以确保与软骨损伤充分接触，这样利于BST-CarGel的吸附（图14.7）。第一层由于其很好的黏附性，即使是在反重力区也能黏合，从而完全密封病损区域。之后，继续灌注剩余的BST-CarGel直到受损区域完全覆盖，血凝块就形成了（图14.8）。每个患者所用混合剂的量因病变大小而异。灌注后，为使植入物充分凝结固定，需等待15min。具体操作摘要见表14.3。

也可以选择在关节镜手术的最后阶段充入二氧化碳来排干关节腔内的液体干燥关节。关节内排空液体后，关节囊塌陷会对植入凝胶时的视野造成干扰。充入二氧化碳后，关节内干燥的同时扩张了关节囊，有利于凝胶植入。

术后第1天开始被动活动，术后6周开始拐杖进行部分负重锻炼（不超过20kg）。不负重到部分负重是膝关节的规范方案，但在髋关节并不推荐，因为肌肉的力量会导致压力增加。术后3个月可以开始低接触体能活动，术后1年避免高强度竞技运动。BST-CarGel®以往主要用于膝关节，通过随机对照研

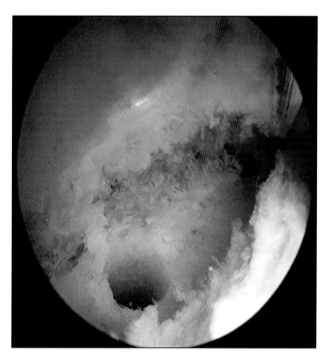

图14.6　锚钉钻孔位于盂唇附着处，靠近髋臼边缘，以确保避免软骨损伤

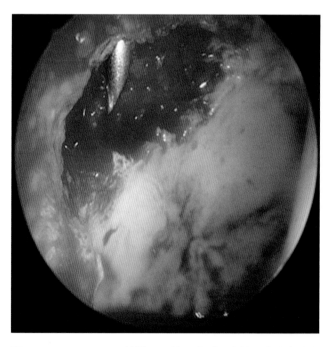

图14.7　BST-CarGel的第一层使用大型18G针以滴注方式应用。注意，如果病变位于髋臼前部，滴注液处于反重力状态

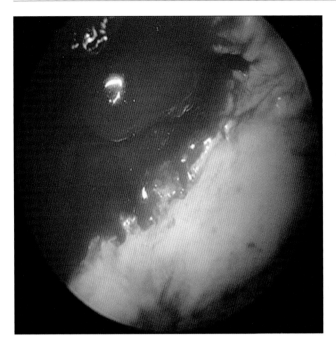

图14.8　BST-CarGel应用后的凝块图

究，其在组织学和MRI上的修复表现均明显优于微骨折技术[58]。BST-CarGel®在髋关节中的应用仍处于试验和临床研究阶段。

14.6　归纳和总结

现有文献在髋关节软骨缺损治疗方面尚未找到最佳方案。需要进一步的研究来拓展认知和完善髋关节软骨损伤的诊疗指南。

我们都知道，对于多数无重度骨性关节炎或关节软骨损伤的患者，FAI的手术治疗可以很好地改善症状。Ng等[50]回顾了970例FAI术后的患者，发现术前软骨损伤Outerbridge分级Ⅲ、Ⅳ级或骨性关节炎Tönnis级Ⅰ级以上的患者预后较差。

一项最近的研究表明，中年的髋关节软骨盂唇损伤患者可以通过手术[9]获益。此外，超过50岁无明显关节炎（Tönnis 1级或以下）的FAI和盂唇修复患者的关节镜治疗效果显著。由于盂唇在保髋中潜在的重要性，笔者建议年龄50岁以上的患者尽可能修复盂唇。

尚无足够的证据证明，髋关节软骨局部缺损的修复是否会阻止骨关节炎的进展。在其他关节，修复的指征是疼痛和功能障碍。然而，软骨病变通常与凸轮和（或）钳状病变以及盂唇损伤存在关联，因此，我们需要关注伴随疾病的处理。

表14.3　按顺序详细总结了关节镜下微骨折和BST-CarGel治疗髋关节软骨缺损的过程

1	患者仰卧于牵引床
2	入路：前外侧入路作为观察入路，远前内侧（DMA）和远侧外侧（DL）入路作为工作入路
3	仪器：70°关节镜和髋关节镜器械
4	关节评估：关节腔无灌注状态下确认软骨损伤
5	灌注泵设定灌注压为40~60mmHg
6	软骨损伤区准备 （a）清理病变不稳的软骨 （b）清理硬化层 （c）微骨折
7	盂唇重建 （a）钳夹畸形磨除 （b）髋臼缘打磨 （c）盂唇复位区钻孔 （d）盂唇复位
8	凸轮型畸形的成形 （a）放松牵引 （b）T形切开关节囊到达CAM区 （c）到达内外侧皱襞，这里通常是畸形的边缘 （d）畸形区成型 （e）缝合关节囊
9	下肢牵引，进入中心间室
10	停止灌注，吸干
11	18G穿刺针通过后外侧入路置入后接吸引器并打开
12	小拭子彻底擦干软骨缺损区
13	用弯曲的18G穿刺针将BST-CarGel灌注覆盖损伤区
14	等待15min后撤除牵引

Ayeni等[3]最近的回顾分析显示，根据现有证据，髋关节盂唇重建在术后患者报告结果和功能评分上短期改善。重建的主要适应证是没有明显关节炎的年轻人和既往手术切除导致的盂唇缺失或不可修复性盂唇。Fayad[20]等发现关节镜下处理结构异常日益成为FAI的标准治疗手段。然而，关于开放与镜下处理相似的FAI畸形和关节软骨损伤时孰优孰劣，尚缺乏高水平的证据。因此，需要进一步的研究来明确FAI的自然病程，找到软骨损伤手术的明确指征。

要点小结

1. 关节镜下修复髋关节孤立软骨缺损时，限定于中等及以下的缺损。修复时应用骨髓刺激技术，包括简单的和扩增的。

2. 关节镜下可以应用第三或四代自体软骨细胞移植结合或不结合骨移植，来治疗修复髋关节孤立性巨大软骨缺损或骨软骨缺损。

3. 采用以上第一或第二技术的同时，结合镜下修复盂唇缺损。

4. 应用第一或第二技术处理年轻患者巨大双极软骨和（或）盂唇损伤时，需行开放手术。

关键数据来源

[1] Beck M, Kalhor M, Leunig M, Ganz R. Hip morphology infl uences the pattern of damage to the acetabular cartilage: femoroacetabular impingement as a cause of early osteoarthritis of the hip[J]. J Bone Joint Surg Br, 2005;87(7):1012–1018.

[2] Brittberg M, Winalski CS. Evaluation of cartilage injuries and repair[J]. J Bone Joint Surg Am, 2003;85-A Suppl 2:58–69.

[3] El Bitar YF, Lindner D, Jackson TJ, Domb BG. Joint- preserving surgical options for management of chondral injuries of the hip[J]. J Am Acad Orthop Surg, 2014;22(1):46–56.

[4] Fontana A, Bistolfi A, Crova M, Rosso F, Massazza G. Arthroscopic treatment of hip chondral defects: autologous chondrocyte transplantation versus simple debridement – a pilot study[J]. Arthroscopy, 2012;28(3):322–329.

[5] Hariri S, Truntzer J, Smith RL, Safran MR. Biochemical and cellular assessment of acetabular chondral fl aps identifi ed during hip arthroscopy[J]. J Arthrosc Relat Surg, Accepted for publication 2014.

[6] Stanish WD, McCormack R, Forriol F, Mohtadi N, Pelet S, Desnoyers J, Restrepo A, Shive MS. Novel scaffoldbased BST-CarGel treatment results in superior cartilage repair compared with microfracture in a randomized controlled trial[J]. J Bone Joint Surg Am, 2013;95(18):1640–1650.

参考文献

[1] Afoke NY, Byers PD, Hutton WC. Contact pressures in the human hip joint[J]. J Bone Joint Surg Br, 1987;69(4):536–541.

[2] Akimau P, Bhosale A, Harrison PE, Roberts S, McCall IW, Richardson JB, Ashton BA. Autologous chondrocyte implantation with bone grafting for osteochondral defect due to posttraumatic osteonecrosis of the hip–a case report[J]. Acta Orthop, 2006;77(2):333–336.

[3] Ayeni OR, Alradwan H, de Sa D, Philippon MJ. The hip labrum reconstruction: indications and outcomes–a systematic review[J]. Knee Surg Sports Traumatol Arthrosc, 2014;22(4):737–743. doi: 10.1007/s00167-013-2804-5 . Epub 2013 Dec 7.

[4] Banerjee P, McLean CR. Femoroacetabular impingement: a review of diagnosis and management[J]. Curr Rev Musculoskelet Med, 2011;4(1):23–32.

[5] Beaulé PE, Hynes K, Parker G, Kemp KA. Can the alpha angle assessment of cam impingement predict acetabular cartilage delamination?[J]. Clin Orthop Relat Res, 2012;470(12):3361–3367.

[6] Beck M, Leunig M, Parvizi J, Boutier V, Wyss D, Ganz R. Anterior femoroacetabular impingement: mid-term results of surgical treatment[J]. Clin Orthop, 2004;418:67–73.

[7] Beck M, Kalhor M, Leunig M, Ganz R. Hip morphology infl uences the pattern of damage to the acetabular cartilage: femoroacetabular impingement as a cause of early osteoarthritis of the hip[J]. J Bone Joint Surg Br, 2005;87(7):1012–1018.

[8] Bekkers JE, Tsuchida AI, van Rijen MH, Vonk LA, Dhert WJ, Creemers LB, Saris DB. Single-stage cellbased cartilage regeneration using a combination of chondrons and mesenchymal stromal cells: comparison with microfracture[J]. Am J Sports Med, 2013;41(9):2158–2166.

[9] Ben Tov T, Amar E, Shapira A, Steinberg E, Atoun E, Rath E. Clinical and functional outcome after acetabular labral repair in patients aged older than 50 years[J]. Arthroscopy, 2014;30(3):305–310.

[10] Benthien JP, Behrens P. Reviewing subchondral cartilage surgery: considerations for standardised and outcome predictable cartilage remodelling: a technical note[J]. Int Orthop, 2013;37(11):2139–2145.

[11] Billing L, Bogren HG, Wallin J. Reliable X-ray diagnosis of slipped capital femoral epiphysis by combining the conventional and a new simplifi ed geometrical method[J]. Pediatr Radiol, 2002;32(6):423–430.

[12] Brittberg M, Winalski CS. Evaluation of cartilage injuries and repair[J]. J Bone Joint Surg Am, 2003;85-A Suppl 2:58–69.

[13] Byrd JWT. Physical examination. In: Operative hip arthroscopy[J]. New York: Springer, 2005:36–50.

[14] Byrd JWT. Hip arthroscopy, the supine approach: technique and anatomy of the intraarticular and peripheral compartments[J]. Tech Orthop, 2005;20:17–31.

[15] Cole BJ, Farr J, Winalski CS, Hosea T, Richmond

J, Mandelbaum B, De Deyne PG. Outcomes after a single- stage procedure for cell-based cartilage repair: a prospective clinical safety trial with 2-year followup[J]. Am J Sports Med, 2011;39(6):1170–1179.

[16] de Windt TS, Concaro S, Lindahl A, Saris DB, Brittberg M. Strategies for patient profi ling in articular cartilage repair of the knee: a prospective cohort of patients treated by one experienced cartilage surgeon[J]. Knee Surg Sports Traumatol Arthrosc, 2012;20(11):2225–2232.

[17] Dunn DM. Anteversion of the neck of the femur; a method of measurement[J]. J Bone Joint Surg Br, 1952;34-B(2):181–186.

[18] El Bitar YF, Lindner D, Jackson TJ, Domb BG. Jointpreserving surgical options for management of chondral injuries of the hip[J]. J Am Acad Orthop Surg, 2014;22(1):46–56.

[19] Farr J, Cole BJ, Sherman S, Karas V. Particulated articular cartilage: CAIS and DeNovo NT[J]. J Knee Surg, 2012;25(1):23–29.

[20] Fayad TE, Khan MA, Haddad FS. Femoroacetabular impingement: an arthroscopic solution[J]. Bone Joint J, 2013;95-B(11 Suppl A):26–30.

[21] Ferguson SJ, Bryant JT, Ganz R, Ito K. An in vitro investigation of the acetabular labral seal in hip joint mechanisms[J]. J Biomech, 2003;36(2):171–178.

[22] Field RE, Rajakulendran K, Strambi F. Arthroscopic grafting of chondral defects and subchondral cysts of the acetabulum[J]. Hip Int, 2011;21(4):479–486.

[23] Fontana A, Bistolfi A, Crova M, Rosso F, Massazza G. Arthroscopic treatment of hip chondral defects: autologous chondrocyte transplantation versus simple debridement – a pilot study[J]. Arthroscopy, 2012;28(3): 322–329.

[24] Fontana A, Bistolfi A, Crova M, Massazza G. Primary stability of a PGLA/polydioxanone membrane for potential autologous chondrocyte implantation in the hip joint. A cadaveric study[J]. Hip Int, 2013;23(3): 337–342.

[25] Gdalevitch M, Smith K, Tanzer M. Delamination cysts: a predictor of acetabular cartilage delamination in hips with a labral tear[J]. Clin Orthop Relat Res, 2009;467(4):985–991.

[26] Ganz R, Parvizi J, Beck M, Leunig M, Notzli H, Siebenrock KA. Femoroacetabular impingement: a cause for osteoarthritis of the hip[J]. Clin Orthop Relat Res, 2003;417:112–120.

[27] Girard J, Roumazeille T, Sakr M, Migaud H. Osteochondral mosaicplasty of the femoral head[J]. Hip Int, 2011;21(5):542–548.

[28] Groh MM, Herrera J. A comprehensive review of hip labral tears[J]. Curr Rev Musculoskeletal Med, 2009;2: 105–117.

[29] Gosnell WC, Butcher MT, Maie T, Blob RW. Femoral

loading mechanics in the Virginia opossum, Didelphis virginiana: torsion and mediolateral bending in mammalian locomotion[J]. J Exp Biol, 2011;214(Pt 20):3455–3466.

[30] Grant AD, Sala DA, Davidovitch RI. The labrum: structure, function, and injury with femoro-acetabular impingement[J]. J Child Orthop, 2012;6(5):357–372.

[31] Hariri S, Truntzer J, Smith RL, Safran MR. Biochemical and cellular assessment of acetabular chondral fl aps identifi ed during hip arthroscopy[J]. J Arthrosc Relat Surg, Accepted for publication 2014.

[32] Hoemann CD, Hurtig M, Rossomacha E, Sun J, Chevrier A, Shive MS, Buschmann MD. Chitosanglycerol phosphate/blood implants improve hyaline cartilage repair in ovine microfracture defects[J]. J Bone Joint Surg Am, 2005;87(12):2671–2686.

[33] http://www.americanhipinstitute.org/references/content/acetabular-cartilage-damage-alad-classifi cation

[34] Jäger M, Begg MJ, Krauspe R. Partial hemiresurfacing of the hip joint – a new approach to treat local osteochondral defects?[J]. Biomed Tech (Berl), 2006;51(5–6):371–376.

[35] Kappe T, Kocak T, Bieger R, Reichel H, Fraitzl CR. Radiographic risk factors for labral lesions in femoroacetabular impingement[J]. Clin Orthop Relat Res, 2011;469(11):3241–3247.

[36] Karthikeyan S, Roberts S, Griffi n D. Chondrogeneic tissue based implants: microfracture for acetabular chondral defects in patients with femoroacetabular impingement: results at second-look arthroscopic surgery[J]. Am J Sports Med, 2012;40(12):2725–2730.

[37] Khanna V, Harris A, Farrokhyar F, Choudur HN, Wong IH. Hip arthroscopy: prevalence of intraarticular pathologic fi ndings after traumatic injury of the hip[J]. Arthroscopy, 2014;30(3):299–304.

[38] Konan S, Rayan F, Meermans G, Witt J, Haddad FS. Validation of the classifi cation system for acetabular chondral lesions identifi ed at arthroscopy in patients with femoroacetabular impingement[J]. J Bone Joint Surg Br, 2011;93(3):332–336.

[39] Kurrat HJ, Oberlander W. The thickness of the cartilage in the hip joint[J]. J Anat, 1978;126:145–155.

[40] Lauenstein C. Nachweis der Kocher'schen Verbiegung des Schenkelhalses bei der Coxa Vara durch Röntgen-Strahlen[J]. Beitr Klin Chirurg, 1901;28:61–64 (In German).

[41] Lea MA, Barkatali B, Porter ML, Board TN. Osteochondral lesion of the hip treated with partial femoral head resurfacing. Case report and sixyear follow-up[J]. Hip Int, 2014;24(4):417–420.

[42] Leunig M, Tibor LM, Naal FD, Ganz R, Steinwachs MR. Surgical technique: second-generation bone marrow stimulation via surgical dislocation to treat hip cartilage

lesions[J]. Clin Orthop Relat Res, 2012;470(12):3421–3431.

[43] Lewis C, Sahrmann S. Acetabular labral tears[J]. Phys Ther, 2006;86(1):110–115.

[44] Lewis CL, Sahrmann SA, Moran DW. Anterior hip joint force increases with hip extension, decreased gluteal force, or decreased iliopsoas force[J]. J Biomech, 2007;40(16):3725–3731.

[45] Mancini D, Fontana A. Five-year results of arthroscopic techniques for the treatment of acetabular chondral lesions in femoroacetabular impingement[J]. Int Orthop, 2014;38(10):2057–2064.

[46] Meyers MH. Resurfacing of the femoral head with fresh osteochondral allografts. Long-term results[J]. Clin Orthop Relat Res, 1985;197:111–114.

[47] Murakibhavi V, Ahmed N, Raj V, Richardson J. Early results of autologous chondrocyte implantation[J]. J Bone Joint Surg Br, 2010; 92-B(Supp IV): 526.

[48] Nötzli HP, Wyss TF, Stoecklin CH, Schmid MR, Treiber K, Hodler J. The contour of the femoral head-neck junction as a predictor for the risk of anterior impingement[J]. J Bone Joint Surg Br, 2002;84(4):556–560.

[49] Myers SR, Eijer H, Ganz R. Anterior femoroacetabular impingement after periacetabular osteotomy[J]. Clin Orthop Relat Res, 1999;363:93–99.

[50] Ng VY, Arora N, Best TM, Pan X, Ellis TJ. Effi cacy of surgery for femoroacetabular impingement: a systematic review[J]. Am J Sports Med, 2010;38(11):2337–2345.

[51] Philippon MJ, Schenker ML, Briggs KK, Maxwell RB. Can microfracture produce repair tissue in acetabular chondral defects?[J]. Arthroscopy, 2008;24(1):46–50.

[52] Ramisetty N, Kwon Y, Mohtadi N. Patient-reported outcome measures for hip preservation surgery—a systematic review of the literature[J]. J Hip Preserv Surg, 2015;2(1):1–13.

[53] Register B, Pennock AT, Ho CP, Strickland CD, Lawand A, Philippon MJ. Prevalence of abnormal hip fi ndings in asymptomatic participants: a prospective, blinded study[J]. Am J Sports Med, 2012;40(12): 2720–2724.

[54] Safran MR, Hariri S. Hip arthroscopy assessment: tools and outcomes[J]. Oper Techn Orthop, 2010;20(4): 264–277.

[55] Sahin M, Calisir C, Omeroglu H, Inan U, Mutlu F, Kaya T. Evaluation of labral pathology and hip articular cartilage in patients with femoroacetabular impingement (FAI):

comparison of multidetector CT arthrography and MR arthrography[J]. Pol J Radiol, 2014;79:374–380.

[56] Song Y, Ito H, Kourtis L, Safran MR, Carter DR, Giori NJ. Articular cartilage friction increases in hip joints after the removal of acetabular labrum[J]. J Biomech, 2012;45(3):524–530.

[57] Stafford GH, Bunn JR, Villar RN. Arthroscopic repair of delaminated acetabular articular cartilage using fi brin adhesive: results at one to three years[J]. Hip Int, 2011;21(6):744–750.

[58] Stanish WD, McCormack R, Forriol F, Mohtadi N, Pelet S, Desnoyers J, Restrepo A, Shive MS. Novel scaffold-based BST-CarGel treatment results in superior cartilage repair compared with microfracture in a randomized controlled trial[J]. J Bone Joint Surg Am, 2013;95(18):1640–1650.

[59] Sutter R, Zubler V, Hoffmann A, Mamisch-Saupe N, Dora C, Kalberer F, Zanetti M, Hodler J, Pfi rrmann CW. Hip MRI: how useful is intraarticular contrast material for evaluating surgically proven lesions of the labrum and articular cartilage?[J]. AJR Am J Roentgenol, 2014;202(1):160–169.

[60] Tannast M, Siebenrock KA, Anderson SE. Femoroacetabular impingement: radiographic diagnosis – what the radiologist should know[J]. AJR Am J Roentgenol, 2007;188(6):1540–1552.

[61] Thorborg K, Tijssen M, Habets B, Bartels EM, Roos EM, Kemp J, Crossley KM, Hölmich P. Patientreported outcome (PRO) questionnaires for young to middle-aged adults with hip and groin disability: a systematic review of the clinimetric evidence[J]. Br J Sports Med, 2015. pii: bjsports-2014-094224.

[62] Tönnis D. Die angeborene Huftdysplasie und Huftluxation im Kindes- und Erwachsenenalter[M]. Berlin/Heidelberg: Springer; 1984.

[63] Tönnis D. Congenital dysplasia and dislocation of the hip in children and adults[M]. Berlin/Heidelberg/New York: Springer; 1987.

[64] Tönnis D, Heinecke A. Acetabular and femoral anteversion: relationship with osteoarthritis of the hip[J]. J Bone Joint Surg Am, 1999;81(12):1747–1770.

[65] Vundelinckx B, De Mulder K, De Schepper J. Osteochondral defect in femoral head: Trufi t implantation under fl uoroscopic and arthroscopic control[J]. Acta Orthop Belg, 2012;78(6):796–799.

第15章　FAI患者关节外髋关节病变的处理

Nolan S. Horner, Uffe Jorgensen, Darren de SA, and Olufemi R. Ayeni

15.1　概述

腹股沟疼痛症成为困扰运动员越来越普遍的问题，特别是在那些需要急跑、急停和变向的运动中。对于医生来说，运动员人群的腹股沟疼痛比较复杂庞大，而且是富有挑战性的一项工作。在运动员群体中，FAI是比较常见的引起腹股沟疼痛的关节内原因。Hammoud等[23]认为，FAI患者的髋关节功能关节活动度下降将会导致在关节活动终末的高应力，而这将带来一系列代偿疾病。另外，有些病例报道提示FAI和髋关节外的一些疾病（运动疝，耻骨联合炎）具有关联性[22, 41]。有一项研究显示，33%的运动员有慢性腹股沟疼痛，其症状是由2项或以上的独立病理状态引起的[28]。所以临床医生面对腹股沟疼痛的患者，必须要考虑到多发或者是并存疾病的可能性。另外，要意识到即使经过治疗以后，这些症状还可能有持续存在的潜在风险。尽管许多腹股沟疼痛患者能够从保守治疗中获得缓解，但是对于很多患者确实需要手术干预。通常来讲，FAI手术治疗包括股骨成形和髋臼成形，这可以是开放切开、关节镜，或小切口。但是如果不能同期处理潜在的关节外的病变（运动疝等），这可能会增加术后症状不缓解，难以恢复运动的可能性[21, 37, 38, 41]。本章节将着重于常见的合并FAI的关节外疾病（运动疝，耻骨炎，内源弹响）的病史、查体、诊察、治疗等。表15.1列出了这3项内容。

15.2　运动疝

运动疝是一种综合征，常见于高水平运动员。它通常包括下腹部或腹股沟的疼痛，并且可能进展到内收肌的疼痛。那些需要频繁急起、急停和变向的运动项目（美式足球、冰球、足球）的运动员更容易出现运动疝[18, 11, 12]。尽管运动疝的形成机制还有争议，但是大多数的证据显示这种综合征是由下腹部和腹股沟结合部位屈髋和内收结构复合损伤导致的[43]。对于这种疾病，也有其他的名称，比如"Gilmore's groin"[18]"运动疝"[21]"运动员疝"[51]及"耻腹股沟痛综合征"[9]。

运动疝的患者通常主诉为下腹部疼痛或内收肌近段的疼痛。尽管这种疼痛在发病的时候都是比较缓和的，缓慢进展的，但是也有急性损伤后出现的。这种急性损伤往往是由于髋关节的过度外展以及躯干过伸造成的腹直肌损伤[43, 57]。运动疝在男性运动中更加常见。然而在过去的10年中，女性运动被诊断该病的比例也有所提高[44]。一些检查手法有助于运动疝的诊断，这包括屈髋或伸髋位置的内收抗阻疼痛[36]，Vasalva动作时反复诱发的疼痛[43]，抗阻坐起以及腹直肌外下的触诊时反复疼痛[43]，还有

表15.1　3种已知与FAI相关的病理总结

关节外疾病	病理（学）	推荐检查	手术建议
运动疝	下腹部和髋关节屈曲/内收肌的复杂损伤	1. 平片 2. 磁共振成像 3. 超声引导下注射诊断	1. 腹外斜肌修复 2. 横筋膜修复 3. 横膈肌修复
耻骨骨炎	耻骨联合及周围骨质的慢性、过劳损伤	1. 平片 2. 磁共振成像 3. 诊断注射	1. 楔形切除术 2. 融合 3. 耻骨联合刮除术 4. 内镜耻骨联合切除术
内源弹响髋综合征	髂腰肌腱在髂耻凸起或股骨头前方划过而引起的弹响感	1. 平片（包括拉长的颈部侧视图） 2. 超声 3. 可能的 MRI	髂腰肌腱松解

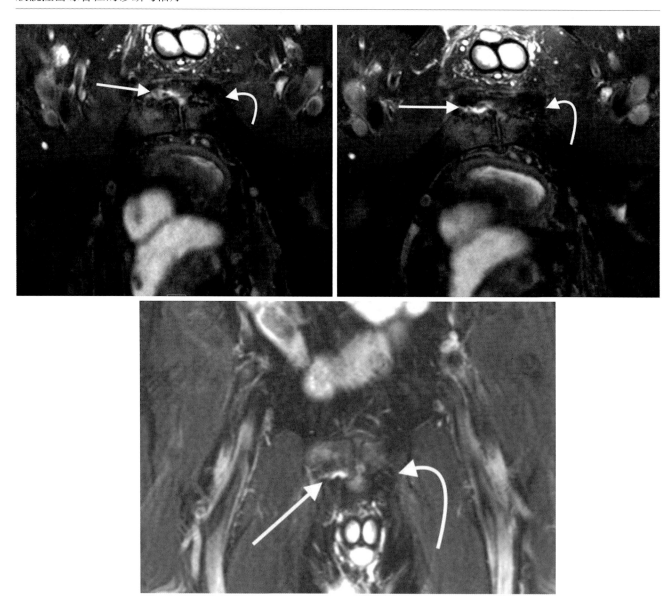

图15.1 轴位（左上图、右上图），冠位（下图），T$_2$像的脂肪饱和序列显示腹直肌和内收肌肌腱板在耻骨前下的附着点被血肿组织（白箭头）中断。无症状的左侧则显示正常的腱板形态（弯曲白箭头）

内收肌近端、腹外斜肌、腹横肌以及腹直肌的触诊都在推荐之列[36]。

如果经过完善的病史询问和体格检查怀疑患有运动疝，会建议进一步拍骨盆平片和磁共振检查[36]。尽管该病无特异性的X线表现，但是可以排除其他可能引起腹股沟痛的骨性因素。磁共振对于腹直肌和内收肌损伤具有很高的特异性和敏感性[57]。图15.1显示了运动疝的典型磁共振表现。但需要注意的是，Silvis等[52]研究显示36%的无症状冰球运动员磁共振检查时却有运动疝的表现。此外，超声引导下的关节内封闭可以作为很好的鉴别方法以排除关节外因素引起的症状[3]。

运动疝的治疗包括非手术治疗和手术治疗。非手术治疗包括物理治疗以及休息，逐步恢复运动[4, 34, 39]。然而，当前的文献显示非手术治疗与安慰治疗比较并没有更多优势[53]。另一方面，文献中手术治疗的结果却非常正向。文献中有一系列的手术方式被提及，这包括开放或腹腔镜下腹外斜肌、横筋膜、腹横肌的修复，不论使用补片与否，手术治疗方式不局限于此[6, 17, 33, 43]。多种手术方式的临床结果为有效，并且重返运动的比例为80%~100%。

最近，有证据显示FAI和运动疝具有一定的关联[22, 26, 37, 38]。Larson等[37, 38]报道了具有37位同时罹患运动疝和FAI的患者的一组病例，如果只进行运动疝的手术，只有25%重返运动。而仅进行关节镜FAI手术，则有50%重返运动，而同时处理两种病变的患者，接近90%能够重返运动。在此研究中，运动疝的手术方式并不固定，而所有FAI都是关节镜下处理的。唯一并发症是2例表浅切口感染。

另外一项包含38例同时罹患运动疝和FAI患者的研究也有类似发现[22]。在该研究中，只进行了运动疝手术的患者无一能够恢复运动，而那些先行运动疝手术随后进行FAI手术的患者全部能够恢复运动。平均恢复运动的时间是5.9个月。本研究中，运动疝手术方式并不固定，而FAI手术是在关节镜下完成的，65%的病例同时进行了股骨和髋臼成形，21%只进行了股骨成形，13%只进行了髋臼成形。

Sansone等[48]发现超过60%的患者在随后的随访中发现撞击试验呈阳性，他们对内收肌和腹直肌切断治疗运动疝不满意。这提示漏诊的FAI可能是运动疝失败的主要原因。

这些研究强调了临床医生应当意识到运动疝和FAI可能并存。现有证据提示单纯关节镜处理FAI或单纯治疗运动疝似乎不能完全解除患者的症状，而现有文献显示FAI和运动疝同期处理可以让患者获得更好的预后，并且很大部分可以恢复运动。总体上，FAI合并运动疝的手术是安全的，只有很低的轻微并发症报道。

15.3　耻骨骨炎

运动耻骨骨炎是耻骨联合及周围骨质的慢性、过劳损伤[27]。应当注意的是能够引起耻骨骨炎的不仅包括机械性的运动损伤，也可以是其他病因，包括阴道分娩、感染以及骨盆或阴部手术[16]。但是本章节仅仅局限于运动方面的损伤。多数患者主诉有耻骨中央区的疼痛和（或）大腿内侧的疼痛，运动时加重[27]。患者可能存在上耻骨联合的分离，内收肌、阴部、腹股沟、阴囊疼痛[16, 32, 54]。查体的阳性可能包括内外旋转的受限，内收或外展的力弱，鸭步以及防痛步态[40, 41]。

在急性期，耻骨炎患者的平片通常显示没有特异表现，但是慢性耻骨炎可以出现硬化和囊变[48]。耻骨联合的骨髓水肿是比较常见的磁共振表现[45]，尽管如此，一项研究发现65%的无症状运动员也存在磁共振上耻骨联合的骨髓水肿表现[45]。图15.2显示一例严重的耻骨炎病例的磁共振表现。耻骨联合激素注射是被推荐的保守治疗方式，同时也是辅助

诊断方法[29]。一项关于耻骨炎的文献综述显示耻骨联合封闭可以使58.6%的患者完全恢复运动[10]。

耻骨炎的非手术治疗包括休息、非甾体消炎药、物理疗法、激素封闭以及交叉训练[29, 47]。文献数据显示耻骨炎的非手术疗法（不包括激素注射）重返运动率81%~100%，时间从3d至24个月[27]。尽管如此，确切的耻骨炎治疗方法还是手术。手术方式包括楔形切除[19]、融合[42]、耻骨联合刮除术[48]以及耻骨联合切开术[41]。Radic和Annear[48]报道24例行耻骨联合刮除手术的患者中，有16例在术后2.5~12个月期间重返运动。这和Matsuda等[41]通过关节镜行耻骨联合切开所获得的良好临床结果吻合。尽管手术治疗确实让患者获益，但是还没有证据支持某项手术方式优于其他[27]。实际上，许多学者认为耻骨炎不应当进行手术治疗，保守治疗对于大部分患者其实足够了[16]。

有人认为FAI造成的髋关节功能活动度差，可能引起耻骨联合活动度代偿增加，继而引起耻骨炎[55]。Matsuda等[41]在一项病例回顾发现同时有FAI和耻骨炎的患者，进行髋关节镜和关节镜下耻骨联合切开，术后VAS和NAHS评分方面获得显著改善，患者满意率达到8.3（0~10）。唯一并发症是2例患者术后阴囊肿胀并自然恢复。尽管文献报道FAI和耻骨炎具有关联性，但是能给出此类病例结局的研究很有限。

15.4　内源性弹响髋综合征

内源性弹响髋综合征是髂腰肌腱在髂耻凸起或股骨头前方划过而引起的弹响感[1, 5]。内源性弹响可能引起盂唇损伤甚至软骨损伤[2, 14]。与继发于FAI的盂唇损伤常位于髋臼1~2点位不同，前者造成的盂唇损伤常位于3点位[7]。

除了弹响感或弹响音，患者通常在反复旋转和屈髋的时候会有疼痛，查体会发现屈髋内收内旋（FADIR）撞击试验的阳性以及关节线水平髂腰肌的压痛[14]。通常让患者仰卧，患肢由屈髋外展外旋位到伸髋内旋位时可能诱发出弹响[8]。图15.3描述了查体的手法。也可以让患者侧卧，反复伸直和屈髋活动也可诱发弹响[8]。骨盆前后片和股骨颈侧位应当作为内源性弹响诊断的必要检查[23]。诊断性超声对于确诊内源性弹响也很有帮助。实时超声或透视下

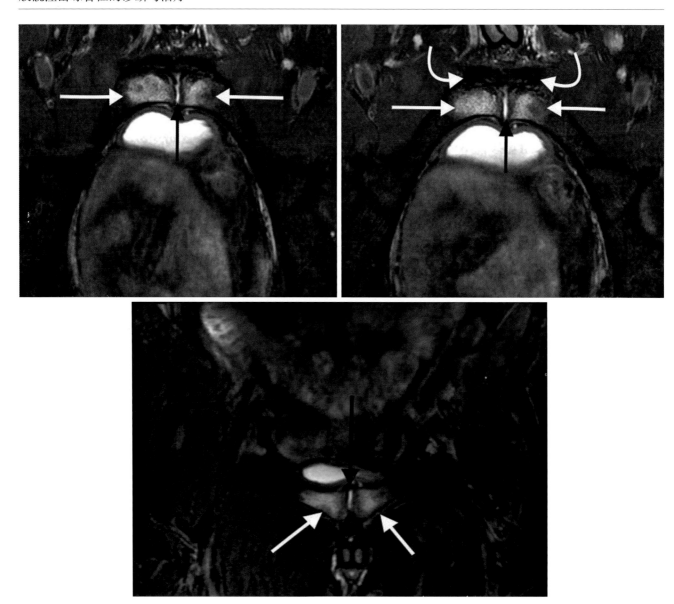

图15.2 脂肪饱和T$_2$像上（白箭头）显示典型的耻骨骨炎，可见耻骨联合软骨下区域从前到后的中度骨髓水肿。耻骨联合间隙可见液体信号。腹直肌腱膜完整（白弯箭头）。冠状位T$_2$脂肪饱和序列可见耻骨骨炎的骨髓水肿（白箭头）和耻骨联合液体信号（黑箭头）

髂腰肌滑囊造影成像可以让检查者在感觉或听到弹响时，真切地看到髂腰肌腱的骤然跳动[8, 56]。尽管有些研究认为磁共振对于诊断肌腱病变具有帮助[11]，但是多数学者认为典型的病史和临床查体对于诊断内源性弹响就足够了[20]。

内源性弹响的非手术治疗包括物理治疗、关节内注射、髂腰肌腱滑囊注射[23]。Gruen等（2002）研究显示37%的患者保守治疗失败需要手术治疗。Ilizaliturri等[31]研究显示手术治疗只适应于保守治疗失败的患者。文献中手术方式有很多，包括小转子水平的松解[30]、关节水平的松解[15]、外周间室的松解[31]。髂腰肌腱松解术可以切开或关节镜下完成[13, 30]。一项随机对照研究发现关节镜下在小转子水平和外周间室松解没有临床差异，都能提高患者的WOMAC评分[31]。另外一项研究显示所有患者在髂腰肌松解后弹响消失，82%的患者疼痛都极好地得到缓解（Gruen等，2002）。一项文献回顾研究发现切开手术具有21%的并发症，而关节镜手术只有2.3%的并发症[35]。该文献回顾发现主要的手术并发症包括：屈髋力弱、大腿前方麻痹、大腿前外麻木、大转子滑囊炎、坐骨滑囊炎、表浅感染以及疝。而对于11项研究的回顾发现，关节镜手术100%的患者弹响解除，而切开手术只有77%的成功率。

在一项有75例因内源性弹响而行髂腰肌松解延

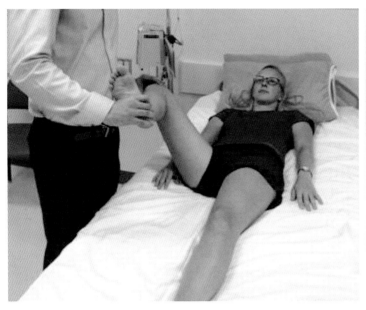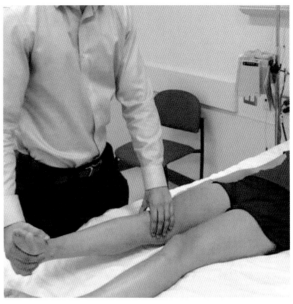

图15.3　从屈髋、外展、外旋位（左图）缓慢到伸髋内旋位（右图），可以反复诱发髋关节弹响

长的患者的研究中，76.4%的患者同时需要Pincer的髋臼成形处理，52.7%需要进行股骨侧的CAM成形[5]。FAI患者有更大的可能发展为内源性弹响，这可能是因为FAI功能活动受限继发的代偿[23]。Heyworth等[26]发现如果术中不能完全松解紧张的髂腰肌，将可能导致返修手术。此研究中发现9例FAI关节镜手术后需要二次返修的患者，4例需要在二次手术中松解髂腰肌。一项关节镜返修的文献综述发现二次手术中15.3%进行了髂腰肌松解[49, 50]，但是需要注意的是，该研究并不局限于FAI而是包括所有关节镜疾病。

同期进行髂腰肌部分松解和FAI手术可以显著提高患者的功能评分[5]。该研究中，FAI和内源性弹响都是在关节镜下进行的，髂腰肌松解是在关节间隙水平进行的，在该水平髂腰肌50%为肌性，50%为腱性。髂腰肌腱性部分切断的同时，应当注意保护肌性部分。唯一一例患者并发症是一过性的腹股沟麻木，一例表浅的感染，一例异位骨化，14.5%的患者主要因盂唇再损伤可能面临翻修，没有患者因为髋关节弹响而返修。

15.5　其他关节外因素合并FAI

尽管本章节主要关注FAI同时合并的其他疾病包括运动疝、耻骨炎、内源性弹响，但是其他一些疾病有可能是FAI继发或代偿产生的，比如髋关节屈肌的拉伤，在FAI骨性解剖异常的情况下活动度下降，进而导致屈髋肌肉过度收缩[23]。对于此类损伤，通常进行保守治疗。腘绳肌腱近端病变有可能继发于FAI，因避免前撞击而继发的骨盆后倾[23]。尽管治疗通常为保守治疗，但是高达20%的患者可能会保守失败，其中许多可能最终需要手术治疗[39]。目前还很少有这些疾病合并FAI时同时处理获得成功的研究证据。

需要提及的是，许多髋关节撞击病例实际存在关节病理因素，最显著的关节外科原因是髂前下棘（AIIS）的异常凸起，从而引起屈髋时软组织空间减小，进而产生撞击[25]。除了X线和磁共振，AIIS区的局麻注射可以用于AIIS撞击诊断。现有临床研究对如何处理AIIS的证据十分有限，最大宗的病例报道是163例患者关节镜下的AIIS的减压[24]。该研究显示患者术后MHHS、SF-12、和VAS评分都有显著提高，但是因为同期行CAM成形和或Pincer成形，因此不清楚AIIS减压在这些改善中起多大作用。其他小规模的病例报道称，无论采用切开或关节镜AIIS减压，均显示了良好的临床结果[25, 37, 38, 46, 51]。没有与AIIS减压相关的并发症报道。尽管AIIS撞击是最常见的关节外撞击因素，但是其他撞击例如髂腰肌腱、股骨/坐骨、大转子/骨盆撞击等也有报道。

要点小结

1. 现有文献支持关节外疾病（运动疝、耻骨炎、内源性弹响髋）可能和FAI并存的观点，而且实际上，遭受髋痛困扰的运动员中1/3的患者症状是由多个因素引起的。

2. FAI同时合并关节外病变的患者，如果手术仅先处理关节内或外病变可能导致术后症状缓解不彻底，则不能恢复运动，甚至需要再次手术。

3. FAI同时合并关节外病变的患者，如果同期进行关节内和关节外手术，会带来良好的术后结果，并且不增加手术并发症，因此手术治疗被认为是相对安全的治疗方式。

4. 有学者主张运动疝手术前应当首先进行保守治疗，但是也有研究认为非手术并不比安慰治疗强。与运动疝比较，耻骨炎和内源性弹响的非手术治疗却更靠谱。

5. 对于FAI和关节外因素合并的病例，目前缺乏随机对照这样的高质量的研究，因此对于基于现有文献的结论应当持审慎态度。

关键数据来源

[1] de Sa D, Alradwan H, Cargnelli S, Thawer Z, Simunovic N, Cadet E, Bonin N, Larson C, Ayeni OR. Extra-articular hip impingement: a systematic review examining operative treatment of psoas, subspine, ischiofemoral, and greater trochanteric/pelvic impingement[J]. Arthroscopy, 2014;30(8):1026–1041.

[2] Hammoud S, Bedi A, Magennis E, Meyers WC, Kelly BT. High incidence of athletic pubalgia symptoms in professional athletes with symptomatic FAI[J]. Arthroscopy, 2012;28:1388–1395.

[3] Hammoud S, Bedi A, Voos JE, Mauro CS, Kelly BT. The recognition and evaluation of patterns of compensatory injury in patients with mechanical hip pain[J]. Sports Health, 2014;6(2):108–118.

[4] Khan M, Adamich J, Simunovic N, Philippon MJ, Bhandari M, Ayeni OR. Surgical management of internal snapping hip syndrome: a systematic review evaluating open and arthroscopic approaches[J]. Arthroscopy, 2013;29(5): 942–948.

[5] Larson CM. Sports hernia/athletic pubalgia: evaluation and management[J]. Sports Health, 2014;6(2):139–144.

[6] Matsuda DK, Ribas M, Mastuda NA, Domb BG. Multicenter outcomes of endoscopic pubic symphysectomy for osteitis pubis associated with femoroacetabular impingement[J]. Arthroscopy, 2015;31(7):1255–1260.

参考文献

[1] Allen WC, Cope R. Coxa saltans: the snapping hip revisited[J]. J Am Acad Orthop Surg, 1995;3(5):303–308.

[2] Alpert JM, Kozanek M, Li G, Kelly BT, Asnis PD. Cross-sectional analysis of the iliopsoas tendon and its relationship to the acetabular labrum: an anatomic study[J]. Am J Sports Med, 2009;37(8):1594–1598.

[3] Ayeni OR, Farrokhyar F, Crouch S, Chan K, Sprague S, Bhandari M. Pre-operative intra-articular hip injection as a predictor of short-term outcome following arthroscopic management of femoroacetabular impingement[J]. Knee Surg Sports Traumatol Arthrosc, 2014;22(4):801–805.

[4] Becker LC, Kohlriesser DA. Conservative management of sports hernia in a professional golfer: a case report[J]. Int J Sports Phys Ther, 2014;9(6):851–860.

[5] Bitar YF, Stake CE, Dunne KF, Botser IB, Domb BG. Arthroscopic iliopsoas fractional lengthening for internal snapping of the hip: clinical outcomes with a minimum 2-year follow-up[J]. Am J Sports Med, 2014;42(7):1696–1703.

[6] Brown RA, Mascia A, Kinnear DG, Lacroix V, Feldman L, Mulder DS. An 18-year review of sports groin injuries in the elite hockey player: clinical presentation, new diagnostic imaging, treatment, and results[J]. Clin J Sport Med, 2008;18(3):221–226.

[7] Byrd JW. Evaluation and management of the snapping iliopsoas tendon[J]. Instr Course Lect, 2006;55: 347–355.

[8] Byrd JW. Evaluation of the hip: history and physical examination[J]. N Am J Sports Phys Ther, 2007;2(4): 231–240.

[9] Cavalli M, Bombini G, Campanelli G. Pubic inguinal pain syndrome: the so-called sports hernia[J]. Surg Technol Int, 2014;24:189–194.

[10] Choi H, McCartney M, Best TM. Treatment of osteitis pubis and osteomyelitis of the pubic symphysis in athletes: a systematic review[J]. Br J Sports Med, 2011;45(1):57–64.

[11] De Paulis F, Cacchio A, Michelini O, Damiani A, Saggini R. Sports injuries in the pelvis and hip: diagnostic imaging[J]. Eur J Radiol, 1998;27(S1):S49–59.

[12] de Sa D, Alradwan H, Cargnelli S, Thawer Z, Simunovic N, Cadet E, Bonin N, Larson C, Ayeni OR. Extra-articular hip impingement: a systematic review examining operative treatment of psoas, subspine, ischiofemoral, and greater trochanteric/pelvic impingement[J]. Arthroscopy, 2014;30(8):1026–1041.

[13] Dobbs MB, Gordon JE, Luhmann SJ, Syzmanski DA, Schoenecker PL. Surgical correction of the snapping iliopsoas tendon in adolescents[J]. J Bone Joint Surg Am, 2002;84(3):420–424.

[14] Domb BG, Shindle MK, McArthur B, Voos JE, Magennis

EM, Kelly BT. Iliopsoas impingement: a newly identifi ed cause of labral pathology in the hip[J]. HSS J, 2011;7(2):145–150.

[15] Fabricant PD, Bedi A, De La Torre K, Kelly BT. Clinical outcomes after arthroscopic psoas lengthening: the effect of femoral version[J]. Arthroscopy, 2012;28(7):965–971.

[16] Fricker PA, Taunton JE, Ammann W. Osteitis pubis in athletes: infection, infl ammation or injury?[J]. Sports Med, 1991;12(4):266–279.

[17] Gentisaris M, Goulimaris I, Sikas N. Laparoscopic repair of groin pain in athletes[J]. Am J Sports Med, 2004;32(5):1238–1242.

[18] Gilmore J. Groin pain in the soccer athlete: fact, fi ction and treatment[J]. Clin Sports Med, 1998;17(4): 787–793.

[19] Grace JN, Sim FH, Shives TC, Coventry MB. Wedge resection of the symphysis pubis for the treatment of osteitis pubis[J]. J Bone Joint Surg Am, 1989;71(3): 358–364.

[20] Gruen GS, Scioscia TN, Lowenstein JE. The Surgical Treatment of Internal Snapping Hip[J]. Am J Sports Med, 2002;30(4):607–613.

[21] Hackney RG. The sports hernia: a cause of chronic groin pain[J]. Br J Sports Med, 1993;27(1):58–62.

[22] Hammoud S, Bedi A, Magennis E, Meyers WC, Kelly BT. High incidence of athletic pubalgia symptoms in professional athletes with symptomatic FAI[J]. Arthroscopy, 2012;28:1388–1395.

[23] Hammoud S, Bedi A, Voos JE, Mauro CS, Kelly BT. The recognition and evaluation of patterns of compensatory injury in patients with mechanical hip pain[J]. Sports Health, 2014;6(2):108–118.

[24] Hapa O, Bedi A, Gursan O, Akar MS, Guvencer M, Haviticioglu H, Larson CM. Anatomic footprint of the direct head of the rectus femoris origin: cadaveric study and clinical series of hips after arthroscopic anterior inferior iliac spine/subspine decompression[J]. Arthroscopy, 2013;29(12):1932–1940.

[25] Hetsroni I, Poultsides L, Bedi A, Larson CM, Kelly BT. Anterior inferior iliac spine morphology correlates with hip range of motion: a classifi cation system and dynamic model[J]. Clin Orthop Relat Res, 2013;471(8):2497–2503.

[26] Heyworth BE, Shindle MK, Voos JE, Rudzki JR, Kelly BT. Radiologic and intraoperative fi ndings in revision hip arthroscopy[J]. Arthroscopy, 2007;23(12): 1295–1302.

[27] Hiti C, Stevens K, Jamati M, Garza D, Matheson G. Athletic osteitis pubis[J]. Sports Med, 2011;41(5): 361–376.

[28] Holmich P. Long-standing groin pain in sportspeople falls into three primary patterns, a "clinical entity" approach: a prospective study of 207 patients[J]. Br J Sports Med,

2007;41(4):247–252.

[29] Holt MA, Keene JS, Graf BK, Helwig DC. Treatment of osteitis pubis in athletes. Results of corticosteroid injections[J]. Am J Sports Med, 1995;23(5):601–606.

[30] Ilizaliturri Jr VM, Villalobos Jr FE, Chaidez PA, Valero FS, Aguilera JM. Internal snapping hip syndrome: treatment by endoscopic release of the iliopsoas tendon[J]. Arthroscopy, 2005;21(11): 1375–1380.

[31] Ilizaliturri Jr VM, Chaidez C, Vilegas P, Briseno A, Camacho-Galindo J. Prospective randomized study of 2 different techniques for endoscopic iliopsoas tendon release in the treatment of internal snapping hip syndrome[J]. Arthroscopy, 2009;25(2):159–163.

[32] Irshad K, Feldman LS, Lavoie C, Lacroix VJ, Mulder DS, Brown RA. Operative management of "hockey groin syndrome": 12 years experience in National Hockey League players[J]. Surgery, 2001;130(4): 759–764.

[33] Jakoi A, O'Neill C, Damsgaard C, Fehring K, Tom J. Sports hernia in National Hockey League players: does surgery affect performance?[J]. Am J Sports Med, 2013;41(1):107–110.

[34] Kachingwe AF, Grech S. Proposed algorithm for the management of athletes with athletic pubalgia (sports hernia): a case series[J]. J Ortho Sports Phys Ther, 2008;38(12):768–781.

[35] Khan M, Adamich J, Simunovic N, Philippon MJ, Bhandari M, Ayeni OR. Surgical management of internal snapping hip syndrome: a systematic review evaluating open and arthroscopic approaches[J]. Arthroscopy, 2013;29(5):942–948.

[36] Larson CM. Sports hernia/athletic pubalgia: evaluation and management[J]. Sports Health, 2014;6(2): 139–144.

[37] Larson CM, Kelly BT, Stone RM. Making a case for anterior inferior iliac spine/subspine hip impingement: three representative case reports and proposed concept[J]. Arthroscopy, 2011;27(12):1732–1737.

[38] Larson CM, Pierce BR, Giveans MR. Treatment of athletes with symptomatic intra-articular hip pathology and athletic pubalgia/sports hernia: a case series[J]. Arthroscopy, 2011;27:768–775.

[39] Lempainen L, Johansson K, Banke IJ, Ranne J, Makela K, Sarimo J, Niemi P, Orava S. Expert opinion: diagnosis and treatment of proximal hamstring tendinopathy[J]. Muscles Ligaments Tendons J, 2015;5(1):23–28.

[40] Macintyre J, Johson C, Schroeder EL. Groin pain in athletes[J]. Curr Sports Med Rep, 2006;5(6):293–299.

[41] Matsuda DK, Ribas M, Mastuda NA, Domb BG. Multicenter outcomes of endoscopic pubic symphysectomy for osteitis pubis associated with femoroacetabular impingement[J]. Arthroscopy, 2015;31(7): 1255–1260.

[42] Mehin R, Meek R, O'Brien P, Blachut P. Surgery for

osteitis pubis[J]. Can J Surg, 2006;49(3):170–176.

[43] Meyers WC, Foley DP, Garret WE, Lohnes JH, Mandlebaum BR. Management of severe lower abdominal or inguinal pain in high-performance athletes[J]. Am J Sports Med, 2000;28(1):2–8.

[44] Meyers WC, McKechnie A, Philippon MJ, Horner MA, Zoga AC, Devon O. Experience with "sports hernia" spanning two decades[J]. Ann Surg, 2008;248(4):656–665.

[45] Paajanen H, Hermunen H, Karonen J. Pubic magnetic resonance imaging fi ndings in surgically and conservatively treated athletes with osteitis pubis compared to asymptomatic athletes during heavy training[J]. Am J Sports Med, 2008;36(1):117–121.

[46] Pan HL, Kawanabe K, Akiyama H, Goto K, Onishi E, Nakamura T. Operative treatment of hip impingement caused by hypertrophy of the anterior inferior iliac spine[J]. J Bone Joint Surg Br, 2008;90-B(5): 677–679.

[47] Pizzari T, Coburn PT, Crow JF. Prevention and management of osteitis pubis in the Australian Football League: a qualitative analysis[J]. Phys Ther Sport, 2008;9(3):117–125.

[48] Radic R, Annear P. Use of pubic symphysis curettage for treatment-resistant osteitis pubis in athletes[J]. Am J Sports Med, 2008;36(1):122–128.

[49] Sansone M, Ahlden M, Jonasson P, Thomee R, Falk A, Sward L, Karlsson J. Can hip impingement be mistaken for tendon pain in the groin? A long-term follow-up of tenotomy for groin pain in athletes[J]. Knee Surg Sports Traumatol Arthrosc, 2014;22(4): 786–792.

[50] Sardana V, Philippon MJ, de Sa D, Bedi A, Ye L, Simunovic N, Ayeni OR. Revision hip arthroscopy indications and outcomes: a systematic review[J]. Arthroscopy, 2015. doi: 10.1016/j.arthro.2015.03.039 .

[51] Sheen AJ, Paajanen H. The next step towards rational treatment for 'The sportsman's groin'[J]. Br J Sports Med, 2015;49(12):764–765.

[52] Silvis MI, Mosher TJ, Smetana BS, Chinchilli VM, Flemming DJ, Walker EA, Black KP. High prevalence of pelvic and hip magnetic resonance imaging fi ndings in asymptomatic collegiate and professional hockey playersv[J]. Am J Sports Med, 2011;39(4):715–721.

[53] Swan KG, Wolcott M. The athletic hernia: a systematic review[J]. Clin Orthop Relat Res, 2007;455: 78–87.

[54] Verrall GM, Slavotinek JP, Fon GT. Incidence of pubic bone marrow edema in Australian rules football players: relation to groin pain[J]. Br J Sports Med, 2011;35(1):28–33.

[55] Voos JE, Mauro CS, Kelly BT. Femoroacetabular impingement in the athlete: compensatory injury patterns[J]. Oper Tech Orthop, 2010;20(4):231–236.

[56] Winston P, Awan R, Cassidy JD, Bleakney RK. Clinical examination and ultrasound of self- reported snapping hip syndrome in elite ballet dancers[J]. Am J Sports Med, 2007;35(1):118–126.

[57] Zoga AC, Kavanagh EC, Omar IM, Morrison WB, Koulouris G, Lopez H, Chaabra A, Domesek J, Meyers WC. Athletic pubalgia and the "sports hernia": MR imaging fi ndings[J]. Radiology, 2008;247(3):797–807.

第16章　髋臼撞击术后康复的证据：术后康复指南及支持证据

Darryl Yardley

16.1　概述

全球对髋关节镜病例和相关科学文献的兴趣不断发展[1-4]。随着对髋关节生物力学研究的不断深入，髋关节镜下纠正股骨髋臼撞击（FAI）、修复和（或）保留盂唇的技术得到了发展。对于FAI的诊断和手术治疗的相关文献非常多，但有关术后康复和预后的文献却更新缓慢。因此，本章的目的是确定关节镜治疗FAI后的康复框架。目前，文献中有临床结果数据支持的康复方案很少[4]。应用验证和患者自我评价临床疗效（PRO）的方法将会是指导髋关节镜术后管理的一个关键组成部分。

16.2　术后康复框架

根据现有临床证据严格评估制订的术后康复框架，用以指导临床实践。目前的证据支持术后限制负重以及限制活动，术后各阶段的具体干预措施是可变的，然而，至今尚未见到任何对照试验的论文发表[5]。了解髋臼与股骨、盂唇及邻近软组织（即韧带和肌肉）骨结构之间的复杂关系，对于优化术后康复具有重要意义。病例报告和病例对照设计研究（Ⅳ级证据[6]）可以明确平衡组织的愈合特性与运动之间的需求，包括恢复髋关节运动，稳定腰骨盆-髋关节复合体，重建肌肉协调和平衡在下肢和下肢运动链。然而，现有的报告本质上是描述性的，因此无法确定某一方案的优越性。临床医生需要更多的"一般指南"和（或）骨科医生的建议，以提高术后的临床疗效。

现有的研究利用4阶段或5阶段康复计划来描述成功的术后疗效[4, 5, 7-9, 23, 34]。为了弥合临床实践共识和证据之间的差距，本章将概述基于以下5个阶段的髋关节镜康复框架：

组织愈合需要建立在组织特性和特殊术后康复时间的完整性上[9, 34]。

了解患者术前的健康状况和活动水平，以及术后的生理需求和参与程度。

当前最佳证据：病例报告、病例对照设计研究、临床医生的专家意见，以及Ⅳ级、Ⅴ级证据[6]。所有这些分别能确定临床干预措施，以解决与术后康复相关的身体功能和结构损伤、活动限制和参与限制问题。

16.3　康复训练

康复训练通常是指通过提高患者的功能，使其能够承受疼痛和炎症、功能限制和髋关节镜手术带来的关节活动限制。如果患者在手术前保持较高的功能水平，他们可以通过术后的康复过程更快地恢复[95]。为优化术后康复时间节点，达到最大的康复和功能锻炼的效果，管理疼痛和识别任何可能导致髋关节病变的诱发因素非常重要。

Griffen等[12]阐述了对髋关节镜手术患者术前管理的价值和重要性。建立术前功能基线和进行PRO评估可以帮助预测患者术后疗效。重点在于患者的健康教育和疼痛管理。围手术期疼痛的管理是髋关节镜检查手术成功的关键。有许多疼痛控制方案，一些常见的策略包括：

对患者进行宣教，对于会加重髋关节疼痛的因素和体位（例如：坐得太低，椅子太软）应尽量避免，因为会造成髋关节的撞击和导致关节内外的疼痛。

利用体表温度物理疗法（即冷冻疗法、热疗）和电刺激物理疗法［即电刺激-经皮神经电刺激（TENS）］有助于减轻疼痛。关于电刺激物理疗法的禁忌证和预防措施，详见Houghton、Nussbaum和Hoens撰写的《加拿大物理治疗特刊》，书中提供了这些电刺激物理疗法（EPA）的使用适应证和应用的细节。

改善步态力学可以通过使用或不使用辅助装置来减少可能导致的肌肉无力和其他病变（即腱病、滑囊炎）。使用辅助器械进行步态训练，如果使用得当，可以减少大部分髋关节的受力，从而减少关节内疼痛和炎症。

关节镜手术、术后护理和手术效果期望以及预后相关的患者教育都是外科护理的重要因素。了解可预见的术后活动限制和常见并发症对于促进术后依从性是必要的，了解辅助装置的潜在好处也有助于术后恢复。与职业治疗师（OT）合作，确保患者家中和（或）工作场所的设备（即可提升的马桶座、扶手、淋浴椅、座椅垫、穿袜辅助设备）可用且在合适的位置，能够帮助保护组织愈合和减少术后活动范围的限制。

随着疼痛科学研究的不断发展，对接受关节镜手术的患者进行适当的教育干预被公认为非常需要。鉴于诊断FAI的平均时间已被证明长达3.1年[96]，预期中枢疼痛处理和中枢脱敏化是合理的。此外，心理和行为因素，如抑郁、逃避恐惧心理和疼痛灾难化，往往需要干预。患者对预期疼痛的熟悉程度及术后控制疼痛和炎症的最佳策略，有可能减少这些症状产生的焦虑和威胁。减轻疼痛的威胁可能会使受损的组织在几周或几个月内恢复到最好的程度，而不会延长时间或转为慢性。因此，从现代科学的角度评价疼痛和从神经科治疗学方法进行患者教育可能取得较好的康复效果[98]。另一个可能引起恐惧的术后症状是神经功能障碍或神经麻痹。Dippmann（2014）表明，46%的患者在髋关节镜检查后6周内出现神经功能障碍的症状[99]。对于患者来说，了解神经损伤可能是由于外部压迫（与手术台设置和会阴柱有关）引起神经缺血和（或）关节镜手术过程中的牵引时间太长有关。患者需要意识到这通常是一个暂时的问题；一旦神经传导恢复，可在3个月内自行修复[3, 17]。在Dippmann（2014）的研究中，18%的患者在术后1年出现神经功能障碍，有一小部分记录在案的病例没有完全恢复。最常受影响的神经是阴部和坐骨神经。阴部神经痛是髋关节镜检查后最常见的并发症之一。尽管患者有会阴感觉减退和感觉障碍，但阴部神经痛的诊断往往被忽视。Pailhé（2013）证明，阴部神经痛的发病率为

2%，这在以前的文献中被低估了。

为了提高患者术前的代偿功能，建议临床医生评估运动模式，以减少导致关节疼痛的代偿性策略[18]。必须谨慎地处理各种干预措施，以解决腰-骨盆-髋部区域运动控制策略的改变、髋-肌肉无力和抑制、下运动链不平衡和姿势失调等问题[11]。在规定的术后负重限制范围内，使用辅助装置（即拐杖）进行正确的步态力学术前教学可有助于消除持续性的疼痛。此外，适当的教学和正确执行术后锻炼有助于提高神经肌肉的功效，以诱导肌肉活动方式的代偿性改变，并便于早期功能稳定[19]。重要的是，患者要知道及时开始术后康复，以最大限度地达到康复。

康复训练最有益的组成部分之一是形成患者之间的网络支持。除了家人和朋友之外，建立一个康复小组至关重要。特别是对治疗联盟的研究承认了临床医生和患者之间积极的人际关系的重要性，并认识到这是以患者为中心的护理的重要组成部分[13, 14]。与患者建立信任和情感纽带是治疗联盟的关键维度，这将影响治疗进展[15]。最近的证据支持生物心理社会因素，可能占临床结果的60%[14]。这项研究的结果表明，患者和临床医生之间的联盟与个体在物理康复环境中的临床结果正相关，包括治疗依从性和治疗满意度[14]。未能认识到治疗联盟的重要性以及理解患者目标的需要会影响临床结果。

16.4 第一阶段：最大限度保护（1~3周）

第一阶段概述：主要的康复目标是：①减少术后疼痛和炎症。②将应力限制在股骨颈和盂唇（修复/重建）。③保护软组织的完整性，特别是关节囊。次要重点是采用辅助装置开始恢复单平面运动范围（ROM）和步态正常化。

对文献进行系统回顾，髋关节镜手术的总体并发症为4%。主要并发症如脱位、骨折、感染和缺血性坏死，但这些发生率很低[24]。然而，髋关节镜手术需要临床医生考虑前方关节囊的切除、骨软骨成形术以去除骨赘以及盂唇撕裂的位置（如果存在并修复/重建）。适当的盂唇修复/重建可以恢复髋关节力学的多个方面，包括调节滑液流动、保持吸引密封和关节稳定性、本体感觉和力传递到关节

软骨[8, 26-29]。髋关节密封，除了调节关节内液体加压外，还有助于髋关节的稳定性。有证据表明，盂唇修复和重建改善了髋关节微小位移时的分散稳定性，并减少了髋关节内的微小不稳定性。此外，髋关节囊在较大位移力下提供分散稳定性，从而促进了这种作用[97]。作为一名临床医生，了解FAI手术过程中关节囊和（或）盂唇部的改变是非常必要的，必须知道应该采取哪些干预措施，避免过早进入康复训练使其恢复稳定性和功能。这一阶段还需要对患者进行重要的教育，以支持术后在负重、ROM和肌肉活动方面的限制，从而避免许多可能遇到的陷阱。

负重限制对于减少骨折的风险[3, 25]和优化盂唇修复/重建（如果适用的话）的愈合至关重要[20]。股骨颈接合部的骨软骨成形术（骨切除）一般用于CAM撞击和（或）髋臼边缘的钳夹。FAI需要保护，以防止股骨颈骨折或应力性骨折。通常，盂唇修复伴随FAI手术，也需要负载保护[4]。最常见的盂唇撕裂发生在前上区，承受最大的载荷和最大的剪切力[8]。如果没有适当的负荷限制，炎症会持续存在并延迟组织愈合，这可能会对后期的康复过程产生负面影响。大多数患者术后使用臂下拐杖进行负重保护[4, 5, 7-9, 21-23, 34]。负重保护的百分率在文献记录中是不一样的。负重状态往往取决于外科医生的指令，如果在手术时出现了与手术范围和相关组织（如骨、软骨、盂唇）的愈合时间有关的额外因素，患者和临床医生需要遵守建议的负重指南，并与外科医生合作，逐步取得进展。通常情况下，患者将被指示在第一阶段[9, 22, 34]中将10kg的负荷施加到外科手术的肢体上。此外，在整个步态再训练中，重要的是患者开始对手术侧肢体进行足部接触。避免足趾接触负重，可以通过减少持续的髋关节屈曲来减少髂腰肌的刺激[8]。临床医生必须确保在适当的辅助设备的水平表面进行步态训练，或者利用楼梯训练患者的步态。

许多外科医生在髋关节镜检查中使用了关节囊切开术来提高可视性和器械的可操作性，因此在术后早期康复过程中应保护其完整性。通过可能引起疼痛的关节活动度和（或）末端范围拉伸患者可导致关节囊松弛和关节过度活动[5]。局灶性松弛最常见的表现为髋关节外旋和（或）伸展的重复运动引起的前关节囊松弛，可能导致髂股韧带功能不全[30]。

因此，实施关节活动度（ROM）的限制，可促进关节囊适当愈合。此外，坚持这些ROM限制，降低应力（即压缩和剪切）到盂唇，可以减少盂唇修复和（或）重建失败的可能性[31, 101]。髋关节ROM在3个运动平面上都有以下限制：在0°~10°范围内扩展，10°以下外旋[4]，25°以下外展[31]，屈曲小于90°。临床医生必须避免这一阶段的联合运动，特别是可能引起脱位风险的伸展-外展-外旋。关于屈曲，Sink等（2010）证明，前上软骨损伤与FAI的面积一致时，髋关节定位到屈曲和内旋[32]，因此，这是在这个阶段避免髋关节联合运动的另一个原因。维持这些ROM限制将有助于重建被动结构[33]，并避免在随后的康复过程中的过度移动/不稳定。Panjabi（1992）通过3个子系统提出了脊柱稳定系统的概念基础：①被动的。②主动的。③神经的。被动子系统可以外推到髋关节的骨骼、关节囊和韧带。恢复被动稳定是很重要的，因为有文件记载的病例，髋臼边缘过度切除的钳夹型FAI，也可能使髋关节结构不稳定[25]。

其他可能影响康复方案保护阶段的因素包括：是否进行了关节囊修复、微骨折手术、腰肌腱松解术或将生物溶液[3]注入关节。一些外科医生提倡使用刚性的术后髋关节支架，并结合拐杖进行行走。在规定的情况下，它通常用于额外的组织修复的保护和维持ROM限制[23]。外科医生和康复团队的沟通对于确保每个病例应用适当的关节保护措施变得极其重要[4]。初级临床医生和外科医生之间语言交流障碍或非口头交流是导致术后缺陷和可能不太理想的临床结果的主要原因。

推荐的干预措施

16.4.1.1　操作治疗学

临床医生在患者的疼痛耐受范围内，可以在术后立即开始一系列被动ROM。这些生理动作绝不能超过上述范围限制。由于ROM的限制，在外旋前恢复内旋[22]可以减少关节内粘连的发生率[32]。此外，在康复过程的早期阶段，对髋关节使用轻柔的旋转活动[7, 23, 34]ROM，有证据支持会带来良好的结果[7, 8, 23, 34, 35]。这两种策略，尤其是旋转活动[37]，对于减少术后粘连（纤维化）是不可或缺的。粘连如果形成，可以导致持续的关节疼痛和功能障碍，这对恢复具有负面影响，并可能是翻修手术的相关原因[36, 37]。

16.4.1.2 治疗性锻炼

早期限制性活动可以从使用固定自行车开始。通过关节的平缓运动可以促进关节润滑[38]。患者应限于一个直立的框架，具有可调节的座椅，防止臀部屈曲超过90°。如果髋部屈肌有任何压力（酸痛），可将踏板调整为摆动运动，并确保对侧用来辅助运动[34]。在此阶段应为无抵抗运动，患者可持续20min，每天最多2次[34, 39]。患者在其疼痛耐受范围内，可开始一系列主动的辅助运动。无论是在运动中还是在日常活动中，不要将运动范围推到不适的程度。一些病例研究和外科康复程序建议术后立即使用持续被动运动（CPMTM）单元，以促进髋关节屈曲的逐渐恢复和限制关节内粘连。它的使用没有严格的指南，通常建议的时间倾向于每天4~8h，最长至手术后6周。在髋关节运动的小弧度内进行髋摆运动可能是一种合适的可忍受的对髋关节外旋有好处的居家运动。为了防止屈曲挛缩，恢复髋关节伸展活动，鼓励患者每天至少俯卧2h[23, 31]。可以通过增加膝关节屈曲（脚跟到臀部）使股直肌缓慢伸长的活动；随后，可以在床边采用改良的托马斯姿势。

患者必须参加康复锻炼以重建中立腰椎的体位意识。这个意识一旦确立，再次训练腰椎骨盆的控制运动在第一阶段中是很重要的。腰椎骨盆稳定结构是指由盆底肌肉、腹肌、多纤维组织和膈肌组成的内部单位。在腰痛治疗中，为改善背部和腹部肌肉的控制和激活，低负荷、高重复训练腹部和躯干肌肉（稳定剂）的方法使用得越来越普遍[49]。临床医生必须考虑由于持续牵引过程或手术装置外部压迫引起的腰椎–骨盆–髋关节复合体中间的神经血管–肌肉结构刺激所致的神经失调的程度[3]。神经失调会导致运动单位减少[45]。当考虑由于神经系统（特别是大脑）和靶向肌肉之间的连接发生改变而需要加强锻炼时，必须考虑功能障碍的影响[45]。尽管一些案例研究在这一阶段开始了股四头肌和臀肌的等长练习，但强化运动通常被推迟，直到神经失调消失[4, 34]。

16.4.1.3 理疗

髋关节镜手术中疼痛和炎症的管理是很重要

的。解决这两种情况最常用的干预措施是冷冻疗法。随着研究的不断深入，已有充分的证据表明在炎症和疼痛的部位应用冷冻疗法[41]有益。另一个（首选）选项是冷压力的组合，如Cryo/Cuff或Game Ready™[42]。这种类型的装置同时提供冷和压力，并已证明是安全和有效的[43, 44]。无论何时临床医生将EPAs纳入治疗计划，都必须通过临床判断来确定如何运用"滴定剂量"以确保组织的治疗深度，并明确任何禁忌证和预防措施[16]，以确保患者安全。

16.4.1.4 患者教育

患者的整体健康行为和康复可以通过临床医生向患者及其支持关系网（即家庭成员）传递信息的过程得到显著改善。理解关节镜手术流程以及遵从术后限制活动对于避免康复中存在的缺陷是至关重要的。必须理解这些限制，如避免长时间坐在低软的椅子上，不旋转或主动抬起患侧手术肢体，避免仰卧起坐、双腿交叉以及行走锻炼。同样，保持适当的床上活动、安全的体位和切口的清洁可以极大地影响术后恢复水平[34]。患者必须注意，康复计划不应再现疼痛和加重他们的症状。重要的是，临床医生应强调在日常生活活动（ADLS）和规定的锻炼中不刺激髋关节屈肌（即腰大肌和股直肌）的重要性，以减少发生肌腱病变的风险[30]。

16.5 第二阶段：运动和神经肌肉再训练（3~6周）

第二阶段综述：主要康复目标为：①恢复单平面关节活动度。②恢复腰–骨盆核心稳定性。③恢复神经肌肉控制。④用辅助装置使步态恢复正常。临床医生应继续关注：①限制对股骨颈的压力。②减少术后疼痛和炎症。③保护软组织的完整性，尤其是关节囊和盂唇（修复后）。

第二阶段的重点是恢复髋关节的活动能力，同时需要适度关注对它的保护，因为大多数髋关节康复限制要求贯穿了整个阶段。康复过程中的每一阶段都建立在之前阶段的基础上，所以临床医生必须了解与关节囊切开术和盂唇修复相关的关节康复活动限制。目标是在这一阶段结束时逐步恢复全部关节活动度的80%[34]。过慢活动可能会导致关节活动受限和关节内粘连，使非必要的载荷和剪切力作用在关节间，导致延迟恢复。相反，让患者接受痛苦的关节活动和（或）剧烈的髋关节囊末端伸展（特别是前面）可能会导致过大的活动度或带来轻微的不稳定[5]。同时，需要通过单独的肌肉激活来减少肌肉抑制的需求，这是为了恢复正确的神经肌肉控制的一个基本要素[23]。用适当的辅助装置实现步态的正常化同时尊重愈合过程，是在这一阶段恢复运动模式和负荷转移的关键。因此，患者依从关节康复限制规定和活动调整在整个阶段仍然很重要。

根据髋关节镜检查，仅仅恢复机械约束并不足以使髋关节功能恢复。

通过同时刺激负责静态和动态关节稳定的传入信号和中枢机制，神经肌肉训练可增强无意识运动反应[46]。神经肌肉反应时间的延迟会导致关节动态不稳定，并反复出现关节恶化和可能的半脱位情况。有关髋关节位置和运动的信息来自位于关节组织及其周围的机械感受器。对机械感受器的破坏会对正常的神经肌肉系统产生抑制作用。FAI手术后神经肌肉再训练的目的是提高中央神经系统（CNS）产生，重新学习最佳肌肉放电模式的能力，减少运动协调障碍，并使肌肉准备就绪来调节增强运动控制和动态关节稳定性[46, 47, 50, 55]。另一个目标是在静态和动态情况下获得负载段的平衡，并在类似于日常生活情境和更剧烈活动的情况下获得姿势控制能力[19]。相比重视提高运动输出的力量训练，把重心放在神经肌肉训练在这一阶段是很重要的。神经肌肉训练的主要目的是提高运动的质量和效率[19]。再次培训运动在一段时间内进行有意义的重复对促成持久的改变是很必要的[48]。因此，神经肌肉控制将为第三阶段的力量训练系统做好准备。在恢复运动和神经肌肉控制之前强调力量往往会导致引发软组织炎症的代偿运动模式（也就是肌腱病、滑囊炎）。

推荐的干预措施

16.5.1.1 手法治疗

被动的生理活动范围的活动不能诱发疼痛，或达到超过规定限制的程度。髋关节活动度继续在3个运动平面进行，变更的限制为：伸展到15°，外部旋转低于20°[4]和在第二阶段结束前不进行联合后伸-外展-外旋运动。髋关节屈曲可增加到120°（由外科医生决定），内部旋转可在整个矢状面完

全恢复。

临床医生可以从多种技术中选择一种来恢复髋关节的活动能力：被动生理活动度、关节活动度、伴随运动的活动（MWM）和肌肉能量技术（METs）。被动技术需要保持在R2范围内（有轻微的阻力）[53, 60]，无疼痛，并隔离到髋关节以避免对腰椎和骶髂关节的过度压力。必须要注意如果没有明确的临床发现（即早期的关节囊末梢感觉）和推论，关节囊的运动可能会损害患者的康复[34]。建立在被动ROM基础上比较提倡的手法治疗是MWM和METs。通过生物力学和神经生理效应，MWM可以达到髋关节的中心化/集中，以改善和维持髋关节的无疼痛运动。关节集中可以使神经系统恢复髋关节周围的肌肉张力，优化运动效率，减少软组织撞击的可能性。使用METs后髋关节活动度的提高可归因于本体感受性神经肌肉易化（PNF）运动的性质，PNF主要是为了最大限度地改善运动能力而设计的。这些技术利用神经肌肉系统的抑制反射来改善肌肉松弛和取得更大的伸展度[51]。不管选择何种手法技术，常见的缺陷都是在愈合（软）组织采用了不适当的剂量和侵略性治疗。

肌筋膜（也称软组织）运动通常被整合到这个阶段来管理和改变术后肌肉张力的增加。主要目标是内收肌群、阔筋膜张肌和股直肌。临床上，似乎当其他骨盆和髋关节稳定机制由于疼痛和（或）神经肌肉功能障碍而受到抑制时，内收肌往往是第一个进行补偿的肌肉群。研究表明，内收肌可以作为髋关节屈肌，而大收肌视作髋关节伸肌力量[52]。髋关节镜检查后，腰肌经常受到抑制。临床上，阔筋膜张肌和股直肌是髋关节浅表屈肌。它们经常由于腰大肌功能不全而倾向于收缩，并在术后整个康复过程中被过度使用和刺激[34]。这些肌肉除了臀中肌和臀小肌外，梨状肌、腰方肌和椎旁肌都受益于肌筋膜的运动，这可以减少整个康复过程中的肌张力。门静脉部位的瘢痕组织需要得到特别注意，因为它会影响完全恢复髋关节的活动能力。肌筋膜运动被证实可以帮助患者的术后康复，肌筋膜运动的程度可以得益于同时进行的专业护理模式治疗（即注册按摩治疗师）。

只有有限的证据可以具体地观察臀部的节律稳定。然而，有强有力的证据支持节律稳定对肩部和

下背痛的好处[50, 51, 54]。在这一康复阶段实施恢复神经肌肉控制的具体干预措施的一个辅助手段，是髋部深层内、外旋肌群的节律稳定与次极大值等长肌收缩能力[54, 61]。另外，PNF还具有节律稳定和慢反转保持的功能，可以重建髋关节本体感觉和动态稳定。其主要目的是通过中枢神经系统接收周围感觉的过程进入适当的运动反应[50]。这些训练是为了促进适当的激动剂/拮抗剂进行肌肉联合收缩。有效的协同激活有助于恢复髋关节周围的肌肉平衡，从而增强关节的一致性和关节压配[54]。研究表明，集中节律稳定训练后关节活动度、动静态肌肉耐力显著提高[51]。在开放链位置进行有节律的稳定训练可以促进髋关节周围肌肉的协同收缩，为动态神经肌肉的稳定提供基础。最初，这些训练应该集中在髋关节的所有3个解剖层面上，只要康复训练是无痛的。在这阶段结束之前仍然要避免矢状面运动（由于髋关节屈肌刺激）[30]。

16.5.1.2 治疗性锻炼

建议继续使用固定式自行车，以方便滑液润滑和营养[38]。患者仍然被限制在一个有可调节座位的直立框架上，防止髋部弯曲超过90°。只要髋关节屈肌没有受到任何压力，在这阶段结束时有可能进展到温和的阻力训练。持续时间一般是30min，每天最多2次[34, 39]。对于那些预先运用CPM并继续使用CPM到第二阶段的患者，随着骑自行车时间的增加，他们日常的其他锻炼使用量通常会减少。

患者将进行一系列的主动辅助运动，进行伸展/自我运动，以恢复髋关节的ROM。需要注意这些伸展需要在规定的限制内处理关节囊和软组织末端–感觉[47]。重点放在髋关节屈肌和内收肌伸展，以避免肌神经炎和关节内粘连[8]。要小心伸展不要到达疼痛点，并且也不要特别针对髋关节来进行。在这一阶段，可进行一种ROM训练策略，就是骨盆在股骨上的旋转运动（骨盆分离），这需要同时进行所有3个层面的股骨在骨盆内旋转的运动[31]。一般的练习是以仰卧、俯卧、半跪和四足的姿势来实现ROM的目标。实施泡沫滚筒方法，可以提高组织的伸长性和减少肌肉张力，这往往是在这一阶段的后期引入，以增强ROM练习。也有V级的证据表明，泡沫滚筒可以增加肌肉的激活，这可能会对正常的运动模式和髋关节周围的运动控制产生积极的影响[56]。

规定的神经肌肉重复训练练习将强调每个动作的效率和质量[19]。需要强调的是中枢神经系统有能力适当地利用正确的肌肉来产生和减少力量以及在所有3个运动平面上动态地稳定身体的结构。在髋关节（单平面）和手术肢体所有关节的运动系统中引入主动ROM练习，是根据正确的运动模式和可接受的肌肉协调进行的[47]。这些练习可能开始是消除重力的，并逐渐发展成对抗重力，只要它们不加重症状。同样地，由于刺激阈值低[30, 34]，在这个阶段后期之前髋关节屈曲需要避免[30, 34]。在一小部分患者中，在盆腔束带疼痛加重的情况下，可能需要避免长达6周的主动外旋，以避免闭孔内肌的张力和痉挛[57]。此外，基于生物力学和神经肌肉原理的神经肌肉控制优化，旨在提高感觉运动控制和实现补偿功能稳定性。利用感觉运动练习平衡和前感觉驱动肌肉激活模式，可以在这一阶段启动，但是要继续维持承重练习的限制。通过辅助装置（如侧、前、后、对角线模式）转移到外科手术肢体上的负荷转移是步态正常化的关键一步。

随着神经肌肉训练的引入，临床医生必须监测运动模式的动觉输入和质量，而不是简单地计算套入和重复次数[50]。临床医生在每次治疗时经常会觉得必须给患者"新"的锻炼。让患者进行他没有能力执行的锻炼是没有好处的，这一点非常重要。观察锻炼或运动的质量是很重要的。特定肌肉的固有感觉缺陷、疲劳和（或）无力，可能导致补偿性和错误的运动模式。错误的模式被整合到无意识的运动程序中，会使术前的功能障碍永久化。更具体地说，臀肌错误的放电模式降低了它们在髋关节的稳定能力，并有可能在髋关节延伸时过度地前移和利用股骨头。如果不及早纠正这些模式，那么沿着较低的运动链[63]的任何关节和炎症结构都容易受到伤害或刺激（如肌腱病、滑囊炎、微不稳定）。因此，临床推理和判断必须应用于开始任何加强动态和负荷活动前的放电模式再教育。

同时继续强调腰椎骨盆稳定在增加神经肌肉训练上的重要性。一旦完成了内部单元的顺序和时间安排，就可以开始加强核心的累加练习。此外，采用累进加载练习（即四足体位，桥接）来挑战旋转稳定性（横向运动平面）是被认可的[4, 34]。对腰椎骨盆进行全面评估是必要的，并且需要在整个第三阶段持续进行监控，因为康复需要集中在髋关节上的27块肌肉周围[64]。髋关节和下肢的主要运动器和稳定器需要一个稳定的核心才能最佳地发挥作用[59]。有趣的是，不充分的稳定性和错误的运动模式导致了髋关节屈肌功能障碍和持续的肌腱病变。如果患者在第二阶段结束时继续表现出临床症状和功能不正常的核心症状，那么与盆腔健康治疗师（PT）的合作可以有效地为患者做好第三阶段成功的准备。骨盆健康治疗师对接受训练的骨盆健康患者进行阴道内和直肠内数字评估，以确定不同骨盆底肌肉的相对强度和张力。核心功能不全的患者可以通过数字内部检查或生物反馈，从正确的Kegel练习中获益[77]。这种评估和治疗方式使得有可能指定具体的干预措施和规程来解决个别肌肉失衡问题。

步态正常化是这一阶段的一个重点。患者和临床医生需要遵守建议的负重指南，通常在术后4周将负荷增加到50%。重要的是，临床医生要确保步态训练，应当使用适当的辅助装置在水平的表面上进行，在足部接触时要有正确的力学、重量传递（负荷转移）、功能伸展和一个渐进的摆动阶段。不当使用辅助设备和扩大负重状态会增加患者发生并发症（如肌腱炎、骨折、修复失败/重建失败）的风险。一旦切口愈合，可采取水疗训练，水疗用于反复训练步态和承重非常有效[31, 34]。此外，无重力踏车（AlterG™）可以在术后大约4周内引入，通过控制负荷，恢复步态力学，从而保留一定的承重限制。有V级证据表明，AlterG是一种有效的方式，可以实现在水平地面上更早的步态功能恢复，并可能补充心脏训练[58]。骨科医生倾向于在术后6周内解除负重限制，并对患者进行可以忍受范围内的负重训练。因此，在这一阶段结束时，对正常步态的要求是，没有显著的Trendelenburg或改良Trendelenburg征，从站立中期到脚趾离地的全髋关节伸展运动，肢体通过摆动期的正常推进，使得腰椎骨盆复合体不会在横向平面上旋转，以促进下肢前行[34]。

16.5.1.3 理疗

理疗中重要的是继续应用低温疗法或Cryo/Cuff冰疗仪治疗关节镜手术导致的疼痛和炎症。在这个阶段，一些临床医生建议使用电刺激（e-stim）来缓解疼痛（TENS）和（或）肌肉重复训练

（NMES）。随着电刺激的纳入，临床医生必须再次在临床决策中运用他们的技巧来确定如何"滴定剂量"，应用电流以获得最大的治疗效益，并为患者的安全清除任何禁忌证和采取预防措施[16]。

16.5.1.4 患者教育

应继续在关节镜手术、术后护理和活动限制、愈合期望、运动调整和体位[34]方面教育患者。对术后活动限制的理解和遵守是促进康复过程和避免常见并发症的关键，特别是当患者经常感到超前于恢复过程和第二阶段组织愈合相悖的时候。需要提醒患者的是，他们的康复计划不应产生疼痛和加重他们的症状。早期过度活动和康复强度的快速提高会延迟康复过程。

16.6 第三阶段：进一步加强肌肉平衡力和力量（6~12周）

第三阶段概述：主要的康复目标是：①恢复全髋关节ROM。②通过神经肌肉控制和肌肉强化恢复肌肉平衡。③优化本体感觉。④在低要求的锻炼中表现出动态的腰盆稳定性。⑤在没有辅助装置的情况下使步态正常化。临床医生应继续监测：①疼痛和炎症。②软组织的完整性，特别是髋关节屈肌、关节囊和盂唇（如果被修复/重建）。③患者遵守活动调整指南。

这一阶段的基础是对手术程序的最低限度的保护。大多数情况下，第三阶段刚开始，患者在与外科医生预约复查后，就已经解除了他们的活动限制。支持ROM完全恢复的证据包括髋关节联合运动，适当解除辅助装置以恢复正常负荷力和正常步态。因此，这个阶段监测患者在ADLs期间的疼痛评分是很重要的。在这个阶段完成后患者应恢复ADLs的功能和独立性，并且不会感到不适[34]。

髋关节镜检查后，恢复肌肉平衡需要3种因素：①足够的肌肉长度-张力关系。②潜意识神经运动途径进行适当的肌肉动员。③最佳的肌力和耐力。在低要求的负重活动中，腰椎骨盆带的足够稳定性和运动控制对于恢复手术肢体负荷和恢复步态周期在这阶段早期是非常重要的。此外，临床专家建议，在这一阶段结束前，所有髋部肌群的徒手肌力试验（Manual Muscle Test，MMT）的评分应大于或等于4/5。通过临床推理确定的躯干、髋部和下肢的力量

损伤应在此阶段开始治疗。建议对个别肌肉和/或肌肉群进行强化处理，以解决任何不对称的肌肉无力问题。力量和耐力训练应该建立在从第二阶段开始的臀深部肌力和髋关节旋转的激活改善的基础上。然而，临床医生必须确保患者能够在足够的运动弧度内积极地执行正确的运动模式，并在增加抗阻训练之前，展示正确的启动模式和时效。骨软骨成形术后，患者可能有生理内/外弧的增加（特别是在屈曲）以及外展范围的增加。临床上，这些运动范围的增加似乎取决于患者的年龄。因此，髋部深层肌群的激活和强度提高以控制更人的ROM是很重要的。

推荐的干预措施

16.6.1.1 操作治疗学

在第二阶段，临床医生可以从多种技术中选择恢复髋关节的活动能力：被动生理ROM、关节活动、MWM和METs。尽管这一阶段的目标是恢复完整的组合（三平面）ROM，被动技术仍必须在R2[60]内，保持无疼痛，并与髋关节隔离，以避免髋关节上方和下方的过度劳累。关节集中的原则仍然是提倡的，这可以优化关节配合，并在关节周围建立正常化的肌肉张力以避免任何软组织撞击。这一阶段使用渐进的肌筋膜强化技术来处理肌筋膜系统的高张力和（或）缩短，以及神经系统中的不良张力。需要特别注意处理限制三平面运动的肌肉群和筋膜平面，以及适当的作用力度，以恢复充分的髋关节活动。在运动的末端范围解决肌筋膜的限制是很重要的。康复环境中常见的干预措施包括临床医生应用的手工技术（即ART、软组织释放）和（或）器械辅助组织释放技术。此外，在这一阶段，与其他康复提供者（即注册按摩治疗师、脊柱推拿治疗者）的专业间合作对于解决肌筋膜限制仍然很重要。有趣的是，在任何残留的关节囊紧缩之前解决肌筋膜的限制将有助于恢复。还需再重复一遍的是，如果没有明确的临床结果，过早活动关节囊可能会损害患者的康复[34]。

16.6.1.2 治疗性锻炼

患者经常继续使用固定的自行车，并在能力范围内提高阻力和持续时间，但需要继续监测臀部屈肌的过度情况。患者的情况会恶化，原因是术前活

动调整、关节镜手术以及手术限制和疼痛导致的活动水平下降。心脏呼吸/有氧调节是促进最佳健康和健康所必需的[47]。其他在有氧条件下并对术后髋关节压力小的活动包括游泳、AlterG和椭圆机训练。跑步机训练建议保留，因为步态力学（例如步长）的变化通常与取消辅助装置有关。跑步机行走的过早整合会加重髋关节肌肉的负荷，并导致关节表面力的分布不均匀。关节软骨退变和（或）盂唇修复/重建失败时，关节软骨表面和盂唇上力分布不均可能导致关节软骨退变和/或失败[8, 31]。

患者将继续进行他们一系列的伸展/自我运动练习，以解决髋关节的三平面运动，但必须避免造成（软组织）撞击和疼痛。末端伸展/自我移动对髋关节在屈曲和伸展方面都很重要。继续进行骨盆在股骨上的旋转运动和股骨在骨盆内的旋转运动，进行ROM训练对于处理关节内/关节囊粘连和肌筋膜粘连非常重要[31]。然而，在这一阶段，临床医生必须通过被动ROM和相应的末端感觉（软组织与关节囊）[47]和长度–张力关系进行推断以确定适当的活动能力。当分析肌肉的长度–张力关系时，真正缩短的效果需要直接拉伸，而高渗状态则需要通过力量和耐力的再训练来调节肌肉平衡。在这个阶段，常见的是在臀部屈肌、内收肌、臀肌、直立棘和腹肌之间出现骨盆周围的肌肉不平衡[31]。系统的泡沫滚筒（运动前）方案或其他肌筋膜松解措施可以提高伸展性和改变肌肉张力，以提高ROM锻炼的有效性。教育和教导患者在家中进行自我肌筋膜放松和运动练习是临床医生应用的维持徒手治疗的基础。

强调同时进行动态腰盆稳定和运动控制的渐进练习。既然已取消了负重限制。患者就可以增加充分的负重和功能性（即从坐到立，到蹲下）练习来挑战核心稳定性[4, 34]。集中精力优化腰骨盆–髋关节复合体的神经肌肉控制，可以提高感觉运动的控制。利用感觉运动练习来增强平衡和本体感觉，来驱动肌肉的激活，现在可以在完全的负重位置上进行。双侧姿势的本体感觉练习（没有辅助装置）被启动，通常从封闭的运动链（CKC）支撑到没有支撑的运动链（例如平衡垫、摆动板、蹦床），并具有最小的关节囊应力[34, 37]。此阶段一个常见的错误是负重运动量和强度的快速增加。患者必须能够有效地将"负荷转移"到他们的手术侧肢体，然后才

能开始进行单侧卧位练习。

在整个ROM内，神经肌肉再训练的练习将继续并提升到关注积极运动的时间和协调上。臀肌功能的计时必须在整个康复过程中反复进行重新评估和处理。尽管术后6周开始抵抗运动似乎相当长，但临床医生必须记住，患者不能增强他们的大脑（CNS）无法有效激活的肌肉。因此，训练肌肉活动必须先增强力量，这就是为什么第三阶段被设计为建立在第二阶段的主要目标的基础上的原因。此外，提高核心肌肉收缩的时间可以帮助恢复主要的运动器和髋关节稳定器的最佳功能。有趣的是，有核心肌肉自动和有效地导致臀部力量的快速增长[59]。监测等速强化运动的质量同样至关重要，以确保特定肌肉的疲劳不会导致错误的运动模式和可能随后会导致的对腰盆–髋关节复合体和下肢（特别是在膝盖周围）的伤害或刺激。

对于髋关节旋转，以解决臀深（臀中肌和臀极小肌）和短外部旋转的康复计划[61, 62]，现有的证据是低水平的。多关注深臀肌是很必要的，因为它们的主要作用是帮助稳定髋臼的股骨头和负重侧的外展。开放动力链（OKC）力量训练应集中于低阻力、高重复[4, 62, 65]。更具体地说，21%~40%的最大自发等长收缩（MVI）的适度肌电图（EMG）活性最好用于促进神经肌肉的再训练和耐力，其激活率为41%~60%，用于促进力量的增加[102, 103]。技术是从这个旋转训练中获得最大利益的关键。例如，当髋部弯曲超过60°时，最大髋关节内旋转力矩相比于中立位置增加[61]。临床上，建议旋转运动每天进行，直到第三阶段结束[62]。在伴随FAI手术进行盂唇修复的情况下，有证据证明髋关节内外旋转需要具备稳定能力，以补偿被动旋转稳定性的损失和受损的髋关节液体密封[18]。当神经肌肉在OKC中获得改善和耐力时，临床医生可能需要用更强的阻力带/重量来加强对患者的挑战，包括从慢到更快的速度转换，从简单到复杂的任务协调以及运动干扰从逐渐到突然的挑战。一旦臀深肌的协调性得到改善并且能充分进行OKC内旋转和外旋MMTs，额外的髋关节稳定和臀力量增强练习就可以整合在一起了。肌电图研究表明，CKC能有效地促进臀下肌和臀肌的活动[62, 66, 104–107]。

建议在此阶段开始腰肌再训练。关于腰大肌的主要功能是髋部屈肌的作用还是对腰椎稳定的作用有很多争议。也有证据表明，由于腰大肌位于前髋关节[3, 47]，它可能对前部股骨头的稳定起到一定的作用[3, 47]。有趣的是，许多患者在髋关节镜检查后经常出现腰肌受抑制的现象[34]。因此，在对腰肌进行再训练时，有必要想出更多办法，而不仅仅是做基本的髋关节屈曲练习。临床经验表明，从躯干向下以偏心的方式处理腰大肌与从外科上端向中心的处理相比是有效的。患者被要求在保持稳定的腰椎的同时，从髋关节"向后倾斜"[34]。值得注意的是，临床医生不应该消除练习同心圆的部分，而应该让临床医生更加注重设计能得到更多注重偏心运动的训练。同时也要考虑在髋关节镜检查后，偏心运动如何成为系统的、渐进的训练方法的一部分。另一方面，患者由于术后肌肉不平衡和（或）关节内粘连而难以进行同心髋关节屈曲运动，这通常会发展为腰大肌（即阔筋膜、股直肌、缝匠肌）或继发的肌腱炎。因此，对于临床医生来说，重要的是要运用他们的决策技巧，适当地操纵训练变量（即负荷、体积、强度、频率），提供一个渐进的刺激，以重新训练腰椎，为第四阶段的功能训练做准备。

步态再训练也是此阶段的一个重点，因为临床医生必须使患者脱离任何辅助器械。只有当步态无疼痛且不表现出任何代偿性跛行时，才应放弃辅助器械，否则会增加髋关节的负重负荷，增加患侧的风险。一个对称的步态模式是必要的，以防止伴随应力贯穿整个下肢和脊柱。同样，使用水疗或AlterG™可以有效地帮助步态的快速正常化和功能恢复。与第二阶段类似，对没有辅助装置的规范化步态的要求是没有明显的Trendelenburg征，从足到趾的全髋关节伸展，以及通过摆动肢体的正常状态，同时没有任何代偿腰部旋转以促进下肢前进的情况[34]。

16.6.1.3 电疗装置

正常情况下，髋关节镜手术后的疼痛和炎症症状得到解决。在这个阶段，一些临床医生继续在强化计划中使用NMES来帮助肌肉再训练。然而，如果疼痛感仍然比较强烈，第二阶段的训练应配备电疗装置。

湿热能改善血液循环，促进组织修复，增加组织弹性。第三阶段的主要应用原则是通过加热皮肤的感觉感受器来降低张力，从而降低反射肌张力[16, 67]。这一效果为肌肉的ROM运动、肌筋膜释放和（或）关节活动做好准备。随着热力的加入，临床医生必须再次在临床推理中运用他们的技巧来确定如何"滴定剂量"，最大限度地提高治疗效果，并明确任何禁忌证和预防措施[16]以确保患者的安全。

16.6.1.4 患者教育

重要的是继续教育患者如何遵守活动调整[34]，如何适当地戒断他们的辅助装置，遵守锻炼的质量和数量规定以及如何在ADLs/ADLs期间处理症状激发。患者需要被提醒康复计划中不应再现疼痛和加重症状，早期的过度活动以及康复强度的快速进展可能会导致不正确的运动模式和肌肉失衡，从而推迟其功能恢复。

16.6.1.5 返回工作

从第二阶段到第三阶段或第三阶段到第四阶段的过渡是基于骨科医生的术后随访。在这段时间里，外科医生通常会来处理患者的复工计划。重新融入工作场所取决于患者个人、工作量的生理需求及其恢复状况。通常情况下，患者在转入第四阶段时需要减少工作时长或调整任务分配，直到他获得更好的功能性力量和耐力。在更复杂的情况下，与OT的协作可以有效地使患者为安全返回工作环境做好准备。OT拥有提供高质量和全面的返工服务的知识和技能。重返工作岗位服务使患者能够在因身体和（或）精神健康问题中断后重返工作场所[68]。OTs与受伤工人、卫生专业人员、工作组、管理人员、工会以及卫生和安全委员会合作，为恢复工作提供便利[68]。评估工作环境、职业表现（通过功能能力评估或工作需求分析）和健康状况（即髋关节镜下的康复）的影响的专门知识可以对恢复工作的选择和成功产生积极的影响。

16.7 第四阶段：髋关节和下肢功能训练（12~18周）

第四阶段概述：主要的康复目标是：①使躯干、髋关节和大腿肌肉的力量和耐力必须在第三阶段结束时充分达到≥4/5的MMT分级，以避免功能活动中下肢运动的改变。②在低动力前使步态力学恢复正常，通过下肢力量训练具有足够外展髋关节的

稳定性（即没有Trendelenburg征）[4, 31, 70]。③表现出适当的动态平衡和本体感受。临床医生需要评估患者是否能够：①表现出无代偿的活动和更高要求的工作功能[34]。②独立于家庭和健身房项目，并在这些锻炼之后保持无症状状态[34]。③遵守对修改后的指南建议。

康复计划中功能训练的重点是提高运动质量，以平衡下肢移动性和稳定性为基础。下肢运动功能优化训练是通过特定的练习完成的，并在特定训练的环境中不断改进。要完成多关节参与的活动需要平衡关节和身体各节段之间的生物力学关系，并在此基础上进行康复训练[63]。ADL、运动和工作环境中的运动需要各种肌肉功能与关节活动的整合，而不是孤立的。功能训练旨在再现日常需求，充分发挥肌肉的作用，使运动和工作相关的活动可以有效地进行，并加速术后的恢复。功能锻炼可以激活整个运动链，从上身到躯干，从下肢的踝关节、膝关节到臀部。功能训练的有效性要求在最佳的姿势排列和运动下练习来加强神经肌肉的激活模式。这是建立在神经肌肉再训练基础上的本体感觉/动觉意识概念，该训练在二期和术后恢复的早期阶段被引入。

术后锻炼的过程中难度一般集中在第三阶段。关于躯干（核心）、臀部和大腿肌肉锻炼的文献非常多，适合指导临床医生选择特定的运动[4, 40, 61, 66, 70-74, 104-106]。临床医生需要具备了解髋关节肌肉控制髋关节各层面运动的能力，以便可以更好地制订较低运动链中最佳运动方式[63, 69]。必须运用临床技术来确定一项规定的运动是否适当，如何适当地进行每一项运动，优化"强度"与"运动质量"的比例以及环境的交互作用来个性化制订患者的训练项目。应鼓励临床医生参与选择患者的运动方式，以提高患者移动和运动能力。目标应该是提高患者的基本功能，提高他们的康复能力。试图为所有术后患者确定一个标准的运动时间表，但这将与基于证据的、临床决策制订、运动处方和以患者为中心的理念模式相矛盾。此外，制订一份运动食谱可以帮助患者实现个人最大限度的康复。

可以理解的是，功能康复方法可能是复杂的，因为涉及多关节系统和关节镜操作相关的本体感觉/运动感觉损害以及由创伤造成的运动功能障碍。熟练

的临床医生必须能够分析所制订的功能训练方式，并确定正确和代偿的运动模式。如果不保持最佳姿势或进行代偿运动，那么进行代偿运动可能会导致反复的病变（如肌腱炎、滑囊炎）、延迟恢复和（或）限制功能训练的效率。训练必须涉及多平面和负重训练，这也是特定患者职业和（或）体育/娱乐的需求[4]。此外，训练应从双肢到单肢，从低速到快速，从稳定的表面到不稳定的表面，从逐渐的挑战到突发性的挑战（例如外部干扰），从简单的协调到复杂的协调，集中在低运动链中功能运动模式上。

在这个阶段，常推荐穿着有方向性/分区压缩的压缩衣（短裙或短裤）。第四阶段是鼓励机械支持，以促进功能性康复方案，并协助成功地重新融入工作和（或）娱乐活动。在某些情况下，压缩衣可能会在第三阶段的早些时候就被推荐使用。压缩衣类产品越来越受到运动员和非运动员的欢迎，并且已经发展成为一个价值数百万美元的产业[109]。许多公司声称通过各种服装样式提供压缩衣功能，推荐的压力强度是15~20mmHg，被认为是医学等级[110]的最低限。目前这个研究领域的证据极少且存在不确定性，通常只对健康受试者进行。此时，这个患者群体的临床决策应该建立在相对客观分析的基础上，以及患者报告的功能测试和ADL的改善（如单腿姿势、楼梯等）。常用的医学级压缩的机制有：①改善姿势控制和平衡[108]。②增强本体感觉[108, 111]。③改善髋关节和腿部的动力支持和运动控制（特别是额面和（或）横向平面运动）[109, 111]。④在术后髋关节镜组中，单侧肢体运动中降低同侧髋关节内收肌（通常是过度活动的肌肉）活动[34, 109]。⑤改善血液循环[109]。⑥减少次极大值活动时运动肌肉疲劳[110]。为了确定神经传入的科学机制，如肌肉的唤醒或激活，以及肌肉张力的正常化，有必要进行进一步研究来评估压缩衣的影响。了解医学分级压缩对加速恢复和防止（再）损伤的作用都具有重要价值。

一旦患者达到了足够的动力核心稳定性、髋关节[69]和大腿强度（≥4/5的MMT分级），可以在康复计划[4]中加入低水平的发力训练。如果没有足够的肌肉力量，测压训练的强度和量超过患者的能力，就有可能发生伤害[78]。折线训练可以通过动态和阻力训练来锻炼身体，比如单脚跳和双脚跳。这种类型的运动推动肌肉恢复最大的力量。这些练习利用肌肉的延长和缩短周期来增加功率输出。伸展肌开始于肌肉的快速伸展（偏心期），然后是同一肌肉的快速缩短（同心圆相），这有助于弥合速度和力量训练之间的差距。因此，这种形式的训练可以使神经系统对拉伸缩短周期做出更快的反应，从而提高运动速度和提高动能[78]。在文献中，人们已经注意到了在运动和职业环境中，充满活力的臀部肌肉可以提高运动能力。在髋关节镜手术康复计划中加入髋关节肌肉的偏心动作，以提高功能恢复和性能[79]。

在髋关节活动度不对称和无疼痛的情况下，鼓励患者继续进行前面概述的关节活动度（ROM）练习。干预措施应集中在末端负荷。肌筋膜的动员是继续恢复ROM，但也是为了恢复肌肉的时间，协调和排序，以提高运动质量。临床经验证明，髋关节镜术后出现软组织调节期。如前所述，当需要区分组织紧密（降低ROM）和增加肌肉张力（高张力）时，肌筋膜释放技术是有效的。此外，肌肉内刺激（IMS™）或现代医学针灸在这个阶段可以考虑增加局部血流量，解决慢性肌肉缩短和（或）脱敏超敏结构[75, 76, 113]。其目的是通过松解挛缩来恢复ROM[75]，减少肌筋膜疼痛，并可能诱导愈合反应，或对目标组织进行神经肌肉复位[76, 113]。这些技术的基本机制超出了本章的范围，但证据的主体正在为临床医生寻求进一步的知识和实践培训。与任何干预措施一样，重要的是使用临床技术来确定其适宜性，根据检查确定最合适的应用方案（例如针刺横贯髋关节及相关脊髓节段的肌筋膜结构），并了解安全措施、预防措施和禁忌证。目前普遍认为，受过训练的临床医生要等12周以后才能在手术部位或任何与受累髋关节周围的组织中引入针刺，以避免增加感染风险。

16.8　第五阶段：重返体育和（或）工作的高级训练期（18~24周）

第五阶段概述：主要康复目标是：①采用MMT分级法，达到躯干、髋关节和大腿肌肉力量相当于5/5的水平。②高要求单腿训练的动态腰盆稳定性。③优化低水平下肢运动链内的功能力量、耐力和功率。临床医生需要监测患者：①是否独立于高阶的家庭和健身房项目，并在这些锻炼之后保持无症状状态[34]。②是否能在受伤前的水平恢复安全有效的体育和工作活动。在此阶段结束时，患者应恢复到无疼痛的竞技状态，在此过程中没有任何类型的急性炎症反应。因此，这一阶段必须密切监测，因为患者将是最活跃的，他们可能已经经历几个月，或者数年。

下一步的运动处方建立在第四阶段功能再获得的基础上，并在术后的计划的最后阶段取得动态训练水平的提高。重要的是要注意，在这里，ROM应该有系统的检查，以确保进一步地锻炼髋关节方法不会改变神经肌肉反应和关节力学。保持移动性和稳定性之间的平衡对于患者的最佳功能是至关重要的。使用系统的方法进行功能训练，基于运动评估制订进度可以得到持续反馈。当观察到基本改进时，可以增加运动量、强度和复杂程度的增加。一种类似的方法可以用来挑战核心稳定性，当患者形成高要求的单肢操练和冲击练习时，需要在横向平面内进行充分的控制。高级平衡活动需要通过视觉、前庭和体感（本体感受器）这3个系统来挑战感官输入。在整个训练过程中，保持平衡状态和高质量的运动模式，推进不稳定的表面，并将预先计划的和未预料的扰动结合在一起，这是最佳性能的关键组成部分。根据患者的目标和损伤前活动水平，更高水平的多功能训练可以结合到康复计划中，在第四阶段获得力量增长。应将另外3种类型的高级培训纳入第五阶段。

16.8.1　力量训练

阻力训练是临床医生可用的强有力的工具之一，如果应用得当，则在术后康复过程中起着重要作用。阻力训练的重点领域包括增加肌肉尺寸（肥大）、力量、速度、耐力、协调、一般健康状况和术后最大恢复程度[80]。一项计划应以综合的方式集体改进这些组成部分。值得注意的是，单靠阻力训练并不能保证肌肉力量和恢复的最佳效果。相反，是个人的努力和系统结构的刺激决定了阻力型训练的效果[80]。

要想使力量得到改善，患者需要被迫适应不断变化的训练刺激。因此，将阻力训练结合后，临床

医生必须运用他们的临床技术，整合3个训练原则：过载、变异和特异性。

过载被描述为"足够的强度、持续时间和频率的刺激，迫使患者适应"[81]。身体的适应过程只有在患者不断地需要施加更大的力量来满足更高的生理要求时才会做出反应[80, 81]。这一原则对于最大肌纤维的补充和亚序列肌纤维的肥大、力量的增加是必要的[80]。这通常是由容积负荷（重复×强度）决定的，但在临床环境下可能是不切实际的。因此，疲劳感知评估（RPE）已被证明是一种可靠的运动强度的衡量标准，也是临床医生使用的一种实用方法[82]。如果患者能够正确地理解如何使用RPE量表，那么从"相当轻"到"有点儿困难"或"努力"的水平上运动的患者通常是以适当的心率、VO_2储备或代谢当量进行锻炼的[87]。除非患者参加了最大努力等级的运动测试，否则任何使用其他措施的处方都只是在临床环境下的估计。

变异描述了训练变量的操纵，使刺激保持最佳状态。研究表明，系统地改变运动量和强度，对长期的进展和效益是最有效的。特异性是指机体对训练刺激所做的生理变化。对训练的生理适应包括特定于肌肉动作、收缩类型、力度的动态、力量的发展速度、运动的范围、训练的肌肉群、能量系统（无氧和有氧能力）以及强度和运动量。

运动处方中的变量操作不仅包括髋关节镜术后的成套操作和重复操作。运动处方需要持续的临床决策，通过许多相互冲突的需求，还有患者在临床环境之外的经验。该计划应包含所有的运动平面，包括运动肢体的近端和远端，并应用于受控和不受控的环境。在这一阶段，该方案必须包括提高爆发力的所有训练内容。训练变量，如重复、速度、肌肉间协调、力量爆发速度[83]、位置保持以及技术必须结合到后期的训练计划。当进行阻力练习时，一个常见的问题是何时确定训练变量。有趣的是，每操作一个变量会最大可能避免挫折或系统崩溃。过度的操作在相应单位和（或）强度下可能产生不好的效果，实际上可能造成症状恶化或损害恢复的情况。

16.8.2　有氧训练

这一阶段的治疗建议是，无论设备选择如何，

都要增加有氧活动的体量和强度。通常情况下，在自行车、登楼梯、游泳和跑步机行走之间进行交叉训练。根据临床经验，在中等强度下持续运动30~40min是这一阶段的基准。如果患者的能力允许的话，一些项目可以努力持续60min，并复制他们对运动或工作的特定能量需求。由于多数是有氧运动，在几星期的耐力锻炼后做一些间歇工作将有助于提高有氧和无氧能量系统。

有许多案例系列和队列研究，支持比第五阶段更早的时间表来启动有氧训练程序。然而，在患者能够表现出良好的重复单腿着陆控制，充分控制髋部和膝关节的正面和横向平面力学，在高要求的单肢练习中保持动态稳定性，充分的髋肌肉偏心功能以及对称而熟练的步态后，才应开始进行跑步训练。在康复项目的早期，适当的步态再训练是成功恢复跑步所不可或缺的，以防止髋关节和下运动链中的异常关节和组织负荷。在没有最优力学的情况下，步态改变会在跑步过程中重新分配和改变力量。此外，患者需要有适当的肌肉耐力和动能。患者的髋部在任何抵抗训练期间或之后都不能出现疼痛。特别是阻力训练，可以通过增加组织耐受性和对负荷的反应来证明跑步的开始。在临床上，上述因素需要经过适当的训练，以促进安全地开始跑步。通常情况下，修复程序在恢复损伤前的方案之前以间隔运行开始。周期化是成功恢复跑步的关键，以使软组织有机会适应和避免组织衰竭（当对身体的要求超过其适应能力时，就会导致失败）。如果患者了解系统适应性的重要性，那么他们就更有可能理解分级跑的重要性，以促进关节及周围软组织对不同应力的适应。然而，当启动太早，或进展过快，跑步往往会导致症状恶化和使康复受到挫折，因为冲击和不正常的力量传递到臀部。组织衰竭导致疼痛，需要使神经系统脱敏，并卸载受影响的组织来改变应力的应用，这最终推迟了恢复过程和恢复到损伤前功能水平的时间。

16.8.3　敏捷性训练

敏捷性是一种快速有效地改变身体方向和位置的能力，通过控制来响应刺激[88]。敏捷性训练通常通过引入适当的步法、时机和速度以及认知组件[88]开始，例如预期和模式识别。在大多数运动中，运动员必须能够在良好的身体控制下加速、减速和快速改变方向，以便表现良好，减少受伤的风险。类似的训练可以被纳入普通人群和非运动员的训练计划中，以提高在娱乐和日常活动中的表现。帮助开发通用运动程序的训练可以提高患者的本体感受能力[86]。重新训练患者的神经系统可以对他们的运动效率和技能产生积极的影响。例如，运动员在游戏环境中所产生的相同动作，与非运动员与其子女一起玩要或穿过繁忙的街道相比，可能需要同样的强度和运动要求。因此，将敏捷性训练与阻力训练结合在一个全面的术后计划中，可以更好地为患者适应日常生活的需求做好准备。

一个理想的实施策略是选择与患者的目标相关的基本运动技能，然后保持临床医生的指导，并将注意力集中在这一特定技能上。重要的是，为患者提供一个环境，让某些技能在其中执行。这些练习应从大角度和低速度开始，并向更高阶的、角度更大的、速度更快的方向努力[85]。一旦患者能够在直线上成功和适当地跑，没有困难和疼痛，非线性活动可能会启动，如变向和旋转。临床医生必须确保患者100%的精力集中在技能上，在提升或组合技能之前，要传达正确的移动模式。如果执行不力，一定要停止练习。如果临床医生教授太强调不同的技能，而不强调技术、努力程度和速度，技能的意义就会丧失，再训练即使在术后后期也会受到负面影响。一旦掌握了有针对性的动作，患者就可以提高训练的强度或速度。临床医生必须要求一流的运动质量和执行力。重要的是，临床医生要建立一个运动的基础，在此基础上可以建立更高的技能。在文献中有许多敏捷性训练的例子。然而，当将敏捷性纳入个体化的术后训练计划时，临床医生必须根据患者的技能和功能需求，运用他们的临床决断来选择合适的训练方法。

16.9　恢复受伤前运动水平

研究表明，大多数疼痛和功能的改善（使用改良模式Harris髋关节评分自我评价）一般首次评估在0~3个月之间，第二次评估在术后3~6个月。因此，可以预期在6个月内逐渐重新开始无疼痛的活动[9, 89]。患者可在术后第一年内经历症状和功能的持续改善[11, 84]。根据目前的证据和研究人群，文献中没有发现临床上有明显的从推迟恢复术后6~12个月的体育运动和（或）工作中获益[9]。虽然6个月似乎是一个适当的基准，但进展的快慢程度取决于个别患者。因此，确定恢复工作和（或）体育活动的安全和适当的时间表，应与骨科医生协商，逐案评估。时间表的变化可能与以下方面有关：

- 术前活动水平和诊断之前的症状受累时间。当患者恢复运动时要注意的一点是重点使用未受伤的下肢，正如文献中所证明的那样，可以发生显著的去训练效应[94]。

- 手术范围、切除的撞击病变及相关软组织的修复情况（盂唇撕裂、软骨损伤等情况）。

- 体育的类型和表现水平（娱乐和职业）以及需求和竞争环境。

- 运动职业环境的类型、要求、表现和支持，从患者的健康管理者的角度，提出遵守任何建议的分级时间和（或）修改的职责。

- 与运动和患关节炎之前的人群相比，在与工作有关的事故或机动车碰撞中受伤的患者的复杂性。评估这些人口的结果和残疾状况的证据所占比例要小得多。最近的一项研究显示，人工补偿组的术后功能结果低于非人工补偿组[112]。此外，诉讼和经济补偿对髋关节镜术后效果的影响需要进一步探讨。

一项系统的回顾确定并总结了有关运动员FAI手术后恢复运动的现有证据。在所有运动员中，90.7%恢复运动，88%恢复伤前活动水平，至少需6个月[89]。在回顾中，对各亚组的评估表明，在娱乐运动员中，运动恢复率为87%，活动前水平的回归率为84%。在职业运动员组中，运动恢复率为95%，伤前活动水平恢复率为92%。另一方面，有一系列案例（四级证据）表明，可以在4~6个月内恢复运动[84]。在职业运动员中，两个特殊的案例系列在平均3.4个月的时间里恢复了充分的竞争活动[30, 90]。有证据表明，在体育运动中发现的临床结果可能适用于非运动/普通人群[89]。然而，临床医生必须认识到职业运动员、娱乐运动员和普通人群在康复时间表和康复方面身体系统的差异。值得注意的是，包括在这些研究中的患者参加了范围广泛的运动，并相应地参加了广泛的技能水平。因此，基于体育运动类型或参与程度的成功回归仍然需要进一步的评估。人们认识到，具有较高旋转应力、超伸度和超

屈曲度的活动可能更难恢复，因为在修复后，盂唇和软骨表面的应力会增加[47]。属于这一类的一些常见活动是长跑、芭蕾、高尔夫、冰球、足球和混合格斗，这些都是普通人群中常见的娱乐活动。

16.10 结果评估

髋关节镜术后的康复不是线性的。它需要很好地理解潜在的病理，了解患者的目标，医生的临床经验和熟练的临床推理、耐心以及与骨科医生的持续沟通。在目前的实践中，每个阶段提供的时间表应该作为指导方针，但不是绝对的，因为过程是基于标准的。根据患者个人情况、一般健康状况、关节镜检查过程中受到骨性和软组织结构的影响以及对患者活动教育的依从性，时间表将有很大差异。有证据表明，通过这个五阶段康复计划的不同阶段的进展应该以患者报告的髋关节获益结果为基础，而不仅仅是术后的时间表和临床医生的经验[92, 93]。通过适当的测量工具的整合，可以更明确地确定该术后康复计划的阶段和干预措施，以及更准确的髋关节镜效果。目前仍需要进行大规模的前瞻性研究，以确定一个经过验证的髋关节镜疗效的评估工具，该工具将确定FAI关节镜手术后每个康复阶段的掌握情况。

随着保髋手术的发展，患者报告的结果（PROs）正在成为衡量治疗效果的一个重要组成部分。这是一个重要的工具，以评估患者接受髋关节镜术前、术后的影响，包括髋关节的结构与功能、活动度和运动项目[47]。在FAI文献中，传统的改良Harris髋关节评分（1969）一直被用作评价髋关节镜检查结果的标准指标。最近，在这一领域开发了新的PRO工具[91]。在2015年的一次系统回顾中，确定了6个PRO工具，并对其计量特性进行了说明与比较。通过严格的评估、测量特性和正面比较研究，证实了国际髋关节获益工具（iHOT33）在最新开发的PRO工具中是最好的[91]。iHOT33是一个33项工具，它使用视觉模拟量表来测量年轻的、活力的髋关节疾病患者的健康相关生活质量[92]。33项工具的较短版本被开发出来，以便在常规临床实践中更容易地实现。12项工具（iHOT12）显示出与原始工具非常相似的特性，尽管它的长度只有原来的1/3，但失去的信息很少。它是有效的、可靠的，并且是动

态变化的。因此，推荐使用iHOT12或iHOT33作为FAI手术术前术后评估的主要工具。iHOT12更可能用于常规临床实践，iHOT33最有可能用于前瞻性临床试验[92, 93, 100, 112]。

为了更进一步地发展，未来需要进行制订专门用于FAI和髋关节镜手术的功能评估指南的研究。由于目前没有单一仪器和功能性或客观性的测试能够衡量所有被认为与结果有关的因素，因此有理由接受进行一系列测试，以便于全面评估术后的结果。在髋关节镜检查后，需要一系列的测试来测量髋关节功能表现的数量和质量。总之，额外增加的PRO工具，结合术后功能测试标准以及临床经验，将为所有患者提供术后康复计划进展的最佳准确性、FAI手术后活动的适当恢复率和水平，以及评估FAI髋关节镜术后疗效的方法。

16.11 结论

本章旨在为临床医生提供基于证据的康复指南、指导和功能目标，以便对接受关节镜髋关节手术的FAI患者进行术后管理（无论是否有盂唇修复/重建）。这个五阶段康复计划不能替代临床医生在患者术后康复期间的临床康复。临床经验应以个人症状、体征、进展和（或）手术修改和（或）并发症为基础。如果临床医生在任何康复阶段都需要帮助或指导，他们应该咨询患者的骨科医生。在对其目前的手术方案进行任何调整之前，必须与外科医生进行口头或非语言交流。有些关节镜手术可能会做微调，需要严格执行。每个外科医生都是独一无二的，就像他们的手术技术一样，因此在所有的手术方案中都会有细微的变化。作为临床医生，我们必须继续评估科学研究的进展和评估新的康复前景。今后的研究需要集中在比较试验上，以确定具体的术后康复指导方针的效果，并在术后不同时间开始确定特定方法和干预措施的优越性。此时，通过与医学和临床同事的合作、同行评审以及PRO工具，我们的目标是在FAI手术之后提供最好的临床疗效。

要点小结

1. 此时，有关FAI术后康复的循证文献尚处于起步阶段。我们所知道的是，康复不是线性的，因此需要很好地理解潜在的病理机制、患者的目标、临床经验

和熟练的临床技能，能够耐心并经常地与骨科外科医生沟通。

2. 康复医生和骨科医生之间的沟通对于确保适当的治疗方案至关重要，并且对每一个患者病例都应用了任何必要的改进措施。与外科医生和康复小组之间的沟通对于确保适用适当的限制至关重要。不良的口头或非语言沟通是导致术后不良结果的主要原因。

3. 5个阶段的术后康复计划为接受关节镜手术的患者的管理提供了基于证据的指导和功能目标。根据这一指导方针，临床医生必须了解每个阶段都建立在以前的基础上。然而，临床经验表明，有些患者会比其他患者更快或更慢地经历这一阶段，这取决于术前条件的变化、总体健康状况、FAI手术的复杂性以及是否有盂唇部受累以及术后并发症的存在。

4. 患者术后1年内疼痛和功能持续改善。然而，研究支持大多数改善发生在术后前6个月内。从0~6周的改善与保护手术部位有关，通过遵守负重和R关节活动度（ROM）的限制。在6~12周，重点是恢复运动和神经肌肉控制，肌肉平衡，髋关节和躯干的力量。3~6个月的康复效果与髋关节、躯干和下运动链的功能和阻力训练有关。重点在于运动质量和优化，以提高关节功能，并成功地使患者重返工作和（或）娱乐活动。

5. 额外增加患者自己的术后疗效自我评价报告和术后的功能测试标准到临床经验和术后康复时间表中，可以提高所有患者在FAI手术后恢复活动的准确性、恢复率和水平，这是一种评估髋关节镜术后临床疗效的非常成功的方法。

关键数据来源

[1] Spencer-Gardner L, Eischen JJ, Levy BA, et al. A comprehensive five-phase rehabilitation programme after hip arthroscopy for femoroacetabular impingement[J]. Knee Surg Sports Traumatol Arthrosc, 2014;22:848–859.

[2] Stalzer S, Wahoff M, Scanlan M. Rehabilitation following hip arthroscopy[J]. Clin Sports Med, 2006;25(2): 337–357.

[3] Edelstein J, Ranawat A, Enseki K, et al. Post-operative guidelines following hip arthroscopy[J]. Curr Rev Musculoskelet Med, 2012;5(1):15–23.

[4] Beck M. Groin pain after open FAI surgery: the role of intraarticular adhesions[J]. Clin Orthop Relat Res, 2009;467(3): 769–774.

[5] Selkowitz DM, Powers CM. Which exercises target

the gluteal muscles while minimizing activation of the tensor fascia lata? Electromyographic assessment using fine-wire electrodes[J]. J Orthop Sports Phys Ther, 2013;43(2): 54–65.

参考文献

[1] Colvin AC, Harrast J, Harner C. Trends in hip arthroscopy[J]. J Bone Joint Surg Am, 2012;94(4):e23, 1–5.

[2] Montgomery SR, Ngo SS, Hobson T, et al. Trends and demographics in hip arthroscopy in the United States[J]. Arthroscopy, 2013;29(4):661–665.

[3] Glick JM, Valone F, Safran M. Hip arthroscopy: from the beginning to the future – an innovator's perspective[J]. Knee Surg Sports Traumatol Arthrosc, 2014;22:714–721.

[4] Spencer-Gardner L, Eischen JJ, Levy BA, et al. A comprehensive five-phase rehabilitation programme after hip arthroscopy for femoroacetabular impingement[J]. Knee Surg Sports Traumatol Arthrosc, 2014;22:848–859.

[5] Cheatham S, Eneki KR, Kolber MJ. Post-operative rehabilitation after hip arthroscopy: a search for the evidence[J]. J Sports Rehabil, 2015;24(4):413–418.

[6] Phillips B, Ball C, Sackett D, et al. Oxforce centre for evidence-based medicine – levels of evidence. 2009. Available at: http://www.cebm.net/index. aspx?o=1025. Accessed 21 Nov 2014.

[7] Stalzer S, Wahoff M, Scanlan M. Rehabilitation following hip arthroscopy[J]. Clin Sports Med, 2006;25(2):337–357.

[8] Cheatham SW, Kolber MJ. Rehabilitation after hip arthroscopy and labral repair in a high school foot- ball athlete[J]. Int J Sports Phys Ther, 2012;3(1):70–72.

[9] Dippman C, Thorborg K, Kraemer O, et al. Hip arthroscopy with labral repair for femoracetabular impingement: short-term outcomes[J]. Knee Surg Sports Traumatol Arthosc, 2014;22:744–749.

[10] World Health Organization. International classifica- tion of functioning, disability and health: ICF[M]. Geneva: World Health Organization; 2009.

[11] Shindle M, et al. Arthroscopic management of labral tears in the hip[J]. J Bone Joint Surg Am, 2008;90:2–19.

[12] Griffin KM, Henry CO, Byrd JWT. Rehabilitation after hip arthroscopy[J]. J Sport Rehabil, 2000;9:77–88.

[13] Potter M, Gordon S, Hamer P. The physiotherapy experience in private practice: the patient's perspective[J]. Aust J Physiother, 2003;49:195–202.

[14] Hall A, Ferreira P, Maher C, et al. The influence of the therapist-patient relationship on treatment outcome in physical rehabilitation: a systematic review[J]. Phys Ther, 2010;90(8):1099–1108.

[15] Bordin ES. The generalizability of the psychoana- lytic concept of the working alliance[J]. Psychotherapy, 1979;16:252–260.

[16] Houghton PE, Nussbaum EL, Hoens AM. Electrophysical agents: contraindications and pre- cautions[J]. Physiother Can. 2010 Special Issue, 62(5):5–80.

[17] Wojciech K, Mydlarz MD, Encyclopedia of Otolaryngology. Neuropraxia. Head Neck Surg. 2013:1855. http://link.springer.com/referenceworke ntry/ 10.1007%2F978-3-642-23499-6_200122

[18] Lewis CL, Sahrmann SA. Acetabular labral tears[J]. Phys Ther, 2006;86:110–121.

[19] Ageberg E, Nilsdotter A, Kosek E, Roos E. Effects of neuromuscular training (NEMEX-TJR) on patient-reported outcomes and physical functioning in severe primary hip or knee osteoarthritis: a controlled before and after study[J]. BMC Musculoskelet Disord, 2013;14:232.

[20] Dorfmann H, Boyer T. Arthroscopy of the hip: 12 years of experience[J]. Arthroscopy, 1999;15:67–72.

[21] Larsen CM, Giveans MR. Arthroscopic debridement versus refixation of the acetabular labrum associated with femoracetabular impingement[J]. Arthroscopy, 2009;25(4):369–376.

[22] Philippon MJ, Briggs KK, Yen YM, et al. Outcomes following hip arthroscopy for femoracetabular impingement with associated chondrolabral dysfunction: minimum two-year follow-up[J]. J Bone Joint Surg Br, 2009;91(1):16–23.

[23] Wahoff M, Ryan M. Rehab after hip femoracetabular impingement arthroscopy[J]. Clin Sports Med, 2011; 30(2):463–482.

[24] Kowalczuk M, Bhandari M, Farrokhyar F, et al. Complications following hip arthroscopy: a systematic review and meta-analysis[J]. Knee Surg Sports Traumatol Arthrosc, 2013;21(7):1669–1675.

[25] Zingg PO, Buehler TC, Poutawera VR, Alireza A, Dora C. Femoral neck fractures after arthroscopic femoral neck osteochondroplasty for femoroacetabular impingement[J]. Knee Surg Sports Traumatol Arthrosc, 2014;22(4):926–931.

[26] Fry R, Domb B. Labral base refixation in the hip: rationale and technique for an anatomic approach to labral repair[J]. Arthroscopy, 2010;26:S81–89.

[27] Takechi H, Nagashima H, Ito S. Intra-articular pressure of the hip joint outside and inside the limbus[J]. Nihon Seikeigeka Gakkai Zasshi, 1982;56: 529–536.

[28] Kim YT, Azuma H. The nerve endings of the acetabu- lar labrum[J]. Clin Orthop Relat Res, 1995;320:176–181.

[29] Ferguson SJ, Bryant JT, Ganz R, Ito K. An in vitro investigation of the acetabular labral seal in hip joint mechanics[J]. J Biomech, 2003;36:171–178.

[30] Philippon MJ, Schenker M, Briggs K, Kuppersmith D. Femoroacetabular impingement in 45 professional

athletes: associated pathologies and return to sport following arthroscopic decompression[J]. Knee Surg Sports Traumatol Arthrosc, 2007;15:908–914.

[31] Garrison JC, Osler MT, Singleton SB. Rehab after arthroscopy of an acetabular labral tear[J]. N Am J Sports Phys Ther, 2007;2(4):241–250.

[32] Sink EL, Zaltz I, Heare T, Dayton M. Acetabular cartilage and labral damage observed during surgical hip dislocation for stable slipped femoral epiphysis[J]. J Pediatr Orthop, 2010;30:26–30.

[33] Panjabi M. The stabilizing system of the spine. Part48.1Function, dysfunction, adaptation, and enhancement[J]. J Spinal Disord, 1992;5(4):383–389.

[34] Edelstein J, Ranawat A, Enseki K, et al. Post- operative guidelines following hip arthroscopy[J]. Curr Rev Musculoskelet Med, 2012;5(1):15–23.

[35] Philippon MJ, Christensesn JC, Wahoff MS. Rehab after arthroscopic repair of intra-articular disorders of the hip in a professional football athlete[J]. J Sport Rehabil, 2009;18(1):118–134.

[36] Beck M. Groin pain after open FAI surgery: the role of intraarticular adhesions[J]. Clin Orthop Relat Res, 2009;467(3):769–774.

[37] Willimon SC, Briggs KK, Philippon MJ. Intraarticular adhesions following hip arthroscopy: a risk factor analysis[J]. Knee Surg Sports Traumatol Arthrosc, 2014;22:822–825.

[38] Nugent-Derfus GE, Takara T, O'Neill JK, et al. Continuous passive motion applied to whole joints stimulates chondrocyte biosynthesis of PRG4[J]. Osteoarthritis Cartilage, 2007;15:566–574.

[39] Enseki KR, Martin RL, Draovitch P, et al. The hip joint: arthroscopic procedures and postoperative rehab[J]. J Orthop Sports Phys Ther, 2006;36:516–525.

[40] Richardson C, Hodges P, Hides J. Therapeutic exer- cise for lumbo-pelvic stabilization: a motor control approach for the treatment and prevention of low back pain. 2nd ed[M]. London: Churchill Livingstone; 2004.

[41] Bleakley C, McDonough S, MacAuley D. The use of ice in the treatment of acute soft-tissue injury: a sys- tematic review of randomized controlled trials[J]. Am J Sport Med, 2004;32:251–261.

[42] Rennie S. ELECTROPHYSICAL AGENTS–Contraindications and precautions: an evidence-based approach to clinical decision making in physical therapy[J]. Physiother Can, 2010;62(5):1–80.

[43] Kullenberg B, Ylipaa S, Soderlund K, Resch S. Postoperative cryotherapy after total knee arthro- plasty[J]. J Arthroplasty, 2006;21:1175–1179.

[44] Holmstrom A, Hardin B. Cryo/Cuff compared to epidural anesthesia after knee unicompartmental arthroplasty[J]. J Arthroplasty, 2005;20:316–321.

[45] Visser C, Coene L, Brand R, Tavy D. The incidence of nerve injury in anterior dislocation of the shoulder and its influence on functional recovery a prospec- tive clinical and emg study[J]. J Bone Joint Surg Br, 1999;81-B(4):679–685.

[46] Risberg MA, Mork M, Krogstad Jenssen H, Holm. Design and implementation of a neuromuscular training program for anterior cruciate ligament reconstruc- tion[J]. J Orthop Sports Phys Ther, 2001;31(11):620–631.

[47] Enseki K, Harris-Hayes M, White DM, et al. Nonarthritic hip joint pain: clinical practice guide- lines linked to the International Classification of Functioning, Disability and Health from the Orthopaedic Section of the American Physical Therapy Association[J]. J Orthop Sports Phys Ther, 2014;44(6):A1–32.

[48] Dorion J. Facial neuromuscular retraining[J]. Article in Perspectives on Swallowing and Swallowing Disorders (Dysphagia), 2005;14(2):18–23.

[49] Cairns MC, Foster NE, Wright C. Randomized con- trolled trial of specific spinal stabilization exercises and conventional physiotherapy for recurrent low back pain[J]. Spine, 2006;19:670–681.

[50] Guido JA, Stemm J. Reactive neuromuscular train- ing: a multi-level approach to rehabilitation of the unstable shoulder[J]. N Am J Sports Phys Ther, 2007;2(2):97–103.

[51] Kofotolis ND, Vlachopoulos SP, Kellis E. Sequentially allocated clinical trial of rhythmic sta- bilization exercises and TENS in women with chronic low back pain[J]. Clin Rehabil, 2008;22:99.

[52] Green DL, Morris JM. Role of the adductor magnus and adductor longus in postural movements and in ambulation[J]. Am J Phys Med, 1970;49:223–240.

[53] Vicenzino B, Hing W, Rivett D, Hall T. Mobilisation with movement: the art and the science[M]. Edinburgh: Churchill Livingstone; 2011.

[54] Wilk KE, Meister K, Andrews JR. Current concepts in the rehabilitation of the overhead throwing ath- lete[J]. Sports Med, 2002;30(1):136–151.

[55] Denegar CR, Saliba E, Saliba S. Impact of injury and pain on neuromuscular control. In: Therapeutic modalities for musculoskeletal injuries. 2nd ed[M]. Champaign: Human Kinetics; 2006.

[56] TMG Case Study. Self-myofascial release protocols assessment: application notes[M]. Ljubljana: Tensiomyography; 2011.

[57] Prather H, Dugan S, Fitzgerald C, et al. Review of anatomy, evaluation, and treatment of musculoskeletal pelvic floor pain in women[J]. PM R, 2009;1:346–358.

[58] AlterG. http://www.alterg.com/. Accessed 14 Dec 2014.

[59] Flack NA, Nicholson HD, Woodley SJ. A review of the anatomy of the hip abductor muscles, gluteus medius, gluteus minimus, and tensor fascia lata[J]. Clin Anat,

2012;25:697–708.

[60] Maheu E. Choice of grades of passive movement in treatment. Orthopaedic Division Syllabus[M]. Canadian Physiotherapy Association; 2007.

[61] Lindsay DM, Maitland ME, Lowe RC, Kane TI. Comparison of isokinetic internal and external hip rotation torque using different testing positions[J]. J Orthop Sports Phys Ther, 1992;16(1):43–50.

[62] Johnson CAM, Lindsay DM, Wiley JP. Treatment of iliopsoas syndrome with a hip rotation strengthening program: a retrospective case series[J]. J Orthop Sports Phys Ther, 1999;29(4):218–224.

[63] Werstine M, Werstine R. LE dysfunction and management[J]. Orthop Div Rev, 2006;18–23.

[64] Neuman DA. Kinesiology of the musculoskeletal system: foundations for physical rehabilitation[M]. St. Louis: Mosby Inc.; 2002.

[65] Gottschalk F, Kourosh S, Leveau B. The functional anatomy of tensor fascia latae and gluteus medius and minimus[J]. J Anat, 1989;166:179–189.

[66] Distefano LJ, Blackburn JT, Marshall SW, et al. Gluteal muscle activation during common therapeu- tic exercises[J]. J Orthop Sports Phys Ther, 2009;39: 532–540.

[67] Belanger AY. Evidence-based guide to therapeutic physical agents[M]. Philadelphia: Lippincott Williams & Wilkins; 2003.

[68] Canadian Association of Occupational Therapists of Ontario. Position State: return-to-work and occupa-tional therapy. 2009. http://www.caot.ca/default.asp?pageid=3883. Accessed 25 Jan 2015.

[69] Grimaldi A. Assessing lateral stability of the hip and pelvis[J]. Man Ther, 2011;16:26–32.

[70] Ekstrom RA, Donatelli RA, Carp KC. Electro-myographic analysis of core trunk, hip and thigh muscles during 9 rehabilitation exercises[J]. J Orthop Sports Phys Ther, 2007;37(12):754–762.

[71] Ayotte NW, et al. Electromyographical analysis of selected LE muscles during 5 unilateral weight- bearing exercises[J]. J Orthop Sports Phys Ther, 2007;37(2):48–55.

[72] Boudreau SN, et al. Hip-muscle activation during the lunge, single-leg squat, and step-up-and-over exercises[J]. J Sport Rehabil, 2009;18:91–103.

[73] Bolga LA, Uhl TL. Electromyographic analysis of hip rehabilitation exercises in a group of healthy subjects[J]. J Orthop Sports Phys Ther, 2005;35(8):487–494.

[74] O'Sullivan K, et al. Electromyographic analysis of the three subdivisions of gluteus medius during weight-bearing exercises[J]. Sports Med Arthrosc Rehabil Ther Technol, 2010;2:17–25.

[75] Gunn CC. Review Article: Intramuscular Stimulation (IMS) – the Technique. Institute for the Study and Treatment of Pain. 2002. Based on material from The Gunn Approach to the Treatment of Chronic Pain Intramuscular Stimulation (IMS) for Myofascial Pain of Radiculopathic Origin, by C. Chan Gunn, 1996 Churchill Livingstone. Figures and Table are used with permission. © iSTOP.

[76] Zylstra ED. Functional dry needling – applications for management of movement impairment, pain and sports injuries. Kinetacore Physical Therapy Education. Course notes – Jan 2013.

[77] Magali Robert M, Ross S, et al. Conservative man-agement of urinary incontinence[J]. SOGC Clin Pract Guidel, 2006;186:1113–1118.

[78] Faigenbaum AD, Chu DA. Plyometric training for children and adolescents. Am Coll Sports Med. http://www.acsm.org/access-public-information/bro-chures-fact-sheets/fact-sheets. Accessed 9 Jan 2015.

[79] Baldon RM, Lobato DFM, Carvalho LP, et al. Relationship between eccentric hip isokinetic torque and functional performance[J]. J Sport Rehabil, 2012;21(1):26–33.

[80] Kraemer WJ, Ratamess NA. Fundamentals of resis- tance training progression and exercise prescription[J]. Med Sci Sports Exerc, 2004;36(4):674–688.

[81] Carinale M, Newton R, Nosaka K. Strength and con- ditioning: Biological Principles and Practical Applications. John Wiley & Sons Ltd, The Atrium, Southern Gate, Chichester, West Sussex, PO19 8SQ, UK.

[82] Day ML, McGuigan MR, Brice G, Foster C. Monitoring exercise intensity during resistance training using the session RPE scale[J]. J Strength Cond Res, 2004;18(2):353–358.

[83] Newton RU, Kraemer WJ. Developing explosive muscular power: implications for a mixed methods training strategy[J]. Strength Cond J, 1994;16:20–31.

[84] Byrd JW, Jones KS. Arthroscopic femoroplasty in the management of cam-type femoroacetabular impinge-ment[J]. Clin Orthop Relat Res, 2009;467:739–746.

[85] Hewett TE, Paterno MV, Myer GD. Strategies for enhancing proprioception and neuromuscular control of the knee[J]. Clin Orthop Relat Res, 2002;402:76–94.

[86] Schmidt RA, Lee TD. Motor control and learning: a behavioral emphasis. 4th ed. Champaign: Human Kinetics, 2005:91–101. 280–5, 401–431.

[87] Thompson WR, Gordon NF, Pescatello LS, editors; American College of Sports Medicine. ACSM's guidelines for exercise testing and prescription. 8th ed. Baltimore: Lippincott Williams & Wilkins; 2009.

[88] Sheppard JM, Young WB. Agility literature review: classifications, training and testing[J]. J Sports Sci, 2006;25(9):919–932.

[89] Alradwan H, Philippon MJ, Farrokhyar F, et al. Return to preinjury activity levels after surgical man- agement of femoroacetabular impingement in ath- letes[J]. Arthroscopy, 2012;28(10):1567–1576.

[90] Philippon MJ, Weiss DR, Kuppersmith D, et al. Arthroscopic labral repair and treatment of femoro- acetabular impingement in professional hockey players[J]. Am J Sports Med, 2010;38:99–104.

[91] Ramisetty N, Kwon Y, Mohtadi N. Patient-reported outcome measures for hip preservation surgery – a systematic review of the literature[J]. J Hip Preserv Surg, 2015;2(1):15–27. doi: 10.1093/jhps/hnv002. eCollection 2015.

[92] Mohtadi NGH, Griffin DR, Pedersen ME, et al. The development and validation of a self-administered quality-of-life outcome measure for young, active patients with symptomatic hip disease: the interna- tional hip outcome tool (iHOT33)[J]. Arthroscopy, 2012;28(5):595–610.

[93] Griffin DR, Parsaons N, Mohtadi NGH, et al. A short version of the international hip outcome tool (iHOT12) for use in routine clinical practice[J]. Arthroscopy, 2012;28(5):611–618.

[94] Hiemstra LA, Webber S, MacDonald PB, Kriellaars DJ. Contralateral limb strength deficits after anterior cruciate ligament reconstruction using a hamstring tendon graft[J]. Clin Biomech (Bristol, Avon), 2007;22:543–550.

[95] Nielsen PR, Jorgensen LD, Dahl B, et al. Prehab and early rehabilitation after spinal surgery: randomized clinical trial[J]. Clin Rehabil, 2010;24:137–148.

[96] Clohisy JC, Knaus ER, Hunt DM, et al. Clinical presen- tation of patients with symptomatic anterior hip impinge- ment[J]. Clin Orthop Relat Res, 2009;467(3): 638–644.

[97] Nepple JJ, Philippon MJ, Campbell KJ, et al. The hip fluid seal-part II: the effect of an acetabular tear, repair, resection and reconstruction on hip stability to distraction[J]. Knee Surg Sports Traumatol Arthrosc, 2014;22:730–736.

[98] Louw A, Puentedura E. Therapeutic neuroscience education, pain, physiotherapy and the pain matrix[J]. Int J Health Sci, 2014;2(3):33–45.

[99] Dippmann C, Thorborg K, Kraemer O, et al. Symptoms of nerve dysfunction after hip arthros- copy: an under-reported complication[J]. Arthroscopy, 2014;30(2):202–207.

[100] Pailhé R, Chiron P, Reina N, Cavaignac E, Lafontan V, Laffosse JM. Pudendal nerve neuralgia after hip arthroscopy: retrospective study and literature review[J]. Orthop Traumatol Surg Res, 2013;99(7): 785–790.

[101] Safran MR, Giordano G, Lindsey DP, Gold GE, Rosenberg J, Zaffagnini S, Giori NJ. The biome- chanical behaviour of the acetabular labrum[J]. Am J Sports Med, 2011;39(1):92S–102.

[102] Reiman MP, Bolgla LA, Loudon JK. A literature review of studies evaluating gluteus maximus and gluteus medius activation during rehabilitation exer- cises[J]. Physiother Theory Pract, 2012;28(4): 257–268.

[103] Escamilla RF, Fleisig GS, Yamashiro K, Mikla T, Dunning R, Paulos L, Andrews JR. Effects of a 4-week youth baseball conditioning program on throwing velocity[J]. J Strength Cond Res, 2010;24(12): 3247–3254.

[104] Boren K. Electromyographic analysis of gluteus medius and gluteus maximus during rehabilitation exercises[J]. Int J Sports Phys Ther, 2011;6(3): 206–223.

[105] Stastny P, Lehnert M, Zaatar Zaki AM, Svoboda Z, Xaverova Z. Does the dumbbell carrying position change the muscle activity during split squats and walking lunges?[J]. J Strength Cond Res, 2015; 29(11):3177–3187.

[106] Krause D. Electromyographic analysis of the gluteus medius in five weight-bearing exercises[J]. J Strength Cond Res, 2009;23(9):2689–2694.

[107] Selkowitz DM, Powers CM. Which exercises target the gluteal muscles while minimizing activation of the tensor fascia lata? Electromyographic assess- ment using fine-wire electrodes[J]. J Orthop Sports Phys Ther, 2013;43(2):54–65.

[108] Michael JS, Dogramaci SN, Steel KA, Graham KS. What is the effect of compression garments on a balance task in female athletes?[J]. Gait Posture, 2014; 39(2):804–809.

[109] Chaudari AMW, Jamison ST, McNally MP, et al. Hip adductor activations during run-to-cut maneu- vers in compression shorts: implications for return to sport after groin injury[J]. J Sports Sci, 2014; 32(14):1333–1340.

[110] Miyamoto N, Kawakami Y. Effect of pressure inten- sity of compression short-tight on fatigue of thigh muscles[J]. Med Sci Sports Exerc, 2014;46(11): 2168–2174.

[111] Bernhardt T, Anderson GS. Influence of moderate prophylactic compression on sport performance[J]. J Strength Cond Res, 2005;19(2):292–297.

[112] Salvo JP, Hammoud S, Flato R, Sgromolo N, Mendelsohn ES. Outcomes after hip arthroscopy in patients with worker's compensation claims[J]. Orthopedics, 2015;38(2):e94–98.

[113] Shah JP, Gilliams EA. Uncovering the biochemical milieu of myofascial trigger points using in-vivo microdialysis: An application of muscle pain concepts to myofascial pain syndrome[J]. Journal of Bodywork and Movement Therapies, 2008;12(4): 371–384.

第17章 股髋撞击综合征手术并发症：文献中最常关注的常见并发症

Cécile Batailler, Elliot Sappey-Marinier, and Nicolas Bonin

股髋撞击综合征手术并发症会导致手术时间及手术后恢复时间延长，或需要特定的医疗处理，如二次手术或治疗方案的调整等。严重并发症的定义是指危及生命的后遗症或危及肢体的生存能力的情况[1]。在股髋撞击综合征手术中，严重并发症有深部感染、肺栓塞、腹腔内液体外渗、大血管损伤、明确的神经损伤、股骨头坏死、股骨颈骨折、股骨粗隆间骨折不愈合、脱位和死亡。轻微的并发症包括医源性软骨盂唇损伤、皮肤损伤、暂时性神经麻痹、关节囊粘连、深静脉血栓、器械破损、异位骨化和微观不稳定[2]。

本章将概述保髋手术中可能发生的一般并发症以及与股髋撞击综合征手术有关的具体并发症的处理，特别是不同的手术技术所存在的并发症。本章不讨论股髋撞击综合征手术失败（塑形不完全、复发、骨性关节炎进展等）的相关内容。对于每一个并发症，我们在发表的文献中回顾其发病率及其危险因素，然后再探讨其如何诊断和如何预防。

17.1 一般并发症

17.1.1 感染

股髋撞击综合征手术并发感染的发生率很低，大多数为浅表感染。文献中描述了3例化脓性关节炎[2-4]。据报道，股髋撞击综合征髋关节镜手术感染的发生率约为1/1000，但在开放术式中可达到2%。

目前不建议预防性应用抗生素治疗。然而，需要进行骨性手术时（骨成形术或需要置入锚钉时），建议术前常规预防应用广谱抗生素。

17.1.2 深静脉血栓形成与肺栓塞

根据研究，深静脉血栓形成的发生率在0.1%~3.7%之间不等。肺栓塞的发生率小于1/1000[1, 2, 4-7]。

能引起静脉血栓栓塞的常见因素就是其危险因素。在髋关节镜检查中，下肢的牵引垫也会产生内皮损伤和（或）压迫骨盆和股静脉。美国胸科医师协会的指南不推荐系统地来预防血栓形成。但从膝关节镜手术经验推断[8]，有高风险的患者除外。

对髋关节外科脱位的患者，低分子肝素的使用延续到恢复完全负重为止。

17.2 特殊并发症

17.2.1 髋关节不稳定

髋关节脱位尽管非常罕见，但却是一种严重的并发症。在文献中，只有少数病例在髋关节镜术后准确地描述了脱位[9-15]，而开放手术后无病例描述。

过度的髋臼缘切除和治疗钳夹效应，似乎是最可能的危险因素，它将具有良好或边缘覆盖的髋臼转化为髋臼前方覆盖不足的髋臼，相当于引起了髋臼发育不良。但在髋关节镜术后脱位病例报告中，只有2例髋臼缘切术出现髋关节脱位[9, 14]，3例为伴有髂腰肌切断的凸轮切除术[10, 11]，1例为单纯凸轮切除术[15]。髋关节前囊和盂唇有着维持稳定的重要作用，尤其是髋臼覆盖率低的部位。髂腰肌在维持向前的动态稳定性中起重要作用。大部分关节囊切开术不进行修复和髂腰肌松解，因为如果同时存在缺乏或不适当的盂唇修复会增加髋关节向前的不稳定的风险。

髋关节微观不稳定和程度轻微不稳定形式相对应，具有相同的危险因素。它可能更常见，但很难诊断。如果没有另一种诊断，只能依靠患者的病史和临床检查，那么诊断是具有挑战性的。微观不稳定可表现为反复出现的腹股沟疼痛，有或无触发动作。激发性试验不可靠，但韧带过度松弛要评估。骨盆前后位片通常显示较低的髋臼中心-边缘角（CE角）。MRI或关节MRI通常无特异性或无微观不稳定的直接征象，虽然偶然可以确定关节囊缺损，并且常常可见软骨盂唇前部损伤。

特别对于CE角＜25°的关节镜手术、一般性或单纯性髋关节过度松弛、易发生运动极限范围的患者（芭蕾、舞蹈演员、体操运动员），确定其术后不稳定的风险是至关重要的。关节囊切开术应尽量限制实施，而且这些患者在关闭手术切口前应进行关节囊修复。髋臼成形术应避免，CE角＜20°的患者是绝对禁忌证。髂腰肌肌腱切断术只能在有全身症状的患者进行，并且避免在股骨颈前倾角显著的患者中实施。腰大肌松解的情况下，强烈建议进行关节囊修补[10, 11]。

17.2.2　股骨颈骨折

股骨颈骨折在股髋撞击综合征术后仍是需要特别注意，根据相关文献报道发生率低于1/1000。在最近的两篇系统综述中，第一篇报道在6962例髋关节镜检查中报告1例[1]，第二篇报道在6334例髋关节镜检查中报告2例[2]。所有骨折均发生在股骨凸轮切除术后。

Mardones等在尸体模型中发现可以在股骨头-颈部连接的前外侧区域切除股骨颈直径高达30%，而不影响其承载能力[16]。然而，30%的切除确实导致较小的能量就会引起骨折。CT仿真与三维有限元模型仿真分析结果一致[17]。

除了股骨颈过多的切除外，对于股骨颈额外的风险因素还包括股骨颈骨折患者的年龄、骨的质量、术后负重重量和术后创伤[18]。

在开放脱位手术过程中，可以通过完全暴露股骨头颈交界处直接估计切除体积。在关节镜手术中，关节镜视野阻碍了股骨头-颈交界的全局观。为了避免过度切除，必须用关节镜对不同部位进行全面的检查，以了解凸轮畸形的形状和大小。暴露畸形可能需要进行大部分关节囊切除术或部分关节囊切除术[19]。如果还有疑问的话，术中透视会有帮助。

17.2.3　股骨头缺血性坏死

对于髋关节脱位手术，股骨头缺血性坏死是最可怕的并发症。尽管如此，在Ganz[20]的报道中，用

髋关节前脱位技术来治疗单纯股髋撞击综合征，这种情况很少发生。只有几例股骨头缺血性坏死报道另一种截骨术与股髋撞击综合征治疗相关，例如股骨头骨骺滑脱矫正术或股骨转子间截骨术[4]。相关文献报道了2例髋关节镜术后股骨头缺血坏死[21, 22]。令人惊讶的是，在最近的系统综述中，给出关于髋关节镜术后股骨头缺血坏死的发生有完全不同的结果。一项报道为6962例病例中发现1例[1]，另一个报道为6334例患者中发现10例[2]。并且，这两项研究的方法相似。

如果股骨头缺血坏死是在脱位手术中旋股内侧动脉损伤引起的，那么在髋关节镜手术过程中出现的病因还未确定。股骨头缺血坏死可以归因于牵引引起的关节局部骨内血流高流体压力并阻塞导致血管损害[23]。在入路位置和关节囊切开术时，股骨头缺血性坏死也可由旋股外侧动脉或旋股内侧动脉外侧骨骺支损伤引起[21]，后者即可在关节囊宽T形切开时，也可在股骨凸轮切除时距离后外侧太远时发生[21, 22]。

有时在关节镜术后缓解期，持续的机械性或炎症性腹股沟疼痛，可能提示骨坏死。髋关节运动范围通常受限。MRI是确诊早期诊断的最佳检查。

为了防止股骨头缺血性坏死的相关并发症，谨慎应用过高力量牵引和关节内流体的压力。股骨颈后段应限制使用关节囊切开术，在外周间隙时必须小心地进行凸轮切除术。

17.2.4　异位骨化

根据相关文献报道，髋关节镜术后异位骨化的发生率为1%~12%[8, 24-26]，比髋关节脱位开放手术术后（可达20%~30%）发生率低[25]。关节镜手术通常保留肌肉，这有利于保持关节的连续性和关节组织的血流灌溉，使得血肿和骨碎片消退，众所周知，这两种物质都将导致异位骨化[25]。

X线可用于诊断，根据Brooker分类[27]，在髋关节的软组织中可见到骨化（图17.1）。Brooker分级Ⅰ和Ⅱ症状可较不明显，不伴有活动范围较大受限。异位骨化分级Ⅲ和Ⅳ级可通过关节僵硬程度和不同于腹股沟区前部疼痛的粗隆外侧疼痛来诊断。

为了防止异位骨化的发生，在髋关节镜手术中手术器械的交换应在套管内进行，这样可以减少

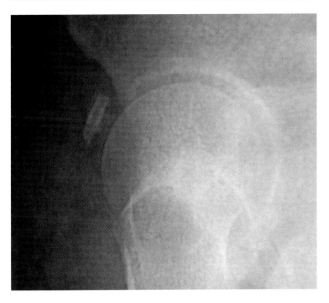

图17.1　术后异位骨化

器械通道引起的肌肉损伤。此外，有报告建议在手术结束时，应将关节冲洗干净，以排出生成的骨碎片[18]。因为即使是很小的骨化，也可能影响患者的表现或功能[28]，并建议口服非甾体类抗炎药（NSAIDs）用于预防异位骨化。髋关节镜术后口服3~4周非甾体类抗炎药可显著降低异位骨化发生率[25, 29]。然而，确切的治疗剂量和疗程仍在争论中。

17.2.5　盂唇修复时缝线切割

髋关节盂唇撕裂现在常使用锚钉固定。缝线通过针刺穿过盂唇或盂唇下组织垂直褥式缝合。在缝线通过盂唇或盂唇过度紧缩的情况下，有可能切割盂唇，这种现象就像"黄油切片机"。它会导致部分或全层盂唇环向纤维破坏，导致不良生物力学后果。

切割现象更常见垂直褥式缝合技术来缝合环绕发育不全的盂唇组织，所以一些学者建议采取缝合钩缝合技术。另一方面，缝合钩缝合技术一直存在潜在的盂唇外翻，这备受争议，因为其不能恢复正常的三角形横截面和盂唇密封功能。

因此，在盂唇修复时我们建议为了防止缝线切割，需遵循以下几项：

- 避免过紧缝合。
- 当盂唇薄、发育不全或脆弱时，要选择更有利的缝合钩缝合技术[18]。

17.2.6　粘连

有关报道称97例髋关节患者，行脱位手术后需再行关节镜下粘连松解术，发生率为6.2%[30]。髋关节镜检查后，粘连往往发生在盂唇和关节囊之间（图17.2）、股骨颈和关节囊之间。理论上，它们会更频繁地出现在髋臼和（或）股骨骨成形术并关节囊大部切除术后。

粘连表现为术后持续性疼痛，屈曲和旋转受限，并影响盂唇的密封功能或造成反向撞击。可以用MR关节造影来确诊。

术后早期功能锻炼，特别是环转运动，是最佳的预防方法[18]。

17.2.7　小儿并发症

股髋撞击综合征的治疗，通过关节镜或开放脱位手术，尽管手术入路在骨骼未成熟部位，但与成人手术一样安全，鲜有股骨头骨骺滑脱、骨坏死、Y形软骨损伤或生长障碍[31, 32]。但短期随访和文献中的髋关节矫形率低，是特殊的儿科并发症少见的原因。对这一独特人群进行更长时间随访的大型研究，将提高我们对儿科患者独特并发症的认识。

17.3　不同手术技术并发症

17.3.1　髋关节镜的特殊并发症

根据不同的研究，股髋撞击综合征关节镜术后

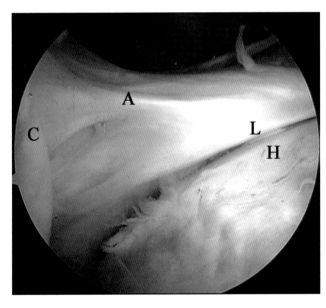

图17.2　术后粘连的关节镜观察

并发症的发生率为1.3%~15%，严重并发症发生率为0.3%~1.7%[1, 2, 26, 33-36]。

17.3.1.1　继发于牵引的并发症

由于髋关节是被一个厚的关节囊与一群大的肌肉包围的头–臼一致的关节，重要的牵引力必须应用在腿上，使关节分离并能安全地进入关节中心的间室。

这种强烈的牵引会导致皮肤和神经相关的损伤。

神经损伤

根据研究，神经损伤的发生率差别很大，可以达到20%，作者认为暂时神经失用症伴阴部神经麻痹是最常见的[2]。

阴部神经失用症继发于会阴和耻骨之间的神经压迫，它在髋关节镜术后很早出现，常常表现为会阴感觉迟钝[37]。

坐骨神经和腓总神经损伤不常见。在牵引过程中，会对神经产生继发损伤。Telleria[38]在髋关节镜检查后监测坐骨神经并发现，在牵引32min、牵引力超过22.7N后，坐骨神经功能障碍增加。患者主诉为大腿和足背外侧感觉减退，并伴有踝关节背屈无力。

这些损伤一般在几天到6个月内能自行缓解，但也存在长期后遗症的例外。

会阴皮肤损伤

会阴皮肤损伤的发生率约为2/1000[2]，它继发于耻骨支和会阴支之间的长期受压的皮肤。损伤可从水肿或血肿到皮肤坏死和压疮（图17.3）。它会

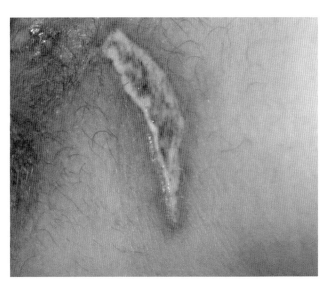

图17.3　术后皮肤坏死

影响会阴（阴囊和阴唇）、腹股沟和大腿内侧的皮肤。

同样的过程会加速褥疮的形成。这种并发症延误了髋关节的康复，但长期后遗症仍然非常罕见。

为了限制牵引引起的并发症，以下两点是必要的：

• 牵引力：一般的共识是把关节分离大约10mm（平均牵引力为200~400N）。为了更好地分配压缩力，与会阴接触的垫必须要大（直径大于10cm）[39]。在会阴部初次外展髋关节需减小牵引力[40]，以及将患者置于头低脚高位[41]。一个外周间室起始点可允许在不伴有牵引下行关节囊切开术，在中央间室入路为了减小牵引力需要通过抽吸破坏髋关节密封机制来分离关节[42]。

• 牵引时间：牵引时间必须尽可能短。外科医生的经验仍然是减少它的最好方法。

外周间室的处理可以在不伴有牵引下进行关节囊切开术及关节囊暴露，牵引时间也能相应减少[42]。在长时间（>2h）的情况下，牵引应放松15min，然后重新应用[43]。

为了克服牵引相关的并发症，Sadri描述了一种具有满意效果的髋关节牵张器，它是一种等效的外固定器，固定在髋臼和股骨骨干上[44]。然而，这种技术也会引起其他特殊的并发症。

17.3.1.2　继发于入路的并发症

手术入路位置偏移

因每个入路位置都靠近神经血管结构，手术入路的位置偏移可能会造成神经血管结构直接损伤，尤其是当腿受到牵引时。前入路接近股外侧皮神经（平均距离5mm）、股神经（平均距离24mm）、股动脉（平均距离39mm）[45, 46]。后外侧入路位于坐骨神经（平均距离29mm）关节囊水平附近，前外侧入路接近臀上神经。

股外侧皮神经是前入路时最接近的结构，其损伤风险最大。根据研究，它的发病率可以达到1%[45, 47]。主要表现为股前外侧麻木感。

了解髋关节周围的解剖结构是预防这些并发症的最佳措施。在入路定位过程中，腿部的中立位置是非常重要的，以确保解剖不变形。

软骨及盂唇损伤

医源性盂唇或软骨损伤是髋关节镜手术最

常见的并发症。根据已发表的研究报道，术后这两个并发症的发生率可能被低估[2, 48, 49]，分别为0.67%~20%和0.3%~39%。

盂唇损伤通常是建立中央间室第一个前外侧入路过程中发生，位置在唇上或前上部分。当定位套管导针放置得离髋臼太近时，套管导针可以穿过盂唇。这时候放置导丝，再插入套管时将遵循同样的轨迹置入。盂唇撕裂的程度与套管直径相同（图17.4）。另一方面，定位套管导针太靠近股骨头，可导致导针或套管直接损伤软骨。第二入路通常是安全的，因为在关节镜下直视导针穿透关节囊。

髋关节镜手术的一些适应证也是更多引起软骨盂唇损伤的危险因素，如盂唇剥离，这时候盂唇占据了关节空间的大部分，受损概率增加，或者髋关节强直，关节间隙分离不足10mm。

一旦手术已经穿透到关节，虽然引起盂唇损伤的危险较小，但仍然可以发生软骨损伤。器械的重复交换，特别是不使用套管和入路放置不当是股骨头软骨损伤的危险因素。在盂唇修复时，通过锚钉穿入关节内也可以发生髋臼软骨损伤。

这些损伤在关节镜下立即会被发现。Badylak和Keene进行该类患者的2年或更长时间的随访，表示医源性盂唇损伤短期内不会影响临床疗效[48]。然而，他们还没有研究过对软骨磨损模式的长期影响。

与选择中央间室第一入路相比，选择外周间室

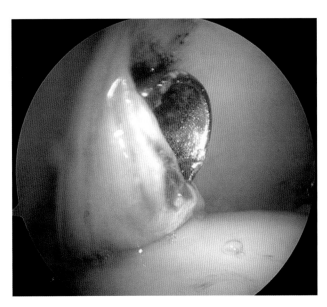

图17.4 金属套管穿透阴唇

作为第一入路可以减少软骨盂唇损伤的风险[42]。事实上，从外周途径进入是在股骨颈前方引入器械，与盂唇软骨的距离为安全距离。直到关节囊的交界处为止关节囊切除术都是安全的，这很容易可视化。然后，可以直接观察中央间室。

当实施中央间室第一入路时，为了减少软骨盂唇损伤的风险和获得最佳的髋关节水平位置，针和套管应在透视引导下插入关节。Byrd描述了一种透视征象，可以在入路定位时观察针是否刺穿盂唇[50]。针穿入关节后，注射盐水溶液。在透视下检查针头是否向股骨头远端移动。如果针在患者头端，有可能造成盂唇穿孔，针的位置就应该改变。

为了不压迫髋关节内的通道并造成医源性软骨损伤，器械交换应始终用套管进行。另外，为了避免关节内钻入锚钉，钻孔前应小心控制钻头的位置和方向。Hernandez[51]和Lertwanich[52]描述了缝合锚钉的安全位置。锚钉插入理想的起点位于上盂唇插入的囊侧，在髋臼边缘的2.3~2.6mm之间。通过钻头的长轴和髋臼面的垂直方向所形成的角度，当它在-7.2°~20.4°之间时被认为是相对安全的，根据髋臼边缘位置和锚钉尺寸大小应小于3mm。然而，在髋臼表面下钻孔时应在关节镜直视下进行。

17.3.1.3 关节镜手术工具引起的并发症
过多关节液外渗

MAHORN团队调查发现25 648例髋关节镜手术的患者中确诊腹腔内液体外渗有40例，发生率为0.16%[53]。其他研究表明，这种并发症的发生率可以达到3/1000[2]。这种并发症可能是由于冲洗液沿髂腰肌鞘扩散引起的。外渗通常是位于腹膜后，有时也在腹腔内的。

灌注液压力过高，手术开始时施行髂腰肌肌腱切断术，关节囊扩大切除和髋臼骨折的存在等可能存在的风险因素将延长手术时间（2h以上）[53]。

症状随外渗量的不同而不同。Verma等描述了5个警示标志，外科医生和麻醉师在手术时必须引起注意：关节扩张无力，需增加液体量来维持扩张关节，泵灌系统频繁断流，腹部和大腿肿胀，急性低体温[54]。在康复室，患者可出现腹痛、腹胀、呼吸困难、体温过低、血流动力学不稳定和（或）下肢静脉回流减少等情况。超声或CT检查可确诊。

预防措施的实施可以减少手术时间，限制关节

囊切开的范围，延迟髂腰肌肌腱切断术到手术最后结束时进行，可控制泵压为40~50mmHg，用髋关节镜治疗急性髋臼骨折时要谨慎，并经常评估腹部和患者的血流动力学状态。

器械机械故障

根据研究，与其他关节相比，器械故障的风险很高，发病率在0.2%~3.5%之间[2, 33, 34]。

最常见的机械故障是器械断裂（图17.5），因为需要使用长尺寸的器械，这会在关节深部受到高应力。由于前髋臼缘狭窄引起缝合锚钉失效也较常见[51]。

为了减少风险，针、镍钛合金导丝、刮刀和等离子刀头通常是一次性的。同时，通过充分切开关节囊来增加器械的灵活性并减少在设备上的应力。在进行缝合之前，应控制锚钉的位置，并对人工牵引阻力进行测试。

在器械断裂或锚钉失效的情况下，有时需要通过关节切开术来将后者移除，因其可以导致严重的软骨损伤。

17.3.1.4　其他的并发症

其他并发症有：低温、臀下动脉假性动脉瘤、液体渗漏导致的二次烧伤、弹响、出血、入路处血肿。这些都较少发生。

17.3.2　关节镜辅助下微创切口的特殊并发症

根据研究，微创开放手术的并发症发生率在

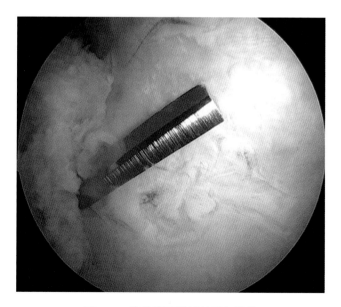

图17.5　关节镜下器械断裂入关节

0%~26%之间[3, 55-58]。

17.3.2.1　股外侧皮神经（LFCN）损伤

对于股髋撞击综合征，治疗小切口入路的位置就在股外侧皮神经的下外侧，股外侧皮神经损伤是该手术最常见的特殊并发症，在一些研究中达到22%。

其症状表现为术后立即出现的大腿前外侧部分的感觉迟钝。它通常在数周或数月内自行消失，无任何后遗症。

Hueter描述了在经典切口外侧1.5cm的手术入路，可减少LFCN损伤的风险[3]。

17.3.2.2　其他并发症

股神经损伤的病例很少引起注意[57]。其他并发症对这种微创开放手术无特异性，在前几章中已进行了描述。它们仍然是罕见的，在股髋撞击综合征治疗中，它们继发于开放手术或髋关节镜手术的牵引。

17.3.3　髋关节手术脱位的特殊并发症

根据研究，髋关节手术脱位并发症的发生率在2%~37%之间，严重并发症发生率高达6%[4, 20, 30, 59-61]。

17.3.3.1　股骨粗隆间骨折不愈合或移位

股骨粗隆间骨不连是该手术最常见的主要并发症，在一些研究中发生率高达6%。在这个方法中，粗隆截骨术的入路在臀中肌后，使臀中肌和股外侧肌肌纤维嵌入部分粗隆截骨缝隙，引起骨不连。同时，粗隆部截骨块向上向前的拉力可以导致骨折不愈合和（或）移位。这种并发症通常发生在一个平面的大转子截骨[62]、不适当的固定技术、不充分的保护期，或股外侧肌过度松解的情况下[20]。

股骨粗隆间骨折不愈合可以因手术产生粗隆机械性的持续性疼痛。有时表现为外展肌无力，或更糟时会出现Trendelenburg步态。造影或CT扫描可确诊。

为减少并发症的发生，应注意准确的手术技巧和谨慎的康复训练：

• "二腹肌式"弧形平面截骨更好，保留股外侧肌附着对抗臀肌牵拉。

• 阶梯式截骨更能抵抗拉力和旋转力[62]。

• 股骨粗隆间截骨术坚强内固定是必需的，至少有2个或3个皮质骨螺钉，有时附加其他固定材料[4, 7]。

• 积极的外展，被动内收和全负重的渐进性康复只允许在6~8周后[20, 62]。

17.3.3.2 粗隆部激惹滑囊炎或疼痛

这是外科脱位技术中最常见的并发症，在一些报道中发生率高达26%[30, 61, 63]。粗隆区域疼痛继发于滑囊炎或由粗隆部内植物逐渐产生的金属沉着病，在大多数情况下，去除固定的内植物通常可以完全缓解这种疼痛。

17.3.3.3 其他并发症

在髋关节手术脱位后的开放手术还会有其他并发症，有时会有特殊的并发症如坐骨神经麻痹或残余"鞍囊"畸形。

要点小结

1. 注意边缘切除、滑膜切除、关节囊切开、髂腰肌切断术的患者术后不稳定的风险（CE角<25°，过度松弛，患者容易出现关节超多运动极限范围）。

2. 准确地进行股骨凸轮切除术，达到足够的范围但不过度切除。适当的关节囊切开和全面凸轮检查，关节镜须在不同位置进行，如果有疑问，可以使用透视。

3. 注意牵引力和牵引时间，以降低皮肤会阴损伤和继发于牵引的神经损伤的发生率。

4. 使用器械交换套管，可以降低软骨损伤或神经血管损伤的风险，降低肌肉损伤，避免异位骨化。

5. 特别注意进行粗隆截骨时，为了避免股骨粗隆间骨折不愈合，建议行二腹肌式和阶梯状截骨，并使用坚强内固定。

关键数据来源

[1] Kowalczuk M, et al. Complications following hip arthroscopy: a systematic review and meta-analysis[J]. Knee Surg Sports Traumatol Arthrosc, 2013;21(7):1669–1675.

[2] Harris JD, et al. Complications and reoperations during and after hip arthroscopy: a systematic review of 92 studies and more than 6,000 patients[J]. Arthroscopy, 2013;29(3):589–595.

[3] Ilizaliturri Jr VM. Complications of arthroscopic femoroacetabular impingement treatment: a review[J]. Clin Orthop Relat Res, 2009;467(3):760–768.

[4] Pailhe R, et al. Pudendal nerve neuralgia after hip arthroscopy: retrospective study and literature review[J].

Orthop Traumatol Surg Res, 2013;99(7): 785–790.

[5] Griffin DR, Villar RN. Complications of arthroscopy of the hip[J]. J Bone Joint Surg Br, 1999;81(4):604–606.

[6] Kocher MS, et al. Intra-abdominal fluid extravasation during hip arthroscopy: a survey of the MAHORN group[J]. Arthroscopy, 2012;28(11):1654–1660.e2.

参考文献

[1] Kowalczuk M, et al. Complications following hip arthroscopy: a systematic review and meta-analysis[J]. Knee Surg Sports Traumatol Arthrosc, 2013; 21(7):1669–1675.

[2] Harris JD, et al. Complications and reoperations during and after hip arthroscopy: a systematic review of 92 studies and more than 6,000 patients[J]. Arthroscopy, 2013;29(3):589–595.

[3] Laude F, Sariali E, Nogier A. Femoroacetabular impingement treatment using arthroscopy and anterior approach[J]. Clin Orthop Relat Res, 2009;467(3):747–752.

[4] Sink EL, et al. Multicenter study of complications following surgical dislocation of the hip[J]. J Bone Joint Surg Am, 2011;93(12):1132–1136.

[5] Matsuda DK, et al. Comparative systematic review of the open dislocation, mini-open, and arthroscopic surgeries for femoroacetabular impingement[J]. Arthroscopy, 2011;27(2):252–269.

[6] Papalia R, et al. Femoroacetabular impingement syndrome management: arthroscopy or open surgery?[J]. Int Orthop, 2012;36(5):903–914.

[7] Naal FD, et al. Midterm results of surgical hip dislocation for the treatment of femoroacetabular impingement[J]. Am J Sports Med, 2012;40(7): 1501–1510.

[8] Chan K, et al. Complications following hip arthroscopy: a retrospective review of the McMaster experience (2009–2012)[J]. Can J Surg, 2013;56(6):422–426.

[9] Matsuda DK. Acute iatrogenic dislocation following hip impingement arthroscopic surgery[J]. Arthroscopy, 2009;25(4):400–404.

[10] Austin DC, Horneff 3rd JG, Kelly 4th JD. Anterior hip dislocation 5 months after hip arthroscopy[J]. Arthroscopy, 2014;30:1380–1382.

[11] Sansone M, et al. Total dislocation of the hip joint after arthroscopy and ileopsoas tenotomy[J]. Knee Surg Sports Traumatol Arthrosc, 2013;21(2):420–423.

[12] Mei-Dan O, McConkey MO, Brick M. Catastrophic failure of hip arthroscopy due to iatrogenic instability: can partial division of the ligamentum teres and iliofemoral ligament cause subluxation?[J]. Arthroscopy, 2012;28(3):440–445.

[13] Ranawat AS, McClincy M, Sekiya JK. Anterior

dislocation of the hip after arthroscopy in a patient with capsular laxity of the hip. A case report[J]. J Bone Joint Surg Am, 2009;91(1):192–197.

[14] Rosenbaum A, et al. Posterior dislocation of the hip following arthroscopy - a case report and discussion[J]. Bull Hosp Jt Dis (2013), 2014;72(2):181–184.

[15] Dierckman BD, Guanche CA. Anterior hip capsuloligamentous reconstruction for recurrent instability after hip arthroscopy[J]. Am J Orthop (Belle Mead NJ), 2014;43(12):E319–323.

[16] Mardones RM, et al. Surgical treatment of femoroacetabular impingement: evaluation of the effect of the size of the resection[J]. J Bone Joint Surg Am, 2005;87(2):273–279.

[17] Alonso-Rasgado T, et al. Changes in the stress in the femoral head neck junction after osteochondroplasty for hip impingement: a fi nite element study[J]. J Orthop Res, 2012;30(12):1999–2006.

[18] Papavasiliou AV, Bardakos NV. Complications of arthroscopic surgery of the hip[J]. Bone Joint Res, 2012;1(7):131–144.

[19] Ilizaliturri Jr VM. Complications of arthroscopic femoroacetabular impingement treatment: a review[J]. Clin Orthop Relat Res, 2009;467(3):760–768.

[20] Ganz R, et al. Surgical dislocation of the adult hip a technique with full access to the femoral head and acetabulum without the risk of avascular necrosis[J]. J Bone Joint Surg Br, 2001;83(8):1119–1124.

[21] Scher DL, Belmont Jr PJ, Owens BD. Case report: osteonecrosis of the femoral head after hip arthroscopy[J]. Clin Orthop Relat Res, 2010;468(11): 3121–3125.

[22] Sener N, et al. Avascular necrosis of the femoral head after hip arthroscopy[J]. Hip Int, 2011;21(5): 623–626.

[23] Naito M, et al. Acute effect of traction, compression, and hip joint tamponade on blood fl ow of the femoral head: an experimental model[J]. J Orthop Res, 1992; 10(6):800–806.

[24] Ong C, Hall M, Youm T. Surgical technique: arthroscopic treatment of heterotopic ossifi cation of the hip after prior hip arthroscopy[J]. Clin Orthop Relat Res, 2013;471(4):1277–1282.

[25] Bedi A, et al. The incidence of heterotopic ossifi cation after hip arthroscopy[J]. Am J Sports Med, 2012; 40(4):854–863.

[26] Larson CM, Giveans MR. Arthroscopic management of femoroacetabular impingement: early outcomes measures[J]. Arthroscopy, 2008;24(5):540–546.

[27] Brooker AF, et al. Ectopic ossifi cation following total hip replacement. Incidence and a method of classifi cation[J]. J Bone Joint Surg Am, 1973;55(8): 1629–1632.

[28] Randelli F, et al. Heterotopic ossifi cations after

arthroscopic management of femoroacetabular impingement: the role of NSAID prophylaxis[J]. J Orthop Traumatol, 2010;11(4):245–250.

[29] Beckmann JT, et al. The effect of NSAID prophylaxis and operative variables on heterotopic ossifi cation after hip arthroscopy[J]. Am J Sports Med, 2014;42(6):1359–1364.

[30] Steppacher SD, et al. Surgical hip dislocation for treatment of femoroacetabular impingement: factors predicting 5-year survivorship[J]. Clin Orthop Relat Res, 2014;472(1):337–348.

[31] de Sa D, et al. Femoroacetabular impingement in skeletally immature patients: a systematic review examining indications, outcomes, and complications of open and arthroscopic treatment[J]. Arthroscopy, 2014; 31:373–384.

[32] Nwachukwu BU, et al. Complications of hip arthroscopy in children and adolescents[J]. J Pediatr Orthop, 2011;31(3):227–231.

[33] Dietrich F, et al. Complications in hip arthroscopy: necessity of supervision during the learning curve[J]. Knee Surg Sports Traumatol Arthrosc, 2014; 22(4):953–958.

[34] Park MS, et al. Hip arthroscopy for femoroacetabular impingement: the changing nature and severity of associated complications over time[J]. Arthroscopy, 2014;30:957–963.

[35] Gedouin JE, et al. Assessment of arthroscopic management of femoroacetabular impingement. A prospective multicenter study[J]. Orthop Traumatol Surg Res, 2010;96(8 Suppl):S59–67.

[36] Byrd JW, Jones KS. Arthroscopic management of femoroacetabular impingement in athletes[J]. Am J Sports Med, 2011;39(Suppl):7S–13.

[37] Pailhe R, et al. Pudendal nerve neuralgia after hip arthroscopy: retrospective study and literature review[J]. Orthop Traumatol Surg Res, 2013; 99(7):785–790.

[38] Telleria JJ, et al. Risk of sciatic nerve traction injury during hip arthroscopy-is it the amount or duration? An intraoperative nerve monitoring study[J]. J Bone Joint Surg Am, 2012;94(22):2025–2032.

[39] Byrd JW. Hip arthroscopy utilizing the supine position[J]. Arthroscopy, 1994;10(3):275–280.

[40] Kruger DM, et al. Traction force profi les associated with the use of a fracture table: a preliminary report[J]. J Orthop Trauma, 1990;4(3):283–286.

[41] Mei-Dan O, McConkey MO, Young DA. Hip arthroscopy distraction without the use of a perineal post: prospective study[J]. Orthopedics, 2013;36(1):e1–5.

[42] Rupp R, Duggan B. Peripheral versus central compartment starting point in hip arthroscopy for femoroacetabular impingement[J]. Orthopedics, 2012;

35(2):e148–153.

[43] Griffi n DR, Villar RN. Complications of arthroscopy of the hip[J]. J Bone Joint Surg Br, 1999;81(4):604–606.

[44] Sadri H. Complex therapeutic hip arthroscopy with the use of a femoral distractor. In: Sekiya JK et al., editors. Techniques in hip arthroscopy and joint preservation surgery[M]. Philadelphia: Saunders; 2011:113–120.

[45] Byrd JW, Pappas JN, Pedley MJ. Hip arthroscopy: an anatomic study of portal placement and relationship to the extra-articular structures[J]. Arthroscopy, 1995;11(4):418–423.

[46] Elsaidi GA, et al. Complications associated with traction on the hip during arthroscopy[J]. J Bone Joint Surg Br, 2004;86(6):793–796.

[47] Oak N, et al. Complications in hip arthroscopy[J]. Sports Med Arthrosc, 2013;21(2):97–105.

[48] Badylak JS, Keene JS. Do iatrogenic punctures of the labrum affect the clinical results of hip arthroscopy?[J]. Arthroscopy, 2011;27(6):761–767.

[49] Domb B, Hanypsiak B, Botser I. Labral penetration rate in a consecutive series of 300 hip arthroscopies[J]. Am J Sports Med, 2012;40(4):864–869.

[50] Byrd JW. Avoiding the labrum in hip arthroscopy[J]. Arthroscopy, 2000;16(7):770–773.

[51] Hernandez JD, McGrath BE. Safe angle for suture anchor insertion during acetabular labral repair[J]. Arthroscopy, 2008;24(12):1390–1394.

[52] Lertwanich P, et al. Defi ning a safety margin for labral suture anchor insertion using the acetabular rim angle[J]. Am J Sports Med, 2011;39(Suppl):111S–116.

[53] Kocher MS, et al. Intra-abdominal fl uid extravasation during hip arthroscopy: a survey of the MAHORN group[J]. Arthroscopy, 2012;28(11):1654–1660.e2.

[54] Verma M, Sekiya JK. Intrathoracic fl uid extravasation after hip arthroscopy[J]. Arthroscopy, 2010;26(9 Suppl): S90–94.

[55] Ribas M, et al. Hip osteoplasty by an anterior minimally invasive approach for active patients with femoroacetabular impingement[J]. Hip Int, 2007;17(2): 91–98.

[56] Lincoln M, et al. Combined arthroscopic and modifi ed open approach for cam femoroacetabular impingement: a preliminary experience[J]. Arthroscopy, 2009;25(4):392–399.

[57] Cohen SB, et al. Treatment of femoroacetabular impingement in athletes using a mini-direct anterior approach[J]. Am J Sports Med, 2012;40(7):1620–1627.

[58] Srinivasan SC, Hosny HA, Williams MR. Combined hip arthroscopy and limited open osteochondroplasty for anterior femoroacetabular impingement: early patient reported outcomes[J]. Hip Int, 2013;23(2):218–224.

[59] Peters CL, et al. Open treatment of femoroacetabular impingement is associated with clinical improvement and low complication rate at short-term followup[J]. Clin Orthop Relat Res, 2010;468(2):504–510.

[60] Botser IB, et al. Open surgical dislocation versus arthroscopy for femoroacetabular impingement: a comparison of clinical outcomes[J]. Arthroscopy, 2011;27(2):270–278.

[61] Kempthorne JT, et al. Surgical dislocation of the hip and the management of femoroacetabular impingement: results of the Christchurch experience[J]. ANZ J Surg, 2011;81(6):446–450.

[62] Bastian JD, et al. Stepped osteotomy of the trochanter for stable, anatomic refi xation[J]. Clin Orthop Relat Res, 2009;467(3):732–738.

[63] Beaule PE, Le Duff MJ, Zaragoza E. Quality of life following femoral head-neck osteochondroplasty for femoroacetabular impingement[J]. J Bone Joint Surg Am, 2007;89(4):773–779.

第18章　股髋撞击综合征的翻修手术

James T. Beckmann and Marc R. Safran

18.1　概述

股髋撞击综合征是非关节炎性髋关节疼痛和渐进性关节损伤的原因，自从Ganz等在2003年报道以来越来越受到人们的重视[1]。虽然大部分的股髋撞击综合征患者在撞击骨的手术切除和关节内损伤的治疗方面都有了很大的提高，但仍有一部分患者无法取得满意的疗效。髋关节翻修手术同时增加股髋撞击综合征的处理来解决这些手术的失败。失败可以定义为缺乏症状改善，无法恢复到预期的活动水平，或术后患者满意度差[2]。

应采用系统的方法来评估股髋撞击综合征手术失败的患者。基本原则如下：①诊断失败原因。②制订治疗方案。③认识到保髋手术的局限性。诊断时应考虑所有关节内髋关节病理和关节外病变，这些病变最初可能被忽视或在术后才出现。无论是开放或关节镜手术的技术都可用来解决残留疾病。遵循这些原则，临床结果评估可以得到改善，但通常结果不如初次手术[3, 4]。有些患者不会受益于翻修手术，特别是当有明显的软骨损伤或放射学上存在骨关节炎时，全髋关节置换术可能是唯一可行的解决方案。

18.2　历史回顾

认识髋关节镜技术的历史，有助于建立一个初次股髋撞击综合征手术失败调查框架。在过去的10年，髋关节病理力学的认识提高，治疗方法也迅速发展。髋关节特殊性器械、改进技术的熟练度和循证结果数据也有助于股髋撞击综合征治疗策略的进步。对这些历史差异的了解可以帮助外科医生找到潜在的持续性症状的来源。

早期髋关节镜主要用于如游离体取出、单纯盂唇清创等手术，但现在人们认识到，撞击的骨区域必须切除，除了解决相应的关节内病理以达到最大的改善外。未能充分切除骨突起可导致持续性的冲击和持续的症状，需要再次进行纠正股髋撞击综合征的手术[5]。在大多数的文献中[6]，凸轮病变切除是最常见的翻修原因（51%~90%）。此外，在高达4%的病例中发生额外的关节撞击，有时会被忽略，因为它经常与关节内撞击共存[7]。

最近，学界一直专注于软组织损伤的原因，包括盂唇缺损和保存以及关节囊功能不全。组织选择性切除的盂唇清创术是修复技术发明前常用的手术方式；然而，盂唇保存通过吸附密封效果和增加髋臼深度，可能有助于保持关节流体力学和髋关节稳定性[8]。有症状的盂唇缺乏可以通过盂唇修复或重建来处理。关节囊功能不全（原发性或医源性）可导致髋关节的"微观不稳定"，引起持续性疼痛或严重关节不稳定，可伴有半脱位或脱位[9, 10]。对于有关节囊松弛症状的患者，术中关节囊治疗包括关节囊修复或折叠术。常规切开修复术一直是适应人群的推荐方案，特别是对于术前有不稳定迹象的女性患者、影像学表现为发育不良及在牵引应用中容易引起髋关节分离的患者[11]。

18.3　患者评估

18.3.1　总体考虑

表18.1总结了术后失败的潜在原因。至少6个月的非手术治疗，连续3个月没有改善的情况下，应考虑进行翻修手术。肌肉无力是术后疼痛的常见原因，必须用直接物理疗法纠正，直到达到完全和对称的强度为止。对于FAI手术失败患者的评估包括髋关节各个方面的评价（见第5章），本章将讨论特殊翻修设定的诊断评估的组成部分。

表18.1　髋股撞击综合征术后失败原因分析

骨赘切除不足

　髋臼

　股骨头－颈结合部

骨赘切除过量

　髋臼

　股骨头－颈结合部

关节外撞击

　棘下

　坐骨股骨

　大粗隆

关节囊功能不全

　广义的韧带松弛

　关节囊修复失败

盂唇缺失

　盂唇切除

　盂唇修复失败

骨赘再次增生

　异位骨化

　凸轮骨再生

术后粘连

关节外病变

　术前误诊

　术后进展

18.3.2　病史

病史应体现股髋撞击综合征发生前后的症状。询问患者是否有疼痛、无力或僵硬/运动受限，询问这些症状与术前状态相比如何。性质、部位、刺激的位置或疼痛时间的明显变化，可能预示着新的诊断或伴随的病理改变。术后改善的时间模式（或不足）有助于确定失败的原因。对于一个症状没有改善的患者，应对初始诊断进行研究，并考虑到关节外疼痛的来源。相反，对关节内注射实验阳性反应通常能保证在手术前就存在股髋撞击综合征的关节内紊乱。术后的改善，即使不能维持，也应研究在减压手术后确定疼痛的最大量和术后改善的最大时间。在恢复过程中加重髋关节症状的活动可以对当前诊断有更深入的了解。

18.3.3　查体

对需要手术的髋关节进行全面检查，并与对侧进行比较。标准的检查包括步态分析、髋关节活动范围、髋关节周围的肌肉和骨突起触诊和对包括来自脊柱和骶髂关节的牵涉痛进行特殊检查。对于髋关节镜术后常见的肌肉无力，应尽可能使肌力恢复到与对侧肢体相同。部分的髂腰肌延长术可致髂腰肌无力，可引起早期的疲劳症状，外展的薄弱可能导致转子周围疼痛，全身无力会加重关节囊的不稳定症状。在早期恢复阶段，残留的撞击和盂唇应力的征象通常可引起轻度至中度阳性反应，但根据经验来说，术后6个月与术前水平比较将有所下降。引起患者显著疼痛的正面撞击的征象有：不完整的骨切除、其他类型的撞击或盂唇修复失败等。关节囊的不稳定可能需要怀疑目前整体韧带是否松弛（>4/9Beighton阳性标准），或刺激关节囊引起疼痛或主观不稳定等的特异性检查。关节囊前壁强调外旋和外展或内收外展中立，屈曲或过伸外展，而关节囊后部强调与后方屈曲90°和轻微内收。

18.3.4　影像学检查

影像学检查应该包括骨盆正位和髋关节侧位片。用Dunn侧位片，屈曲45°位于1:30方向的股骨头颈交界处的位置，来评价剩余凸轮畸形的外形，在翻修病例中最常见的是出现在1:15方向的位置[6]。伪侧视图可帮助确定关节囊前方的覆盖情况、髂前下棘的形态。通过关节内注射局部麻醉剂来确定关节内疼痛来源，这可以在超声引导下或透视下进行。透视引导下在关节囊注入对比剂来确定关节囊的位置，但由于对比剂的反应，可能导致阴性预测值下降。在翻修病例中，三维成像与CT扫描或MRI提供了极有价值的信息。并且应该使用低阈值来对这些测试中的一个或两个进行排序。三维成像结合碰撞软件，有助于明确目标骨骨切除不足，骨赘再生，并寻找撞击的关节外因素（图18.1）。

18.3.5　手术记录

获得手术报告和关节镜图像的副本是必要的。MRA对软骨的评价缺乏敏感性，最好从关节镜图像中评价。在某些病例中，对髋臼盂唇软骨或医源性损伤可以进行可视化。一定程度的医源性软骨损伤也有零星的报道，发生率上升到64%；盂唇穿透在最初的入路位置选择过程中也比较常见（20%），但已被证明在修复2年后对患者的预后无影响[12]。McCarthy等报道称，MRA软骨病变的灵敏度只有65%[13]。一个有严重软骨损伤的患者在手术过程中不太可能从翻修髋关节保存过程中获益。盂唇的情况也可用手术报告、关节镜图像、术后影像来确定。在没有确切的证据或先天性发育不全时，手术报告或图像显示滑膜切除术对于在MRA中再生是盂唇重建的手术指征。最后，手术报告通常会显示在牵引过程中是否进行了关节囊的修复。如果没有修复或折叠，应高度怀疑微观不稳定，即使关节囊被修复，微观不稳定性仍有存在的可能。

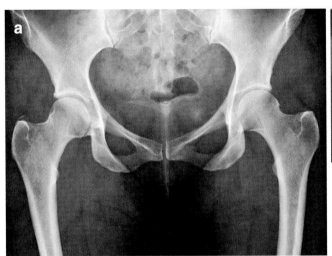

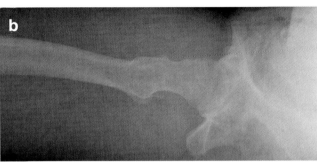

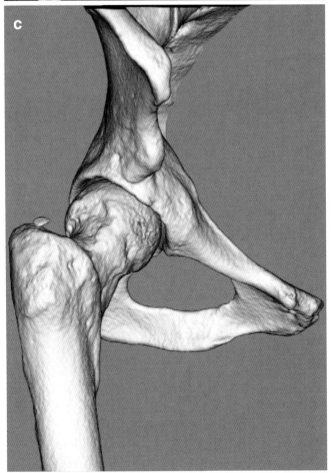

图18.1　前后位片（a）、侧位片（b）和三维CT图像FAI术后1年存在持续症状的32岁妇女，手术骨赘切除不足与残余CAM畸形发生在1：30方向的位置，向前延伸至3：00方向的位置（c）

18.4 翻修手术的常见原因

18.4.1 骨赘切除不足

股髋撞击综合征手术失败的最常见的原因是撞击骨赘切除不足（53%~90%）[5, 6]。股髋撞击综合征的成功修复需要去除整个撞击区域。即使大部分的撞击位置的股骨头颈交界处已被切除，残余的骨突起仍然可引起持续性症状。当行入路间关节囊切开术时，最常见残余的股髋撞击综合征的部位在沿股骨头颈交界处的后上方或外侧的位置[3]。有人提出髋关节镜的学习曲线难度可能是这项骨赘切除技术的失败原因，并需要进行翻修手术。此外，识别或解决髋臼覆盖能力的缺乏被称为股髋撞击综合征手术失败的另一个原因。

Philippon等发现在2005—2006年间，37例股髋撞击综合征需要翻修的患者中，有36例髋关节镜检查存在持续的影像学证据[14]。经过翻修，改良的Harris髋关节评分（MHHs）从术前的56提高到术后的77。Kelly等发现在2003—2007年期间，79%的早期髋关节镜的翻修是由于股髋撞击综合征未解决或未治疗引起的[15]。同样，Clohisy等报道初次髋关节镜术后翻修的60例患者中，68%是股髋撞击综合征遗留或未治疗的[16]。这一系列不同于先前提到的研究，因为所有的翻修手术，包括开放的方式和关节镜的方式。这一系列报道中股髋撞击综合征是早期翻修手术的最常见原因，目前尚不清楚这种趋势在最近几年是否还在继续，因为人们更多地关注导致盂唇撕裂和软骨损伤的潜在骨形态[17]。例如，在Clohisy等的研究中，在最初的股髋撞击综合征手术时，60例髋关节的患者中只有17个发生骨性畸形，这与目前的做法有很大不同。此外，随着越来越多的外科医生意识到FAI，而更多的外科医生更乐于进行FAI手术，很少切除或切除不足的FAI会越来越少地成为手术失败的主要原因。

开放或关节镜检查方法可用于解决残留骨撞击的潜在非球面性问题，但是，要确定病变的位置，就需要认真做术前计划。三维CT或MRI为基础的软件，可以非常有助于理解股髋撞击综合征手术前骨解剖。静态二维平线片仅显示股骨头颈部的解剖结构，与X线方向的正交位置相对应。例如，前后位

X线片显示时钟12点方向的位置，45° Dunn显示时钟1:30方向的位置，侧位显示时钟3点方向的位置；然而，最大畸形区域可能出现在这些位置之间的任何位置。三维重建对骨形态有帮助，并可把在标准射线照相视图上可能漏掉的地方可视化。图18.1展现股髋撞击综合征不完全切除后有持续性的症状的患者的前后位、交叉侧位和三维CT图像；手术切除残余CAM畸形之间的一个容易辨认的过渡发生在1:30方向的位置向前延伸到3:00方向的位置。Milone等发现平片上的α角被低估，平均比3D CT扫描低8.2°[18]。最近的软件开发使股骨和髋臼的独立可视化以及关节运动的动态建模来定位潜在的撞击源。三维CT评估应被视为失败的股髋撞击症手术检查标准，并来确定有关的部分残余撞击区。对于年轻患者，重建的MRI图像可以用来代替辐射高暴露、存在致癌风险的CT扫描。

18.4.2 骨赘切除过量

虽然骨赘切除不足作为失败的根源广泛被报道，但过量的骨赘切除术也有它自己的一系列不利后果。股骨头—颈连接处过度加深可以降低关节的稳定性，破坏盂唇密封性（图18.2）。生物力学研究表明股骨颈切除大于1/3，股骨颈骨折的风险就会增加。髋臼成形术可以改变髋臼边缘负荷，早期磨损类似发育性髋关节发育不良髋臼的接触压力。在极端情况下，都有可能发生不稳定和脱位事件[19]。过度的髋臼成形术返修可能需要开放手术的途径，并需要同种异体骨软骨移植或髋臼周围截骨术来恢复正常的接触压力和关节稳定性。随着时间的推移，关节损伤修复可能需要全髋关节置换术（图18.3）。

18.4.3 关节外撞击

关节外的撞击来源于股骨近端外的部位及引起髋关节活动受限的髋臼边缘。最常见发生股骨撞击的位置在髂前下棘（AIIS），但也可以股骨和坐骨结节以及与大转子与髋臼之间发生碰撞。关节外的撞击较为罕见，其发生率仅占髋关节疼痛患者的4%，但经常并存凸轮畸形和典型股髋撞击综合征[7]。据有关报告，年轻女性和那些曾接受过手术的患者更容易出现关节外撞击。这些患者的人口统计学与典型的关节囊松弛症患者有很大的重叠，并可能导致髋关节

图18.2　侧位X线片显示FAI术后股骨头-颈交界处大面积骨切除，这导致了早期髋部吸附密封效应的丧失

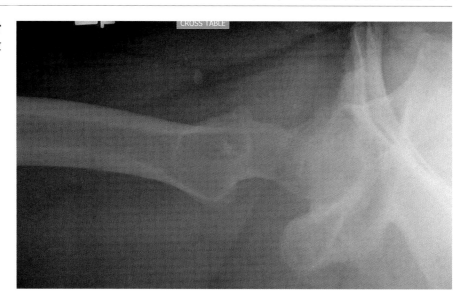

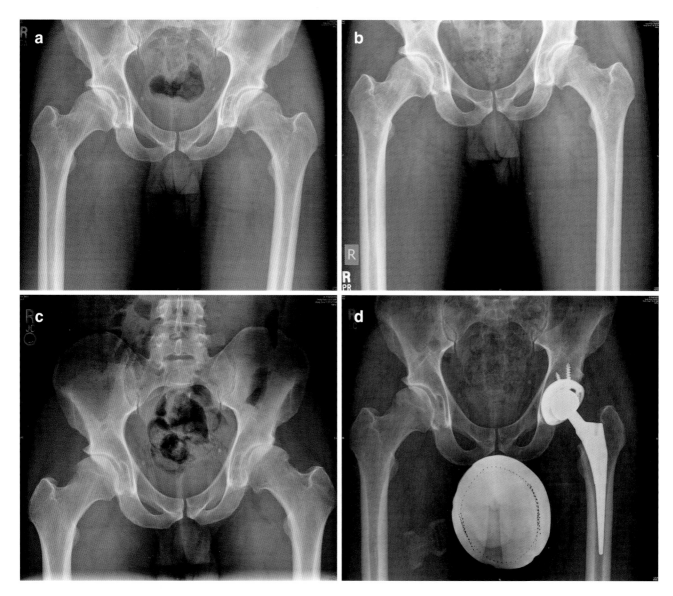

图18.3　术前（a）、术后3个月（b）和术后1年（c）髋臼成形术后的X线片。髋臼边缘的过度切除会导致负荷特性的改变，如果早期发现，可以通过髋臼周围截骨术或大块同种异体移植来恢复覆盖范围。边缘负荷增加导致软骨损伤加速，最终需要全髋关节置换术（d）

运动明显增加，从而导致关节外撞击。据推测，关节外撞击可能造成潜在的支点，通过机械拉伸髋关节囊引发疼痛[20]。

被怀疑存在髂前下棘撞击的患者常常表现为在中立位旋转时，髂前下棘的底面和髋关节过度屈曲时疼痛。病理性髂前下棘的形态，特别是当髂前下棘下面延伸到髋臼缘水平，通常认为是由一个陈旧性股直肌撕脱伤所引起的，虽然髂前下棘过长也可以被看到，并且被认为是孩子短跑和踢球活动导致过度生长的结果。偶尔会有髋关节劳损的病史。患者疑似髂前下棘撞击，应进行一个虚拟的剖面视图或三维CT扫描以评估髂前下棘的形态。术中，髂前下棘可以通过追踪股直肌在骨上的起点来自囊内或囊外的方法确定。术中髂斜位透视影像可以显示髂前下棘剖面，可以用来确保撞击面积足够的切除。Larson[3]等研究发现，通过髂前下棘减压可以预测髋关节镜翻修手术结果的改善。

坐股撞击发生于股方肌肌肉在小结节和坐骨结节之间被挤压时，并产生慢性腹股沟或臀部疼痛。通过扩大、外旋和内收等查体来检查疼痛。X线片可显示股骨偏心距的减少或骨性解剖结构的改变，如陈旧性坐骨撕脱损伤。MRI检查常显示内部信号增加和挤压损伤，表现为股方肌周围的流体敏感的成像信号增加。确诊依靠局部麻醉下行超声或CT引导诊断性注射。对撞击骨切除术可以通过内窥镜或开放性后入路进行。

18.4.4 关节囊不稳

关节囊在静态骨性限制、动态肌肉力量、盂唇的密闭性及保持在生理范围内关节运动的一致性起重要作用[21]。髋关节不稳是指在不存在过度的压力的情况下不能保持同轴关节运动[22]。不稳的症状范围从疼痛到髋关节不稳定，或很少发生的关节脱位[9]。髋关节不稳概念最近才提出，仍存在争议。最近的研究证实这个演变的概念其实是一个临床症状。长期的微观不稳定性是用来表示不伴有明显的半脱位或脱位的疼痛。

原发性和医源性关节囊不稳可能是外科手术后持续疼痛的来源。关节囊切开术经常在髋关节中实施，但关节囊闭合的重要性已经在最近的研究中被强调[11]。标准的关节囊切开术是在前外侧和前中侧

入路位置之间实施，而髂股韧带（人体最粗壮的韧带）存在完全横断的风险[21]。修复失败，或只是部分修复关节囊，可能导致术后不稳定，并与完全修复相比降低了结果评分[11]。在一项研究中比较T形关节囊切开术部分与完全关闭，术后6个月，在HOS-SS，完全封闭组表现出显著的效果，并能维持至术后2.5年（83.6：87.3；P<0.0001）。所有需要翻修手术的患者（n=4）均为部分修复组。

特定患病人群可能更易发生关节囊不稳，这类人包括多发性韧带松弛患者，还有的患者由于进行腰大肌松解术，导致关节囊成为髋关节的第二个稳定结构而发生关节囊不稳[23]。妇女的关节囊不稳定发生率一直较高，这可以解释Domb[4]等报告的髋关节翻修率增加近3倍的原因。

关节囊不稳可分为3类：与先天韧带松弛有关的原发性关节囊松弛，医源性关节囊松弛，大部分可修复，以及无法修复需要移植的医源性关节囊缺损。当有足够的组织存在时，可以进行关节囊移位或折叠以收紧关节囊[24]。如果关节囊切开部位在经髋关节外侧关节囊或所谓的髋袖间隙时，这种操作就可实施。可使用吸力刨刀做一个椭圆形的关节囊部分切除。椭圆形的大小是（8~10）mm×（12~15）mm。髋袖间隙是从前到后（椭圆形近端到远端长度）关闭还是从近到远（与椭圆形前后距离）进行关闭，无临床差异。如果关节囊前部完整，横向折叠术没有横断髂股韧带有优势[21]。Larson等研究表明同样存在影像学定义的髋股撞击缺陷的患者，在应用髋关节镜翻修时进行关节囊折叠紧缩的比在没有进行折叠紧缩的MHHs评分在统计学上显著提高[3]。虽然缺乏对髋关节不稳定和关节囊折叠的科学研究，但值得注意的是，研究折叠和数量的最佳技术还有许多工作要做。目前已有研究表明，关节囊折叠可能会限制髋关节运动范围[25]，当然也涉及髋关节多维度约束，并限制股骨头在髋臼内做正常的平移运动[22]。关节囊大部分缺损可能不能一次性修复（图18.4）。在这种情况下，关节镜或开放重建移植可以恢复关节囊的连续性并提高稳定性，但有趣的是，目前并没有类似的临床报道。

18.4.5 盂唇功能不全

股髋撞击综合征手术后盂唇功能不全是引起髋

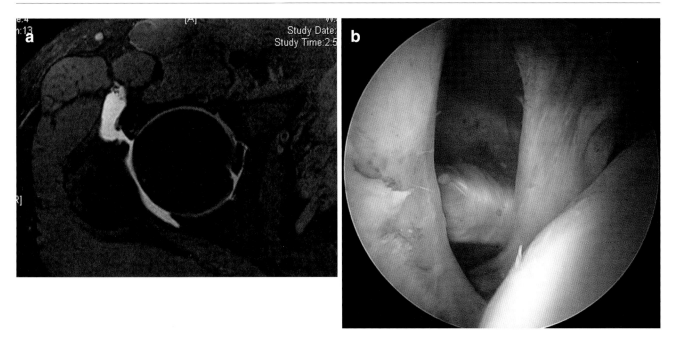

图18.4　广泛的关节囊切开术导致症状性微观不稳定的MRI（a）。可进行关节囊原位闭合术。另外，可以通过髂股韧带和坐骨韧带之间的间隙进行关节囊折叠紧缩术，以恢复关节囊的动态稳定作用。有症状的关节囊巨大缺损（b）可能需要异体移植重建

关节疼痛和微观不稳定的潜在原因。它最常出现在盂唇清创后和盂唇修复失败时。从历史发展看，在修复技术发展之前，盂唇清创技术被用来治疗盂唇撕裂。无法修复的和退行性盂唇撕裂的治疗仍需要清创，而且对于伴随症状的盂唇骨化需要行部分盂唇切除。在两篇报道中[4, 15]，盂唇撕裂的是髋关节镜翻修的常见原因（33%~85%）。有症状的盂唇不足与正常吸密封缺失的微观不稳定类似[14]。盂唇作为一个稳定的结构的重要性在发育不良或交界性髋关节发育不良中被放大。CE角度在25°以下或大于14° Tönnis角度（sourcil）时，应该提高对这种可能性的认识。

髋臼盂唇重建可以帮助恢复密封性和髋关节反应力正常化。盂唇部分切除术后到计划外科干预之前这段时间，应重点考虑盂唇的再生的潜力。Abrams等的研究显示盂唇自然功能性再生，24例患者中有21例出现正常组织；然而，Miozzari等发现在一个类似的研究中没有出现盂唇再生[26, 27]。在一个体外研究中，如果没有功能性组织的存在，可采用髂胫束或半腱肌重建盂唇，这可以减少髋关节接触压力[28]。重建技术已经发展到可使用髂胫束自体或异体肌腱（半腱肌、股薄肌、胫前肌）；所有这些选择在生物力学分析中具有相似的拉伸性能[29]。与

异体移植或远距离组织重建不同的是，唇化技术使用的是局部自体囊移植或游离软骨边缘填充缺损，但是，无论是解剖还是随访结果都没有报道。

关节镜下重建技术类似于盂唇修复技术。残存的盂唇组织被清除直到见到健康的骨骼，而重建段长度为髋臼边缘与残存的唇组织移植的最小重叠的曲率。将缝合锚放置在组织移植物所需的锚点处。适当大小的移植物的一端被送进关节并固定在适当的位置。一些医生喜欢使用Swivelock锚钉（Arthrex,Naples FL）确保移植的固定安全，然后使用标准的修复技术将移植物剩余部分固定在髋臼的边缘（图18.5）。

盂唇重建术后的临床结果是有限的，但具有良好的短期结果。Boykin等研究发现21名优秀运动员中17位在盂唇重建后能恢复到先前的水平，mHHS和HOS体育评分均得到提高；然而，有两名运动员需要行全髋关节置换术[30]。盂唇重建开放技术OHS和HOS评分平均上得到提高（在一年的随访中分别为6.3和19.8）[31]。另一项前瞻性研究发现，通过两年随访和非关节炎髋关节评分，发现盂唇重建优于盂唇部分缺损行清创术。这些研究表明，对于有症状的盂唇缺损的患者，进行盂唇重建可得到良好的结果[30, 31]。

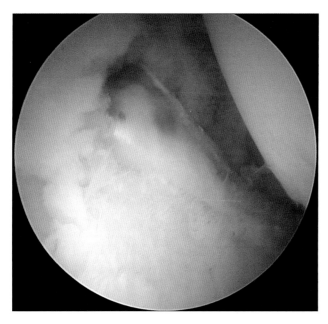

图18.5 盂唇重建术治疗盂唇缺损。采用同种异体半腱肌重建缺损区，恢复盂唇的吸封效应

18.4.6 异位骨化

异位骨化是指在一个不正常的软组织位置形成组织学上正常的骨。异位骨化常常发生在无预防措施的髋关节镜术后，发生率高达44%。非甾体抗炎药已被证明通过阻断异位骨化形成所需的感应信号可使异位骨化的发生率小于10%。异位骨化更容易在男性患者中发生，尤其是在骨软骨成形术和髋臼成形术后常常发生[32]。异位骨化的位置通常位于关节前方，但也有沿入路通道的报道。目前还不清楚是否小病灶（Brooker分级≤2）就能出现典型的症状。只有一项研究比较了术后发生的患者与未发现的患者之间的结果，并发现两者之间没有差别[33]。另一系列报告指出，约有25%的患者因有症状而需要切除[32, 34]。在怀疑因异位骨形成引起的症状之时，应对其他常见的术后髋关节疼痛进行仔细检查。

异位骨化可以通过开放或关节镜手术进行切除。推荐等待至少6个月，最好是1年，直到完全骨性成熟，以避免复发。如果无法确定异位骨的位置，CT扫描有助于指导手术计划的制订。关节镜下切除术是通过关节内或关节外的方法确定骨沉积物进行切除。使用电凝切割器切除被吞噬细胞吞噬的组织病灶，并把游离在关节囊外的组织全部或部分切除。3位接受异位骨化切除患者的一份报告显示术后结果评分有改善。

18.4.7 软骨退变

在确定治疗方案时，软骨状态需首先考虑。广泛的软骨损伤的患者可能较少意识到髋关节保守治疗的远期不利效果，这可能需要进行关节置换。在系统回顾中，Saadat等发现手术时发现软骨缺失是进行全髋关节置换术的指征。关节间隙空间<2mm的患者进行髋关节置换术的可能性很高，Tönnis2级的经历髋关节镜手术的患者术后有相同或更差的结果评分[2]。此外，Domb[4]等发现在手术步骤时微骨折的患者更容易进展为全髋关节置换。总的来说，在一系列的报道中，9.2%的患者进行了全髋关节置换术。危险因素一致认为包括更大的年龄、有微骨折病史、高Tönnis等级以及有髋臼成形术的病史。术中图像可以帮助判断记录软骨损伤程度，否则很难在MRI或在早期骨关节炎X线片中记录。

18.5 结论

对于股髋撞击综合征手术失败的患者进行的翻修将随着手术例数的增加而发挥越来越大的作用。需要在失败原因明确诊断下才能有效地治疗，并制订一个适当的治疗计划，考虑所有潜在的关节内和关节外疾病来源。大多数翻修可以通过关节镜或开放的方式进行。临床结果通常通过翻修手术得到改善，但不如初次手术所见的结果好。广泛的软骨损伤或关节炎（Tönnis等级>1或关节间隙小于2mm）保守治疗疗效不佳，并需进行髋关节置换。

要点小结

1. 骨赘切除不足导致的术后残留股髋撞击综合征是早期手术失败的最常见的原因，未来手术方式的改变会使标准的骨赘切除技术和手术技术能力得到提高。

2. 肌肉无力是髋关节镜检查后持续疼痛的一个常见原因，如果可能的话，应在翻修手术之前加以纠正。

3. 三维成像可以帮助评估许多失败的来源，包括残余撞击区域和关节外撞击。

4. 对于盂唇边缘性增生、全身韧带松弛、髋关节外旋后伸疼痛及初次手术没有进行关节囊缝合的患者，应怀疑关节囊功能不全。

5. Tönnis分级>1或关节间隙<2mm的患者在翻修手术时效果不佳。

关键数据来源

[1] Philippon MJ, Schenker ML, Briggs KK, Kuppersmith DA, Maxwell RB, Stubbs AJ. Revision hip arthroscopy[J]. Am J Sports Med, 2007;35(11):1918–1921. Level of Evidence: IV.

[2] Bogunovic L, Gottlieb M, Pashos G, Baca G, Clohisy JC. Why do hip arthroscopy procedures fail?[J]. Clinical orthopaedics related research, 2013;471(8):2523–2529. Level of Evidence: IV.

[3] Saadat E, Martin SD, Thornhill TS, Brownlee SA, Losina E, Katz JN. Factors associated with the failure of surgical treatment for femoroacetabular impingement: review of the literature[J]. Am J Sports Med, 2013;42(6):1487–1495. Level of Evidence: III.

[4] Larson CM, Giveans MR, Samuelson KM, Stone RM, Bedi A. Arthroscopic hip revision surgery for residual femoroacetabular impingement (FAI): surgical outcomes compared with a matched cohort after primary arthroscopic FAI correction[J]. Am J Sports Med, 2014;42(8):1785–1790.Level of Evidence: III.

[5] Cvetanovich GL, Harris JD, Erickson BJ, Bach BR, Jr., Bush-Joseph CA, Nho SJ. Revision hip arthroscopy: a systematic review of diagnoses, operative fi ndings, and outcomes[J]. Arthroscopy, 2015. In Press. Level of Evidence: IV.

参考文献

[1] Ganz R, Parvizi J, Beck M, Leunig M, Notzli H, Siebenrock KA. Femoroacetabular impingement: a cause for osteoarthritis of the hip[J]. Clin Orthop Relat Res, 2003;417:112–120.

[2] Saadat E, Martin SD, Thornhill TS, Brownlee SA, Losina E, Katz JN. Factors associated with the failure of surgical treatment for femoroacetabular impingement: review of the literature[J]. Am J Sports Med, 2013;42(6):1487–1495.

[3] Larson CM, Giveans MR, Samuelson KM, Stone RM, Bedi A. Arthroscopic Hip Revision Surgery for Residual Femoroacetabular Impingement (FAI): Surgical Outcomes Compared With a Matched Cohort After Primary Arthroscopic FAI Correction[J]. Am J Sports Med, 2014;42(8):1785–1790.

[4] Domb BG, Stake CE, Lindner D, El-Bitar Y, Jackson TJ. Revision hip preservation surgery with hip arthroscopy: clinical outcomes[J]. Arthrosc : J Arthrosc Relat Surg: Off Pub Arthrosc Assoc N Am Int Arthrosc Assoc, 2014;30(5):581–587.

[5] Cvetanovich GL, Harris JD, Erickson BJ, Bach Jr BR, Bush-Joseph CA, Nho SJ. Revision Hip arthroscopy: a systematic review of diagnoses, operative fi ndings, and outcomes[J]. Arthrosc : J Arthrosc Relat Surg : Off Pub Arthrosc Assoc N Am Int Arthrosc Assoc, 2015;31(7):1382–1390.

[6] Ross JR, Larson CM, Adeoye O, Kelly BT, Bedi A. Residual deformity is the most common reason for revision hip arthroscopy: a three-dimensional CT study[J]. Clin Orthop Relat Res, 2015;473(4):1388–1395.

[7] Ricciardi BF, Fabricant PD, Fields KG, Poultsides L, Zaltz I, Sink EL. What are the demographic and radiographic characteristics of patients with symptomatic extraarticular femoroacetabular impingement?[J]. Clin Orthop Relat Res, 2015;473(4):1299–1308.

[8] Dwyer MK, Jones HL, Hogan MG, Field RE, McCarthy JC, Noble PC. The acetabular labrum regulates fl uid circulation of the hip joint during functional activities[J]. Am J Sports Med, 2014;42(4):812–819.

[9] Shu B, Safran MR. Hip instability: anatomic and clinical considerations of traumatic and atraumatic instability[J]. Clin Sports Med, 2011;30(2):349–367.

[10] Magerkurth O, Jacobson JA, Morag Y, Caoili E, Fessell D, Sekiya JK. Capsular laxity of the hip: fi ndings at magnetic resonance arthrography[J]. Arthrosc : J Arthrosc Relat Surg : Off Pub Arthrosc Assoc N Am Int Arthrosc Assoc, 2013;29(10):1615–1622.

[11] Harris JD, Slikker 3rd W, Gupta AK, McCormick FM, Nho SJ. Routine complete capsular closure during hip arthroscopy[J]. Arthrosc Tech, 2013;2(2): e89–94.

[12] Badylak JS, Keene JS. Do iatrogenic punctures of the labrum affect the clinical results of hip arthroscopy?[J]. Arthrosc : J Arthrosc Relat Surg : Off Pub Arthrosc Assoc N Am Int Arthrosc Assoc, 2011;27(6):761–767.

[13] McCarthy JC, Glassner PJ. Correlation of magnetic resonance arthrography with revision hip arthroscopy[J]. Clin Orthop Relat Res, 2013;471(12):4006–4011.

[14] Philippon MJ, Schenker ML, Briggs KK, Kuppersmith DA, Maxwell RB, Stubbs AJ. Revision hip arthroscopy[J]. Am J Sports Med, 2007;35(11):1918–1921.

[15] Heyworth BE, Shindle MK, Voos JE, Rudzki JR, Kelly BT. Radiologic and intraoperative fi ndings in revision hip arthroscopy[J]. Arthrosc : J Arthrosc Relat Surg : Off Pub Arthrosc Assoc N Am Int Arthrosc Assoc, 2007;23(12):1295–1302.

[16] Bogunovic L, Gottlieb M, Pashos G, Baca G, Clohisy JC. Why do hip arthroscopy procedures fail?[J]. Clin Orthop Relat Res, 2013;471(8):2523–2529.

[17] Wenger DE, Kendell KR, Miner MR, Trousdale RT. Acetabular labral tears rarely occur in the absence of bony abnormalities[J]. Clin Orthop Relat Res,

2004;426:145–150.

[18] Milone MT, Bedi A, Poultsides L, Magennis E, Byrd JW, Larson CM, et al. Novel CT-based threedimensional software improves the characterization of cam morphology[J]. Clin Orthop Relat Res, 2013;471(8):2484–2491.

[19] Mei-Dan O, McConkey MO, Brick M. Catastrophic failure of hip arthroscopy due to iatrogenic instability: can partial division of the ligamentum teres and iliofemoral ligament cause subluxation?[J]. Arthrosc : J Arthrosc Relat Surg : Off Pub Arthrosc Assoc N Am Int Arthrosc Assoc, 2012;28(3):440–445.

[20] Gerhardt M, Johnson K, Atkinson R, Snow B, Shaw C, Brown A, et al. Characterisation and classifi cation of the neural anatomy in the human hip joint[J]. Hip Int: J Clin Exp Res Hip Pathol Ther, 2012;22(1): 75–81.

[21] Telleria JJ, Lindsey DP, Giori NJ, Safran MR. An anatomic arthroscopic description of the hip capsular ligaments for the hip arthroscopist[J]. Arthrosc: J Arthrosc Relat Surg : Off Pub Arthrosc Assoc N Am Int Arthrosc Assoc, 2011;27(5):628–636.

[22] Safran MR, Lopomo N, Zaffagnini S, Signorelli C, Vaughn ZD, Lindsey DP, et al. In vitro analysis of peri-articular soft tissues passive constraining effect on hip kinematics and joint stability[J]. Knee Surg Sports Traumatol Arthrosc: Off J ESSKA, 2013;21(7): 1655–1663.

[23] Duthon VB, Charbonnier C, Kolo FC, Magnenat-Thalmann N, Becker CD, Bouvet C, et al. Correlation of clinical and magnetic resonance imaging fi ndings in hips of elite female ballet dancers[J]. Arthrosc : J Arthrosc Relat Surg : Off Pub Arthrosc Assoc N Am Int Arthrosc Assoc, 2013;29(3):411–419.

[24] Domb BG, Philippon MJ, Giordano BD. Arthroscopic capsulotomy, capsular repair, and capsular plication of the hip: relation to atraumatic instability[J]. Arthrosc : J Arthrosc Relat Surg : Off Pub Arthrosc Assoc N Am Int Arthrosc Assoc, 2013;29(1):162–173.

[25] Domb BG, Stake CE, Lindner D, El-Bitar Y, Jackson TJ. Arthroscopic capsular plication and labral preservation in borderline hip dysplasia: two-year clinical outcomes

of a surgical approach to a challenging problem[J]. Am J Sports Med, 2013;41(11):2591–2598.

[26] Abrams GD, Safran MR, Sadri H. Spontaneous hip labrum regrowth after initial surgical debridement[J]. Clin Orthop Relat Res, 2013;471(8):2504–2508.

[27] Miozzari HH, Celia M, Clark JM, Werlen S, Naal FD, Notzli HP. No regeneration of the human acetabular labrum after excision to bone[J]. Clin Orthop Relat Res, 2015;473(4):1349–1357.

[28] Lee S, Wuerz TH, Shewman E, McCormick FM, Salata MJ, Philippon MJ, et al. Labral reconstruction with iliotibial band autografts and semitendinosus allografts improves hip joint contact area and contact pressure: an in vitro analysis[J]. Am J Sports Med, 2015;43(1):98–104.

[29] Ferro FP, Philippon MJ, Rasmussen MT, Smith SD, LaPrade RF, Wijdicks CA. Tensile properties of the human acetabular labrum and Hip labral reconstruction grafts[J]. Am J Sports Med, 2015;43(5):1222–1227.

[30] Boykin RE, Patterson D, Briggs KK, Dee A, Philippon MJ. Results of arthroscopic labral reconstruction of the hip in elite athletes[J]. Am J Sports Med, 2013;41(10):2296–2301.

[31] Costa Rocha P, Klingenstein G, Ganz R, Kelly BT, Leunig M. Circumferential reconstruction of severe acetabular labral damage using hamstring allograft: surgical technique and case series[J]. Hip Int : J Clin Exp Res Hip Pathol Ther, 2013;23 Suppl 9:S42–53.

[32] Beckmann JT, Wylie JD, Kapron AL, Hanson JA, Maak TG, Aoki SK. The effect of NSAID prophylaxis and operative variables on heterotopic ossifi cation after hip arthroscopy[J]. Am J Sports Med, 2014;42(6):1359–1364.

[33] Rath E, Sherman H, Sampson TG, Ben Tov T, Maman E, Amar E. The incidence of heterotopic ossifi cation in hip arthroscopy[J]. Arthrosc : J Arthrosc Relat Surg: Off Pub Arthrosc Assoc N Am Int Arthrosc Assoc, 2013;29(3):427–433.

[34] Bedi A, Zbeda RM, Bueno VF, Downie B, Dolan M, Kelly BT. The incidence of heterotopic ossifi cation after hip arthroscopy[J]. Am J Sports Med, 2012;40(4):854–863.

第19章　FAI手术的未来方向：诊断与治疗

Michael J. Salata and W. Kelton Vasileff

近期，特别在过去的10年中，保髋手术发展迅速。经过许多研究人员的努力，我们对患者的临床表现有了更好的总结，并对临床已经验证的各种病理表现有了更细致的理解。这种不断增加的知识库极大地改善了我们的医疗能力。就像在诊断和治疗股髋关节撞击综合征（FAI）方面已经获得的发展那样，目前正在进行大量的研究，探讨如何最好地诊断和治疗这一疾病。

19.1　流行病学

与所有骨科亚专科一样，正确的诊断对提供最佳的治疗方案至关重要。在获得患者完整的病史之后，许多学者强调了进行体格检查在诊断过程中的重要性。在主诉股髋撞击的普通患者中，只有一部分能够被诊断出来。Clohisy[1]等通过研究他们的大型协作组提供的患者样本，发表了一项大型研究报告。他们前瞻性地研究了1000多名接受FAI手术的患者，对患者的人口学特征、体格检查结果、放射学数据、诊断记录、手术数据和病人自评结果（Patient Reported Outcomes，PROs）进行分析。病例中55%是女性，平均年龄28.4岁，白种人占87.8%。19%的患者有髋关节疾病家族史。特异性诊断包括CAM型撞击占48%，CAM/Pincer混合型占45%，而单独的Pincer型仅占8%。病史和X线片显示儿童髋关节疾病的明确证据为11%。术中发现93%为髋臼盂唇撕裂，83%为关节软骨损伤。髋关节镜手术占50.4%，开放脱位手术占34.4%。其余患者均行髋臼旋转截骨术，或有开放性伴或不伴关节镜辅助的骨软骨成形术。多项结果测量显示术前检查有明显的局限性。这项研究提供了极佳的患者图片，进一步的研究肯定会为诊断最容易出现症状的FAI的患者群体提供更多的信息。Nepple[2]等通过系统回顾和Meta分析表明，与对照组相比，男性运动员CAM畸形的风险增加，且随着年龄和比赛水平的增加而增加。高水平对抗性运动，例如曲棍球、篮球，可能还有足球，也会增加CAM畸形的风险。随着对这一患者群体的研究推进，可以进一步重点关注诸如有效筛查等临床项目。

19.2　临床检查

体格检查技能的不断发展，提高了诊断症状性FAI以及关节外撞击征的能力。Reiman[3]等对各种体检手法进行了系统的回顾和数据分析，他们的结论是，没有足够的证据来支持仅通过各种体检手法就可以得出临床诊断，表明这些体格检查只适合于筛选，并且需要进行更高质量的进一步研究。其他研究人员[4]已经研究了用微软体感设备创建的三维工作区来检查运动范围，研究和临床体格检查的相关性。更多的研究可能为精确的可再现的自动数字运动范围检测开辟新的途径。

19.3　影像评估

X线检查对髋关节疼痛患者的临床评价具有重要意义。大多数医生在最初的临床评估中都有一系列标准的X线片。几乎所有这些系列包括骨盆的前后位片、股骨近端的侧位片和髋臼斜/侧位片。虽然这些图像很有用，但是影像会随着患者拍摄体位的细微差异而变化[5]，而某些参数，如"交叉征"，可能会完全导致错误的临床诊断[6]。目前，学者正在努力推动多种不同的方式对髋部进行成像。一些研究者已经证明了如何使用相对传统的MRI来评估股骨和髋臼的形态[7]。运用图像后处理技术、图像重建技术，使新手和有经验的医生都能准确地识别多个参数，做出相似的诊断。

计算机断层扫描（CT）成像在了解股骨近端和髋臼的形态方面已被证明是一种非常有用的工具。

扫描获得的图像和数据可以重新以几种方式进行处理，对临床治疗很有优势。特定的重建平面允许精确地测量FAI的股骨和髋臼侧多个影像指数。三维图像可以在几个轴上操纵旋转，帮助诊断和治疗典型和非典型的病理疾病。更多CT扫描技术的进展可以减少患者的辐射剂量。目前在这些检查中患者接受的辐射量非常接近X线平片的剂量[8]。其他研究人员已经开发了一种用于术前规划的立体X线成像系统，该系统可以通过双平面X线产生三维图像，但是具有极低X线辐射率[9]。这种成像的一个优点可能是，它可以拍摄患者直立负重位片，这可能对临床工作非常有用。

正如许多学者所讨论的，标准成像技术的局限性之一是用静态图像来解决临床疾病的动态问题。几种不同的成像技术正被用来帮助解决这个静态成像的固有问题。磁共振成像技术的一个潜在应用是可以创造一个动态范围的运动图像。一些学者不断改进成像参数，通过一定的运动范围，在特定的平面和序列中创建顺序图像。在整个运动弧内的多个点创建多个图像，这可以帮助诊断更典型的FAI撞击和关节外撞击[10]。另一项不断扩展的技术是基于计算机的动态三维建模软件系统。这个系统可采集CT扫描数据创建一个三维虚拟模型，然后可以在虚拟空间中进行操作。测量和评估股骨解剖变化，以及髋臼倾斜方向，这优于二维X线平片。在髋关节动态活动时，髋臼和股骨之间可能发生潜在的骨性撞击[11]。软件也允许操作者进行切除CAM或处理Pincer病变等"虚拟手术"，并可能用来评估那些改善运动范围和减轻骨性撞击的需要优先处理的解剖区域[12]。这种术前计划工具的价值可能在于能够将术前计划切除与术中实际切除结果进行比较。

超声成像作为一种动态成像技术，与其他静态技术相比，如放射学和MRI，可以解决一些固有的成像局限性，超声可以用来评估髋关节周围的许多病理，以及确定髋关节的运动范围[13, 14]。髋臼和股骨的骨形态，包括FAI的多项标准X线指标，可采用三维超声技术进行评价，并且在将来可用于评价术前和术后变化[15, 16]。髋关节周围肌腱的变性以及髋关节弹响综合征可以用超声可靠地成像，其优点是能够实时捕捉发生的病理改变[13, 17]。通常髋部外展肌和臀部肌群的损伤及其肌腱走行，可以用与肩袖肌群一样的方式来成像[18, 19]。最近的技术进展是超声/MRI融合成像技术，这种类型的成像技术对穿刺活检引导有用，也增加了超声的诊断率[20, 21]。除了诊断功能，超声波可以把局部麻醉剂、消炎药或其他材料例如富含血小板的血浆，引导注射到髋关节腔或者髋关节周围的其他部位[22]。

目前可用的成像方式中持续困扰的问题之一是相对无法准确评估关节软骨表面的状态及其健康程度。几种不同的三维各向同性MRI序列目前正向更高的分辨率发展。这些序列大多是梯度回波或基于快速自旋回波，将更容易区分自然和修复软骨、软骨下骨和关节内液体[23]。为了评估关节软骨的生化组成和修复组织的区别，人们正在尝试评估蛋白质多糖、胶原蛋白和水的分布。蛋白多糖的成像研究包括针对软骨的延迟钆增强磁共振成像（dGEMRIC）、$T_1\rho$映射和钠（23Na）磁共振成像。T_2成像、磁化传递对比度成像和弥散加权成像可用于评价胶原和水的分布，以及自由水的运动[23]。应用dGEMRIC技术的磁共振成像技术是比较成熟的技术之一，已被证明可以有效地将自体软骨细胞移植组织与邻近健康的软骨组织区分开来[24]。另一项可以证明有助于评估髋关节软骨变化的MRI技术是$T_1\rho$测序。$T_1\rho$脉冲序列可以量化关节软骨的生化变化，帮助显示关节炎的早期变化，以及评估局灶性软骨病变和修复组织的状况。大部分的研究都是在膝关节上进行的，但将来可以转化为髋关节成像[25]。23Na MRI序列测定可定量评价软骨中糖胺聚糖的含量。这些类型的图像已被证明能够评估软骨损伤，以及微骨折和基质相关的自体软骨细胞移植修复组织。研究人员已经使用这种技术在3-T和7-T扫描条件下对膝关节和踝关节软骨进行应用研究[26, 27]。磁共振T_2^*成像已被证明能够检测关节软骨的变化，而髋臼平面投影的建立可以方便观察不健康软骨区域。一项FAI型病理研究显示，T_2^*成像技术和同期在关节镜检查时直接观察到变化有很好的相关性[28]。高强度MR扫描技术也被用来评估关节软骨损伤后和愈合过程中的状态。用小鼠模型对9.4T MR成像进行了研究，结果表明，该模型能够检测损伤后关节软骨的变化，并可用于跟踪关节软骨的愈合过程。因为它能够区分愈合组织和原生软骨[29]。CTA在评估盂唇病理方面优于MRA，但对关节股骨和髋臼侧软骨损伤的评价略低于MRA[30]。

快速原型技术，即一种允许通过三维打印创造真实模型的技术，正在开始进一步的发展。它在骨科手术和其他医学专业中的应用已经有过探索[31]。较新的打印机可以在办公环境中使用，有些甚至小到可以在办公桌面上使用。外科医生已经用CT图像建立了不同身体部位的真实尺寸模型，包括骨盆和股骨近端。这使得在困难的重建病例中有了更好的治疗，包括建立定制的植入物，加强术前规划和模拟手术。在这项技术的另一项应用中，其他研究人员利用打印机建立了骨盆复杂骨折后的三维模型，包括骨盆和髋臼[32]。他们所建立的模型被用于术前规划以及术中骨折复位评估，因为它们是可以消毒的。此外，还建立了未受伤半骨盆的镜像模型，以便于重建钢板的轮廓预弯以及螺钉放置和钉道的规划。这些技术可应用于FAI手术，并允许建立髋关节模型，使外科医生能够了解所涉及病理的真实三维空间特征，并模拟手术过程。这可能有助于减轻FAI手术的一些常见并发症，特别是CAM和Pincer病变的切除不足和过度切除。

19.4 治疗

FAI的诊断正在迅速发生变化，用于治疗这种疾病的方法也在迅速发展。非手术治疗通常用于FAI患者治疗的初期阶段。其中一种治疗方法是将不同的物质注射到髋关节内，通常采用超声波或者是透视下辅助穿刺。皮质类固醇和局部麻醉剂注射经常用于治疗和诊断目的，但是它们的可靠性最近受到质疑[33, 34]。在膝盖和其他大关节中使用了多年的营养补充剂注射，已经被尝试用于髋关节，并进行了多项研究来评估这些类型的注射剂的疗效，结果参差不齐[35]。这些类型的注射似乎对轻中度关节炎症状的患者提供了短期缓解，尽管在理想的注射剂配方或者注射的次数上还没有达成共识。随着进一步的证据的出现，黏弹性物质补充可能被证明是一个有用的治疗患者髋关节内疼痛的辅助疗法。类似于其他大关节与这些类型的注射，治疗效果一直是模棱两可，至少在一定程度上是由于缺乏标准化的注射产品。某些研究表明用血小板凝胶和PRP注射确实可以减轻疼痛，但结果显示在软骨损伤和退化患者的软骨表面并没有明显的愈合或改变[36]。更大规模的回顾研究显示，PRP能有效地减轻髋部和膝盖6~12个月内的疼痛，但由于PRP应用缺乏最终的临床证据显示对关节炎型疼痛患者的益处，所以还不能就PRP的使用提出建议[37]。自体制备血清也已被研究用于治疗软骨退变型髋关节病的疼痛，结果显示可以显著降低疼痛评分，疼痛缓解至少可以维持14个月[38]。其他学者也曾在接受髋关节镜检查和盂唇修复手术的患者中使用PRP注射，但与术后局部阻滞麻醉注射术相比没有明显优势[39]。目前正在进行大量的研究，以确定这些注射剂中哪些特定的生化成分会减轻疼痛症状，哪些成分可能有助于术后的愈合过程。由于这些研究结果的不确定性和缺乏最有效的产品，注射疗法作为一种非手术治疗措施可能是更可行的，或者最多作为手术的一种辅助干预手段。

在手术中使用计算机辅助导航的想法已经应用于骨科的多个领域，包括髋关节和膝关节置换术以及脊柱手术。从二维CT或MRI扫描中建立动态的三维模型，可以制订精确的术前计划，从而改进手术[40]。目前已经开发了数种手术中导航系统，这些系统的首要目标是在没有增加手术的风险的情况下提高手术效果。导航系统可以通过精确的骨切除、减少手术时间和减少医源性关节损伤来改善手术结果。单纯基于CT影像开发的系统，一项小样本临床研究显示，这并不能明显地改善非导航系统CAM充分切除率，当然也没有提高患者术后自评结果[41]。另外一个系统进行了改进，先利用CT或MRI来创建三维模型，然后，创建一个编码器网络，并将一个编码器固定在骨盆上，其他编码器固定在关节镜仪器上。在他们创建的模型中报告的主要结果是，当使用该导航系统时，任务完成时间减少了38%，工具路径长度减少了71.8%[42]。虽然这些技术是有希望的，但它们是有限的，因为临床结果还没有得到确切证实。此外，这些系统成本昂贵，学习曲线陡峭，也不能考虑软组织撞击[43]。

机器人辅助的关节置换术已经得到了很好的研究，并被一些学者证明可以提高手术的技术效果，然而在提高患者临床疗效方面证据不足。Mako导航使用基于CT扫描的地图映射系统，已在髋关节和膝关节置换术中应用，并在假体位置、精度和可重复性方面显示了良好的临床效果[44]。这种类型的手术导航系统将来可能被应用到FAI手术，该系统的优势主要在于它可以很好地控制膝关节和髋关节置换术中精确的截骨。将来研究需要确定这个系统使用关节镜器械的可行性以及是否可以改善手术技术和提高患者的临床效果。

19.5 盂唇

FAI手术的最常见的手术内容就是治疗髋臼盂唇。盂唇已经被很多研究证明是髋关节的重要结构。盂唇的液体密封功能得到了很好的研究，因髋关节撞击和不稳定而造成的盂唇撕裂破坏了这种密封功能。多项研究表明，与清创术和盂唇撕裂部分切除术相比，唇裂修补术的临床效果得到提高[45]。这与解剖尸体的研究相吻合，这些研究表明，盂唇撕裂的清创术破坏了髋关节的液体密封性，增加了髋关节的不稳定性。同时，盂唇修复术部分恢复了髋关节固有的封闭和应力分散稳定功能，而盂唇重建术与盂唇修复术相比，髋关节的液体密封性和分散稳定功能相类似或更好[46, 47]。其他尸体研究已经做了盂唇切除术和重建对髋关节接触压力和关节内的接触面积的影响评估。这些研究者证明了节段性盂唇切除会改变髋关节的接触压力和面积，同种异体盂唇重建术可以恢复部分髋关节的完整盂唇的生物力学特性，但不是全部[48]。与盂唇清创术和修复术相比，多项研究对盂唇重建术的结果进行了评估。由于随访时间短，仅仅为2~3年，以及使用的移植物组织类型的差异，使得这些研究结果的可信度受到限制。一项研究表明，与节段性盂唇切除术相比，至少2年的随访结果表明，进行盂唇重建的临床结果得到了改善[49]。在一项稍大的研究中，至少3年的临床随访报告，76%的IT韧带自体移植患者的功能和满意度显著改善，病程没有进展到需要进行髋关节置换术的程度[50]。另一项随访2年以上的研究显示，自体股薄肌肌腱盂唇重建术与盂唇复位固定术相比疗效相当，或者更好，尽管进行盂唇重建术的患者有着更严重的盂唇损伤和更低的非关节炎髋关节评分[51]。在一群接受了盂唇重建手术的精英运动员中，报告显示了较高的患者满意率和结果评价指标，以及85%的重返运动的比例[52]。开放性手术髋关节脱位术也被用作盂唇重建术的途径，已有报道，利用圆韧带和自体阔筋膜作为移植物的良好效

果[53]。其他研究人员综合考虑供体部位低发病率、可供移植组织的大小和抗拉强度等因素，则主张采用自体股四头肌肌腱作为移植物[54]。目前盂唇重建术的适应证包括盂唇切除术后、清创术后、不可修复的盂唇撕裂的相对较年轻的患者，并且没有明显的关节炎的迹象[55]。未来的研究将有助于确定这一手术的理想患者和适应证，以及改进的外科技术和移植物选择。此外，还可以采用其他生物辅助疗法来促进盂唇愈合，以及使用组织支架进行盂唇重建术。

19.6 圆韧带

在文献中，关于圆韧带损伤的讨论越来越多，修复策略和修复技术也越来越多地被讨论。一项研究比较了标准的MR关节造影结果与关节镜检查时解剖和病理显示。

这些学者认为MRA是一种准确和有用的检查方法，可用于对圆韧带进行成像，并确定是否存在撕裂[56]。一项早期的研究纳入了4例采用IT韧带自体移植重建治疗的患者。假设当发生髋臼撞击时，产生的杠杆力，造成髋关节不稳定，触发圆韧带作为次要的稳定力量，随着时间的推移圆韧带逐渐被损坏。早期报告的研究结果是肯定的，这也得益于治疗这些患者的其他病理改变的协同作用，如其他FAI手术[57]。在另一项早期研究中，一位患者接受了双股半腱肌肌腱自体移植重建圆韧带，髋臼一侧用骨锚固定，并通过股骨骨隧道固定在股骨侧。患者临床上有所改善，尽管在15个月后患者进行了关节镜检查发现手术后移植物吸收了，但是缝线起着韧带的作用[58]。一些学者倡导使用同种异体和自体半腱肌肌腱移植，通过骨隧道重建圆韧带。在这项技术中，股骨隧道是通过股骨粗隆和股骨头凹建立的，髋臼隧道是使用关节成形术文献中描述的置钉解剖安全区通过股骨建立的。髋臼侧采用骨皮质悬吊术固定[59]。另一种较新的技术描述了用同种异体胫后肌肌腱和半腱肌肌腱移植重建圆韧带。学者利用全内缝合锚钉进行髋臼韧带固定，比骨隧道方法具有以下优势，出现一个更广泛的足印区，如果锚钉移位，它将较少地损害关节软骨表面[60]。其他学者回顾了文献，认为目前的清创手术适应证包括保守治疗失败和部分韧带撕裂的患者。建议在以下患者中

重建圆韧带：全层撕裂，有清创术失败或有症状的关节不稳，且无进展的关节炎的患者[61]。虽然一些小型的研究表明，清理和重建韧带在减轻疼痛和改善短期疗效方面是有效的，但进一步的研究将在髋关节疼痛和不稳定的患者中更好地确定圆韧带病理角色，同时完善患者适应证选择和手术技术。

19.7　关节囊

髋关节囊组织的处理与FAI手术的许多其他部分一起继续发展。关节囊是一个复杂的解剖结构，它对于正常髋关节的运动功能和关节稳定机制正开始被更全面地理解。关节囊本身在髋臼和股骨之间的不同部位有不同的成分和厚度。此外，在最近的一项解剖研究中，髂肌、股直肌头端反折部和臀小肌都参与了髋关节囊的组成[62]。关节囊对髋关节的稳定性起着重要的作用，因为尸体研究表明在关节镜下FAI手术中进行的横向关节囊切开术使髋关节在不同的位置时平移和旋转的运动学都发生了变化[63]。有几项研究报告了接受髋关节镜检查并在术后发生医源性髋关节不稳定的病例与关节囊的处理不当有关，这导致了不良临床结果和需要进一步的手术治疗[64]。据报道，关节囊修复有几种不同的方法，类似于对髋关节发育不良患者进行关节囊边界折叠修复的方法。其中一些方法使用缝合锚钉和缝线来修复关节囊，作为盂唇修复术的一部分[65]。其他研究也描述了在所有病例中常规进行完全缝合修复的联合技术，重点是关节囊的内侧部分，其中包含大部分髂股韧带[66, 67]。在有髋关节发育不良证据的患者中，不稳定会变得甚至比大多数患者更令人关注，一些学者主张在这些病例中进行关节囊牵缩，并在2年随访成功的病例中得到佐证[68]。最近，在关节镜下FAI手术中使用牵开器，根本上避免了关节囊切开的需要，包括髋关节外周间室的手术[69]。一项临床研究结果显示接受T形关节囊切开术完全缝合修复的患者与仅进行部分关节囊缝合修复的患者相比临床结果有所改善[70]。随着更多的基础科学文献的出现，对髋关节囊的解剖和运动特性有了更全面的了解，随着进一步的临床结果总结和外科手术技术的改进，临床医生对FAI疾病在髋关节镜下治疗将能够获得更好的关节囊处理的方案。

19.8　Cartilage软骨

FAI手术的难点之一是软骨缺损和局灶性软骨缺失的处理。软骨病变发生在股骨头上，髋臼缘上也常见，在盂唇撕裂侧面可以常规观察到，通常作为软骨盂唇失稳的一种表现。虽然研究越来越多，但目前几乎没有证据可以指导这些病变的处理。随后，大部分技术都是从其他关节中使用的技术中引申而来的，特别是膝关节。微骨折是治疗软骨缺损的首选方法之一，膝关节微骨折的临床效果是确定的，但是有关髋关节的文献结果就不那么理想了。有几项研究表明，在接受软骨微骨折的患者中取得了理所当然的成功，软骨缺损被填充，并报道了患者的临床结果[71-73]。

自体软骨细胞移植是软骨修复的另一种形式，越来越多地应用于髋关节。相关文献很少，最近的研究更多地集中在利用支架和基质作为软骨细胞再生的技术上，而不是传统的骨膜补片移植。这些基质辅助自体软骨细胞植入（MACI）技术是标准的二期手术，与单纯清创术相比，具有良好的效果[74]。最近的一项技术同样保持了二期手术，但以全关节镜下使用三维球体样式制备基质，短期临床效果良好[75]。软骨镶嵌成形术是一种比ACI和MACI手术有一定优势的技术。其中一个优点是手术的单期性质，以及对天然关节软骨的利用，这区别于其他修复技术得到的是Ⅱ型纤维软骨（修复软骨），当然供体部位软骨质量相关的风险也要考虑。

该技术已成功应用于股骨侧软骨病变，这需要开放的手术暴露，而不是关节镜下的手术[76]。对于较大的全层病变，新鲜的同种异体骨软骨移植术是在有限的研究中显示出合理成功的另一种技术。虽然这项技术确实消除了供体部位的软骨质量问题，但也带来了潜在的疾病传播问题，以及移植物获取困难和患者看护问题[77]。还有几种不同的软骨产品研发应用于膝盖和足踝。特别在青少年膝关节全层软骨损伤中已成功应用，2年随访显示出良好的临床、X线及组织学表现[78]。另一种最近开发的产品是在关节镜下使用微化异体软骨基质治疗全厚度软骨病变，研究包括膝关节和距骨损伤，但是这项技术的临床结果鲜见发表[79]。这些技术的进一步改进将继续进行，并为改善患者护理提供条件。此外，将进一步研究把这些不同的软骨重建和修复技术特别应用于髋关节。市场还会开发新的软骨修复产品，并将其应用于髋关节，在髋关节保留手术的范围内进一步加强关注热度（图19.1，表19.1）。

19.9 FAI生物标志物

循环生物标志物被认为是一种无创检测关节软骨健康的工具。有几项研究表明，有几种不同的化合物可以作为软骨和骨健康的标志，同时也显示

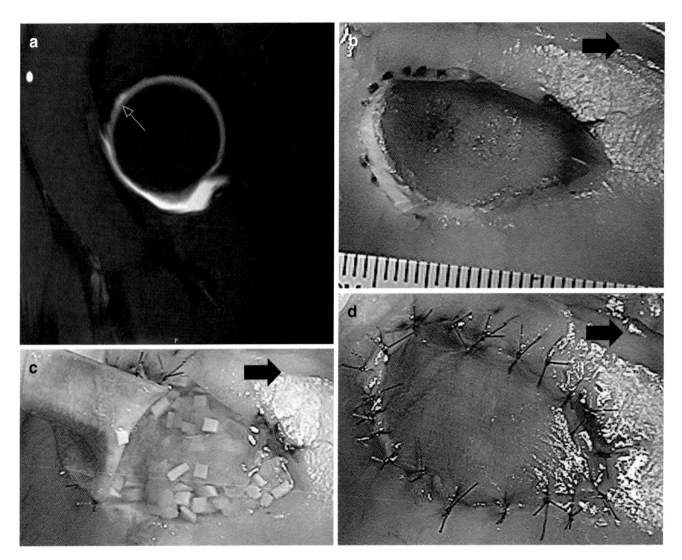

图19.1 （a）髋臼软骨病变的矢状面T1脂肪饱和MRI图像。（b~d）清创术后软骨损伤以及随后特殊的青少年软骨修复技术。黑色箭头表示的髋臼盂唇

表19.1　髋臼撞击疾病诊治技术的现状与发展

影像诊断	注射术	盂唇撕裂	软骨损伤
三维 CT	糖皮质激素	清理术	清理术
动态计算机模型	黏弹性补充	修补术	微骨折
动态 B 超	富血小板血浆（PRP）	重建术	自体软骨细胞植入 / 基质辅助自体软骨细胞植入（ACI/MACI）
动态 MRI	自体条件血浆		自体骨软骨移植
软骨序列 MRI			异体骨软骨移植
计算机导航			幼稚软骨颗粒移植
机器人辅助技术			微粉化的同种异体骨基质

出分解的证据[80, 81]。随着基础科学文献的进一步完善，我们将能够识别与髋关节相关性最好的那些标志物。有了这些认识，这些化学测试可以用来筛选和评估患者，并按疾病发展阶段区分髋关节炎疾病的风险，目标是使那些接受外科手术的患者利益最大化。新技术的创新应用之一是发展生物打印技术，这项技术的目的是利用热塑性纤维和细胞负载的水凝胶来创造组织结构。这些技术发展迅速，有可能创造出具有特定力学性能的组织，以模仿含有不同细胞类型和生物活性的天然组织结构[82]。新的技术发展使用标准化和可复制的方式创造了多层的人皮肤类型的软组织模型，包括人成纤维细胞和角质形成细胞[83]。在未来，这种技术可能会为修复关节软骨损伤和软组织损伤打印移植物，例如为盂唇撕裂患者个体化定制可以移植的盂唇，这增强了治疗髋关节FAI损伤的能力。

要点小结

1. 诊断成像技术，特别是MRI，在FAI软骨损伤的诊断和评估方面正变得越来越有效。三维成像技术将继续发展和提高准确诊断和治疗FAI疾病的能力，包括导航系统的发展。

2. 髋关节囊的治疗正在迅速发展，关于关节囊修复术与关节囊折叠紧缩术在生物力学和临床应用效果方面带来进步的证据也开始出现。

3. 盂唇撕裂是FAI手术中常见的治疗内容，随着治疗方法从单纯清创发展到包括单纯复位固定和重建，适应证将进一步明确，新的手术技术也会涌现。软骨修复和重建技术在髋关节中的应用越来越多，包括自体移植、同种异体移植和新的软骨基质产品，以加强传统的微骨折手术。

关键数据来源

[1] Reiman MP, Goode AP, Cook CE, Hölmich P, Thorborg K. Diagnostic accuracy of clinical tests for the diagnosis of hip femoroacetabular impingement/labral tear: a systematic review with meta-analysis[J]. Br J Sports Med, 2015;49(12):811.

[2] Harris-Hayes M, Commean PK, Patterson JD, Clohisy JC, Hillen TJ. Bony abnormalities of the hip joint: a new comprehensive, reliable and radiation-free measurement method using magnetic resonance imaging[J]. J Hip Preserv Surg, 2014;1(2):62–70.

[3] Milone MT, Bedi A, Poultsides L, Magennis E, Byrd JW, Larson CM, Kelly BT. Novel CT-based three-dimensional software improves the characterization of cam morphology[J]. Clin Orthop Relat Res, 2013;471(8):2484–2491.

[4] Lazik A, Körsmeier K, Claßen T, Jäger M, Kamminga M, Kraff O, Lauenstein TC, Theysohn JM, Landgraeber S. 3 Tesla high-resolution and delayed gadolinium enhanced MR imaging of cartilage (dGEMRIC) after autologous chondrocyte transplantation in the hip[J]. J Magn Reson Imaging, 2015;42(3):624–633.

[5] Tannenbaum EP, Ross JR, Bedi A. Pros, cons, and future possibilities for use of computer navigation in hip arthroscopy[J]. Sports Med Arthrosc, 2014;22(4):e33–41.

[6] Domb BG, Stake CE, Lindner D, El-Bitar Y, Jackson TJ. Arthroscopic capsular plication and labral preservation in borderline hip dysplasia: twoyear clinical outcomes of a surgical approach to a challenging problem[J]. Am J Sports Med, 2013;41(11):2591–2598.

[7] Bedi A, Lynch EB, Sibilsky Enselman ER, Davis ME, Dewolf PD, Makki TA, Kelly BT, Larson CM, Henning PT, Mendias CL. Elevation in circulating biomarkers of cartilage damage and infl ammation in athletes with femoroacetabular impingement[J]. Am J Sports Med, 2013;41(11):2585–2590.

参考文献

[1] Clohisy JC, Baca G, Beaulé PE, et al. Descriptive epidemiology of femoroacetabular impingement: a North American cohort of patients undergoing surgery[J]. Am J Sports Med, 2013;41(6):1348–1356.

[2] Nepple JJ, Vigdorchik JM, Clohisy JC. What is the association between sports participation and the development of proximal femoral cam deformity? A systematic review and meta-analysis[J]. Am J Sports Med, 2015;43(11):2833–2840.

[3] Reiman MP, Goode AP, Cook CE, Hölmich P, Thorborg K. Diagnostic accuracy of clinical tests for the diagnosis of hip femoroacetabular impingement/labral tear: a systematic review with meta-analysis[J]. Br J Sports Med, 2015;49(12):811.

[4] Lahner M, Mußhoff D, von Schulze Pellengahr C, et al. Is the kinect system suitable for evaluation of the hip joint range of motion and as a screening tool for femoroacetabular impingement (FAI)?[J]. Technol Health Care, 2015;23(1):75–81.

[5] Ross JR, Tannenbaum EP, Nepple JJ, Kelly BT, Larson CM, Bedi A. Functional acetabular orientation varies between supine and standing radiographs: implications for treatment of femoroacetabular impingement[J]. Clin Orthop Relat Res, 2015;473(4):1267–1273.

[6] Zaltz I, Kelly BT, Hetsroni I, Bedi A. The crossover sign overestimates acetabular retroversion[J]. Clin Orthop Relat Res, 2013;471(8):2463–2470.

[7] Harris-Hayes M, Commean PK, Patterson JD, Clohisy JC, Hillen TJ. Bony abnormalities of the hip joint: a new comprehensive, reliable and radiation-free measurement method using magnetic resonance imaging[J]. J Hip Preserv Surg, 2014;1(2):62–70.

[8] Saltybaeva N, Jafari ME, Hupfer M, Kalender WA. Estimates of effective dose for CT scans of the lower extremities[J]. Radiology, 2014;273(1):153–159.

[9] Rousseau MA, Brusson A, Lazennec JY. Assessment of the axial rotation of the pelvis with the EOS® imaging system: intra- and inter-observer reproducibility and accuracy study[J]. Eur J Orthop Surg Traumatol, 2014;24(6):891–895.

[10] Singer A, Clifford P, Tresley J, Jose J, Subhawong T. Ischiofemoral impingement and the utility of fullrange-of-motion magnetic resonance imaging in its detection[J]. Am J Orthop, 2014;43(12):548–551.

[11] Milone MT, Bedi A, Poultsides L, Magennis E, Byrd JW, Larson CM, Kelly BT. Novel CT-based threedimensional software improves the characterization of cam morphology[J]. Clin Orthop Relat Res, 2013;471(8):2484–2491.

[12] Masjedi M, Mandalia R, Aqil A, Cobb J. Validation of the 'FeMorph' software in planning cam osteochondroplasty by incorporating labral morphology[J]. Comput Methods Biomech Biomed Engin, 2016;19(1):67–73 doi: 10.1080/10255842.2014.986654 .

[13] Dawes AR, Seidenberg PH. Sonography of sports injuries of the hip[J]. Sports Health, 2014;6(6):531–538.

[14] Larkin B, van Holsbeeck M, Koueiter D, Zaltz I. What is the impingement-free range of motion of the asymptomatic hip in young adult males?[J]. Clin Orthop Relat Res, 2015;473(4):1284–1288.

[15] Mabee M, Dulai S, Thompson RB, Jaremko JL. Reproducibility of acetabular landmarks and a standardized coordinate system obtained from 3D hip ultrasound[J]. Ultrason Imaging, 2015;37(4):267–276.

[16] Buck FM, Hodler J, Zanetti M, Dora C, Pfirrmann CW. Ultrasound for the evaluation of femoroacetabular impingement of the cam type. Diagnostic performance of qualitative criteria and alpha angle measurements[J]. Eur Radiol, 2011;21(1):167–175.

[17] Azizi HF, Lee SW, Oh-Park M. Ultrasonography of snapping hip syndrome[J]. Am J Phys Med Rehabil, 2015;94(1):e10–11.

[18] Whittaker JL, Emery CA. Sonographic measures of the gluteus medius, gluteus minimus, and vastus medialis muscles[J]. J Orthop Sports Phys Ther, 2014;44(8):627–632.

[19] Kong A, Van der Vliet A, Zadow S. MRI and US of gluteal tendinopathy in greater trochanteric pain syndrome[J]. Eur Radiol, 2007;17(7):1772–1783.

[20] Khalil JG, Mott MP, Parsons 3rd TW, Banka TR, van Holsbeeck M. 2011 Mid-America Orthopaedic Association Dallas B. Phemister Physician in Training Award: can musculoskeletal tumors be diagnosed with ultrasound fusion-guided biopsy?[J]. Clin Orthop Relat Res, 2012;470(8):2280–2287.

[21] Vollman A, Hulen R, Dulchavsky S, Pinchcofsky H, Amponsah D, Jacobsen G, Dulchavsky A, van Holsbeeck M. Educational benefits of fusing magnetic resonance imaging with sonograms[J]. J Clin Ultrasound, 2014;42(5):257–263.

[22] Mautner K, Colberg RE, Malanga G, Borg-Stein JP, Harmon KG, Dharamsi AS, Chu S, Homer P. Outcomes after ultrasound-guided platelet-rich plasma injections for chronic tendinopathy: a multicenter, retrospective review[J]. PM R, 2013;5(3):169–175.

[23] Ronga M, Angeretti G, Ferraro S, DE Falco G, Genovese EA, Cherubino P. Imaging of articular cartilage: current concepts[J]. Joints, 2014;2(3):137–140.

[24] Lazik A, Körsmeier K, Claßen T, Jäger M, Kamminga M, Kraff O, Lauenstein TC, Theysohn JM, Landgraeber S. 3 Tesla high-resolution and delayed gadolinium enhanced MR imaging of cartilage (dGEMRIC) after autologous chondrocyte transplantation in the hip[J]. J Magn Reson Imaging, 2015;42(3):624–633.

[25] Wang L, Regatte RR. T1ρ MRI of human musculoskeletal system[J]. J Magn Reson Imaging, 2015;41(3): 586–600.

[26] Zbýň S, Brix MO, Juras V, Domayer SE, Walzer SM, Mlynarik V, Apprich S, Buckenmaier K, Windhager R, Trattnig S. Sodium magnetic resonance imaging of ankle joint in cadaver specimens, volunteers, and patients after different cartilage repair techniques at 7 T: initial results[J]. Invest Radiol, 2015;50(4):246–254.

[27] Widhalm HK, Apprich S, Welsch GH, Zbyn S, Sadoghi P, Vekszler G, Hamböck M, Weber M, Hajdu S, Trattnig S. Optimized cartilage visualization using 7-T sodium ((23)Na) imaging after patella disloca-tion[J]. Knee Surg Sports Traumatol Arthrosc, 2016; 24(5):1601–1609. doi: 10.1007/s00167-014-3455-x . Epub 2014 Nov 28.

[28] Morgan P, Spiridonov S, Goebel R, Nissi M, Frei R, Ellermann J. MR imaging with T2*- mapping for improved acetabular cartilage assessment in FAI-a case report with arthroscopic correlation[J]. Orthop Traumatol Surg Res, 2014;100(8):971–973.

[29] Mak J, Leonard C, Foniok T, Rushforth D, Dunn JF, Krawetz R. Evaluating endogenous repair of focal cartilage defects in C57BL/6 and MRL/MpJ mice using 9.4T magnetic resonance imaging: a pilot study[J]. Magn Reson Imaging, 2015;33(5):690–694.

[30] Sahin M, Calisir C, Omeroglu H, Inan U, Mutlu F, Kaya T. Evaluation of labral pathology and Hip articular cartilage in patients with femoroacetabular impingement (FAI): comparison of multidetector CT arthrography and MR arthrography[J]. Pol J Radiol, 2014;79:374–380.

[31] Schwartz A, Money K, Spangehl M, Hattrup S, Claridge RJ, Beauchamp C. Offi ce-based rapid prototyping in orthopedic surgery: a novel planning technique and review of the literature[J]. Am J Orthop (Belle Mead NJ), 2015;44(1):19–25.

[32] Niikura T, Sugimoto M, Lee SY, Sakai Y, Nishida K, Kuroda R, Kurosaka M. Tactile surgical navigation system for complex acetabular fracture surgery[J]. Orthopedics, 2014;37(4):237–242.

[33] Krych AJ, Griffi th TB, Hudgens JL, Kuzma SA, Sierra RJ, Levy BA. Limited therapeutic benefi ts of intra-articular cortisone injection for patients with femoro-acetabular impingement and labral tear[J]. Knee Surg Sports Traumatol Arthrosc, 2014;22(4):750–755.

[34] Ayeni OR, Farrokhyar F, Crouch S, Chan K, Sprague S, Bhandari M. Pre-operative intra-articular hip injection as a predictor of short-term outcome following arthroscopic management of femoroacetabular impingement[J]. Knee Surg Sports Traumatol Arthrosc, 2014;22(4):801–805.

[35] Rivera F. Can viscosupplementation be used in the hip? An Italian perspective[J]. Orthopedics, 2014;37(1):48–55.

[36] Rizzo C, Vetro R, Vetro A, Mantia R, Iovane A, Di Gesù M, Vasto S, Di Noto L, Mazzola G, Caruso C. The role of platelet gel in osteoarticular injuries of young and old patients[J]. Immun Ageing, 2014;11(1):21.

[37] Tietze DC, Geissler K, Borchers J. The effects of platelet-rich plasma in the treatment of large-joint osteoarthritis: a systematic review[J]. Phys Sportsmed, 2014;42(2):27–37.

[38] Baltzer AW, Ostapczuk MS, Stosch D, Seidel F, Granrath M. A new treatment for hip osteoarthritis: clinical evidence for the effi cacy of autologous conditioned serum[J]. Orthop Rev (Pavia), 2013;5(2):59–64.

[39] Redmond JM, Gupta A, Stake CE, Hammarstedt JE, Finch NA, Domb BG. Clinical results of hip arthroscopy for labral tears: a comparison between intraoperative platelet-rich plasma and bupivacaine injection[J]. Arthroscopy, 2015;31(3):445–453.

[40] Tannast M, Kubiak-Langer M, Langlotz F, Puls M, Murphy SB, Siebenrock KA. Noninvasive threedimensional assessment of femoroacetabular impingement[J]. J Orthop Res, 2007;2(1):122–131.

[41] Brunner A, Horisberger M, Herzog RF. Evaluation of a computed tomography-based navigation system prototype for hip arthroscopy in the treatment of femoroacetabular cam impingement[J]. Arthroscopy, 2009;25(4):382–391.

[42] Monahan E, Shimada K. Verifying the effectiveness of a computer-aided navigation system for arthroscopic hip surgery[J]. Stud Health Technol Inform, 2008;132:302–307.

[43] Tannenbaum EP, Ross JR, Bedi A. Pros, cons, and future possibilities for use of computer navigation in hip arthroscopy[J]. Sports Med Arthrosc, 2014;22(4):e33–41.

[44] Werner SD, Stonestreet M, Jacofsky DJ. Makoplasty and the accuracy and effi cacy of robotic-assisted arthroplasty[J]. Surg Technol Int, 2014;24:302–306.

[45] Larson CM, Giveans MR, Stone RM. Arthroscopic debridement versus refi xation of the acetabular labrum associated with femoroacetabular impingement: mean 3.5-year follow-up[J]. Am J Sports Med, 2012;40(5):1015–1021.

[46] Philippon MJ, Nepple JJ, Campbell KJ, Dornan GJ, Jansson KS, LaPrade RF, Wijdicks CA. The hip fl uid seal – part I: the effect of an acetabular labral tear, repair, resection, and reconstruction on hip fl uid pressurization[J]. Knee Surg Sports Traumatol Arthrosc, 2014;22(4):722–729.

[47] Nepple JJ, Philippon MJ, Campbell KJ, Dornan GJ, Jansson KS, LaPrade RF, Wijdicks CA. The hip fl uid seal – part II: the effect of an acetabular labral tear, repair, resection, and reconstruction on hip stability to distraction[J]. Knee Surg Sports Traumatol Arthrosc, 2014;22(4):730–736.

[48] Lee S, Wuerz TH, Shewman E, McCormick FM, Salata MJ, Philippon MJ, Nho SJ. Labral reconstruction with iliotibial band autografts and semitendinosus allografts improves hip joint contact area and contact pressure: an in vitro analysis[J]. Am J Sports Med, 2015;43(1):98–104.

[49] Domb BG, El Bitar YF, Stake CE, Trenga AP, Jackson TJ, Lindner D. Arthroscopic labral reconstruction is superior to segmental resection for irreparable labral tears in the hip: a matched-pair controlled study with minimum 2-year follow-up[J]. Am J Sports Med, 2014;42(1):122–130.

[50] Geyer MR, Philippon MJ, Fagrelius TS, Briggs KK. Acetabular labral reconstruction with an iliotibial band autograft: outcome and survivorship analysis at minimum 3-year follow-up[J]. Am J Sports Med, 2013;41(8):1750–1756.

[51] Matsuda DK, Burchette RJ. Arthroscopic hip labral reconstruction with a gracilis autograft versus labral refi xation: 2-year minimum outcomes[J]. Am J Sports Med, 2013;41(5):980–987.

[52] Boykin RE, Patterson D, Briggs KK, Dee A, Philippon MJ. Results of arthroscopic labral reconstruction of the hip in elite athletes[J]. Am J Sports Med, 2013;41(10):2296–2301.

[53] Walker JA, Pagnotto M, Trousdale RT, Sierra RJ. Preliminary pain and function after labral recon-struction during femoroacetabular impingement surgery[J]. Clin Orthop Relat Res, 2012;470(12):3414–3420.

[54] Park SE, Ko Y. Use of the quadriceps tendon in arthroscopic acetabular labral reconstruction: potential and benefi ts as an autograft option[J]. Arthrosc Tech, 2013;2(3):e217–219.

[55] Ayeni OR, Alradwan H, de Sa D, Philippon MJ. The hip labrum reconstruction: indications and outcomes – a systematic review[J]. Knee Surg Sports Traumatol Arthrosc, 2014;22(4):737–743.

[56] Chang CY, Gill CM, Huang AJ, Simeone FJ, Torriani M, McCarthy JC, Bredella MA. Use of MR arthrography in detecting tears of the ligamentum teres with arthroscopic correlation[J]. Skeletal Radiol, 2015;44(3): 361–367.

[57] Philippon MJ, Pennock A, Gaskill TR. Arthroscopic reconstruction of the ligamentum teres: technique and early outcomes[J]. J Bone Joint Surg Br, 2012;94(11): 1494–1498.

[58] Amenabar T, O'Donnell J. Arthroscopic ligamentum teres reconstruction using semitendinosus tendon: surgical technique and an unusual outcome[J]. Arthrosc Tech, 2012;1(2):e169–174.

[59] Lindner D, Sharp KG, Trenga AP, Stone J, Stake CE, Domb BG. Arthroscopic ligamentum teres reconstruction[J]. Arthrosc Tech, 2012;2(1):e21–25.

[60] Mei-Dan O, McConkey MO. A novel technique for ligamentum teres reconstruction with "all-suture" anchors in the medial acetabular wall[J]. Arthrosc Tech, 2014;3(2):e217–221.

[61] de SA D, Phillips M, Philippon MJ, Letkemann S, Simunovic N, Ayeni OR. Ligamentum teres injuries of the hip: a systematic review examining surgical indications, treatment options, and outcomes[J]. Arthroscopy, 2014;30(12):1634–1641.

[62] Walters BL, Cooper JH, Rodriguez JA. New fi ndings in hip capsular anatomy: dimensions of capsular thickness and pericapsular contributions[J]. Arthroscopy, 2014;30(10):1235–1245.

[63] Bayne CO, Stanley R, Simon P, Espinoza-Orias A, Salata MJ, Bush-Joseph CA, Inoue N, Nho SJ. Effect of capsulotomy on hip stability-a consideration during hip arthroscopy[J]. Am J Orthop (Belle Mead NJ), 2014;43(4):160–165.

[64] Mei-Dan O, McConkey MO, Brick M. Catastrophic failure of hip arthroscopy due to iatrogenic instability: can partial division of the ligamentum teres and iliofemoral ligament cause subluxation?[J]. Arthroscopy, 2012;28(3):440–445.

[65] Slikker 3rd W, Van Thiel GS, Chahal J, Nho SJ. The use of double-loaded suture anchors for labral repair and capsular repair during hip arthroscopy[J]. Arthrosc Tech, 2012;1(2):e213–217.

[66] Harris JD, Slikker 3rd W, Gupta AK, McCormick FM, Nho SJ. Routine complete capsular closure during hip arthroscopy[J]. Arthrosc Tech, 2013;2(2):e89–94.

[67] Chow RM, Engasser WM, Krych AJ, Levy BA. Arthroscopic capsular repair in the treatment of femoroacetabular impingement[J]. Arthrosc Tech, 2013;3(1):e27–30.

[68] Domb BG, Stake CE, Lindner D, El-Bitar Y, Jackson TJ. Arthroscopic capsular plication and labral preservation in borderline hip dysplasia: two-year clinical outcomes of a surgical approach to a challenging problem[J]. Am J Sports Med, 2013;41(11):2591–2598.

[69] Fiz N, Sánchez M, Pérez JC, Guadilla J, Delgado D, Azofra J, Aizpurua B. A less-invasive technique for capsular management during hip arthroscopy for femoroacetabular impingement[J]. Arthrosc Tech, 2014;3(4):e439–443.

[70] Frank RM, Lee S, Bush-Joseph CA, Kelly BT, Salata MJ, Nho SJ. Improved outcomes after hip arthroscopic surgery in patients undergoing T-capsulotomy with complete repair versus partial repair for femoroacetabular impingement: a comparative matched-pair analysis[J]. Am J Sports Med, 2014; 42(11):2634–2642.

[71] Karthikeyan S, Roberts S, Griffi n D. Microfracture for acetabular chondral defects in patients with femoroacetabular impingement: results at second-look arthroscopic surgery[J]. Am J Sports Med, 2012;40(12):2725–2730.

[72] McDonald JE, Herzog MM, Philippon MJ. Performance outcomes in professional hockey players following arthroscopic treatment of FAI and microfracture of the hip[J]. Knee Surg Sports Traumatol Arthrosc, 2014;22(4):915–919.

[73] Domb BG, Redmond JM, Dunne KF, Stake CE, Gupta A. A matched-pair controlled study of microfracture of the hip with average 2-year follow-up: do fullthickness chondral defects portend an inferior prognosis in hip arthroscopy?[J]. Arthroscopy, 2015;31(4):628–634.

[74] Fontana A. A novel technique for treating cartilage defects in the hip: a fully arthroscopic approach to using autologous matrix-induced chondrogenesis[J]. Arthrosc Tech, 2012;1(1):e63–68.

[75] Körsmeier K, Claßen T, Kamminga M, Rekowski J, Jäger M, Landgraeber S. Arthroscopic threedimensional autologous chondrocyte transplantation using spheroids for the treatment of full-thickness cartilage defects of the hip joint[M]. Knee Surg Sports Traumatol Arthrosc, 2014.

[76] Girard J, Roumazeille T, Sakr M, Migaud H. Osteochondral mosaicplasty of the femoral head[J]. Hip

Int, 2011;21(5):542–548.

[77] Khanna V, Tushinski DM, Drexler M, Backstein DB, Gross AE, Safi r OA, Kuzyk PR. Cartilage restoration of the hip using fresh osteochondral allograft: resurfacing the potholes[J]. Bone Joint J, 2014;96-B(11 Supple A):11–16.

[78] Farr J, Tabet SK, Margerrison E, Cole BJ. Clinical, radiographic, and histological outcomes after cartilage repair with particulated juvenile articular cartilage: a 2-year prospective study[J]. Am J Sports Med, 2014;42(6):1417–1425.

[79] Desai S. Surgical treatment of a tibial osteochondral defect with debridement, marrow stimulation, and micronized allograft cartilage matrix-an Allarthroscopic technique: a case report[J]. J Foot Ankle Surg, 2016;55(2):279–282.

[80] Bedi A, Lynch EB, Sibilsky Enselman ER, Davis ME, Dewolf PD, Makki TA, Kelly BT, Larson CM, Henning PT, Mendias CL. Elevation in circulating biomarkers of cartilage damage and infl ammation in athletes with femoroacetabular impingement[J]. Am J Sports Med, 2013;41(11):2585–2590.

[81] Yamaguchi R, Yamamoto T, Motomura G, Ikemura S, Iwasaki K, Zhao G, Doi T, Iwamoto Y. Bone and cartilage metabolism markers in synovial fl uid of the hip joint with secondary osteoarthritis[J]. Rheumatology (Oxford), 2014;53(12):2191–2195.

[82] Schuurman W, Khristov V, Pot MW, van Weeren PR, Dhert WJ, Malda J. Bioprinting of hybrid tissue constructs with tailorable mechanical properties[J]. Biofabrication, 2011;3(2):021001.

[83] Rimann M, Bono E, Annaheim H, Bleisch M, Graf-Hausner U. Standardized 3D Bioprinting of Soft Tissue Models with Human Primary Cells[J]. J Lab Autom, 2015. pii: 2211068214567146. [Epub ahead of print].

第20章　FAI外科医生培训的未来方向

Justin W. Arner, Raymond Pahk, Vonda Wright, Craig Mauro, and Volker Musahl

20.1　目前FAI的教育

髋关节镜检查显示了独特的技术障碍，甚至对于熟悉膝关节和肩关节镜检查的外科医生来说也是如此[1-10]。其中包括使用70°关节镜、牵引、髋关节方向、建立和保持入路、掌握不同的手术入路和操作间室以及在解剖深而有约束的位置进行操作。此外，髋关节镜医生必须提高手术效率，以减少髋关节牵张时间，并减少风险，如阴部神经麻痹。了解这些因素有助于培养未来开放和关节镜下的FAI外科医生。

髋关节镜技术和FAI手术的教育在住院医师和专科医师培训阶段都是不同的。

根据项目的不同，髋关节镜和FAI教学管理是在没有标准化的情况下进行的，通常是在各种亚专业学习/轮转［运动医学、儿科、创伤和（或）关节重建］。最近，医学研究生教育评审委员会（ACGME），在美国骨科外科委员会（ABOS）和骨科外科住院医师审查委员会（RRCOS）的支持下，创建了骨科外科里程碑项目，概述了对骨科医生能力的要求[11]。虽然这些原则是由美国组织创立的，但它可以应用于世界各地。然而，这些建议大多是轶事性质[11]。根据ACGME的建议，住院医师应该能够区分第二层次的FAI诊断，作为住院医师中级前的知识水平。在ACGME住院医师里程碑项目中没有提到髋关节镜检查和FAI治疗，毕业前也没有髋关节镜训练的要求[12, 13]。同样，加拿大的骨科培训也是在加拿大皇家医生和外科医生学院（RCPSC）和世界卫生组织骨科外科专业委员会（SCOS）的主持下进行的，提高了CanMED的能力[14]。这些能力并没有特别提到FAI或髋关节镜检查[15]。澳大利亚骨科教育由澳大利亚骨科协会/新西兰骨科协会（AOA/NZOA）[16]制订的外科教育和培训（SET）

大纲指导[16]），要求第4~5年的受训人员的专科培训，具备"特定和广泛的概念"的解剖学、股骨髋臼撞击（FAI）病因和"髋关节镜分类"的知识[16]，但没有概述髋关节镜训练的要求。在英国，FAI教育可能更加标准化。英国骨科培训由普通医务委员会（GMC）监督，该委员会编制了一整套课程。所有学员将具备"对复杂的股骨截骨术、髋关节镜检查、年轻人髋关节重建（JCA和髋关节发育不良等）和复杂的髋关节翻修手术的指征和原理的知识"[17]。英国皇家外科医学院开设了高级髋关节和腹股沟课程，包括髋关节镜培训[18]。FAI是一个可能引起髋关节疼痛的原因，在《骨科知识更新10》中专门一个章节概述了临床分型、症状，临床评估、射线影像评估和治疗方案[19]。这种学术资源被住院医师培训普遍使用，特别是在美国，因为它提供了相关骨科专题知识的简明更新。目前尚不清楚一个普通住院医师协助或操作了多少髋关节镜用于FAI治疗。在美国和加拿大的一个对住院医师的非正式民意调查项目中，发现住院医师协助或操作了平均18.4个髋关节镜检查，几乎都是为了治疗FAI[20]。

根据骨科运动医学里程碑项目，专科医师培训应该有能力在第三阶段进行髋关节镜检查，这个阶段要求专科培训医师能够独立完成大多数手术，也是ACGME认可的运动医学专科医师培训的毕业目标。第四阶段，是专科培训医师能够手术治疗髋部盂唇病变以及FAI。然而，没有髋关节镜检查或FAI的手术量的毕业要求[21]。截至2014年，据北美关节镜协会（AANA）/美国骨科运动医学协会（AOSSM）统计，在美国有90个获得认证的和3个未经认证的运动医学专科医师培训机构[22]。国际髋关节镜学会网站认可全球9个髋关节镜运动医学专科医师培训机构[23]。目前尚不清楚其中有多少包括FAI的治疗，因为没有培训标准。在美国只有两个正式的为期一年的保髋专科医师培训机构，在国际上情况类似[24]。这些都是作为多学科中心，结合多种专业和资源，目的是早期诊断和治疗，以防止髋关节退变。

儿科关节置换和其他机构的"小型专科医师培训项目"存在，教授髋关节镜治疗FAI，但没有相关数据。一般情况下，这些培训局限在1~2个月的普通保髋手术治疗[24]。AANA和AOSSM还开设继续教育课程。这些髋关节镜课程大多是密集的2d的大师课程，由经验丰富的髋关节镜专家主持，目的是更新和改进髋关节镜手术技术。教育主题包括术前评估、适应证、患者体位，入路设置、解剖和治疗方案的选择。FAI治疗只是课程的一小部分[25]。还有企业赞助的培训课程[26]。

20.2　成为一名合格的FAI外科医生

目前，还没有规定的课程或学习时间，也不知道外科医生是否有能力在接受FAI治疗和关节镜检查方面进行不断地练习。从历史上看，成功地进行髋关节保存实践的外科医生都是自我驱动的学习者，他们从参访到请教导师、尸体研究和相互协作中持续训练提高。然而，实现这一目标的正式途径却寥寥无几[24]。很少有关于髋关节镜使用数量的研究报道，根据并发症的发生率和手术时间，髋关节镜操作的熟练程度与膝关节或肩关节镜相比需要更多的经验。有了这些经验，会使并发症明显减少[1]。

关节镜下FAI治疗也被认为是更困难的，因为关节镜也难以观察关节内结构。大多数评估髋关节镜学习曲线的研究不涉及FAI这种更困难的治疗（相对于游离体摘除、盂唇清理术）[3]。一项评价关节镜下治疗FAI的学习曲线的研究，通过比较一位年轻的髋关节镜医师在高级髋关节镜医师指导下治疗的前61例患者的并发症和这位高级髋关节镜医师治疗的前61例患者。他们发现，与高级髋关节镜医师的第一批病例进行比较（7.0%），在高级髋关节镜医师监督初级髋关节镜医师的情况下并发症发生率较低（4.9%）。他们的结论是，初级髋关节镜医师在高级髋关节镜医师监督下进行关节镜下FAI手术6个月，并发症减少的原因在于他从高级髋关节镜医师的教训中受益。他们建议那些刚接触关节镜手术的医生参加专门的课程，并在一个专门的中心学习手

术技能。虽然有许多手术，但除此之外并没有给出任何学术建议[3]。另一项研究评估了一位外科医生在髋关节镜手术上随着时间的推移取得的进步，没有涉及骨骼或滑膜手术类别的评估。结果他们发现并发症、手术时间和患者满意度都有所下降。因此得出的结论是30例髋关节手术可以让一名外科医生在中央间室熟练操作，手术时间缩短了40%，他们相信这是快速学习的结果。他们还在60例患者中发现了一条独立的学习曲线，并取得了类似的进步[4]。一组来自墨西哥的数据表明医生在30例手术后手术时间缩短，并发症减少[5]。另一组研究发现，需要20例患者手术经验才能获得满意的临床结果，30例后的失败率趋向最低。这些研究大多只包括简单的关节镜检查、清创术，没有盂唇修复术或骨成形术，而且只由一个外科医生完成[2]。然而，一项研究发现，虽然一名医生有9年以上临床经验，对194例患者进行关节镜治疗，并发症的数量仍然存在，仅仅是并发症严重程度下降和手术时间减少。他们认为，这是由于包括FAI在内的病例越来越复杂。随着时间的推移，外科医生对髋关节镜手术越来越满意[27]。尽管如此，这几项有限的研究表明，所需的学习曲线要比其他关节镜手术所报告的高得多[6, 28]。虽然少数现有的研究引用30例作为学习曲线平台的点，但应该谨慎地认识到这尚无确切验证，而且只有入门级关节镜的报道。这个数字至少应该是重建手术病例的2倍（病例数=60~80）（表20.1）[2-4, 7-10, 27, 29]。

20.3　辅助FAI训练

由于髋关节镜相关的学习曲线困难，住院培训期间接触病例的机会有限，可供选择的培训应该探索诸如尸体实验室和关节镜模拟训练等选项（图20.1）。这些方法为髋关节镜初学者提供了一个环境。有机会学习和实践有价值的技能，而不让患者受到潜在的伤害或在手术室浪费宝贵的时间。关节镜模拟器训练研究综述发现，在膝关节模拟器上的训练提高了在模拟器的手术技能，但不能确定这种训练能提高真实手术的技能[29]。然而，在普通外科文献中的一些研究验证了在模拟器训练技能向真实外科手术转移的有效性[15-17]。虽然骨科文献比较有限，但有证据表明关节镜模拟训练同样能提高手术室的技术能力。Cannon等随机研究发现骨科住院医

表20.1 髋关节镜/FAI学习曲线评价的文献综述

作者	年份	学习曲线	学习曲线的测量方法	病例数（例）	手术名称	外科经验水平
Boden 等	2014	开始 20 例 vs. 21~120 例	非关节炎性髋关节评分	120	髋关节镜	未知
Dietrich 等	2014	开始 61 例 有 vs. 无指导老师	并发症	61	股髋撞击综合征	有 vs. 无指导老师
Lee 等	2013	开始 20 例 vs. 21~40 例	失败率，改良 Harris 髋关节评分	40	髋关节镜	髋专科培训医生
Comba 等	2012	开始 30 例 vs. 31~202 例	并发症，手术时间，牵引时间	232	髋关节镜	25 例髋关节镜检查指导课程观察
Konan 等	2011	开始 30 例 vs. 31~100 例，10 组	并发症、手术时间、患者满意度	100	髋关节镜	教学课程
Sobau 等	2011	开始 100 例 vs. 101~400 例	并发症	400	股髋撞击综合征	未知
Souza 等	2010	连续 30 组	并发症	194	髋关节镜	未知
Vilchez 等	2010	开始 30 例 vs. 31~97 例	并发症，手术时间，牵引时间	97	髋关节镜	15 例髋关节镜检查指导课程观察

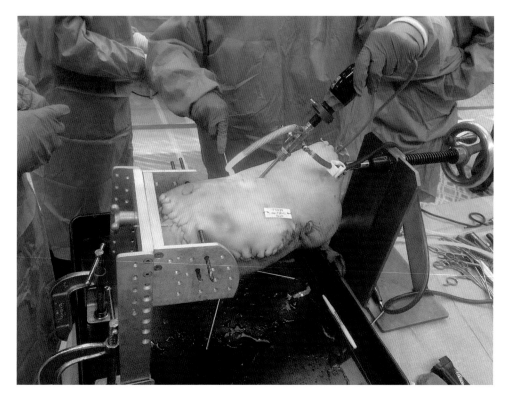

图20.1 髋关节镜技术尸体操作训练

师在虚拟膝关节模拟器上训练同样能提高在手术室的技术能力[18]。7个机构的3年级骨科住院医师被随机分为模拟训练组和对照组。使用ArthroStim™（Touch of Life Technologies, Aurora, Colorado）的虚拟现实膝关节镜模拟器进行平均11h的膝关节检查训练。然后，两组都对一名真实患者进行了膝关节检查，并由专家级关节镜医生对其进行了评估，

专家对住院医师的身份并不知晓。根据内部程序评估清单，经过模拟训练的住院医师在手术室的表现明显好于对照组。Howell等还在一项随机研究中发现，接受过膝关节镜模拟训练的初级骨科住院医师心理技能方面有了显著的提高。这项技能再次转化为在手术室对真实患者的卓越表现。

髋关节关节镜模拟器是相对较新的，还没有

像膝关节和肩关节在骨科教育那样得到良好的研究。Sawbone（Malmo,Sweden）髋关节镜模拟器（图20.2）[30, 32]有类似功能，使用该模拟器对住院医师进行髋关节镜训练，研究了仰卧位相对于侧位训练对住院医师的学习曲线模式差异。采用三维运动分析、手术操作时间、手部运动次数和手部运动总路径长度等参数对受试者进行评估，注意到住院医师的学习曲线与腹腔镜手术和膝关节、肩关节镜手术的研究相似。两组受试者在所有参数上均表现出明显的客观改善，经过9次训练后，这些指标似乎趋于平稳。那些侧卧位组训练的人最初遇到了更多的困难，作者认为这是由于开始方向感困扰的关系，仰卧位组的训练就没有这些困难。在研究期结束时，初级学员的表现亦与较资深的学员相似。

虽然证据有限，但这些研究表明，模拟器训练提高了可转移到手术室的技术技能，并可能为培训髋关节镜医师提供一个补充途径。

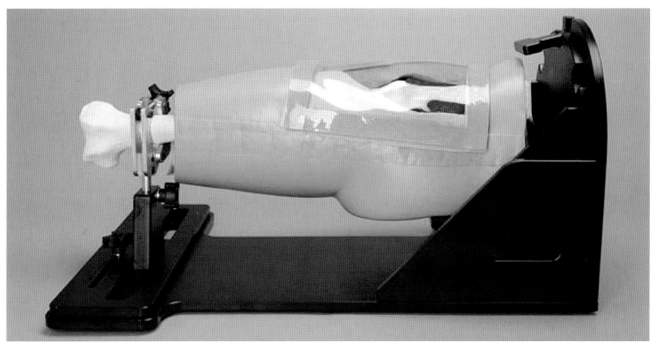

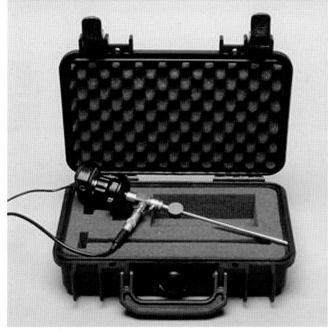

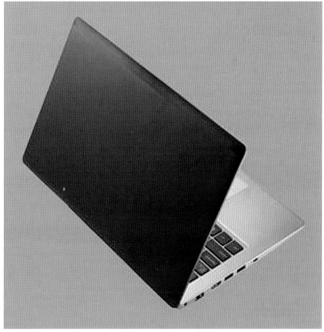

图20.2 假骨髋关节镜模拟器（Sawbones AB, Malmo, Sweden）

20.4 FAI教学建议

虽然关于如何培训髋关节镜和FAI手术的文献很少，但是因材施教是重要的。这也取决于住院医师是否愿意参加髋关节镜手术，并成为合格外科医师。此外，在规范教育方面也存在困难，因为国际上如前所述存在着差异[24]。住院教育可以从阶梯式的技术培训中受益，首先是患者的体位摆设和牵引的使用，然后发展到关节入路、关节囊切开术、髋臼缘准备、盂唇和软骨处理、股骨处理和关节囊处理[30,31]。这种递进式的模式可能使受训人员能够以可重复的方式理解和模仿FAI治疗的技术。有些人选择标准化的教学，如髋关节镜手术，这可使教学更加容易，技术培训标准化[31]。然而，这种教学是困难的，因为不存在标准化的技术，因为技术有很大的可变性，如果进行了关节囊切开术或者关节囊封闭术，采用哪种髋关节镜手术入路和使用入路的数量是不一样的。由于没有一个标准化的模型，教育内容有不同的重点，如开放手术、小切口手术、关节镜治疗髋关节疾病和FAI[24]。建议制订一套课程，让一名初级住院医师能够认识到这种情况，内容针对精通体格检查，熟悉手术的适应证，而高级住院医师则专注于基本的外科技术。这将为外科医生提供一个良好的基础，无论是继续进一步的专科医师培训，还是对诊断和非手术治疗感兴趣的普通骨科医生。专科医师培训应该侧重于提高外科技能治疗各种髋关节疾病，如关节镜或开放手术治疗，包括FAI。专科医师培训之后应该允许导师制度存在，因为这是目前许多髋关节外科医生成功的关键。理想情况下，这可以由一个国际髋关节手术小组（如ISHA）来推动和标准化，它将提供指南、认证和未来的合作[24]。

我们推荐一种多功能髋关节模型，中等水平的住院医师可以在办公室和手术室规定的时间段进行FAI和髋关节镜手术训练。这一点至关重要，因为我们认为临床经验对于了解FAI的处理至关重要，尤其是在把握适应证方面。应强调以证据为基础的做法。应该鼓励熟悉现有文献、研究方法和结果评分，这对教育和今后的研究工作都很重要。此外，了解髋关节镜和FAI手术的适应证是非常必要的。在疾病诊断、影像诊断和非手术处理、模拟器

培训和新鲜尸体操作方面的教育是髋关节外科学的重要组成部分。高水平轮转或选修课应从诊断性髋关节镜手术开始，然后进阶到更高级的髋关节镜操作，毕业时达到更具有技术挑战性的手术，如FAI手术。在住院医师期间和专科医师培训期间进行多种髋部练习是非常重要的。专科医师应该有机会轮转接受儿童开放手术或年轻成人髋关节手术训练。对于那些对FAI治疗更感兴趣的人来说，应该有更多的灵活性、花更多的时间进行更多内容的髋关节手术训练。此外，支持参加课程的旅费和专科医师毕业后保髋小型培训专项经费也是重要的。应鼓励学员参与髋关节和FAI的研究，这将决定FAI手术的未来。

要点小结

1. 掌握髋关节镜手术和FAI治疗与教育一样具有挑战。

2. 研究建议30例髋关节镜手术作为认证合格界限。然而，要谨慎地解释这一点，因为现有的研究很少，而且大多数研究的对象只是从事简单的关节镜手术的外科医生。由于软骨、盂唇手术和骨成形术的技术复杂性，有可能需要60~90个重建手术经验才能胜任。这意味着髋关节镜和膝关节镜相比可能需要双倍的手术数量才能训练合格。

3. 技能实验室和模拟器可以辅助髋关节镜手术训练。

4. 应该进行更多的研究，为FAI治疗的教育提出更科学的建议。

5. FAI治疗和髋关节镜教学缺乏标准化，应根据分层培训、继续教育和相互协作的要求建立标准。掌握现有文献、研究方法和结果评价的知识对于教育和未来的研究工作都很重要。

关键数据来源

[1] Hoppe DJ, de Sa D, Simunovic N, et al. The learning curve for hip arthroscopy: a systematic review[J]. Arthroscopy J Arthrosc Relat Surg Off Publ Arthroscopy Assoc North Am Int Arthroscopy Assoc, 2014;30(3):389–397.

[2] Samora JBBP, Jones A, Milbrandt T, Mazzocca AD, Quinn RH[J]. Orthopaedic graduate medical education: a changing paradigm. JBJS Rev, 2014;e1(11).

[3] Wadey VMR, Dev P, Buckley R, Walker D, Hedden D. Competencies for a Canadian orthopaedic surgery core curriculum[J]. J Bone Joint Surg (Br), 2009; 91(12):1618–1622.

[4] Peters CL, Beaule PE, Beck M, Tannast M, Jiranek W, Sierra RJ. Report of breakout session: strategies to improve hip preservation training[J]. Clin Orthop Relat Res. 2012;470(12):3467–3469.

[5] Pollard TC, Khan T, Price AJ, Gill HS, Glyn-Jones S, Rees JL. Simulated hip arthroscopy skills: learning curves with the lateral and supine patient positions: a randomized trial[J]. J Bone Joint Surg Am, 2012;94(10):e68.

参考文献

[1] Sampson TG. Complications of hip arthroscopy[J]. Clin Sports Med, 2001;20(4):831–835.

[2] Lee YK, Ha YC, Hwang DS, Koo KH. Learning curve of basic hip arthroscopy technique: CUSUM analysis[J]. Knee Surg Sports Traumatol Arthrosc Off J ESSKA, 2013;21(8):1940–1944.

[3] Dietrich F, Ries C, Eiermann C, Miehlke W, Sobau C. Complications in hip arthroscopy: necessity of supervision during the learning curve[J]. Knee Surg Sports Traumatol Arthrosc Off J ESSKA, 2014;22(4):953–958.

[4] Konan S, Rhee SJ, Haddad FS. Hip arthroscopy: analysis of a single surgeon's learning experience[J]. J Bone Joint Surg Am, 2011;93 Suppl 2:52–56.

[5] Vilchez F, Erquicia J, Tey M. Learning curve of arthroscopic hip surgery[J]. Acta Ortop Mex, 2010;24(3):177–181.

[6] Hodgins JL, Veillette C, Biau D, Sonnadara R. The knee arthroscopy learning curve: quantitative assessment of surgical skills[J]. Arthroscopy J Arthrosc Relat Surg Off Publ Arthroscopy Assoc North Am Int Arthroscopy Assoc, 2014;30(5):613–621.

[7] Hoppe DJ, de Sa D, Simunovic N, et al. The learning curve for hip arthroscopy: a systematic review[J]. Arthroscopy J Arthrosc Relat Surg Off Publ Arthroscopy Assoc North Am Int Arthroscopy Assoc, 2014;30(3):389–397.

[8] Boden RA, Wall AP, Fehily MJ. Results of the learning curve for interventional hip arthroscopy: a prospective study[J]. Acta Orthop Belg, 2014;80(1):39–44.

[9] Comba F, Quinteros M, Martorell G, Buttaro M, Piccaluga F. Prospective analysis of complications after hip arthroscopy: the infl uence of the learning curve[M]. Paper presented at: The international society of hip arthroscopy meeting, Boston; 2012.

[10] Sobau C, Miehlke W. Complications in hip arthroscopy treating femoroacetabular impingement[M]. Paper presented at: 8th biennial ISAKOS congress, Rio de Janeiro, 2011.

[11] Samora JBBP, Jones A, Milbrandt T, Mazzocca AD, Quinn RH. Orthopaedic graduate medical education: a changing paradigm[J]. JBJS Rev, 2014;e1(11).

[12] P S. The Orthopaedic Surgery Milestone Project. A Joint Initiative of The Accreditation Council for Graduate Medical Education and The American Board of Orthopaedic Surgery, 2013. http://www. acgme.org/portals/0/pdfs/milestones/orthopaedicsurgerymilestones.pdf.

[13] Case Log Guidelines. Accreditation Council for Graduate Medical Education, 2014. https://www.acgme.org/acgmeweb/Portals/0/PFAssets/ProgramResources/260_Case_Log_Guidelines.pdf.

[14] Wadey VMR, Dev P, Buckley R, Walker D, Hedden D. Competencies for a Canadian orthopaedic surgery core curriculum[J]. J Bone Joint Surg (Br), 2009;91(12):1618–1622.

[15] Objectives of training in the specialty of orthopedic surgery. Copyright © 2010 The Royal College of Physicians and Surgeons of Canada. Referenced and produced with permission.

[16] Australian Orthopaedic Association. https://www.aoa.org.au/docs/default-source/ecm-files/training_aoa-nzoasyllabus_mar2011.pdf?sfvrsn=2 . Date last accessed 19 Jan 2015.

[17] Pitts D, Rowley DI, Marx C, Sher L, Banks T, Murray A. A competency based curriculum for specialist training in trauma and orthopaedics. Copyright © 2006 The British Orthopaedic Association.

[18] The Royal College of Surgeons of England. https://www.rcseng.ac.uk/courses/course-search/advancedhip-and-groin . Date last accessed 19 Jan 2015.

[19] Sierra R, Della Valle C. Hip and pelvic reconstruction and arthroplasty[J]. Orthopaedic Knowledge Update, 2011;10:414–417.

[20] Musahl VAF. Evaluation of resident hip arthroscopy experience in two North American academic institution[M]. informal resident poll performed by University of Pittsburgh and McMaster University, 2014.

[21] Kenter K. The Orthopaedic Sports Medicine Milestone Project. A Joint Initiative of The Accreditation Council for Graduate Medical Education and The American Board of Orthopaedic Surgery. 2013. https://www.acgme.org/Portals/0/PDFs/Milestones/OrthopaedicSportsMedicineMilestones.pdf.

[22] RA A. Fellowship Listing. 2014. http://www. sportsmed.org/apps/fellowships/fellowship_listing. aspx.

[23] J OD. Fellowships, Training/Education. 2014. http://www.isha.net . Accessed 10/30, 2014.

[24] Peters CL, Beaule PE, Beck M, Tannast M, Jiranek W, Sierra RJ. Report of breakout session: strategies to improve hip preservation training[J]. Clin Orthop Relat Res, 2012;470(12):3467–3469.

[25] 2015 AANA Masters Experience Courses. 2014. https://www.aana.org/CMECoursesMeetings/MastersExperience/2015CourseAgendas/tabid/946/Default.aspx .

[26] Arthrex Training & Courses. 2014. http://www. arthrex. com/medical-education/training-and-courses. Accessed 10/30, 2014.

[27] Souza BG, Dani WS, Honda EK, et al. Do complications in hip arthroscopy change with experience? [J] Arthroscopy J Arthrosc Relat Surg Off Publ Arthroscopy Assoc North Am Int Arthroscopy Assoc, 2010;26(8):1053–1057.

[28] Guttmann D, Graham RD, MacLennan MJ, Lubowitz JH. Arthroscopic rotator cuff repair: the learning curve[J]. Arthroscopy J Arthrosc Relat Surg Off Publ Arthroscopy Assoc North Am Int Arthroscopy Assoc, 2005;21(4):394–400.

[29] Park MS, Yoon SJ, Kim YJ, Chung WC. Hip arthroscopy for femoroacetabular impingement: the changing nature and severity of associated complications over time[J]. Arthroscopy J Arthrosc Relat Surg Off Publ Arthroscopy Assoc North Am Int Arthroscopy Assoc, 2014;30(8):957–963.

[30] Bedi A, Galano G, Walsh C, Kelly BT. Capsular management during hip arthroscopy: from femoroacetabular impingement to instability[J]. Arthroscopy J Arthrosc Relat Surg Off Publ Arthroscopy Assoc North Am Int Arthroscopy Assoc, 2011;27(12):1720–1731.

[31] Bond JL, Knutson ZA, Ebert A, Guanche CA. The 23-point arthroscopic examination of the hip: basic setup, portal placement, and surgical technique[J]. Arthroscopy J Arthrosc Relat Surg Off Publ Arthroscopy Assoc North Am Int Arthroscopy Assoc, 2009;25(4):416–429.

[32] Pollard TC, Khan T, Price AJ, Gill HS, Glyn-Jones S, Rees JL. Simulated hip arthroscopy skills: learning curves with the lateral and supine patient positions: a randomized trial[J]. J Bone Joint Surg Am, 2012;94(10):e68.